PRACTICAL PEDIATRIC
GASTROINTESTINAL
ENDOSCOPY

# 实用小儿胃肠内镜学

THIRD 原书 EDITION
第 3 版

原著 ［美］George Gershman ［英］Mike Thomson
主译 徐雷鸣 金震东

中国科学技术出版社
·北京·

图书在版编目（CIP）数据

实用小儿胃肠内镜学 : 原书第 3 版 / (美) 乔治·格什曼 (George Gershman), (英) 迈克·汤姆森 (Mike Thomson) 原著 ; 徐雷鸣, 金震东主译 . — 北京 : 中国科学技术出版社, 2024.3

书名原文 : Practical Pediatric Gastrointestinal Endoscopy, 3e

ISBN 978-7-5236-0444-1

Ⅰ . ①实… Ⅱ . ①乔… ②迈… ③徐… ④金… Ⅲ . ①小儿疾病—胃肠病—内窥镜检 Ⅳ . ① R725.704

中国国家版本馆 CIP 数据核字 (2024) 第 040571 号

著作权合同登记号 : 01-2023-2843

| | |
|---|---|
| 策划编辑 | 丁亚红　孙　超 |
| 责任编辑 | 丁亚红 |
| 文字编辑 | 魏旭辉 |
| 装帧设计 | 佳木水轩 |
| 责任印制 | 李晓霖 |

| | |
|---|---|
| 出　　版 | 中国科学技术出版社 |
| 发　　行 | 中国科学技术出版社有限公司发行部 |
| 地　　址 | 北京市海淀区中关村南大街 16 号 |
| 邮　　编 | 100081 |
| 发行电话 | 010-62173865 |
| 传　　真 | 010-62179148 |
| 网　　址 | http://www.cspbooks.com.cn |

| | |
|---|---|
| 开　　本 | 889mm×1194mm　1/16 |
| 字　　数 | 502 千字 |
| 印　　张 | 22 |
| 版　　次 | 2024 年 3 月第 1 版 |
| 印　　次 | 2024 年 3 月第 1 次印刷 |
| 印　　刷 | 北京盛通印刷股份有限公司 |
| 书　　号 | ISBN 978-7-5236-0444-1 / R·3180 |
| 定　　价 | 280.00 元 |

# 版权声明

# 译者名单

主　译　徐雷鸣　金震东
副主译　张　毅　钟　良
译　者（以姓氏汉语拼音为序）

边　岩　曹　毅　陈　侃　陈　晔　邓朝晖　邓　颖　丁　强
方　莹　冯海霞　淮漫修　黄　瑛　江　来　蒋　斐　蒋惠珊
金震东　李百文　李晓波　李　泽　李郑红　刘　枫　刘海峰
刘　梅　柳　荻　孟颖颖　彭康胜　陶怡菁　宛新建　汪　星
王　东　王　莹　肖　园　熊　杰　徐佳昕　徐雷鸣　徐晓玥
许树长　颜伟慧　于一能　张含花　张　毅　钟　良　周平红
朱建伟

## 内容提要

　　本书引进自 Wiley 出版社，为婴儿、儿童和青少年的内镜检查性能提供了全面和最新的探索，以完整的"操作方法"手册的形式进行编写，且包含了分步说明，旨在让新手快速了解小儿胃肠内镜检查领域。本书强调了对成人进行内镜检查与对小儿患者进行内镜检查之间的实质性和重要差异，讨论的差异包括胃肠道病理学、针对儿童的诊断技术的细微之处、治疗性内镜在特定儿科场景中的应用、麻醉和镇静、培训和技能维护、从成人到儿童的复杂内镜技术，以及专门针对主要在儿童群体遇到的问题和疾病的诊疗技术。对于为儿童提供诊断和治疗性内镜检查的人来说，本书是必不可少的伴侣，对于经验丰富的内镜专家和胃肠病学家也非常有用，可以帮助他们了解标准技术的最佳实践方法并探索该领域的高级层次。

补充说明：本书配有视频，读者可关注出版社"焦点医学"官方微信公众号，后台发送"9787523604441"获取资源。

# 译者前言

消化内镜因具有操控性强、治疗创伤性少等特点，其临床应用逐渐普及，同时，内镜医师的诊疗水平也逐步提高，小儿消化道疾病的内镜诊断和治疗也逐渐深入全消化道，且操作也更加精细化。

消化内镜还具有可直视下操作的优势，有较高的准确率、有效性和安全性。小儿作为特殊群体，消化道管壁相对薄弱，并且耐受能力及自控能力差，因此小儿消化内镜在诊疗方面需要一些特殊的操作技巧和要求。

由于目前小儿内镜相关著作相对缺乏，致使小儿内镜的培训、推广和普及受到影响，为更好地提高小儿消化内镜医师的内镜诊疗水平，我们联合翻译了 *Practical Pediatric Gastrointestinal Endoscopy, 3e*。上海交通大学医学院附属新华医院是国内少数以小儿内、外科实力见长的综合性医院，20 世纪 80 年代，医院开始开展小儿内镜诊疗工作，40 多年以来，积累了丰富的小儿内镜诊疗经验和技巧。海军军医大学第一附属医院是中华医学会消化内镜学分会候任主任委员单位，在国内外消化内镜界具有举足轻重的地位。

本书的翻译工作由来自海军军医大学第一附属医院、华中科技大学同济医学院附属同济医院、西安市儿童医院、复旦大学附属华山医院、上海市同济医院、复旦大学附属中山医院、上海交通大学医学院附属瑞金医院、上海交通大学医学院附属仁济医院、上海市第一人民医院、上海市第六人民医院、上海市第十人民医院、上海市儿童医院、复旦大学附属儿科医院、上海市儿童医学中心等的众多国内知名消化内镜（尤其是小儿消化内镜）诊疗操作专家共同参与，合作完成。

本书英文原版由美国加利福尼亚的 George Gershman 教授和英国伦敦的 Mike Thomson 教授联合编写，全面、完整地介绍了从小儿内镜相关的设备构造、基本操作，到特殊疾病的内镜处理、疑难内镜下治疗及与治疗相关的一系列内镜新应用。全书共分四篇。第一篇介绍了小儿内镜发展史、内镜中心设置、专业培训、继续教育及评估质控等相关内容；第二篇介绍了与胃肠道诊断相关的各种内镜检查方法，包括常规的胃肠镜检查、超声内镜及特殊的色素内镜和激光共聚焦显微内镜等；第三篇介绍了食管炎、胃炎、乳糜泻及炎性肠病等各种疾病的相关内镜处理方案；第四篇则系统介绍了各种内镜下的常规治疗和疑难治疗，包括不明原因消化道狭窄及出血、各种胃造口术、鼻、胃空肠管置入，以及胰腺假性囊肿、十二指肠蹼的内镜下治疗，其中还包括一些新的内镜应用，如全层切除装置、经自然腔道内镜手术（NOTES）等。

本书不仅可以作为小儿消化内镜初学者的规范入门教材，还可以帮助更多内镜医师，尤其是综合性医院或以儿科专长医院的医师了解和掌握当前小儿内镜先进、前沿的诊疗技巧，进而推动和普及内镜在儿科领域的不断发展，提高我国在小儿消化内镜诊治方面的水平。在本书翻译过程中，尽管我们竭力忠于原著，但由于中外术语规范及语言表述习惯有所不同，中文翻译版中可能存在一些疏漏和欠妥之处，恳请诸位消化内镜同道批评指正。

　　　　　　　　　　　　上海交通大学医学院附属新华医院　　　　海军军医大学第一附属医院

# 原书前言

一封致未来的信：致新一代的小儿胃肠病学家和内镜检查爱好者

曾经，在俄罗斯莫斯科有一个叫作 Yevgeny Botkin 的年轻人。他在莫斯科一家最古老的医院之一做过住院医师，后来成了沙皇尼古拉斯二世的御医。

当时医院里的培训内容都是关于患者护理的。诊断所用的方式也仅限于使用听诊器听诊、基础的实验室检查和 X 线成像。那个时代的技术几乎是停滞不前的。

有一天，我听说一位名叫 Eduard Rokhlin 的主治医师正在进行罕见的手术，出于好奇，我请求观摩。

令我惊讶的是，他们不仅允许我观摩，甚至愿意让我通过内镜观察内部。我至今记得那激动和难以置信的时刻，我实时观察了一个活人的胃，就是那一刻的体验，影响了我整个职业生涯。我有幸目睹了软式内镜的快速发展，从最初的类似旧显微镜那般带有目镜的大口径纤维内镜，发展到现代高清、纤细和超细内镜、单气囊和双气囊小肠镜、胶囊内镜，以及许多在小儿胃肠病领域开辟的无限诊断和治疗可能性的技术革新。

年轻的同行们，你们已经开启了人生的新篇章，踏上了在小儿胃肠病学领域新发现的神奇征程。

在此，我要向以下几位同行深表感谢。Eduard Rokhlin 博士是我内镜的导师和挚友；Samy Cadranel 教授和 Jean-François Mougenot 教授是杰出的内科医师和内镜医师，他们为我打开了进入欧洲儿科胃肠病学、肝病学和营养学会（ESPGHAN）的大门；Jon A.Vanderhoof 教授在 1989 年北美儿科胃肠病学、肝病学和营养学会（NASPGHAN）年会上给了我与美国同行分享我的内镜技术和科学数据的机会；Marvin E. Ament 教授是小儿胃肠内镜的先驱之一，是他邀请我与他一起在洛杉矶的加州大学洛杉矶分校（UCLA）工作。最后，我还要感谢我完美的妻子、我的灵魂伴侣 Irina；我的女儿 Zhenya，一位有才华的艺术家、教育艺术史学家；我的外孙女 Nikka，一位有天赋的音乐家和作曲家。本书的顺利完成离不开她们的爱和支持。

George Gershman

## 为什么是小儿内镜

请原谅我的任性，但正如你们从中感受到的那样，我在医学领域显得有点太过于专注，有些人可能会觉得我有些痴迷得不可救药。

就像生活中的大多数事情一样，尤其是在机缘巧合、纷繁复杂和无法规划的医学职业生涯中，我"爱上"了小儿内镜。听起来确实有点"凌乱、语无伦次"！

我非常感谢我的合著者兼主要撰稿人 George，感谢他给我这个机会加入到这个项目中，10 年前，我们共同合作完成了第 2 版，如今第 3 版的内容丰富度已远超第 2 版。我们也不能忘记 Marvim E. Ament，他是第 1 版和第 2 版不可或缺的一分子，是儿科内镜检查的真正先驱者。我们希望这第 3 版能够跟上这个瞬息万变的领域。

1986 年我在英国北部的一家大型教学医院第一次接触小儿内镜，当时的检查方式是"按住他们，尽量少用镇静麻醉，然后继续接下来的检查操作"。从那以后，情况有了一些改变！然而平心而论，在当时，我并没有认识到小儿内镜检查方式存在的问题。毕竟，当时小儿内镜的发展还处在"婴儿期"，直到 20 世纪 70 年代末至 80 年代初，在受到了 Cadranel（很不幸，最近离开了我们）、Marvim E. Ament 和 Jean-François Mougenot 等业内巨擘的拥护时，小儿内镜才开始逐渐起步。之后 Cadranel 与我及 Jean-François 也相互了解并成为朋友。他们和其他许多人为小儿消化专家们进行小儿内镜检查奠定了基础。这也是我一直认定并努力耕耘的事业。有谁会想让一位成人外科医师对疑似克罗恩病的孩子仅进行快速结肠镜检查而不做活检，并在检查时从来不会注意要到达回肠。在平时，我总是称下消化道检查为回肠结肠镜检查，而不仅仅是结肠镜检查。这是什么原因呢？举个例子，如果支气管镜医师只检查了气管和左、右主支气管，而没有进一步检查，甚至只查了左肺而没有检查右肺，你会对这个检查感到满意吗？！

对我来说，第一个鼓舞人心的时刻发生在 1989 年我在澳大利亚皇家布里斯班儿童医院担任胃肠道／肝病研究员的那段时光，那时我的劳逸结合达到了完美平衡。我的导师 Ross Shepherd 教授是最聪明的临床医师之一，他也是一位伟大的内镜老师，我非常有幸能够向他学习。在这里还要提到 Geoff Cleghorn 教授和 Mark Patrick 博士，他们传授了我终身难忘的知识和技能。当时，澳大利亚在这一领域遥遥领先于欧洲，在那里的 5 年时间，我积极参加内镜培训，个人能力也得到了突飞猛进的提升，这与医学中的许多事一样，好运气在不经意中降临。我也在那里获得了医学博士学位。

这里穿插一个小故事——在我们的研究人员中，有一位叫 Ristan Greer 的兽医，我有一位反复出现幽门螺杆菌型细菌感染的患者，当时被称为人胃螺旋菌（现称为人胃螺杆菌），以前这个菌只在猫和狗身上常见。于是我们商定去观察被 Ristan 麻醉了的猫和狗。我们使用一个老旧的显微镜来观察猫体内的微生物，并做了根除治疗，然后"治愈"了它。这个研究随后发表在《柳叶刀》上。

生活总会出现分水岭，由于家庭原因，我选择于 1994 年回到英国。在伯明翰 Deirdre Kelly 女教授领导下的具有世界领先水平的肝脏研究单位工作。毫无疑问，她是英国迄今为止最鼓舞人心的女性和医师之一。初到时，我遇到了 Sue，Deirdre Kelly 教授的优秀医师助理，她带我参观了我之后的办公室——一间驾驶室大小的房间。我问她："你说话的那种口音是来搞笑的吗？"此后，我花了一段时间继续拜读她的佳作，技能的传承相对容易，但要适应西部的内陆气候就不那么容易了。我喜欢在那里度过的时光，不过，这两个城市截然不同，唯一的共同点就是城市的字母开头都是"B"。

伯明翰人是不去海滩也不去冲浪的。但我还是在那里结识了一些终身之交。我清楚地记得，在我开始工作两周后，接到了伯明翰儿童医院病理科主任的一个电话，他用"开玩笑"的语气和我交流。当时，我给一位移植后的女孩做了内镜检查，并送了活检。他说我送的样本贴错了标签，因为我在其中一个上面贴了"末端回肠"，而他们已经很多年没有看到这个标签了，所以确认肯定是我。还有另一位导师是杰出的 Deirdre Kelly 教授，我从她身上学到了很多东西（但内镜技术不多），她是我结交的另一个好朋友，因为她，我的医学生涯才能够继续。在她的指导下，我成功申请成为位于伦敦的皇家自由医院无与伦比的 John Walker-Smith 教授（他是我们学科的创始人之一）的高级顾问。记得当时，我因为迷路差点错过了面试，并且发誓再也不要在伦敦工作和生活，没想到最终得到了工作并搬到了伦敦。

之后的 10 年令我大开眼界。我和 JAWS（我知道他不喜欢这个缩写）、Simon Murch、Alan Phillips，以及后来加入的 Rob Heuschkel 组成的"医学梦之队"亲如一家。在这里，我们还会缅怀我们的朋友 Dave Casson，他因胃癌不幸去世。重要的是，我有幸在 John 那里学习，习得的技能对我来说意义重大，还跟随最伟大的 Christopher Williams 教授磨炼我的结肠镜检查技能，他性格独特，但在回肠结肠镜培训方面，他被公认为最好的老师。Simon Murch、John Fell 和我都学到了很多。然而，在 20 世纪 90 年代中期，我们仍然在进行静脉用药。北美著名儿科胃肠病学家 Eric Hassall，我的一位睿智好友，他曾写过一篇论文提到"为什么儿科内镜医生不应该成为静脉用药方式的使用者"，希望能够规范内镜操作和静脉麻醉。按压约束儿童不应成为内镜检查的一部分，且应尽量避免内镜中呼吸暂停需要急救的情况发生。"让麻醉师用他们的方式来让孩子保持安静，忘却痛苦，我们不要插手"这一直是我的口头禅。麻醉师的成本和工作效率是内镜仍以糟糕的老方法开展的唯一原因。

所以我有了一个愿景——请原谅我听起来有些自负！John Walker Smith 团队持续在至少12 年间的每年 12 月在伦敦开展一场精彩的儿科胃肠课程。作为一个年轻人和内镜执迷者，我提出"为什么不增加一个内镜操作实时转播日呢？"John 欣然接受，虽然第一次尝试，但我们成功了。我依然欠 Simon 一个道歉，因为在他回肠结肠镜检查实时转播期间，在主礼堂 150人面前，摄像头拍到了他"狰狞"（表情很痛苦的样子）面容。所幸的是，他有着伟大且宽容的幽默感。这可能是有史以来第一次成功的儿科内镜操作实时转播会议。本次课程中，在活检定位和处理方面，我们与 Alan Phillips 等科学家们进行了积极友好的互动。显然，表面上会议顺利召开，犹如天鹅在湖面上平静划过，但同时它的腿在湖面下疯狂游动，就如我们疯狂地试图在适当的时候将视频场景切换在一起。在接下来的 10 年里，能够邀请到儿科内镜界的 Victor Fox、Luigi Dall'Oglio、Jean-François Mougenot、Jean-Pierre Olives、Yvan Vandenplas、Ernie Seidman、Harland Winter、Athos Bousvaros、Raoul Furlano 等，当然还有 Eric Hassall 这些大人物来伦敦授课是多么的令人惊喜和荣幸。后来，我还遇到了这个领域其他巨匠前辈。

在接下来的 10 年中，我们与成人消化科密切合作。Owen Epstein 教授和我一起制作了一张 DVD，其中包含 400 多个内镜检查视频和照片，该 DVD 仍然可用，对我来说，它仍然是我 PPT 等演示的重要资源。如果你感兴趣，这本书附带的网页上还有许多其他视频可供你参考。儿科内镜中心不断发展，我们开始探索与临床实际密切相关的治疗技术，并始终从英国胃肠病学会（BSG）、欧洲胃肠镜协会（ESGE）、欧洲消化疾病周（UEGW）和美国消化疾病周（DDW）等会议中学习，这些会议展示了崭新的和令人兴奋的内镜治疗技术。在内镜中心还发生了一些非内镜相关的美好记忆，我娶了妻子并有了我们第一个女儿，我的妻子 Kay 曾是我们中层团队的一员，我们因此相识。我仍然很感激她钟情于我。

最终，"北上之路"对我来说是必然的，我回到了我成长的地方。2004 年，我做出了艰难而痛苦的决定，离开 John、Alan、Simon 和 Rob，搬到了谢菲尔德儿童医院开展小儿胃肠病学。回到约克郡的"上帝之乡"。感谢 Kay，伟大的、愿意与我长期共患难的另一半，她原本已经在"制药"领域成功转型并一举成名，但她为支持我主动放弃了自己前途无量的职业生涯。

我对她的感激之情你们是无法感知的。

所以，我们几乎是白手起家。当我在 2005 年 4 月 1 日抵达时，Chris Taylor 教授是那里唯一的小儿胃肠科医师。在我记忆中的第一件事就是我弄坏了他们唯一的结肠镜。哎呀！时光荏苒。

Chris 是一位非常慷慨的主人，他纵容了我的雄心壮志。我们成为朋友之后，他很友善地邀请我做他的伴郎，我欣然接受，他却有点羞涩起来。

2005 年，我们继续开展内镜操作转播课程，但在第二年将其转移到了谢菲尔德，并将其转换为 2～3 天的回肠结肠镜手把手实践课程。这已成为此后 15 年的模板，并在需求驱动下，课程增加到每年 6～8 次。

与此同时，我与我的同事和朋友们开始筹建中心，现在我们已经有了 50 多名员工。在 Chris Taylor 教授和 Stuart Tanner 教授（肝病学）退休了之后，又有很多同行加入了我的团队。他们是 Sally Connolly（现已退休）、David Campbell、Prithviraj Rao、Priya Narula、Arun Urs、Natalia Nedelkopoulou、Shishu Sharma、Zuzana Londt、Intan Yeop 和 Akshay Kapoor 还有短暂加入的 Dalia Belsha、Franco Torrente 和 Camilla Salvestrini。这支令人惊叹的团队带来了与众不同的东西。干练的 Valda Forbes 领导消化科护理团队对我们来说非常重要。由 Lynn Hagin 带领的营养师、Jane Shaw 带领的言语与语言治疗（SALT）团队和 Charlotte Merriman 带领的心理学组也非常出色和重要。多年来，组织病理学负责人 Marta Cohen 教授和我一直在合作研究，她总是精力充沛，是一位很好的同事。

与大众所认为的约克郡人是"被剥夺了慷慨的苏格兰人"的观点相反，谢菲尔德和该地区的人民是极其慷慨的。谢菲尔德儿童医院的慈善机构（由我的朋友 David Vernon-Edwards 领导）在过去及现在都给予了非常关键的财务资助。它使我们的中心成为最理想的工作场所，即未来的内镜中心。配置的双气囊小肠镜、无线胶囊内镜和新的磁控胶囊，以及最新的 Symbionix 虚拟内镜训练模拟器都是他们为我们慷慨资助的项目，这让我们能够在培训、诊断和内镜治疗技术方面走在最前沿。

我特别满意的一个方面是欧洲儿科胃肠病学、肝病学和营养学会（ESPGHAN）委员会对内镜特殊兴趣组在培训方面的积极性及他们所采取的开放态度。手把手实践课程正在推广，在 Raoul Furlano 教授的指导下，年会上的内镜学习区非常棒并在不断壮大。2019 年，在格拉斯哥举行的 ESPGHAN 年会上，首次举行了现场内镜操作，受到了广泛关注。没有什么比当着 500 人进行现场内镜演示更能让人心潮澎湃了！感谢 ESPGHAN 的现任主席 Raanan Shamir 和永远热情的 Sanja Kolacek。Sanja 推动并获得了 ESPGHAN 儿科内镜联盟的资助，该资助于 2021 年初开始，这是多么令人激动与事情，感谢万分！

我的内镜"存在理由"是试图让儿外科医师失业，因此本书涵盖了突破该领域边界的内容。不过，我认为与进行内镜操作的外科同事携手合作也是至关重要的，这样两者之间就没有明显的边界了。我非常幸运地能与手术团队中一些出色且开明的人合作，如今我们几乎成了一个联合体。我们在腹腔镜辅助内镜下进行经皮空肠造口术和十二指肠蹼切开术等方面的创新就是明证。也许我只是个失意的外科医师，但那些通过视频等方式了解到我们创举的人会获得启发。我特别感谢 Sean Marven 先生、Richard Lindley 先生、Ross Fisher 教授、Suresh Murthi 先生、Prasad Godbole 教授、Emma Parkinson 女士，以及最近 Liz Gavens 女士和 Caroline McDonald 女士的开明态度和团队精神。与 Jenny Walker 一起打拳很有趣，我们现在已经是好朋友了。在这里，我们也不能忘了 Rang Shawis 和 Julian Roberts。

没有我们优秀的麻醉师，就没有如今的儿童内镜，尤其是内镜下治疗。我的麻醉之星是皇家自由医院的 David Turnbull 医师、Liz Allison 医师、Kate Wilson 医师、Rob Hearn 医师及 George Colley 医师。最棒的儿科麻醉师是 Adrian Lloyd-Thomas（AL-T）医师。这里我想与大家分享一个简短的小故事，从中你会了解到食管扩张后，局部应用丝裂霉素的现代实践，这源于与麻醉师 AL-T 的一次偶然对话。他告诉我五官科医师在喉重建后会使用丝裂霉素来防止环周狭窄，我们随后进行了尝试，结果发现丝裂霉素在一个需要多次食管扩张的女孩食管治疗中起效了。我们还在《柳叶刀》上发表了论文，也许我们应该进行更多的跨专业对话。

我们应该记住，这是儿科专业唯一真正的"专业流程"。我们也应该坚持我们的立场，即内镜培训至关重要。此外，指南和观点论著（一部分与 ESGE 和 NASPGHN 联合发表）的广受欢迎也有助于将《小儿胃肠病学和营养学杂志》（JPGN）的影响因子涨到接近 3 的新高度。

医学当然是我们的职业，而培养下一代接班人也一直是我的主要目标。在这方面，我要再次向 Sanja Kolacek 教授表示感谢。感谢她最近费尽心神，大力支持并推动令人欣喜的 ESPGHAN 内镜联盟奖学金项目。

我认为，对于我们这些有幸在职业生涯中传道授业的人来说，绝不应该在小儿内镜培训或护理质量上有所懈怠。成人消化内镜医师应该只有在我们万不得已的情况下才参与进来。而这正是因为我们学习了正确的技能和技巧，使得他们的参与变得多此一举。但是我承认，我们依然有很多东西要向他们学习。

最近，我们创建了一个小儿内镜－成人胃肠道的全球协会，欧洲、北美、南美、亚洲、澳大利亚的小儿消化科已经发表了联合内镜指南。这太棒了，我确信这富有成效的合作将保持下去。这里应该特别提一下这些努力合作的推动者和贡献者 Catharine Walsh、Doug Fishman、Jenifer Lightdale、Jorge Amil Dias、Andrea Tringali、Mario Vieira、Raoul Furlano、Victor Fox、Looi Ee、Patrick Bontems、Matjaz Homan、Rok Orel、Frederick Gottrand、Alexandra Papadopoulou、Salvatore Oliva、Erasmo Miele、Claudio Romano、Luigi Dall'Oglio、Rob Kramer、Mike Manfredi、Diana Lerner、Marsha Kay、Tom Attard、Warren Hyer、Joel Freidlander、理查兹家族的 Hansen 和 Russell、David Wilson、Dan Turner、Pete Gillett、Pat McKiernan、Stephen Murphy、Christos Tzivinkos、Ari Silbermintz、Rupert Hinds、Marta Tavares、Bruno Hauser、Yvan Vandenplas、Ron Bremner、Pete Lewindon、Petar Mamula、Orin Ledder、Merit Tabbers、Ilse Broekaert、Cesare Hassan、Marc Benninga、Alessandro Zambelli、Nikhil Thapar、Iva Hojsak、Stefan Husby、Ilektra Athiana、Andreia Nita、Sara Isoldi、Paola DeAngelis、Lissy De Ridder、无与伦比的 Samy Cadranel，谢菲尔德团队的所有人，还有其他更多人，若有遗漏，请见谅。

感谢内镜公司的众多成员。这些年来，他们在课程等方面给予了我极大的帮助。这里就不一一列举了。ESPGHAN 总部的 Kevin 和 Kat 一直有问必答，对此我深表感谢。

我们在小儿内镜领域所取得的成就不胜枚举。参加诸如"欧洲胃肠内镜学会日"这样的以成人为主的消化内镜会议对我们很有启发性。小儿内镜虽然已经不再被忽视，但我们仍需要努力实现与成人协会的平等。我们要在"顶级"的学会理事会占据一席之地，这应该成为一种常态。

我要感谢所有参加培训的人员。他们虽来自各国、拥有各种不同的背景，但在过去 25 年来他们为参加我们的培训做出了很大的个人牺牲。大家离开亲人几个月，有时甚至 1 年或更长时间，以便在这神奇又诱人的领域进行培训，这让我感到无比惊讶。当然，他们能够这样做离不开我这位了不起的内镜研究员和课程协调员 Sam Goult 的帮助，没有他，真的不可能成功运行这样一个培训项目。谢谢你，Sam。

然后，如果你已经看到这里，那太好了。说实话，如果没有我的妻子 Kay 和我德才兼备的女儿 Ella、Jess 和 Flo 的宽容和忍让，我不可能完成我今天所做的一切，无可否认，这是伟大计划的缩影。她们真的很伟大，是我一切动力的源泉。在此，我也要向你们道歉，在孩子们成长的过程中，我经常因为要去做讲座等诸如此类的事情而缺席。而我的妻子 Kay，几乎是一个人包揽了孩子们的日常生活，这是多么的不可思议。如果我有机会重来，我应该会做出不同的选择。虽然有时我很难看到除了医学工作以外更合适的生活方式，但它作为一项工作不一定是生活中必需的。最后，我要特别感谢在过去的 35 年里我有幸帮助过的所有的家庭和孩子们。

写到这里，如果我不感谢在过去 4 年中所有非常耐心的作者们，那是我的失职。在你们的倾力帮助下，本书才得以问世。希望你们能对自己的义务劳动成果感到满意。你们几乎所有人都是我的好朋友，只是有些人还没有结交，而有些人在这过程中不幸逝去。Gabor 是一个伟大而善良的人，我从来没有见过像他这样善良、聪明、乐于助人和精力充沛的人。最近发生了一件特别令人伤心的事——Cadranel 教授在与癌症的斗争中永远地离开了我们。从 20 世纪 70 年代末以来，他在我们这个学科开展培训并感动了很多人。他于 1978 年生产了第一台定制的小儿内镜，引领了内镜诊断及之后的内镜治疗领域。他在该领域培养了诸如 Carlo di Lorenzo、Luigi Dall'Oglio 等许多新一代的世界引领者。他是一位小儿内镜领域真正的巨人。大约 15 年前，他邀请我在布鲁塞尔他的纪念论文大会上演讲内镜的进展史，当时，他可能已经退休，但他在 ESPGHAN 中依旧保持着惊人的活力。最近，他还在每年一度的 ESPGHAN 会议上的内镜学习区教导我们，如果我需要一些指导或建议，他总是能及时帮到我。他在小儿内镜方面的知识储备让我们获益匪浅。他是一位博学的、精通多国语言的专家，但最重要的是，他是一位真正的好人、一位睿智的好医师。我们今后会非常想念这两位。

如果可以的话，请认真阅读这篇文章。相信我，这是一生工作的精华，不仅仅是我个人的，而是 George 和我一切所学的精华。之所以把它写出来是因为我们相信，"传授知识"是保持学科向前发展的关键。

你们，也就是小儿内镜的下一代，要继续推动小儿内镜在培训、研究、课程、推广及与世界各地的朋友进一步的合作等方面的发展，还要在所有年会上继续推动现场内镜操作展示。但是请记住，与成人消化内镜同行一样，我们的工作应该得到认可，还要在各自学会理事会上拥有发言权。

我能不能再提一些非常优秀的人才呢？有些前面已经被提及，有些还没有。他们是 Andrei Nita、Jorge Amil Dias、Alexandra Papadopoulos、Marc Benninga、Nikhil Thapar、Pete

Lewindon、Tom Attard、Warren Hyer、Muftah Eltumi、Paul Hurlstone、Mark Donnelly、Mark McAlindon、Stuart Riley、Deb Salvin（世界著名的"Salvin 流程"就是以其名字命名的）、Dom Hughes、Helen Wigmore、Ben Roebuck、Jamie Shepherd、Dave Turnbull、Liz Allison；当然，还有就是为所有章节耐心付出的各位著者。

如果没有所有孩子们和他们家庭的信任与合作，我们的工作就不可能完成。我们要由衷感谢成千上万的儿童和他们的家庭。

我的工作生活是由两位了不起的助理精心安排的，如果没有他们，我永远不会有时间做这一切。感谢 Sam，感谢 Kate，你们俩是如此了不起。

感谢出色的出版社团队——Anupama Sreekanth 及编辑团队，他们精心策划了本书，最终于 2021 年 4 月问世。最后还有 Holly Regan-Jones，她在发表准备中表现得非常出色，而 Hari Sridharan 最终精心编辑完成。感谢你们的耐心和付出。

书中所述如有适当之处我们下次一定会修正（如果您发现了，请务必让我们知道）。这是一场义务劳动，我们要感谢每一个人，绝对是每一个人，哪怕是做出了很小的贡献。

特别值得一提的是 Hathersage 的胖男孩快跑俱乐部（FatBoys Fell Running Club）让我保持了理智，让我的生活保持平衡。在那里，我首战失利（在秋季比赛中）。那是一个以跑步和啤酒为主题的俱乐部。

最后，我要给受尽苦难的爱妻 Kay 一个大大的爱的拥抱，谢谢你容忍我。还有我最棒的女儿 Ella、Jess 和 Flo，我为你们感到无比的骄傲，很抱歉，假期里我一直忙于写作和其他事情而没有陪伴我们。

正如最著名的奥运会赛艇运动员 Steve Redgrave 爵士赢得他运动生活最后一枚金牌时所说的那样，"你在哪儿，我就在哪儿！"这句话同样适用于本书。

Mike Thomson

# 目　录

## 第一篇　儿科内镜检查设置

## 第二篇　诊断性小儿内镜检查

# 第三篇　小儿胃肠道病理和内镜在其治疗中的作用

# 第四篇　小儿治疗性内镜检查

# 第一篇　儿科内镜检查设置

## Pediatric Endoscopy Setting

# 第1章 总 论
## Introduction

George Gershman　Mike Thomson　**著**
张　毅　徐雷鸣　**译**

20世纪60年代末，灵活可弯曲的胃肠镜作为一种全新的诊断工具应运而生。但直到20世纪70年代中期，小儿可弯曲胃镜上市之前，一直没有在儿童中常规使用。在随后的10年中，这种检查在儿童中被广泛应用和推广。尽管是通过光导纤维传输光线和图像，这种限制只允许操作者通过目镜直视检查。在小儿内镜的广泛应用后，各种儿童胃肠疾病的诊断和治疗技术因此被更多地开展和改进。芯片的出现，在内镜头端安装了摄像头，使得光学成像质量有了显著的提高。

那种操作需要操作者的眼睛紧贴目镜，因为光导纤维容易断裂和镜头水汽凝结造成的成像质量差，这种日子已经一去不复返了。纤维内镜唯一的"优势"是除了你以外没有人能知道你在看什么，只会听到你的断言，比如，"哦，是的，我到回肠末端了。"现如今，每个人都可以在显示屏上看到你在胃肠腔道哪里，一览无余，无处躲藏。

现代内镜技术包括高清、高倍率、可以放大1000倍的共聚焦内镜，可以聚焦多种光谱用于识别异型增生和息肉腺管开口形态的窄带成像、自体荧光以及其他诊断模式。此外，现代内镜的治疗能力是惊人的，包括具有高达3.8mm的工作钳道及双钳道内镜，这样允许更复杂的操作治疗。现在非常细（4.5mm）的镜身使得内镜可以应用在最小的婴儿/新生儿中。这些还可以用于门诊经鼻内镜，在没有麻醉条件下，应用在稍微大一点的儿童中。三维成像技术是大多数结肠镜的标配，这样在肠镜检查过程中，可以识别结肠襻，加快检查过程和提高安全性，在普通肠镜检查过程中，也可以减少操作的不适。因为二氧化碳吸收要比空气更快，现在，通过使用二氧化碳供气更能达到上述的目的。

此外，内镜配件也出乎意料的发展起来，实现了许多治疗的功能。而这些操作从前只能用于外科手术治疗。这些治疗包括经口内镜胃底折叠术、贲门失弛缓症的经口内镜食管括约肌切开术、经皮空肠造口术、十二指肠狭窄内镜下治疗、胃底静脉曲张治疗、胰腺假性囊肿引流，以及其他疾病，在本书的相应章节会有专门的介绍。

过去10～20年中，在设备改进的同时，我们也看到了内镜操作员技能的大幅提升，这要归功于虚拟模型的应用、实际操作的动物模型、一对一培训和短期内镜治疗学习课程的投入。在线的教学和直观的操作技能评估是进步的基础。事实上，现在几乎每个大型胃肠道会议都会有实况内镜操作演示部分。

几乎每年会有新的内镜应用出现，近几年大多数的进展会在本书中涉及。比如穿孔闭合的 OTCS（over-the-scope clip）、弥漫性消化道出血治疗的 Hemospray®、胃食管反流的食管远端缩窄放射消融术及最新的经自然腔道内镜手术（NOTES）的概念。最后这个令人振奋的技术在许多方面还在探索阶段，尤其是在儿童，在本书的结尾处会有讨论。

我们努力使这一版成为小儿内镜的最终版。我们希望您享受阅读吧。毫无疑问，随着时间流逝，这本书上架时，先进技术会发展。如果按照目前的速度发展，这本内镜著作是目前比较前沿的。有理由相信，胃肠内镜医师会以小儿胃肠外科操作为目标。但是不得不反复重申，内镜与外科这两个学科的合作现在更加紧密，儿外科医师也更多地会亲自使用内镜操作。

我们希望这本书能激起年轻一代学员读者的热情，能够走上小儿胃肠道疾病微创治疗的道路。我们可以从成人内镜学到很多，但是另一方面，我们的表现天生与众不同，我们也许能在这些领域有所领先。想象力是我们唯一的壁垒。

我们要感谢我们的同行，他们花费了宝贵的时间来编著这些精彩的章节和图片。我们希望您能享受阅读这本书，并会让您受益匪浅。图像、视频和网页将提供的知识广泛传播。我们由衷地感谢国际上的小儿内镜专家为之作出的贡献。我们感谢出版商，没有他们的指导和帮助是没法出版这本书的。

这本书同样离不开家人们的爱和支持。

Mike：感谢我的太太 Kay 和三个了不起的女儿，Ella、Jess 和 Flo，一直在背后支持和忍受着她们的老父亲——尤其是在假期还要编辑章节。

George：非常感谢我钟爱的太太 Irina，我的灵感和我两位重要的艺术家：我的女儿 Zhenya 和外孙女 Nikka，是她们给这个世界带来美丽。

谢谢你们，希望现在训练的你们当中有人有朝一日为将来的版本作出贡献。

接过我们的接力棒。记住——不要伤害他人，享受快乐。你的想象是最与众不同的。

# 第 2 章　小儿胃肠内镜的发展史
## History of pediatric gastrointestinal endoscopy

Samy Cadranel　Jean-François Mougenot　Douglas S. Fishman　著
李郑红　徐雷鸣　译

要点

- 硬式内镜使"不可见"变为"可见"：开启探索食管和近端胃的第一步。
- 半可曲式内镜进一步推进了内镜下胃疾病的正确诊断和靶向活检的发展。
- 光纤软式消化内镜是现代小儿消化内镜诊断和治疗的基础，近期内镜顶端还安装了视频芯片。

在过去的半个世纪，光纤技术应用于胃肠内镜及因此而发现的幽门螺杆菌是胃肠疾病研究领域的两项重大成果 [1, 2]。事实上，如果研究者没有针对内镜获得的活检标本进行病理学和微生物学研究，幽门螺杆菌的致病性就不会被发现。探索人体空腔脏器的内部结构是随医学诞生之初就存在的古老话题，解决这一问题的挑战在于找到不会因为产热损伤内脏组织的安全光源。

## 一、先驱

18 世纪末期，现代直肠镜的原创者 Lichtleier 使用烛光作为光源搭建了透镜系统。1853 年 A. J. Desormeaux 将应用于泌尿外科的检查仪器命名为"内镜"[3]，第一台"胃镜"是由 A. Kussmaul 在埃尔朗发明的 [4]。这些仪器在使用中受到局限的原因在于它们无法在目标位置提供足够的光亮。虽然随着电灯泡的发明，人们在检查中获得了更好的视线，但由于灯泡产生的热量使得这些仪器无法长时间使用。

1881 年 Mikulicz 用一根长 65cm、直径 14mm 的硬式设备对人体进行了第一次胃镜检查 [5]。这台仪器可以形成适合人体消化道解剖结构的角度，并配备了水循环系统以冷却灯泡并提供光源和注入空气。

1932 年仪器制造厂家的技术员 George Wolf 和被誉为"胃镜之父"的胃肠病学专家 Rudolf Schindler 共同研发了首台半可曲式内镜。该仪器可以进行更大范围的检查，进一步完善内镜下胃部疾病的诊断和治疗。

当我们提及半可曲式内镜，不能不提的是美国的胃肠病学家 Walter L. Palmer，Walter 教授为消化系统疾病的诊断和治疗带来了新的认识，尤其是关于消化性溃疡、胃肠道肿瘤和溃疡性结肠炎。1934 年，他帮助有犹太血统的 Schindler 博士从纳粹集中营获释。随后，Schindler 博士移民到了美国。1941 年他成立了胃肠镜俱乐部，也就是现在的美国胃肠内镜学会，并成为该学会的第一任主席。

## 二、纤维内镜

纤维光学的发展催生了现代胃肠内镜。德国仪器制造商 Storz 在 1966 年研发了混合半可曲式胃镜，其中透镜的应用实现了内镜的可视化，电灯泡则被玻璃或塑料制成的光纤所取代。塑料纤维比玻璃纤维更加灵活耐用；但玻璃光纤的直径更小且光传输质量更好。光学工程师认为光纤具有兼顾传输信号和图像的可能，因此光纤技术也获得了进一步的发展。1954 年在同一期《自然》（ Nature ）杂志上发表了两篇文章，一篇是 Van Heel 关于"图像传输"的简报，另一篇是伦敦的 Harold Hopkins 及其同事 Narinder Singh Kapany 发表的关于软式纤维镜的研究论文 [6]。得益于 Basil Hirschowitz 和物理学家 Larry Curtiss，他们成功地（在康宁玻璃的协助下）生产出了高质量的光纤，从而使光纤技术在临床上应用于胃肠内镜成为可能，该项研究成果于 1958 年发表在《胃肠病学》（ Gastroenterology ）杂志上 [7]。

1960 年美国膀胱镜制造商（ACMI）建造了纤维内镜的雏型，1961 年完成了商业模型的构建，该模型所拍摄的第一批彩色图片发表在《柳叶刀》（ Lancet ）上 [8]。由于胃癌在日本高发，继 Machida 公司研发出纤维内镜后在工程师 Kawahara 的带领下，奥林巴斯的技术人员生产出了更多高光学性能且具有侧视和前视功能的内镜 [9]。

随着光纤技术在医疗器械中的应用，胃肠内镜成为世界各地消化科常规的诊疗工具。20 世纪 70 年代初，内镜在成人胃肠疾病的诊断中发挥了关键性作用，这一现象引起了儿童胃肠病学专家和外科医师的浓厚兴趣。当时，儿童内镜检查是使用标准成人胃镜、支气管镜或者早期的儿童纤维内镜进行的，且仅在欧洲、美国和日本的少数几家儿科医院可以进行 [9-14]。

20 世纪 70 年代中后期，一些文献证明了儿童胃肠道内镜检查的安全性、诊断和治疗价值，有助于我们了解更多婴儿和儿童胃肠道疾病 [15-23]。虽然这些文献并没有广泛传播，但儿童胃肠内镜诊疗技术在东欧和俄罗斯也逐步开展 [24-27]。内镜检查在儿童胃肠病学中问世不到 10 年，就出版了西班牙语、德语和英语的相关专著 [28-30]。到 21 世纪中后期，更多有关儿童胃肠内镜知识的书籍得以出版 [31-33]。

现今，如果不具备上消化道内镜检查、结肠镜检查和内镜治疗的基本技能，儿童胃肠病学者的培训就不算完整 [34]。结合了可直接观察消化道、可进行黏膜靶向活检和可内镜下治疗的优势，诊断性内镜检查已成为儿童胃肠病学者的常规工作。

无论是进行异物取出术所需的器械、息肉切除术所需的圈套器、静脉曲张治疗术所使用的硬化剂注射针和皮圈（硅或乳胶）、扩张探条或气囊、止血夹装置、出血性病变的电凝和光凝装置，还是胃造口所需的工具包，内镜治疗所需的辅助器械多种多样并且日益更新。这些工具的使用需要有相关经验的员工进行持续维护，并且使用前获得良好的培训以确保操作安全。

## 三、培训

内镜视频设备的更新使得受训者参与内镜教学和培训任务变得简单。越来越多的"培训师"课程在全球范围内开展，重点项目主要集中在澳大利亚、英国和加拿大。目前开发的计算机程序和模拟器对于培训学员熟悉器官的空间分布、学会正确移动内镜以到达目标器官或进行精细的内镜下治疗非常有用[35-38]。

此外，比利时、法国、意大利、荷兰、英国和美国还开发了一些很好的"实践"课程，包括使用猪模型的现场演示和培训。最后，受训者应该在知名的儿童中心完成培训，该培训中心的规模庞大以便受训者获得必需的临床经验，并可以得到经验丰富的儿童胃肠病学专家的指导。

## 四、进展

在过去的 40 年里，检查仪器、镇静和麻醉方面的进步改变了儿童内镜和胃肠病学。儿童胃肠病学专家现在能够开展以前仅在成人进行的困难诊断和治疗措施，例如超声内镜检查。这些操作需要集中在三级医院完成，因为三级医院可以提供昂贵的检查设备和专业人员。当发生不良事件时，这些高度专业化的医院有具有良好的安全保障，例如外科和重症监护协助等设施，人们应

该始终牢记内镜检查是一种侵入性检查，且具有不可避免的风险。仪器质量的不断进步极大地提高了内镜的诊断能力。内镜制造商不仅实现了内镜的光学变焦，同时实现了例如奥林巴斯的窄带成像（NBI®）、富士的智能色彩增强技术（FICE®）和 Pentax™ i-Scan® 等无须染料的内镜下染色技术。

机械方面的改进提高了内镜的可操作性，例如可调节硬度的结肠镜有助于进入整个结肠、插入回盲瓣和末端回肠。双气囊小肠镜也可以探查近端空肠和回肠末端以外的上消化道[39]，它不仅可以显示小肠病变，还可以进行活检和息肉切除术。最引人注目的进展是无线视频胶囊内镜（WCE），它可以探查完整的小肠[40,41]，可以与小肠镜形成互补效应。

## 结论

内镜检查无疑是一种侵入性技术，侵入性在儿科并不受欢迎。但毫无疑问，消化内镜在治疗和介入性内镜领域有着可以拓展的广阔前景。

20 世纪 70 年代初期仅有一部分具有高级技能和好奇心的儿童胃肠病学专家可以进行儿童胃肠内镜检查，然而现今全世界几乎所有的儿童胃肠病学中心都可以进行这项常规操作。早期"探索者"具有驱动力的冒险精神已经被不那么刺激但却更为有效程序所代替，因为仪器的持续改进使得我们可以开展更为深入也更具挑战的治疗措施。

## 参考文献

[1] Villardell F. *Cien Años de Endoscopia Digestiva. La Endoscopia Digestiva en El Segundo Milenio*. Aula Medica Ediciones, Madrid, 2003.

[2] Janowitz HD, Abittan CS, Fiedler IM. A gastroenterological

list for the Millenium. *J Clin Gastroenterol* 1999, **29**, 336-338.

[3] Désormeaux AJ. De l'endoscope, instrument propre à éclairer certaines cavités intérieures de l'économie. *Comptes Rendus Acad SCI Paris* 1855, **40**, 692.

[4] Kluge F, Seidler E. Zur Erstanwendung der Ösophago- und Gastroskopie. Briefe von Adolf Kussmaul und seinen Mitarbeitern. *Medizin Historisches J* 1986, **21**, 288-307.

[5] Mikulicz J. Über Gastroskopie und Oesophagoskopie. *Centralbl Chirurgie* 1881, **43**, 673-676.

[6] Hopkins NH, K apany NS. A flexible fiberscope using static scanning. *Nature* 1954, **173**, 39-41.

[7] Hirschowitz BI, Curtiss LE, Peters CW, Pollard HP. Demonstration of a new gastroscope: the "fiberscope." *Gastroenterology* 1958, **35**, 50-53.

[8] Hirschowitz BI. Endoscopic examination of the stomach and the duodenal cap with the Fiberscope. *Lancet* 1961, **1**, 1074-1078.

[9] Kawai K, Murakami K, Misaki F. Endoscopical observations on gastric ulcers in teenagers. *Endoscopy* 1970, **2**, 206-208.

[10] Freeman NV. Clinical evaluation of the fiberoptic bronchoscope (Olympus BF 5B) for pediatric endoscopy. *J Pediatr Surg* 1973, **8**, 213-220.

[11] Cremer M, Rodesch P, Cadranel S. Fiberendoscopy of the gastrointestinal tract in children. Experience with newly designed fiberscopes. *Endoscopy* 1974, **6**, 186-189.

[12] Rodesch P, Cadranel S, Peeters JP. Digestive endoscopy with fiberoptics in children. *Acta Paediatr Scand* 1974, **63**, 664.

[13] Gleason PD, Tedesco FJ, Keating WA. Fiberoptic gastrointestinal endoscopy in infants and children. *J Pediatr* 1974, **85**, 810-813.

[14] Gans SL, Ament ME, Christie DL, Liebman WM. Pediatric endoscopy with flexible fiberscopes. *J Pediatr Surg* 1975, **10**, 375-380.

[15] Rodesch P, Cadranel S, Peeters JP, et al. Colonic endoscopy in children. *Acta Paediatr Belg* 1976, **29**, 181-184.

[16] Mougenot JF, Montagne JP, Faure C. Gastrointestinal fibro-endoscopy in infants and children: radio-fibroscopic correlations. *Ann Radiol (Paris)* 1976, **19**, 23-34.

[17] Vanderhoof JA, Ament ME. Proctosigmoidoscopy and rectal biopsy in infants and children. *J Pediatr* 1976, **89**, 911-915.

[18] Forget PP, Meradji M. Contribution of fiberendoscopy to diagnosis and management of children with gastroesophageal reflux. *Arch Dis Child* 1976, **51**, 60-66.

[19] Ament ME, Christie DL. Upper gastrointestinal endoscopy in pediatric patients. *Gastroenterology* 1977, **72**, 492-494.

[20] Cadranel S, Rodesch P. Pediatric endoscopy in children: preparation and sedation. *Gastroenterology* 1977, **71**, 44-45.

[21] Cadranel S, Rodesch P, Peeters JP, et al. Fiberendoscopy of the gastrointestinal tract in children and infants: a series of 100 examinations. *Am J Dis Child* 1977, **131**, 41-45.

[22] Gyepes MT, Smith LE, Ament ME. Fiberoptic endoscopy and upper gastrointestinal series: comparative analysis in infants and children. *Am J Roentgenol* 1977, **128**, 53-56.

[23] Graham DY, Klish WJ, Ferry GD, Sabel JS. Value of fiberoptic gastrointestinal endoscopy in infants and children. *South Med J* 1978, **71**, 558-560.

[24] Rumi G, Solt I, Kajtar P. Esophagogastroduodenoscopy in childhood. *Acta Paediatr Acad Sci Hung* 1978, **19**, 315-318.

[25] Isakova IF, Stepanov EA, Geraskin VI, et al. Fibroscopy in diagnosis of diseases of the upper digestive tract in children. *Khirurgiia (Mosk)* 1977, **7**, 33-37.

[26] Mazurin AV, Gershman GB, Zaprudnov A, et al. Esophagogastroduodenoscopy of children at a polyclinic. *Vopr Okhr Materin Det* 1978, **23**, 3-7.

[27] Gershman GB, Bokser VO. Fibrogastroscopy in the diagnosis of gastritis in children. *Vopr Okhr Materin Det* 1979, **24**, 25-30.

[28] Beltran S, Varea V, Vilar P. *Fibroendoscopia en Patologia Digestiva Infantil*. Jims, Barcelona, 1980.

[29] Burdelski M, Huchzermeyer H. *Gastrointestinale Endoscopie im Kindesalter*. Springer-Verlag, Berlin, 1980.

[30] Gans S.L. (ed.). *Pediatric Endoscopy*. Grüne and Stratton, New York, 1983.

[31] Gershman G, Ament ME (eds). *Practical Pediatric Gastrointestinal Endoscopy*. Blackwell, Oxford, 2007.

[32] Ament ME, Gershman G. Pediatric colonoscopy. In: Waye JD, Rex DK, Williams C (eds) *Colonoscopy Principles and Practice*. Blackwell, Oxford, 2003, pp. 624-629.

[33] Winter HS, Murphy MS, Mougenot JF, Cadranel S (eds). *Pediatric Gastrointestinal Endoscopy: Textbook and Atlas*. BC Decker, Hamilton, 2006.

[34] Thomson M. Training in pediatric endoscopy. In: Winter HS, Murphy MS, Mougenot JF, Cadranel S (eds) *Pediatric Gastrointestinal Endoscopy: Textbook and Atlas*. BC Decker, Hamilton, 2006, pp. 34-41.

[35] Ferlitsch A, Glauninger P, Gupper A, et al. Evaluation of a virtual endoscopy simulator for training in gastrointestinal endoscopy. *Endoscopy* 2002, **34**, 698-702.

[36] Thomson M, Heuschkel R, Donaldson N, Murch S, Hinds R. Acquisition of competence in paediatric ileocolonoscopy with virtual endoscopy training. *J Pediatr Gastroenterol Nutr* 2006, **43**, 699-701.

[37] Haycock A, Koch AD, Familiari P, et al. Training and transfer of colonoscopy skills: a multinational, randomized, blinded, controlled trial of simulator versus bedside training. *Gastrointest Endosc* 2010, **71**, 298-307.

[38] Obstein KL, Patil VD, Jayender J, et al. Evaluation of colonoscopy technical skill levels by use of an objective kinematic-based system. *Gastrointest Endosc* 2011, **73**, 315-321.

[39] Urs AN, Martinelli M, Rao P, Thomson MA. Diagnostic and therapeutic utility of double-balloon enteroscopy in children. *J Pediatr Gastroenterol Nutr* 2014, **58**, 204-212.

[40] Iddan G, Meron G, Glukhovsky A, Swain P. Wireless capsule endoscopy. *Nature* 2000, **405**, 417.

[41] Oliva S, Di Nardo G, Hassan C, et al. Second-generation colon capsule endoscopy vs. colonoscopy in pediatric ulcerative colitis: a pilot study. *Endoscopy* 2014, **46**, 485-492.

# 第 3 章　内镜中心

## The endoscopy unit

Harpreet Pall　著

李郑红　徐雷鸣　译

要点

- 设计良好的内镜中心可以提供高质量的患儿护理。
- 仪器的精细消毒是保障患者安全的重要部分。
- 合理的人员配置可以保障内镜中心的安全有效运转。
- 流程和质量改进活动是内镜中心管理的关键组成部分。
- 及时更新儿童消化内镜检查所需要的相关设备。

## 一、内镜中心的设计

小儿内镜中心的合理设计对于患儿的体验和内镜团队的工作效率是非常重要的。以儿科为重点的机构需要优先考虑儿童及其家庭的体验，目的是减少患儿焦虑并提供适龄镇痛[1, 2]。内镜中心的设计和管理需要专门针对这一独特的患者群体。安静的环境和顺畅的就诊流程至关重要。理想情况下，应尽量减少术前患者和术后患者之间的接触。

在美国，儿童内镜检查会在不同的地点进行，包括手术室、操作间、内镜检查专用房间或者门诊手术中心[1, 2]。患者就诊率较低的医院，在手术室进行小儿内镜检查更为合适。对于综合医院的内镜中心，成人／儿科联合内镜中心可以在设备和设施方面节省成本，同时小儿内镜医师与成人内镜治疗医师互相毗邻。最近的调查数据表明，目前美国 40% 的内镜检查在专门的小儿内镜中心进行[1]。与其他专业（如肺科）共享空间可能也是一种选择，但会降低为胃肠内镜制订专属空间的可能。

根据内镜医师的数量和手术量，内镜中心最好配备至少两个操作间。两个操作间可以同时进行操作，并能够执行紧急住院手术。成人教学医院一般预计每年每个房间进行 1000 人次手术[3]。

此外，内镜中心还需要包括一个机动房间、胶囊内镜检查室和用于荧光内镜检查的高级内镜检查室。小儿内镜中心的设计规划应考虑预计的患者数量、内镜操作的复杂性和内镜中心日后的扩充。对于空间的考虑是困难的且对总体建筑成本影响最大[4]。

所有内镜中心都应设有接待区和候诊室，用于迎接第一次就诊的儿童和他们的监护人。等候区需要适合儿童使用。盥洗室应易于进入，并需要特别考虑肥胖或需要使用轮椅的残疾患儿。一旦被护送进入内镜中心，患儿需要一个干净的区域来准备手术。从这个区域患儿可以直接被转运至手术区。一般来说，操作间应至少有 400 平方英尺，对于涉及荧光内镜的高级诊疗中心则需要更多的空间。内镜中心需要有两扇独立的门，分别提供进出手术室的通道：一扇允许患者和清洁用品进入，另一扇则用来移出使用过的设备和标本。操作间应配备二氧化碳、氧气、吸引装置并为辅助设备提供足够的电源插座。安装在天花板上的吊杆有助于保持线路和设备远离地面。房间的另一侧应专门用于护理工作。麻醉及相关药物和用品应位于床头。手术后，需要准备专用空间用于立即和（或）最终的麻醉复苏。

医师的工作区域布局也需要慎重考虑，该区域需要方便内镜医师完成手术记录、输入患者医嘱及与护理进行电话协调。内镜中心需要为患者和家属提供咨询室，以便进行涉及隐私的对话[1]。

如何选择内镜的存放空间和不同患儿之间内镜消毒的空间也是一项重大决策。理想情况下，内镜的消毒房间与手术室直接毗邻时效率最高。被污染的内镜是与器械相关的院内感染暴发的高危因素。近期有报道称院内感染的发生与十二指肠镜的旋钮相关[5]。内镜工作人员应当在消毒流程方面接受良好的培训，并应每年对其技能进行

评估。软式消化道内镜应首先手动全面清洁，然后必须进行高水平消毒（HLD）。HLD 可以在内镜再处理器中自动进行，也可以使用手动程序。内镜的分步消毒指南首次发布于 2011 年[6]，随后该指南更新于 2016 年[7]。了解如何将特定的内镜消毒机整合到内镜中心是非常重要的，以避免随后可能需要重新布置空间或在进行操作时危害患者安全。

在准备内镜中心的施工计划时，应与医院系统设施管理人员或熟悉医疗设施的持证建筑师进行深入讨论。这些设施的布局因不同地区而有差异。为了防止将来出现问题，建筑师和执业机构需要考虑内镜中心使用中可能遇到的各种问题，因为内镜中心的使用效率取决于建造之前是否考虑周全。警惕这些意外情况发生，能够降低日后重建内镜中心的可能。

## 二、内镜中心的管理

胃肠病学护士和助手协会（SGNA）发布指南给出了在内镜手术期间分配到不同岗位合规人员所建议的最少数量[8]。开展经济高效且安全的内镜手术需要在适当的人员配备和维护人员的花费之间取得平衡。决定运行内镜中心所需的工作人员数量取决于以下几个因素：设备的利用率、时间、手术的类型、患者的复杂性及受训人员的表现。在美国，内镜检查注册护士的认证和执业许可证是每个州特有的（http://ce.nurse.com/RState Reqmnt.aspx）。内镜检查部门对所有员工进行年度评估和培训是谨慎的做法。最近对儿童中心进行的一项调查表明，在内镜操作过程中，超过 70% 的儿童中心使用内镜检查注册护士和内镜检查技师，100% 的儿童中心使用专门的麻醉人员[1]。

应当制订在周末和下班后出现紧急情况时，如何处理的预案。根据最近的一项调查表明[1]，目前 66% 美国胃肠病诊治中心的应急系统包括一名消化道内镜技术人员、一名护士或两者都可以随时待命。待命员工应接受交叉培训，以便他们能够在操作的各个方面都能很好地发挥作用。在一些中心，普通手术室的工作人员会在下班后协助处理紧急情况。但这些工作人员可能没有接受过内镜手术方面的培训。指派一名部门主管对于推进内镜中心流程改进，确保内镜设备和医疗服务兼具竞争力都非常重要。

更重要的是我们需要认识到，内镜中心不应以 100% 的运转效率为目标，因为这样的目标将导致日程安排混乱和患者满意度下降。70%～85% 是比较标准的运转效率[9]。与门诊内镜检查中心不同，该中心需要具有为住院患儿和门诊人群提供服务的双重功能。因此，它应该为这两类人群提供方便。优化周转时间应该是质量改进的目标，因为它会影响内镜中心的运转效率。患儿失约可能是提高效率的一个重要障碍。因此术前沟通可以有效降低患儿的未就诊率[10]。准时开始工作并减少周转时间有助于最大限度地提高房间使用效率[11]。患者满意度调查应作为评估服务质量的指标。近期关于患儿在儿童内镜中心体验感的调查重点是从患儿本人和他们的家庭两方面进行的[12]。

文书记录工作是内镜中心管理的一个重要方面。手术前后的护理记录、手术记录及镇静记录是内镜中心文书管理的三个方面。医疗机构认证联合委员会也就文书内容的组成部分提供了指导意见。

## 三、设备管理

由于设备规格和准入制度的限制，儿科患者可接受的内镜下治疗往往会受到限制。内镜设备可以在预定的时间内购买、使用、更新或租赁。

购买或租赁内镜设备的费用对于任何进行小儿内镜检查的中心来说都是一项重要的成本预算项目。与拥有更多内镜医师和内镜检查室的大型中心相比，在较小的内镜中心仅需要少量的内镜即可在操作间内同时保持运转。目前还没有数据提示一个内镜中心需要配备多少台内镜。为了最大限度地提高效率，对于每年 1000 次手术的内镜室应配备一台光源、处理器及内镜的消毒机。对于成人内镜中心，建议每年每 350 次手术配备一根结肠镜和一根胃镜[4]，但这项通用建议可能不适用于小儿内镜中心，因为婴儿和儿童所需要内镜直径和尺寸各有不同。内镜更新的频率也是决定应购买多少台内镜的一个主要因素。在最近的一项调查中发现大多数内镜中心每 6～7 年更换一次内镜[1]。

理想的内镜检查中心需要有诊断性内镜检查设备，包括胶囊内镜、小肠镜、pH 阻抗测试和胃肠道动力测试。小儿内镜中心也需要有用于治疗的内镜，或者由同中心的成人消化科提供。如果经过培训的内镜工作人员并不经常参加急诊工作，那么需要准备特定的工具包，例如出血或异物取出术的工具包，可以保障内镜下治疗时具有正确的内镜操作附件。

## 结论

设计优良的小儿胃肠内镜中心对于有效诊断和处理儿童胃肠道疾病是至关重要的。经过深思熟虑的设计、管理和设备配置对于内镜中心是非常重要的。

## 参考文献

[1] Lerner DG, Pall H. Setting up the pediatric endoscopy unit. *Gastrointest Endosc Clin North Am* 2016, **26**(1), 1-12.

[2] Pall H, Lerner D, Khlevner J, *et al*. Developing the pediatric gastrointestinal endoscopy unit: a clinical report by the Endoscopy and Procedures Committee. *J Pediatr Gastroenterol Nutr* 2016, **63**(2), 295-306.

[3] Beilenhoff U, Neumann CS. Quality assurance in endoscopy nursing. *Best Pract Res Clin Gastroenterol* 2011, **25**(3), 371-385.

[4] Petersen B, Ott B. Design and management of gastrointestinal endoscopy units. In: Cotton P (ed.). *Advanced Digestive Endoscopy: Practice and Safety*. Blackwell, Oxford, 2008, pp. 3-32.

[5] FDA. *Design of Endoscopic Retrograde Cholangiopancreatography (ERCP) Duodenoscopes May Impede Effective Cleaning*. FDA Safety Communication, Montgomery, MD, 2015.

[6] ASGE Quality Assurance in Endoscopy Committee. Multisociety guideline on reprocessing flexible gastrointestinal endoscopes: 2011. *Gastrointest Endosc* 2011, **73**(6), 1075-1084.

[7] Peterson BT, Cohen J, Hambrick III RD, *et al*. Multisociety guideline on reprocessing flexible GI endoscopes: 2016 update. *Gastrointest Endosc* 2017, **85**(2), 282-294, e1.

[8] SGNA. Position statement on minimal registered nurse staffing for patient care in the gastrointestinal endoscopy unit. *Gastroenterol Nurs* 2002, **25**(6), 269-270.

[9] da Silveira EB, Lam E, Martel M, *et al*. The importance of process issues as predictors of time to endoscopy in patients with acute upper-GI bleeding using the RUGBE data. *Gastrointest Endosc* 2006, **64** (3), 299-309.

[10] Mani J, Franklin L, Pall H. Impact of pre-procedure interventions on no-show rate in pediatric endoscopy. *Children* 2015, **2**(1), 89-97.

[11] Tomer G, Choi S, Montalvo A, *et al*. Improving the timeliness of procedures in a pediatric endoscopy suite. *Pediatrics* 2014, **133**(2), e428-433.

[12] Jacob DA, Franklin L, Bernstein B, *et al*. Results from a patient experience study in pediatric gastrointestinal endoscopy. *J Patient Exp* 2015, **2**(2), 23-28.

# 第4章 小儿胃肠内镜检查中的程序化镇静和全身麻醉

Pediatric procedural sedation and general anesthesia for gastrointestinal endoscopy

Tom Kallay Rok Orel Jernej Brecelj 著

柳 荻 江 来 译

**要点**

- 在为儿童进行任何深度的程序化镇静时，应依据统一的镇静指南实施。
- 镇静操作者必须能够识别不同年龄小儿的不同深度的镇静水平，因为小儿通常会从预期的镇静水平进入更深的状态，在这种状态下可能会导致生理上的妥协。
- 在程序化镇静期间监测呼气末二氧化碳可以减少低氧血症的发生。
- 关于不良事件预测因素的新证据涉及上呼吸道感染和肥胖，并对目前的禁食指南提出质疑。
- 胃肠科医师和麻醉医师应及时沟通，以便及时调整给药或内镜操作。

镇静或全身麻醉是大多数儿科患者安全有效的内镜手术的先决条件。全身麻醉通常由麻醉医师进行。理想情况下，深度镇静应该也由麻醉医师实施，但这也取决于国家或机构的配置和资源。如非麻醉医师实施镇静，也必须根据最高安全标准组织，并配备一支熟练的麻醉医师团队，服务特定的手术、高危患者或处理并发症。

程序化镇静的目的是：①保障患者的安全；②最小化患者的身体不适和疼痛；③控制焦虑，尽量减少心理创伤（儿童和父母）；④控制行为和（或）移动，以便麻醉过程安全完成；⑤使患儿从镇静或麻醉状态恢复，达到安全出院的标准。

## 一、镇静、全身麻醉的定义/范围

美国麻醉医师协会（ASA）定义了四种镇静水平，可将其视为一个连续过程：轻度镇静（抗焦虑）、中度镇静和镇痛（有意识的镇静）、深度镇静（无意识）和全身麻醉。

抗焦虑是一种药物诱导的状态，患者的运动和认知功能可能受损，但对口头命令有反应。患者的呼吸和心血管功能在很大程度上不受抗焦虑药的影响。

在中度镇静（也称为有意识的镇静）期间，无论是否有轻微的触觉刺激，儿童都可能会对口头命令（如"睁开眼睛"）作出反应。患者的气道和心血管功能不受影响；然而，内镜检查带来了一个独特的挑战，因为用于该过程的工具会使一些患者更易发生气道阻塞。这一点与较小的儿童尤其相关，因为他们的气管更窄，软骨环柔软，比气道更宽、软管环更硬的大孩子更容易发生气道阻塞。在某些情况下，内镜检查有相当大的气道阻塞风险，可能需要气管插管。由于内镜的相对尺寸及放置过程中的不适感，此项操作中的儿童，很可能进行中度镇静，除非患儿年龄大到能够配合。

深度镇静是指儿童仅对深度或重复刺激有反应，并且通气功能可能受损的一种状态。患儿可能需要辅助通气或气道支持，但心血管功能通常是保留的。在这种状态下，麻醉医师可以预料到患者的气道保护反射部分或完全丧失，必须做好准备工作以应对这种情况。

全身麻醉是一种对疼痛刺激无反应的状态，由于患儿意识和神经肌肉功能受到抑制，通常需要实施辅助通气。患儿的血流动力学功能也可能受到影响。

在急诊手术（如胃肠道出血或异物清除）或更复杂的手术（如内镜胃造口术或狭窄扩张术）中，根据 ASA 体格状态分级Ⅲ（框 4-1），Ⅲ级或更高级别的患者必须进行全身麻醉下气管插管。在内镜介入手术中，气管插管提供了一些防止误吸的气道保护。

---

**框 4-1 ASA 体格状态分级**

Ⅰ级：正常健康人

Ⅱ级：患有轻度系统性疾病的患者（例如，可控的反应性气道疾病）

Ⅲ级：患有严重系统性疾病的患者（例如，一个严重喘息的儿童）

Ⅳ级：患有严重的对生命构成持续威胁的系统性疾病

Ⅴ级：未经手术预计无法存活的垂死患者

---

儿童诊断性和治疗性内镜检查的镇静和镇痛有许多需要考虑的因素，取决于患儿的年龄、发育状况和共患病的存在。儿童镇静的目标之一是控制行为，这完全取决于他们的实际年龄和发育年龄。6 岁或 7 岁以下的儿童通常需要深度镇静才能安全完成不舒服的手术，因为呼吸驱动力、气道通畅性和保护性反射可能会受到手术影响。研究表明，儿童通常会从预期的镇静水平进入更深的状态，以努力控制他们的行为，这可能会发生生理上的妥协。为保障接受镇静治疗儿童的安全，理解与意识水平相关的定义，面对比预期更深的镇静状态时，具备应对处理能力是很重要的。

## 二、评估儿科患者的风险

儿科镇静研究联盟（PSRC）是由美国和加拿大的 40 家医院和大学组成的合作组织，其使命是了解和改善儿童镇静过程和镇静效果。成员机构前瞻性地登记手术室外接受镇静治疗的儿童患者，并将数据输入到中央数据库。在过去 10 年中，这一丰富的数据库为儿科程序化镇静的文献作出了巨大贡献。

### 胃肠道手术不良事件的预测因素

2015 年，对儿科患者在胃镜检查术（EGD）

和结肠镜检查期间不良事件进行了回顾。一共调查了 12 030 台手术：7970 台 EGD、1378 台结肠镜检查，以及 2682 台两者共同检查。大多数不良事件为去氧饱和（1.5%）和气道阻塞（1%）。没有死亡或实施 CPR 病例。该分析显示，ASA 分级≥Ⅱ级、接受两种手术、肥胖、存在下呼吸道疾病和年龄是不良事件的独立预测因素。不良事件的最高发生率（15%）出现在 1 岁以下的小儿，在 2—5 岁小儿中的发生率为 8%。尽管这些不良事件没有造成永久性后果，但这些调查结果确实支持在接受胃肠道手术的患儿中通过气管插管事先控制气道。

### 1. 肥胖

2015 年，对 PSRC 数据库进行调查，以量化肥胖对不良事件发生率的影响。该研究纳入 5153 名体重指数大于第 95 百分位的患儿，并将他们与 23 639 名非肥胖患者进行比较。两组比较结果显示，肥胖儿童在程序化镇静期间不良呼吸道事件和由此进行气道干预的发生率较高（OR=1.49，95%CI 1.31～1.7）。肥胖患儿组需要球囊面罩（BVM）、使用鼻咽（NP）通气道和托下颌的发生率较高（OR=1.56，95%CI 1.35～1.8）。这些发现进一步证明肥胖是不良事件及有必要进行气道干预的独立危险因素。

### 2. NPO

既往，择期手术前禁食时间通常遵循 ASA 阐述的择期麻醉问题，但最近这些观点受到质疑。目前 ASA 禁食指南规定，对于大多数食物，包括婴儿配方奶粉来说是 6h，全餐 8h，母乳和清液 4～6h。

2016 年，PSRC 调查了禁食状态对误吸及心搏骤停或非计划入院等主要并发症的影响。一共回顾了 139 142 例程序化镇静。107 947 例患者为已知禁食状态；25 401 人（23.5%）不是禁食

状态。根据 ASA 指南进行禁食的 82 546 人中有 8 人（每 10 000 人发生 0.97 起事件）发生误吸，而非禁食的 25 401 人中有 2 人（每 10 000 人发生 0.79 起事件）发生误吸（OR=0.81，95%CI 0.08～4.08；P=0.79）。82 546 例禁食患者中有 46 例发生严重并发症（每 10 000 例发生 5.57 次事件），而 25 401 例非禁食患者中有 15 例发生严重并发症（每 10 000 例发生 5.91 次事件）（OR=1.06，95%CI 0.55～1.93；P=0.88）。总体来说，共有 0 例死亡，10 例误吸，75 例发生主要并发症。多变量分析显示禁食状态不是误吸或出现严重并发症的预测因素。

### 3. 上呼吸道感染

上呼吸道感染（URI）在儿科是普遍存在的。由于上呼吸道感染而取消手术的决定可能会影响患儿治疗进程，也会带来医疗保健提供方及患儿家长的组织管理问题。大量研究表明，当对活动性或近期上呼吸道感染患儿进行麻醉时，呼吸道事件（如咳嗽或喉 / 支气管痉挛）的发生率会增加。

2012 年，PSRC 评估了这一问题。该研究一共纳入 83 491 例镇静手术患者；将 70 830 名无上呼吸道感染的患者与 13 319 名近期或活动性上呼吸道感染的患者进行了比较，上呼吸道感染患者被归类为拥有薄或厚的有颜色的分泌物。对与气道相关的不良事件数据进行分析。

不良事件的发生率从无 URI 组的 6.3%、近期 URI 组的 9.3%、分泌物薄的 URI 组的 14.6% 到分泌物厚的 URI 组的 22.2% 逐渐增加（P<0.001）。最常见的事件是气道阻塞、去氧饱和、打鼾、干扰手术的咳嗽、需要吸痰的分泌物、喘鸣或喘息。气道干预的需求遵循完全相同的模式，从无 URI 组到厚分泌物的 URI 组依次递增。最常见的干预措施是提供球囊面罩（BVM）、抽

吸或托下颌。没有紧急气道干预、非计划入院或实施 CPR。

这些数据表明，除了近期或活跃的 URI 外，分泌物的性状在评估风险方面具有重要意义，而厚分泌物的风险最高。虽然研究结果显示了统计上的显著差异，但事件的性质和后果可能并不具有临床意义。无论 URI 状态如何，诸如喉痉挛、误吸、紧急插管、非计划入院和紧急呼叫麻醉等事件的发生率均小于 1%。虽然伴有厚分泌物的近期或活动性 URI 患儿发生不良事件的风险较高，但需权衡这些风险与患儿病情和手术的紧迫性。

## 三、准备工作

为了识别有发生不良事件风险的患者，细致全面的镇静前评估至关重要。内镜检查所需的镇静必须针对每个人量身定制，但对每个患儿的准备工作都应该按照同样的步骤进行。镇静前评估的组成部分应包括：①知情同意；②关于术后问题的口头和书面说明；③患儿的病史；④体格检查；⑤风险评估。

特定于程序化镇静的知情同意书必须根据机构的指南获得并记录在案。给父母或监护人的口头和书面说明应包括镇静的目的及手术期间和之后的预期效果。如果出院后出现任何医疗问题，患者应当知道术后联系谁。

病史应侧重于任何影响心血管系统、呼吸系统、肝脏或肾脏的当前或过去的疾病，这些疾病可能会影响患儿对所选用药物的反应。如果担心药物间相互作用，咨询药剂师是必要的。为了发现患儿的易发事件，应采集既往手术史及麻醉相关的家族史。尤其是细致全面的药物或食物过敏史。例如，丙泊酚赋形剂含鸡蛋和大豆油，因此禁止用于鸡蛋或大豆过敏患者。

体格检查必须包括一整套生命体征，包括体温、心率、呼吸频率、血压和脉搏血氧饱和度。患儿的体重用于计算适当的药物剂量。必须特别注意患儿的口咽来发现如小颌畸形、面部畸形、牙齿松动、扁桃体肥大或任何其他可能影响气道的疾病。心脏检查应重点关注是否存在心脏杂音或奔马律，这可能表明心脏存在器质性或功能性问题。气道检查应关注是否存在喘鸣或喘息。

风险评估包括确定 ASA 体格状态分级。ASA Ⅰ级和Ⅱ级儿童是轻度、中度和深度镇静的合适人选。ASA Ⅲ级或Ⅳ级，患有先天性心脏病或肺部疾病、显著的上或下气道阻塞（如扁桃体肥大或哮喘控制不良），或病态肥胖的儿童需要咨询麻醉医师。神经系统疾病，如控制不良的癫痫发作、中枢性呼吸暂停或严重发育迟缓，也是高风险的，需要咨询相应的专科。

## 四、人员配置和环境准备

程序化镇静下的小儿内镜检查至少需要四名工作人员。除了胃肠科医师和内镜检查护士外，必须有一名麻醉医师（在由麻醉医师提供全身麻醉或镇静的情况下），或者另一名负责监测患者的医师，其唯一的责任是持续观察患者的生命体征、生理状态和镇静水平，并作出反应。操作者必须熟练评估患儿的心肺功能：呼吸频率和深度、发绀的早期识别、灌注和脉搏评估。最理想的情况是再有一位专门的镇静护士，但这在一些机构可能是达不到的。无论镇静操作者是医师、医师助手或执业护士，他们都应该通过 PALS 认证，并在儿科程序化镇静和抢救技能方面接受过充分的专业培训。建议他们定期操练保持这些技能状态。

大多数手术都是在内镜检查室内进行的，内镜检查室必须配备相关的设备以确保安全地进行镇静。急救车或急救箱内应包括与患儿年龄匹配且尺寸合适的设备和进行抢救时儿童所需的药物。气道设备必须包括尺寸合适的 BVM、气道输送工具，具有与患儿年龄匹配尺寸的气管导管和喉镜片的插管设备。心肺监护应包括心电图、呼吸波形、脉搏血氧饱和度、二氧化碳描记图和配备合适尺寸袖带的无创血压监测。必须提供氧气源和吸引器。配好电极片且有儿童模式的除颤仪必须触手可及。应制订一个更高级别的护理服务，如儿科重症监护室或恢复过渡单元的规程，以及在非医院环境中，一个可使用的救护车服务的系统。

麻醉机是全身麻醉手术过程中必不可少的设备。麻醉机或固定于内镜室中，或者内镜检查团队可以在手术室使用移动内镜设备进行手术。

## 五、镇静和监测

在给药之前，应记录一组生命体征基线值。应记录所给药物的名称、给药途径、部位、时间和剂量。一旦开始给药，意识水平和生命体征应每 5 分钟记录在一张时间表上。生命体征记录应包括心率、呼吸频率、血氧饱和度和血压。一旦手术完成，不再需要给药，应每 15 分钟记录一次生命体征，直到患儿苏醒。

无论是胃肠科医师还是麻醉医师给药，良好的沟通对于提供最佳的程序化镇静至关重要。是否给药的决定取决于生理变化及手术进程，这一点很重要。给药时机应基于预期患儿反应，需要通过观察和沟通保持对手术的了解。患儿的监测者有责任提醒胃肠科医师警惕患儿的生理情况恶化，并在需要采取抢救措施时暂时停止手术。

应考虑与胃肠内镜检查的术式相关固有的特定的生理影响。例如，由于刺激迷走神经的喉支，食管插管可能导致呼吸暂停和心动过缓。患有痉挛性神经肌肉疾病的婴儿或儿童尤其容易发生这种情况，分别因为他们的体型小和环状软骨位置高。当空气被吹入胃肠道时，有可能导致呼吸功能不全。胃里过量的空气会抬高左半膈肌，阻碍呼吸移动度，进而影响潮气量，这对通气和氧合有害。肺泡塌陷导致功能残气量下降会引起低氧血症，需要施以正压通气和胃肠减压来恢复血氧饱和度。

肠系膜牵拉可能会导致一些患儿出现不同程度的腹部不适，需要足够的镇痛来缓解这种反应。例如，结肠镜检查期间的剧烈疼痛是肠系膜过度牵拉的征兆，不仅需要足够的镇痛，而且需要立即调整内镜操作。

关于规范辅助供氧的问题是有争议的。由于该手术的性质，通常需要辅助供氧以维持足够的氧饱和度。必须牢记，由于肺泡分压定律，通气失败可能被辅助供氧所掩盖。

### 呼气末二氧化碳描记图

在程序化镇静的情况下，去氧饱和（即美国的氧饱和度<90%，或欧洲的氧饱和度<92%）是没有达到最佳标准通气的标志。接受辅助供氧的患儿可以达到 100% 血氧饱和度，但二氧化碳水平显著升高，有呼吸衰竭的风险。在过去的 10 年里，改进的微流二氧化碳描记仪已经问世，可以对呼气末二氧化碳进行精确、实时的测量和连续显示。然而，这并不排除在任何时候都需要持续密切观察呼吸功能。

在一项前瞻性、随机、对照试验中，将二氧化碳描记图纳入内镜检查和结肠镜检查中接受适度镇静治疗的非插管患儿的监测，结果显示可减少低氧血症的发生。许多医院已规定所有程序化镇静都必须使用呼气末二氧化碳监测仪。

## 六、镇静后护理

接受中度或深度镇静的儿童必须在合适的环境中进行监测，包括生命体征和脉搏血氧饱和度，直到他们苏醒。清醒期应该是持续的，因为随着药物的代谢，刚从镇静状态中恢复的儿童往往会在睡眠和清醒状态之间转换。恢复区应包括每15分钟连续记录生命体征的有资质的工作人员、负压吸引装置和氧气输送装置，包括BVM。接受过半衰期较长的药物或纳洛酮或氟马西尼等逆转剂治疗的患者，由于存在再进入镇静状态的风险，应接受更长时间的监测。

以下是推荐的出院标准：①心血管功能和气道通畅度足够且稳定。②患儿很容易被唤醒，保护性反射也完好无损。③患儿可以说话（如果年龄足够大）。④患儿可以在没有帮助的情况下坐起来（如果年龄足够大）。⑤对于非常年幼或发育迟缓的患儿，应该达到镇静前的反应水平或者尽可能接近的水平。⑥水化状态适当。

## 结论

儿童的程序化镇静有很多考虑因素，这些考虑因素取决于患儿的发育年龄和实际年龄、既往史及个体对药物的反应。为了避免并发症，手术的环境设施设备必须配备齐全。实施程序化镇静的专业人员必须接受儿科药理学和复苏方面的充分培训。在手术过程中，所有操作者之间的良好沟通有助于安全高效的镇静实施，以及手术的成功。社会性指南必须适应特定的国家立法和机构规章制度。一旦建立，镇静和全身麻醉规程必须受到持续质量监测的控制。

## 拓展阅读

[1] American Academy of Pediatrics, American Academy of Pediatric Dentistry, Coté CJ, Wilson S, and the Work Group on Sedation. Guidelines for monitoring and management of pediatric patients during and after sedation for diagnostic and therapeutic procedures: an update. *Pediatrics* 2006, **118**, 2587-2602.

[2] ASGE Standards of Practice Committee. Modifications in endoscopic practice for pediatric patients. *Gastrointest Endosc* 2014, **79**(5), 699-710.

[3] Beach ML, Cohen DM, Gallagher SM, Cravero JP. Major adverse events and relationship to nil per os status in pediatric sedation/anesthesia outside the operating room: a report of the Pediatric Sedation Research Consortium. *Anesthesiology* 2016, **124**, 80-88.

[4] Biber JL, Allareddy V, Allareddy V, *et al*. Prevalence and predictors of adverse events during procedural sedation anesthesia-outside the operating room for esophagogastroduodenoscopy and colonoscopy in children: age is an independent predictor of outcomes. *Pediatr Crit Care Med* 2015, **16**, e251-e259.

[5] Brecelj J, Trop TK, Orel R. Ketamine with and without midazolam for gastrointestinal endoscopies in children. *J Pediatr Gastroenterol Nutr* 2012, **54**(6), 748-752.

[6] Chung HK, Lightdale JR. Sedation and monitoring in the pediatric patient during gastrointestinal endoscopy. *Gastrointest Endoscopy Clin North Am* 2016, **26**, 507-525.

[7] Gozal D, Gozal Y. Pediatric sedation/anesthesia outside the operating room. *Curr Opin Anaesth* 2008, **21**(4), 494-498.

[8] Mallory MD, Travers C, Cravero JP, *et al*. Upper respiratory infections and airway adverse events in pediatric procedural sedation. *Pediatrics* 2017, **140**(1), e2017-0009.

[9] Orel R, Brecelj J, Dias JA, *et al*. Review on sedation for gastrointestinal tract endoscopy in children by non-anesthesiologists. *World J Gastrointest Endosc* 2015, **7**(9), 895-911.

[10] Saunders R, Struys M, Pollock R, Mestek M, Lightdale JR. Patient safety during procedural sedation using capnography monitoring: a systematic review and meta-analysis. *BMJ Open* 2017, **7**, e013402.

[11] Scherrer PD, Mallor M, Cravero J, *et al*. The impact of obesity on pediatric procedural sedation related outcomes: results from the Pediatric Sedation Research Consortium.

*Pediatr Anesth* 2014, **25**, 689-697.

[12] Thomson M, Tringali A, Dumonceau JM, *et al*. Paediatric gastrointestinal endoscopy: European Society for Paediatric Gastroenterology Hepatology and Nutrition and European Society of Gastrointestinal Endoscopy guidelines. *J Pediatr Gastroenterol Nutr* 2017, **64**(1), 133-153.

[13] van Beek E, Leroy P. Safe and effective procedural sedation for gastrointestinal endoscopy in children. *J Pediatr Gastroenterol Nutr* 2012, **54**, 171-185.

[14] Wengrower D, Gozal D, Gozal Y, *et al*. Complicated endoscopic pediatric procedures using deep sedation and general anesthesia are safe in the endoscopy suite. *Scand J Gastroenterol* 2004, **39**(3), 283-286.

# 第 5 章　小儿内镜的培训和评估
## Pediatric endoscopy training and ongoing assessment

Catharine M. Walsh　Looi Ee　Mike Thomson　Jenifer R. Lightdale　著
蒋惠珊　金震东　译

**要点**

- 教学模型（包括虚拟模拟器）可以加速内镜技能的提升。
- 临床操作技能评估（DOPS）的形成性和终结性评估是必要的。
- 医师必须完成病例记录及能力评估，例如 www.jets.thejag.org.uk。
- 操作课程是辅助培训进行的有效形式。
- 理想情况下，培训人员应已接受过专门的小儿内镜培训指导。

熟练掌握消化内镜检查所需要具备的相关技术、认知和综合能力。鉴于婴幼儿内镜检查的特殊性，其培训和评估必须适合儿科临床，以提供高质量的护理。本章概述目前关于小儿内镜检查培训和评估的依据。

## 一、培训

内镜检查培训主要在正规的儿科胃肠道疾病培训项目中实行，为期至少两年。传统的内镜教学方法是基于学徒模式，在患儿护理过程中，学员在有经验的内镜医师监督下学习基本技能。最近，为加快学习进程、促进指导和帮助学员在进行手术前达到基本熟练水平，将使用新的辅助教学手段。

### （一）内镜技能的获得

关于内镜检查等操作的学习，Fitts 和 Posner 将其描述为连续的过程，包括三个主要阶段，即认知、联想和自主[1]。在认知阶段，通过培训者的讲解和示范，学员对操作过程有初步的感性理解。在此阶段学员的表现通常不稳定且容易出错，培训者的指导应集中于教授正确的技术规范和识别常见错误。随后在联想阶段，学员将认知阶段获得的知识转化为适当的内镜操作技能，其操作效率不断提高，错误和失误逐渐减少。在认知阶段，培训者的指导目标是帮助学员自我识别错误和纠正错误行为。最后，随着不断的练习和反馈，学员过渡到自主阶段 [2]。内镜操作将更加自动化，即形成肌肉记忆。

## （二）内镜培训方法

近期，为保证培训质量的同时确保患儿安全，培训者开始寻求内镜教学的补充方法以提高学徒制的教学质量。尤其是通过开发磁控内镜成像技术提供实时图像，在内镜操作过程中显示结肠镜轴结构及其在腹部位置的三维视图 [3]。一项对 13 篇随机研究的 Meta 分析发现，与传统内镜检查相比，在结肠镜检中使用磁控内镜成像可能会降低手术失败风险、患者疼痛评分和减少盲肠插管时间 [4]。有研究表明，在培训上使用成像仪可以提高学员对内镜操作的理解水平并减少他们的多余操作 [5]。

模拟训练为学员提供了一个以学员为中心的环境，既能让学员掌握基本技术，又能允许其犯错而不会对患儿造成伤害 [6, 7]。在对真正的患儿进行操作之前，能够在低风险环境中掌握基本技能，使其能够专注于学习更复杂的临床操作技能 [6]。此外，在模拟的环境中，学员可以按照自己的节奏训练操作过程中的关键部分，在错误中学习，将学习效果最大化，容错率更高 [8]。

然而，学员简单地进行模拟训练并不能保证学习的有效性。培训者可以采用诸多模拟培训方法以提高培训效果，包括反馈、重复培训、阶段性培训、精准学习、互动性培训和阶梯性培训 [9-13]。此外，在模拟培训结束时必须严谨地接受学员的反馈，促进学员对操作流程的理解 [10, 12]。终末反馈是在操作结束时学员给培训者的意见或建议。终末反馈可能比过程反馈（可能导致学习者对反馈的过度依赖）、无反馈更有效 [14, 15]。简而言之，

模拟环境中允许培训者采用不同方法，即使是在临床环境中可能对患者不利的结局反馈。

## （三）小儿内镜培训师的培训

人们逐渐认识到，内镜技能的教学应由对成人内镜教育规范和技能培训都较为熟悉，并且能够良好使用反馈等教学技巧的专业医师进行 [16, 17]。内镜教学的能力是可以通过学习提高的。因此，用于提高内镜教学能力的培训者学习课程已经上线 [18]。如今，这些课程是英国成人消化内镜培训师的必修课程，并且逐渐在加拿大等其他国家实施 [19, 20]。

# 二、评估

在理想情况下，内镜操作表现的评估是一个持续的过程，贯穿于整个学习周期，包括从培训到认证再到独立操作。这就要求将形成性评估和终结性评估有机结合，优化评估的提升和认证功能。形成性评价是以过程为中心的，目的是为学员提供反馈和基准，让学员进行自我反思，帮助其从新手到合格（及以上）[21, 22]。相反，终结性评估是以结果为中心，提供对能力的全面评价，判断其是否能独立操作或有资格晋升，帮助学员进行专业的自主管理；但是无法直接在学习过程中提供反馈 [22, 23]。

在过去的 20 年里，研究生医学教育已经发生深刻转变，从以时间和过程为基础的模式——规定学习特定内容所需的时间（例如，两年的胃肠病学奖学金），过渡到以能力为基础的模式——定义所需的培训结果（例如，通过消化道内镜检查进行疾病的筛查、诊断和干预 [24]）[25-27]。评估是技能教育的组成部分，因为它需要监督整个培训的进展，记录学员未接受监督培训之前的

能力，并确保能力的持续性。

　　然而，儿科胃肠病学的过程评估仍然是关注学员的整体能力和实际操作的数量[28]。这种非正式的整体评估充满主观性，无法尽早确定需要提升的学员。使用操作数量来确定能力的一个主要缺点是学员提升技能的速度存在很大差异[29, 30]。此外，有许多因素会影响学员的学习速度，包括培训强度[29]、训练的中断[31]、训练时辅助器材的使用（如磁控内镜成像系统[3]）、接受的教学和反馈的质量、学员本身的能力[32]。考虑到这些问题，当前的小儿认证指南认为"能力阈值"不是绝对的操作数量的要求，而是指在达到能力评估要求之前，学员在监督下实行最低有效操作的次数[33]。

　　目前关于小儿上消化道内镜和结肠镜检查能力的认证在指南上存在巨大差异[34-36]。这种情况在很大程度上是由于缺乏确定小儿内镜检查能力基准的证据，因为操作指南主要是基于专家意见来评估学员的上消化道内镜检查能力[37]。相比之下，目前的结肠镜检查指南是基于证据，而且大多数都参考 Cass 等对能力的早期研究[38]，该研究评估来自 14 个项目的 135 名成人内镜操作学员，规定在监督下至少有 140 例的结肠镜检查达到 90% 的盲肠插管率。最近对成人结肠镜检查能力的研究发现，当使用盲肠插管率、插管时间、梅奥结肠镜检查技能评估工具（MCSAT）和内镜检查能力评估（ACE）工具等评价方法时，经过 275 次和 250 次操作就可以达到基准，而有些学员可能要经过 400 多次操作才能达到标准[39, 40]。到目前为止，规模最大的前瞻性研究调查英国一年内 297 名学员，发现需要 233 次结肠镜检查才能达到 90% 的盲肠插管率[29]。此外，对包含 189 名学员的 10 项成人研究的回归分析中估计，达到 90% 的盲肠插管率需要进行 341 次结肠镜检查[41]。

## （一）基于质量指标的评估

　　目前的小儿内镜培训项目越来越多地要求监测学员操作的质量指标，如末端回肠插管率和患者舒适度，以此作为对学员整体或终结性评估的一部分。此外，质量指标被执业内镜医师用作形成性评估工具，以促进护理水平的改善[42]。然而，小儿内镜质量指标的应用需要儿科特定的措施，但还未正式开发。目前，关于成人衍生质量指标在小儿实践中的适用性及其对临床相关结果的影响的数据有限。例如，在盲肠插管率方面，据报道，小儿内镜医师的成功率为 48%～96%[43-48]。报道中末端回肠插管率为 11%～92.4%，这或许和小儿内镜操作过程相关[43, 45-49]。需要更多的研究来进一步描述、定义和验证用于评估的小儿中特定的质量指标[50]。

## （二）直接观察性评估工具

　　近年来，认证机构、内镜培训及认证指南都更加重视学员长期能力的评估。为此，出现直接观察性评估工具，用来支持以能力为基础的教育模型，并定义所需要的培训结果。重要的是确保评估方法在主观上是合理的，并且具备强有力的证据。

　　许多成人内镜评估工具已经开发出来[51]，但它们不适用于儿童，用于评估儿科内镜医师的有效性证据仍然有限。Walsh 等开发的胃肠内镜能力评估工具（GiECAT$_{KIDS}$）用以评估小儿结肠镜检查，这是一个包含 7 个项目、18 个关键结构化步骤项目清单的整体评级量表，能够更全面地评估医师技能[52]。GiECAT$_{KIDS}$ 是由 28 家北美医院的 41 名小儿内镜专家采用德尔菲方法研发而成，该方法涉及结肠镜检查过程中的所有组成部分，包括术前、术中和术后。在一项对来自三家北美研究型医院的 56 名小儿内镜医师（25 名新手、21 名中级和 10 名有经验的）进行的 116 例结肠镜检查的研究中，发现 GiECAT$_{KIDS}$ 是可靠且有效的评估方法，可以在整个培训过程中使用[53]。GiECAT$_{KIDS}$ 具有可靠的综合评价能力、重复评价能力、内容客观性、反馈过程和内部结构效度、鉴别效度（检测技能水平差异的能力），以及其他认为能反映内镜能力的标准（如回肠插管率）和教学效果[53]。

最终，开发严格的评估集成工具（如 GiECAT$_{KIDS}$）将提供一种方法来记录整个培训周期的进展。此外，这些工具还可以通过提供具有指导性的反馈来支持学员的学习，使培训者能够监控学员的技能学习情况，确保学员不断进步，促进识别薄弱环节，并确保学员做好独立操作的准备[51, 54]。展望未来，各个区域的小儿胃肠病学培训项目普遍采用强大的评估工具将会有效

果，因为它将生成汇总数据，这些数据可用于开发儿科内镜医师的平均学习曲线。同时还可以用于定义不同级别的儿科内镜医师的分界值，有利于建立小儿内镜检查操作能力的最低基准标准。

## 结论

儿童和成人内镜的差异突出决定了必须进行对儿科特定操作的培训和评估。在过去的 10 年中，我们努力规范小儿内镜操作，开发工具支持其评估。此外，引进新的辅助教学手段，如磁控内镜成像和模拟，以提高训练质量和加快技能培训速度。最终，能力评估指标应紧密结合在核心内镜课程中，确保整个培训中教学、学习、反馈和评估的有机融合。

## 参考文献

[1] Fitts A, Posner M. *Human Performance*. Brooks-Cole, Belmont, CA, 1967.

[2] Rogers DA, Regehr G, MacDonald J. A role for error training in surgical technical skill instruction and evaluation. *Am J Surg* 2002, **183**(3), 242-245.

[3] Shah SG, Brooker JC, Williams CB, Thapar C, Saunders BP. Effect of magnetic endoscope imaging on colonoscopy performance, a randomised controlled trial. *Lancet* 2000, **356**(9243), 1718-1722.

[4] Mark-Christensen A, Brandsborg S, Iversen LH. Magnetic endoscopic imaging as an adjuvant to elective colonoscopy, a systematic review and meta-analysis of randomized controlled trials. *Endoscopy.*2015, **47**(3), 251-261.

[5] Shah SG, Thomas-Gibson S, Lockett M, *et al*. Effect of real-time magnetic endoscope imaging on the teaching and acquisition of colonoscopy skills: results from a single trainee. *Endoscopy* 2003, **35**(5), 421-425.

[6] Walsh CM, Sherlock ME, Ling SC, Carnahan H. Virtual reality simulation training for health professions trainees in gastrointestinal endoscopy. *Cochrane Database Syst Rev* 2012, 6, CD008237.

[7] Singh S, Sedlack RE, Cook DA. Effects of simulation-based training in gastrointestinal endoscopy: systematic review and metaanalysis. *Clin Gastroenterol Hepatol* 2014, **12**(10), 1611-1623.

[8] Ziv A, Wolpe PR, Small SD, Glick S. Simulation-based medical education: an ethical imperative. *Acad Med* 2003, **78**(8), 783-788.

[9] Cook DA, Brydges R, Zendejas B, Hamstra SJ, Hatala R. Mastery learning for health professionals using technology-enhanced simulation: a systematic review and metaanalysis. *Acad Med* 2013, **88**(8), 1178-1186.

[10] Hatala R, Cook DA, Zendejas B, Hamstra SJ, Brydges R. Feedback for simulation-based procedural skills training: a meta-analysis and critical narrative synthesis. *Adv Health Sci Educ Theory Pract* 2014, **19**(2), 251-272.

[11] Cook DA, Hamstra SJ, Brydges R, *et al*. Comparative effectiveness of instructional design features in simulation-based education: systematic review and metaanalysis. *Med Teach* 2013, **35**(1), e867-898.

[12] Issenberg SB, McGaghie WC, Petrusa ER, Lee Gordon D, Scalese RJ. Features and uses of high-fidelity medical

simulations that lead to effective learning: a BEME systematic review. *Med Teach* 2005, **27**(1), 10-28.

[13] Grover SC, Scaffidi MA, Garg A, *et al.* A simulation-based training curriculum of progressive fidelity and complexity improves technical and non-technical skills in colonoscopy: a blinded, randomized trial. *Gastrointest Endosc* 2015, **81**(5S), AB324-AB325.

[14] Walsh CM, Ling SC, Wang CS, Carnahan H. Concurrent versus terminal feedback: it may be better to wait. *Acad Med* 2009, **84**(10 Suppl), S54-57.

[15] Grover SC, Garg A, Yu JJ, Ramsaroom A, Grantcharov T, Walsh CM. A prospective, randomized, blinded trial of curriculumbased simulation training in colonoscopy as a means to enhance both technical and non-technical skills. *Gastrointest Endosc* 2014, **79**(5S), Abstract 433.

[16] Coderre S, Anderson J, Rostom A, McLaughlin K. Training the endoscopy trainer: from general principles to specific concepts. *Can J Gastroenterol* 2010, **24**(12), 700-704.

[17] Walsh CM, Anderson JT, Fishman DS. An evidence-based approach to training pediatric gastrointestinal endoscopy trainers. *J Pediatr Gastroenterol Nutr* 2017, **64**(4), 501-504.

[18] Waschke KA, Anderson J, Macintosh D, Valori RM. Training the gastrointestinal endoscopy trainer. *Best Pract Res Clin Gastroenterol* 2016, **30**(3), 409-419.

[19] Anderson JT. Assessments and skills improvement for endoscopists. *Best Pract Res Clin Gastroenterol* 2016, **30**(3), 453-471.

[20] Canadian Association of Gastroenterology. Skills Enhancement for Endoscopy Program. www.cag-acg.org/education/see-program.

[21] Shute VJ. Focus on formative feedback. *Rev Educ Res* 2008, **78**(1), 153-189.

[22] Epstein RM. Assessment in medical education. *N Engl J Med* 2007, **356**(4), 387-396.

[23] Govaerts MJB, van der Vleuten CPM, Schuwirth LWT, Muijtjens AMM. Broadening perspectives on clinical performance assessment, rethinking the nature of in-training assessment. *Adv Health Sci Educ Theory Pract* 2007, **12**(2), 239-260.

[24] Rose S, Fix OK, Shah BJ, *et al.* Entrustable professional activities for gastroenterology fellowship training. *Gastrointest Endosc* 2014, **80**(1), 16-27.

[25] Frank JR, Mungroo R, Ahmad Y, Wang M, de Rossi S, Horsley T. Toward a definition of competency-based education in medicine: a systematic review of published definitions. *Med Teach* 2010, **32**(8), 631-637.

[26] Long DM. Competency-based residency training: the next advance in graduate medical education. *Acad Med* 2000, **75**(12), 1178-1183.

[27] Iobst WF, Sherbino J, Cate O Ten, *et al.* Competency-based medical education in postgraduate medical education. *Med Teach* 2010, **32**(8), 651-656.

[28] Coyle WJ, Fasge F. Developing tools for the assessment of the learning colonoscopist. *Gastrointest Endosc* 2014, **79**(5), 808-810.

[29] Ward ST, Mohammed MA, Walt R, Valori R, Ismail T, Dunckley P. An analysis of the learning curve to achieve competency at colonoscopy using the JETS database. *Gut* 2014, **63**(11), 1746-1754.

[30] Dafnis G, Granath F, Påhlman L, Hannuksela H, Ekbom A, Blomqvist P. The impact of endoscopists' experience and learning curves and interendoscopist variation on colonoscopy completion rates. *Endoscopy* 2001, **33**(6), 511-517.

[31] Jorgensen JE, Elta GH, Stalburg CM, *et al.* Do breaks in gastroenterology fellow endoscopy training result in a decrement in competency in colonoscopy? *Gastrointest Endosc* 2013, **78**(3), 503-509.

[32] Cohen J. Training and credentialing in gastrointestinal endoscopy. In: Cotton PB (ed.). *Digestive Endoscopy: Practice and Safety*. Blackwell, Oxford, 2008, pp. 289-362.

[33] Armstrong D, Enns R, Ponich T, Romagnuolo J, Springer J, Barkun AN. Canadian credentialing guidelines for endoscopic privileges, an overview. *Can J Gastroenterol* 2007, **21**(12), 797-801.

[34] Leichtner AM, Gillis LA, Gupta S, *et al.* NASPGHAN guidelines for training in pediatric gastroenterology. *J Pediatr Gastroenterol Nutr* 2013, **56** Suppl 1, S1-8.

[35] BSPGHAN Endoscopy Working Group. *JAG Paediatric Endoscopy Certification.* https://bspghan.org.uk

[36] Conjoint Committee for the Recognition of Training in Gastrointestinal Endoscopy. *Requirements for CCRTGE Recognition.* www.conjoint.org.au

[37] Walsh CM. Training and assessment in pediatric endoscopy. *Gastrointest Endosc Clin North Am* 2016, **26**(1), 13-33.

[38] Cass O, Freeman M, Cohen J, *et al.* Acquisition of competency in endoscopic skills (ACES) during training: a multicenter study. *Gastrointest Endosc* 1996, **43**(4), 308.

[39] Sedlack RE. Training to competency in colonoscopy, assessing and defining competency standards. *Gastrointest Endosc* 2011, **74**(2), 355-366.

[40] Sedlack RE, Coyle W. Colonoscopy learning curves and competency benchmarks in GI fellows. *Gastrointest Endosc* 2015, **81**(5S), AB34 (Abstract Su 1550).

[41] Cass OW. Training to competence in gastrointestinal endoscopy: a plea for continuous measuring of objective end points. *Endoscopy* 1999, **31**(9), 751-754.

[42] Kramer RE, Walsh CM, Lerner DG, Fishman DS. Quality improvement in pediatric endoscopy: a clinical report from the NASPGHAN Endoscopy Committee. *J Pediatr Gastroenterol Nutr* 2017, **65**(1), 125-131.

[43] Poerregaard A, Wewer AV, Becker PU, Bendtsen F, Krasilnikoff PA, Matzen P. Pediatric colonoscopy. *Ugeskr Laeger* 1998, **160**(14), 2105-2108.

[44] Hassall E, Barclay GN, Ament ME. Colonoscopy in childhood. *Pediatrics* 1984, **73**(5), 594-599.

[45] Dillon M, Brown S, Casey W, *et al.* Colonoscopy under general anesthesia in children. *Pediatrics* 1998, **102**(2 Pt 1), 381-383.

[46] Stringer MD, Pinfield A, Revell L, McClean P, Puntis JW. A prospective audit of paediatric colonoscopy under general anaesthesia. *Acta Paediatr* 1999, **88**(2), 199-202.

[47] Israel DM, McLain BI, Hassall E. Successful pancolonoscopy and ileoscopy in children. *J Pediatr Gastroenterol Nutr* 1994, **19**(3), 283-289.

[48] Mamula P, Markowitz JE, Neiswender K, Baldassano R, Liacouras CA. Success rate and duration of paediatric outpatient colonoscopy. *Dig Liver Dis* 2005, **37**(11), 877-881.

[49] Thakkar KH, Holub JL, Gilger MA, Fishman DS. Factors affecting ileum intubation in pediatric patients undergoing colonoscopy. *Gastrointest Endosc* 2014, **79**(5S), AB279-AB280.

[50] Forget S, Walsh CM. Pediatric endoscopy, need for a tailored approach to guidelines on quality and safety. *Can J Gastroenterol* 2012, **26**(10), 735.

[51] Walsh CM. In-training gastrointestinal endoscopy competency assessment tools: types of tools, validation and impact. *Best Pract Res Clin Gastroenterol* 2016, **30**(3), 357-374.

[52] Walsh CM, Ling SC, Walters TD, Mamula P, Lightdale JR, Carnahan H. Development of the Gastrointestinal Endoscopy Competency Assessment Tool for pediatric colonoscopy (GiECATKIDS). *J Pediatr Gastroenterol Nutr* 2014, **59**(4), 480-486.

[53] Walsh CM, Ling SC, Mamula P, *et al*. The Gastrointestinal Endoscopy Competency Assessment Tool for pediatric colonoscopy. *J Pediatr Gastroenterol Nutr* 2015, **60**(4), 474-480.

[54] Beard JD. Assessment of surgical competence. *Br J Surg* 2007, **94**(11), 1315-1316.

# 第6章　小儿内镜的继续教育和考核制度

## Recertification and revalidation as concepts in pediatric endoscopy

Priya Narula　Mike Thomson　著

邓　颖　金震东　译

要点

- 培训过程中的临床操作技能（DOPS）评估，将在未来成为内镜技能维护同行评审的标准。
- 确保小儿内镜水平的持续提升需要监测关键绩效指标，审查结果数据和不良事件发生率，以及参与教育和临床活动的证据。

重新认证是医师在一系列证据或支持信息的帮助下，定期证明自己拥有适于执业的最新技术水平的过程。这些证据或支持信息包括持续的专业发展、同行和患者反馈、质量提升、审计或重大事件[1]。这些证据或支持信息代表着向广泛的问责制文化和更积极主动方式的转变。重新认证制度于 2012 年在英国推出，类似于新西兰的执业证书和再认证，以及美国对执照和许可证的延期[2]。继续教育与再认证旨在通过对医疗执业者的医疗实践进行持续考查以改善患者护理[2]。

这些过程主要是总结性的，以进取的、具有内在动机的追求为基础，去定义和提高质量标准[1]。专业人士参与实施并且真实体验过英国的再认证制度后发现，处理对不良实践（专业监管）的担忧和寻求提高专业标准（专业精神）是一个相辅

相成的过程[1]。

虽然这些方案更通用，但目前还没有建立针对小儿内镜的继续教育及再认证制度。

胃肠道内镜检查中重新认证的目标是确定内镜医师具有继续执业的临床能力，促进持续的质量改进，并维护患者安全[3]。确认内镜医师是否能胜任成人胃肠内镜检查需要监测关键绩效指标（KPI），审查结果数据和不良事件发生率，以及参与教育和临床活动的证据，重点是持续的质量提升[4]。独立的内镜医师常缺乏直接观察内镜临床实践的机会，因此质量保证取决于 KPI 等绩效替代指标。执业内镜医师的技能提升与保持应针对技术（动手能力）、认知（知识和识别）和综合技能，如领导力和沟通[5]。

儿科文献中几乎没有专门针对小儿的内镜质

量指标或可审计的绩效指标，这些指标是实现质量保证的基础，也与确保问责制及改善和维持儿科内镜医师专业标准的过程相关联。根据一套商定的 KPI 进行审计并审查实践，有助于减少内镜医师个体与整体之间实践和标准的差异。

英国儿科内镜全球评分量表（GRS）的成功全国试点[6]是完善儿科内镜质量改进（QI）工具的第一步。定期使用 QI 工具（如 P-GRS）将有助于嵌入该工具中包含的措施，例如，定期审查内镜医师的可审计结果和质量标准、使用电子内镜报告系统捕获即时程序和绩效数据，以告知个人内镜评估和专业再验证要求，并帮助确定临床实践中任何发展的、记录和审查不良事件的领域，

采取适当的措施等。在临床实践中。随着时间的推移，这将形成一种系统化的质量保证方法。

人们对此类流程和资源存在的实际困难持怀疑态度，但英国的再认证制度经验表明，流程的规范化和熟悉，以及承认益处和经验有助于深入认识该过程[7]。

儿科内镜医师已经采用了正式的认证和能力评估程序（www.thejag.org.uk），但仍然需要制订一个强大而清晰的流程，以监测与儿科实践相关的绩效指标，从而在确保高质量的内镜检查的同时保持内镜操作熟练度。这些过程可能会提高临床标准，并确保所有服务都能提供高质量和安全的小儿内镜检查护理。

# 参考文献

[1] Tazzyman A, Feguson J, Walshe K, et al. The evolving purposes of medical revalidation in the United Kingdom: a qualitative study of professional and regulatory narratives. *Acad Med* 2018, **93**, 642-647.

[2] Archer J, de Bere SR. The United Kingdom's experience with and future plans for revalidation. *J Contin Educ Health Professions* 2013, **33**(1), S48-53.

[3] Rizk MK, Sawhney MS, Cohen J, et al. Quality indicators in gastrointestinal endoscopy. *Gastrointest Endosc* 2015, **81**(1), 1-16.

[4] Faulx AL, Lightdale JR, Acosta RD, et al. Guidelines for privileging, credentialing, and proctoring to perform GI endoscopy. *Gastrointest Endosc* 2017, **85**(2), 273-281.

[5] Dube C, Rostom A. Acquiring and maintaining competence in gastrointestinal endoscopy. *Best Pract Res Clin Gastroenterol* 2016, **30**, 339-347.

[6] Narula P, Broughton R, Bremner R, et al. Development of a paediatric endoscopy global rating scale: results of a national pilot. *J Pediatr Gastroenterol Nutr* 2017, **64**, 25-26.

[7] Tazzyman A, Ferguson J, Hillier C, et al. The implementation of medical revalidation: an assessment using normalisation process theory. *BMC Health Serv Res* 2017, **17**, 749.

# 第7章　小儿内镜的全球评分量表

## The role of the Global Rating Scale in pediatric endoscopy

Priya Narula　Mike Thomson　著

张含花　方　莹　译

**要点**

- 整个患者及家庭成员的共同参与有助于实现儿科内镜的完美，而不仅仅是简单的技术卓越。
- 全球评分量表（global rating scale，GRS）是一个基于网络的自我评估质量改进工具，各医疗单位根据以患者为中心的服务情况，应用 GRS 进行自我评估，追踪质量改进过程中的进展，并持续改进。
- 现在有一种儿科专用的 GRS。

可变性在内镜检查的质量、安全性和患者体验方面是公认的，因此，有潜力评估服务的各个方面，安全、高质量的以患者为中心的服务的质量保证计划很重要。即使手术在技术上非常出色，不良体验（如沟通不畅等）也会对患者产生负面影响，因此需要进行整体评估。质量改进是一个基于评估、规划、实施和进一步评估周期的过程，而质量保证是一个确保达到预定标准的过程。

GRS 是一个基于网络的自我评估质量改进工具，各医疗单位根据以患者为中心的服务情况，应用 GRS 进行自我评估，追踪质量改进过程中

的进展，并持续改进。GRS 最初于 2004 年在英国的成人内镜检查服务中应用和实施。成人的经验表明，鼓励成人内镜服务，形成持续质量改善的周期，然而不足以长期维持成果。通过专业主导的同行评审认证来保证质量，有助于实现内镜服务质量的逐步改善[1, 2]。目前，英国所有成人内镜中心每年完成两次 GRS 在线人口普查，当一个中心的所有项目都达到要求的水平时，就可以申请认证。

在国际上 GRS 已被证明适用于荷兰成人内镜中心[3]，并已被改编用于加拿大成人内镜中心[4]。苏格兰的一项研究对患者进行了焦点小组讨论，

结论是 GRS 确实解决了内镜手术患者的相关质量问题，并证实了它可以作为质量评估工具[5]。

然而，很明显成人 GRS 并不适用于小儿内镜服务，因此需要制订一个与儿科相关且适用的 GRS。

# 一、小儿内镜 GRS

英国儿科胃肠病学、肝病学和营养协会（BSPGHAN）和英国伦敦皇家医师协会（RCP）合作，通过调整既定的成人框架，制订了儿科 GRS。这项研究在英国全国范围内成功试点，并确保标准和措施与儿科内镜服务相关，且符合要求[6]。

儿科 GRS 提供了整体评估，包括四个领域，每个领域都涉及护理的各个方面（表 7-1）：临床质量、患者体验质量、工作人员和培训。每个领域都由性质不同的项目或标准组成，涵盖了内镜操作流程的所有方面，每项标准都同等重要。

每个标准可以达到不同的级别，从 D（基础）到 A（理想）。通过更完美的图片对不同的级别进行描述，可以反映不同标准。

每项标准都由若干衡量标准组成，这些标准都是从 D 到 A 明确的表述。完成评估的内镜中心可能达到或未达到这些标准。要达到某一个级别，内镜中心必须达到该级别的所有衡量标准。根据反馈，形成每个标准的级别，并做出总结报告。我们建议由临床内镜中心负责人、内镜护士负责人和运营经理组成的核心团队来完成 GRS 普查。

英国小儿内镜试点[6]的结果与英国成人内镜中心[2]首次开始使用成人 GRS 时的经验相似，与加拿大成人内镜中心首次使用改良版 GRS[4]时

**表 7-1　小儿内镜的全球评分量表**
**（www.thejag.org.uk）**

| 临床质量 | 患者体验质量 |
| --- | --- |
| （1）领导和组织力 | （8）同意流程，包括患者信息 |
| （2）安全性 | （9）患者的环境和设备 |
| （3）舒适性 | （10）访问和预约 |
| （4）质量 | （11）预期和结局 |
| （5）适宜性 | （12）术后护理 |
| （6）结果 | （13）患者参与度 |
| （7）尊重和尊严 | |
| **工作人员** | **培训** |
| （14）团队合作 | （17）环境、培训、机会和资源 |
| （15）工作人员产出 | （18）培训师的分配和技能 |
| （16）专业发展 | （19）评估与鉴定 |

的经验相似。需要强调的是，这并不意味着它有很多不足，而只是一个起点。这可能是因为在某些领域需要改进，例如访问电子内镜报告系统，或者该内镜中心目前无法衡量、记录和评估其性能。它确实让小儿内镜中心找到了捷径，并促进了 GRS 在小儿内镜中心之间的合作，各中心之间共享良好的实践文件和流程，并支持更多的患者参与小儿内镜检查服务（P.Narula，未发表的结果）。

当成人 GRS 于 2004 年在英国首次实施时，大多数成人内镜中心都达到了 C 级或 D 级。随着 GRS 的实施和由专业人员主导的同行评议的认证程序的发展，加快了服务改进进度，内镜中心也制订了政策和流程，以帮助达到标准，最终大多数中心在所有标准中都达到了所需的 B 级[1, 2]。还创建了一个知识管理系统，以便服务机构共享最佳实践路径、政策和指南[2]。

## 二、未来

成人的经验表明，内镜 GRS 质量改进可以持续，因为内镜中心定期审查实践，寻找机会进一步改善护理，并采取措施以实现最高标准的质量和以患者为中心的服务。GRS 还促进了基准测试和协作工作，使各中心能够共享解决常见服务问题或缺陷的方案。GRS 应用起来很灵活，因为它没有设定具体的结果，而是参考当前的专业指南，并确保遵守这些指南。随着小儿内镜服务在其临床实践中嵌入使用 GRS，将它作为质量改进工具，这不仅有助于识别任何差距或改进之处，以提供以患者为中心的高质量服务，而且也是临床医师要求医院管理层提供必要支持的依据。可以预见，通过儿科认证过程进行的质量保证将有助于维持和加速儿科 GRS 引发的服务改善。

## 参考文献

[1] Stebbing JF. Quality assurance of endoscopy units. *Best Pract Res Clin Gastroenterol* 2011, **25**, 361-370.

[2] Valori R. Quality improvements in endoscopy in England. *Techn Gastrointest Endosc* 2012, **14**, 63-72.

[3] Sint Nicolaas J, de Jonge V, de Man RA, *et al*. The Global Rating Scale in clinical practice: a comprehensive quality assurance programme for endoscopy departments. *Dig Liver Dis* 2012, **44**(11), 919-924.

[4] MacIntosh D, Dube C, Hollingworth R, *et al*. The endoscopy global rating scale - Canada: development and implementation of a quality improvement tool. *Can J Gastroenterol* 2013. **27**(2), 74-82.

[5] William T, Ross A, Stirling C, *et al*. Validation of the Global Rating Scale for endoscopy. *Scott Med J* 2013, **58**(1), 20-21.

[6] Narula P, Broughton R, Bremner R, *et al*. Development of a paediatric endoscopy global rating scale: results of a national pilot. *J Pediatr Gastroenterol Nutr* 2017, **64**, 25-26.

## 拓展阅读

[1] Joint Advisory Group on GI endoscopy (JAG). Global Rating Scale. www.jagaccreditation. org

[2] Joint Advisory Group on GI endoscopy (JAG). Global Rating Scale (GRS)-Paediatric. www. thejag.org.uk/AboutUs/DownloadCentre

# 第8章 质控在小儿内镜的关键作用

## Quality indicators as a critical part of pediatric endoscopy provision

Priya Narula　Mike Thomson　著

边　岩　金震东　译

要点

- 安全、有效、技术精湛的内镜检查并不是全部。
- 小儿和家庭友好型环境、良好的术前准备、医疗文书记录、团队成员间清晰高效的沟通是必不可少的。
- 术后护理与随访，可为小儿与家庭提供舒适的内镜检查体验。

## 背景

　　进行高质量的小儿内镜需要为儿童或青少年提供舒适的环境，并做好医师、患儿、家属及护理人员间充分的沟通和记录。除此之外，还要求医师做出正确的诊断及准确的治疗。内镜质量不仅仅局限于技术本身，临床质量、患者体验、相关卫生专业人员及培训等因素，都会影响内镜检查的整体质量。

　　质控指标应可以用于实际表现与理想情况或基准水平之间的对比，并可以此实现潜在的质量改进[1]。临床相关的质控指标应与临床终点相关联，并且要以证据为基础，具有较为明显的比较

差异，最终实现相关质量的监测与改进[1]。目前，英国成人内镜的质控指标已经较好地建立起来，其涵盖结构、过程、结果等多个层次[2]（www.thejag.org.uk）。但小儿内镜的质控指标尚缺乏充足的证据支持。

　　随着证据与实践的发展，质控指标可能会发展得更加灵活。在英国，小儿内镜全球评定量表（P-GRS）作为2017年推出的质量改进工具，相关的质量安全指标已被纳入其中，包括用于衡量评定周期对质量与安全指标的适用程度（www.bspghan.org.uk；www.thejag.org.uk）。推荐的小儿内镜质控指标包括手术完成率（如盲肠和末端回肠插管率）、标准的病理活检、结肠镜检查中的

肠道准备及与并发症发生率相关的安全指标。这些指标均可以进行监测，除此之外，有相关证据可以辅助推荐最低标准，如小儿结肠镜检查中的回肠插管率。由于炎性肠病的诊断是进行小儿结肠镜的主要原因之一，因此，采用回肠插管率比仅使用盲肠插管率更具临床意义。通常建议盲肠插管率应达 90% 以上（www.thejag.org.uk）。目前，文献报道的小儿回肠插管率为 84%～90%[3-5]。

近期，一份北美内镜临床报告提出要将 90% 以上的回肠插管率作为小儿结肠镜检查的一项质量指标[6]。英国小儿结肠镜检查认证标准则采用 60% 的回肠插管率和 90% 的盲肠插管率（www.thejag.org.uk）。

小儿内镜检查报告电子系统是小儿内镜中心必不可少的组成模块，是收集可靠和准确数据的保障。其他的质量与安全指标对小儿内镜的监测与审查同样重要，但因缺乏充足的证据支持，难以界定恰当的标准，例如维持医师能力的最低手术量、计划外入院或固定时间内的手术（如 8 天的消化内镜检查、无痛胃肠镜苏醒后的通气需要、镇静药后意外使用逆转剂）。其他质控指标可能与小儿内镜中心的结构、流程、人员的配置有关。

与结构相关的质控指标包括具有与年龄相符的设备、内镜报告系统、麻醉支持、具有小儿资质的病理与放射学技术支持等。过程指标要求制订统一的制度，比如对糖尿病患者的管理，遵守内镜洗消指南，使用暂停时间或 WHO 术前检查表，定期组织内镜医师召开会议等。人员配置相关指标包括人员配置水平、与内镜医师级别相符的手术数量和类型、充足的文书人员、经验丰富的管理人员、对学员的监督与管理等。

由消化内镜咨询小组（NED）领导成立的国家内镜数据库（JAG）在英国蓬勃发展，可从内镜报告系统中自动抓取数据，为临床医师、内镜服务和研究目的提供友好的数据支持，并有利于提高内镜质量（https://ned.jets.nhs.uk/KPI）。

## 结论

P-GRS 等质量提升工具的开发、质量监测流程的严格把控、基于质控指标的定期评定等具有极其重要的临床价值。各个小儿内镜检查中心可根据质控指标变化，通过反复的监测、干预、评估，实现以患者为中心的内镜工作的高质量发展。

## 参考文献

[1] Petersen BT. Quality assurance for endoscopists. *Best Pract Res Clin Gastroenterol* 2011, **25**, 349-360.

[2] Rex DK, Schoenfeld PS, Cohen J, *et al*. Quality indicators for colonoscopy. *Gastrointest Endosc* 2015, **81**(1), 31-53.

[3] Thakkar K, Holub JL, Gilger MA, *et al*. Quality indicators for paediatric colonoscopy: results from a multicenter consortium. *Gastrointest Endosc* 2016, **83**, 533-541.

[4] Singh HK, Withers GD, Ee LC. Quality indicators in paediatric colonoscopy: an Australian tertiary centre experience.

*Scand J Gastroenterol* 2017, **52**(12), 1453-1456.

[5] Thomson M, Sharma S. Diagnostic yield of upper and lower gastrointestinal endoscopies in children in a tertiary centre. *J Pediatr Gastroenterol Nutr* 2017, **64**(6), 903-906.

[6] Kramer RE, Walsh CM, Lerner DG, *et al*. Quality improvement in paediatric endoscopy: a clinical report from the NASPGHAN endoscopy committee. *J Pediatr Gastroenterol Nutr* 2017, **65**(1), 125-131.

# 第9章　小儿内镜的网络远程教学
## e-learning in pediatric endoscopy

Claudio Romano　Mike Thomson　著

张含花　方　莹　译

要点

- 通过在线方式进行的远程学习，在病变识别方面和实训前的技术技能学习方面，都能更快地取得成绩。
- 当小儿内镜的网络远程教学广泛应用后，知识考核和内镜技术的适当应用可能是未来评估的特征。

自 20 世纪 60 年代以来，儿科内镜确实得到了发展。在过去的数十年里，小儿胃肠疾病的内镜检查数量迅速增加。在诊断和治疗方面的应用也在迅速增加。实践课程是主要的学习工具，也是专业培训中心开展的培训方式。

近年来，随着信息技术的蓬勃发展，教学程序和教学方式发生了变化。随着网络远程教学的引入，出现了教学方法的适宜性、技术基础设施的设计及学生与技术的互动等问题。网络远程教学可以定义为通过电子设备，使用技术作为在线互动和获取信息的媒介进行学习。网络远程教学与计算机辅助学习和远程学习都可作为学习方式。小儿内镜医师现在可以在许多小儿内镜领域获得详细的知识、技术和经验，包括内镜在儿科胃肠道疾病中的作用和适应证、上消化道内镜检查技术、风险评估、并发症识别、镇静 / 全身麻醉的应用、胃肠道病理学病变识别、理想的回肠结肠镜检查技术（包括解襻）。

因为病变识别可以被远程检测，所有它很适合应用这种技术。在实操前内镜检查技术可以通过视频进行教学，在这方面，网络远程教学或任何允许访问"远程"的技术学习的平台都优于教科书或其他方式。此外，静脉曲张和非静脉曲张出血治疗、胃造口术、狭窄球囊扩张术等内镜治疗技术，都可以在实操前通过网络视频学习。

ESPGHAN、ESGE、BSG、UEG、ASGE 等组织和协会已经开发了各种平台，相关资料都可以在线随时获取。

网络远程教学的最后一个也可能是最有用的应用是，它可以客观地测试用户的能力——特别是病变识别能力和内镜各种诊疗操作的选择时机及指征的掌握能力等方面。预计这可能有助于对儿科内镜医师的能力进行形成、总结和持续的评估。

当然，在正规的网络远程教学之外，互联网上也存在着许多内镜病变和内镜操作的示范样本。

## 实用网站

[1] www.e-lfh.org.uk
[2] www.esge.com/elearning
[3] www.asge.org/home/education-meetings/
[4] products/endoscopic-learning-library
[5] www.ueg.eu/education/online-courses
[6] www.espghan.org/education/e-learning

# 第二篇　诊断性小儿内镜检查
## Diagnostic Pediatric Endoscopy

# 第 10 章　小儿胃肠镜适应证

## Indications for gastrointestinal endoscopy in childhood

Dalia Belsha　Jerome Viala　George Gershman　Mike Thomson　著
于一能　李百文　译

要点

- 诊断和治疗性内镜检查目前已适用于儿童，就如以往适用于成人一样。
- 理想情况下，儿科医师会完成这些操作，尽管在青少年患者中，成人胃肠道医师有时也会参与。
- 最新的常见病诊疗指南如乳糜泻（oeliac disease，CD）、胃食管反流（gastroesophageal reflux，GER）、嗜酸性食管炎（eosinophilic esophagitis，EoE）、炎性肠病（inflammatory bowel disease，IBD）等阐明了小儿内镜在诊疗过程中的重要意义。
- 治疗性内镜目前应用广泛，其适应证已可扩大到消化道出血、胃造口管置入、狭窄段扩张等。
- 新技术（如胶囊内镜、小肠镜）的诞生使得小肠中段等盲区不再隐形。

小儿消化道诊疗性内镜在过去 20 多年里飞速发展，目前多由专业的小儿内镜医师开展。最新常见病如乳糜泻（CD）、胃食管反流（GER）、嗜酸性食管炎（EoE）、炎性肠病（IBD）的诊疗指南阐明了小儿内镜在诊疗过程中的重要意义。治疗性内镜目前应用广泛，其适应证已可扩大到消化道出血、胃造口管置入、狭窄段扩张等。此外，新技术如无线胶囊内镜、小肠镜的诞生使得我们能探查到从前的盲区，如小肠中段等。本章主要着眼于不同症状对应的内镜诊疗常规，具体疾病的相关内容将在其后的章节进一步阐述。

过去 25 年来小儿内镜的指征不断被修正，这进一步影响到了诸如 IBD 等疾病的检出率数据。前瞻性研究显示 IBD 儿童患者的发病率与既往报道相比明显升高，这可能反映了发病率的真实增长，但也可能是因内镜操作质量和数量的提升导致的偏差。

尽管近年来胃肠内镜医师的数量不断增长，

疾病的检出效力仍稳定在 62%～76% 水平。这一现象提示这种增加更多是基于小儿内镜需求的增加，而非操作门槛的降低。

除 IBD 和 EoE 外，随着人们对乳糜泻的认识加深，其诊断率也在增长。

一般经过规范化培训、经验丰富的内镜医师的操作安全系数较高，并发症相对少见，但内镜整体费用相对高过其他常见侵入性操作，因此我们需要界定一套系统的小儿内镜操作规范。

# 一、诊断性内镜

诊断性胃镜、肠镜的适应证见图 10-1 至图 10-5，其列举了不同症状的患者（慢性呕吐、慢

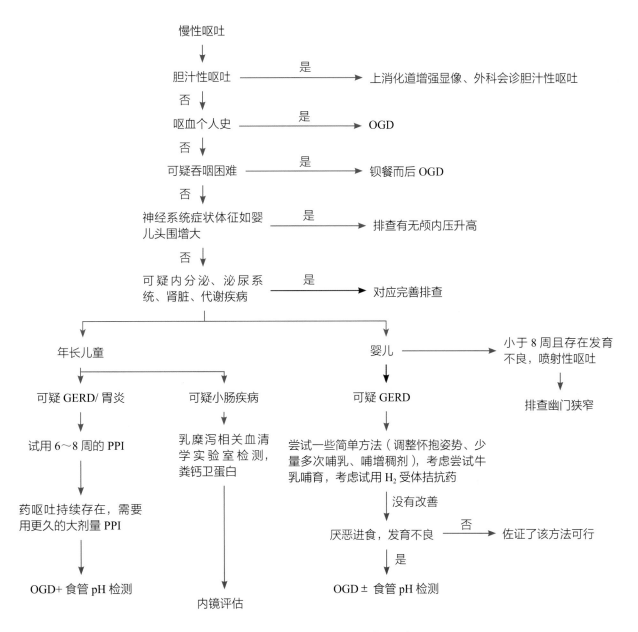

▲ 图 10-1　慢性呕吐的推荐诊断流程

PPI. 质子泵抑制药；OGD. 胃十二指肠镜；GERD. 胃食管反流病。引自 BMJ Publishing Group Ltd and the Royal Collage of Paediatrics and Child Health.

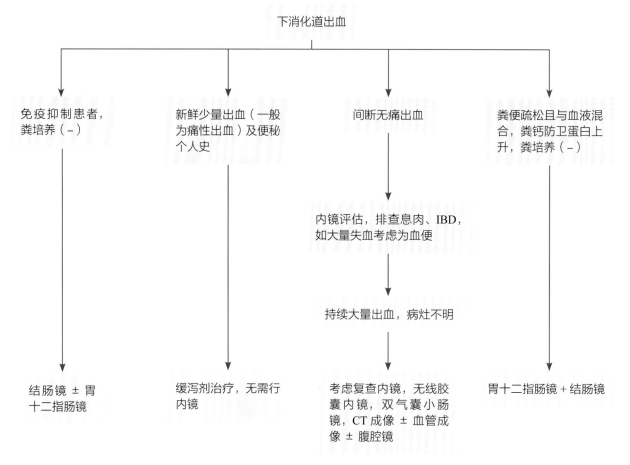

▲ 图 10-2　下消化道出血的推荐诊断流程

引自 BMJ Publishing Group Ltd and the Royal College of Paediatrics and Child Health.

性腹痛、慢性腹泻、消化道出血）需要内镜诊疗时应遵循何种流程。

评估大龄儿童的功能性胃肠疾病譬如自限性腹痛、便秘、大便失禁时，一般无须行内镜检查。

非复杂性胃食管反流不是胃镜的适应证。同样，婴幼儿如果仅有以下一种症状而不合并重度反流时也无需胃镜检查：无法解释的喂养困难如拒喂、打嗝、呛咳，压力性行为，生长发育迟滞，慢性咳嗽或声嘶。但当反流症状持续超过 1 年，或是出现吞咽困难（嗜酸性食管炎的典型表现）时，或当反流症状合并顽固性缺铁性贫血或生长发育迟滞等其他复杂因素时，面对这样的患者有必要考虑行内镜检查。

关于嗜酸性食管炎、幽门螺杆菌感染、乳糜泻、炎性肠病和其他少见疾病的内镜诊断适应证，请参见第 20～24、32、42 章。

## 二、治疗性内镜

其后的章节将详述上消化道出血、消化道异物清理、消化道狭窄的处理、息肉摘除、经皮内镜胃造口管留置，以及其他内镜治疗。

胃镜下治疗的适应证请参见表 10-1，结肠镜下治疗的适应证请参见表 10-2。

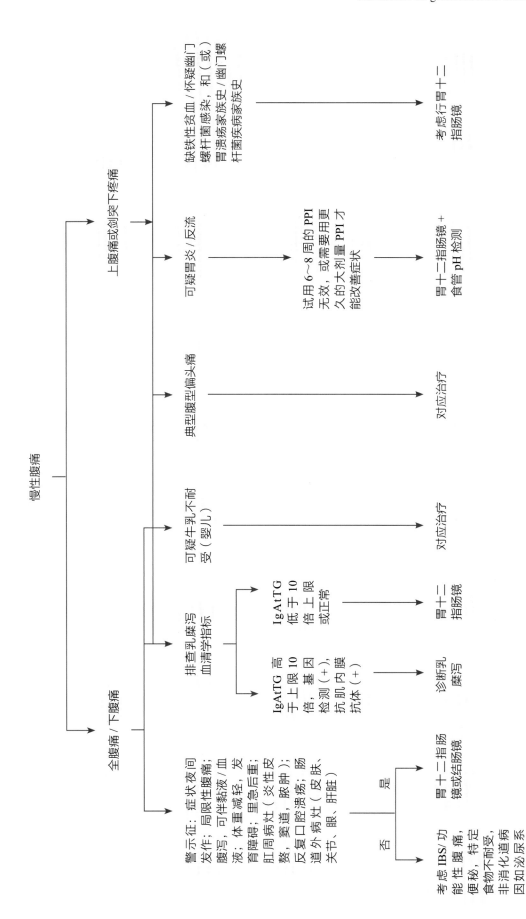

▲ 图 10-3 慢性腹痛的推荐诊断流程

IgAtTG. 人 IgA 抗组织转谷氨酰胺酶抗体；IBS. 肠易激综合征；PPI. 质子泵抑制药。引自 BMJ Publishing Group Ltd and the Royal College of Paediatrics and Child Health.

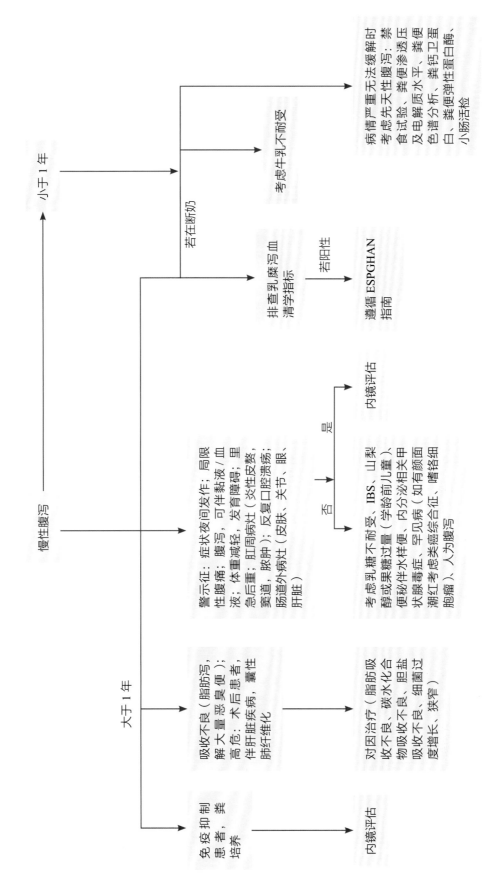

▲ 图 10-4　慢性腹泻的推荐诊断流程

IBS. 肠易激综合征；ESPGHAN. 欧洲儿科胃肠学、肝病学和营养学会。引自 BMJ Pulishing Group Ltd and the Royal College of Paediatrics and Child Health.

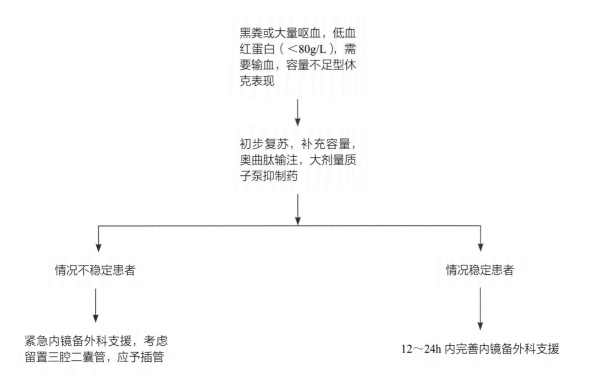

▲ 图 10-5　上消化道出血的推荐诊断流程

引自 BMJ Pulishing Group Ltd and the Royal College of Paediatrics and Child Health.

### 表 10-1　胃镜下治疗的适应证

- 经皮胃造口管留置
- 更换按钮式 / 气球式胃造口术的 PEG 管
- 鼻空肠管（NJ）/ 胃空肠管（GJ）留置
- 取出异物
- 取出嵌塞的食物团块
- 扩张食管狭窄和（或）局部使用抗纤维化丝裂霉素 C
- 留置食管支架——一般为姑息治疗手段
- 贲门失迟缓扩张
- 组织胶和内镜夹封闭食管瘘
- 上消化道息肉摘除术
- 上消化道非静脉曲张性出血治疗
- 食管静脉曲张套扎（急诊或预防性操作）
- 组织丙烯胶注射治疗胃底静脉曲张
- 分离十二指肠蹼、隔膜、狭窄段
- 输送无线视频胶囊内镜
- 腹腔镜辅助下经皮内镜空肠造口术
- 内镜下胃底折叠术
- 无蒂性病变黏膜内切除术（EMR）
- 胰假性囊肿经胃引流术
- 超声引导下腹腔神经丛松解术
- 内镜逆行胰胆管造影术（ERCP）——胆道和胰管的支架置入、括约肌切开术、胆道结石取石术

表 10-2　儿童结肠镜下治疗的适应证

- 息肉切除术
- 回肠结肠狭窄段扩张
- 出血性病变的治疗
- 取出异物
- 乙状结肠扭转复位（罕见且成功率低）
- 狭窄段支架置入术
- 乙状结肠造口术
- 盲肠造口术

# 第 11 章　诊断性上消化道内镜
## Diagnostic upper gastrointestinal endoscopy

George Gershman　Mike Thomson　著

于一能　李百文　译

要点

- 内镜操作前常规检查所有设备，可有效规避术中发生技术故障。
- 要保证胃镜检查术的安全有效，务必做好术前准备，正确持握内镜，以恰当的方式进入食管，通过食管、胃、十二指肠，并熟练掌握上消化道的内镜解剖标志。
- 大部分胃镜的并发症是能通过充分镇静、合理挑选患者和选择与患者年龄相匹配的操作技巧来预防的。

本章重点介绍小儿胃镜检查术（EGD）的临床实践，旨在帮助临床医师形成安全优质 EGD 技术的学习曲线，并将简要描述上消化道的一些罕见疾病。食管、胃和十二指肠常见疾病的详细回顾请参考相应章节。

## 一、EGD 的适应证

请参见第 10 章。

## 二、组装设备和术前盘点

为确保内镜设备在操作过程中能正常运作，应当在术前逐一检查整个设备的关键元部件。首先打开系统并建立能平衡配色和显示器最佳亮度的白平衡模式。然后按住气水阀检查喷水孔有无水柱喷出以验证输水系统的功能。如果水压不理想，检查气泵的状态，调整压力水平（中等压力为最佳），检查储水罐到内镜的连接管开关，确保其保持开放状态，确认光源和储水罐是否与内镜紧密连接，拧紧储水罐的盖子，确定气水阀是否安装正确。如果排除了所有其他可能性，则按照气水阀、储水罐和内镜的顺序依次更换部件排除故障。

下一步是检查并调整吸引的强度。分步检查吸引系统：确保壁挂式吸引阀打开、吸引罐密封、抽吸管与内镜和吸引罐紧密连接。如果吸力仍然不足，请以正确的方式重新组装抽吸系统。然后检查吸引阀：将其拉出肉眼检查，再浸水后按回吸引孔道内直至听到一声轻柔的"咔嗒"。如排除上述问题仍无法正常工作，则更换内镜。

如果图像模糊，请用酒精棉签擦拭内镜的镜头。

## 三、持握内镜

内镜医师应以左手手掌略伸展的姿势以第 4、5 指持握内镜的操作部，让连接管垂落在拇指后方（图 11-1）。第 2、3 指自然地置于吸引阀和气水阀上方（图 11-2），便于用大拇指沿顺时针或逆时针方向拨动控制上 / 下方向的大转子（图 11-3）。还有一种方式能实现附加旋转，那就是用第 3 指从上方"锁定"大转子，大拇指置于相邻的齿轮下方，模拟棘轮式动作调节镜头的方向（图 11-4）。

大拇指也可用于调节控制右 / 左方向的小转子。若要横向移动已弯曲的内镜，有一个最简单的办法是顺时针或逆时针旋转左手臂。如此产生的力传导到内镜轴上，可以使内镜尖端向目标偏转。这个方法能否生效，取决于从操作部到口垫之间的镜身有多笔直。控制左右方向的小转子在活检、内镜翻转和插入十二指肠降部时很有用。

内镜医师用右手推进、收回和旋转镜身。此外右手还要负责使用活检钳或其他配件做操作。

## 四、食管插管准备

精妙的食管插管是一次安全、成功的胃镜操作的关键。因此绝对不能低估为食管插管做准备的过程中，每一步操作的重要性。

第一步从让患者以正确姿势卧在检查推车上开始。一般只能通过充分的镇静来保障儿童的正确卧姿。患儿应以左侧卧位躺在检查轮床上，用折叠的枕头实现脊柱支撑防止后倾。头部应处于中立位或略弯曲，但不建议使颈部过度弯曲：一方面内镜从口腔进入食管开口的角度会随之加大，医师必须施加额外的力来推动镜身向前；另一方面，颈部过伸会将内镜推向

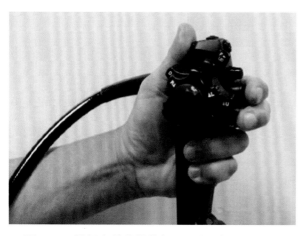

▲ 图 11-1 持握内镜的操作部，以左手第 4、5 指持握操作部，第 2、3 指分别控制气水阀和吸引阀

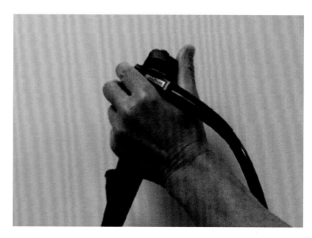

▲ 图 11-2 大拇指后的连接管可以平衡操作部的重量，还能确保正确的持握方式

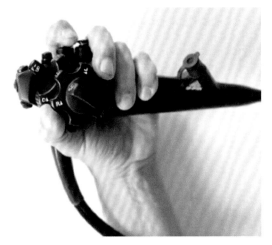

▲ 图 11-3　用大小转子控制方向，主要靠大拇指操纵

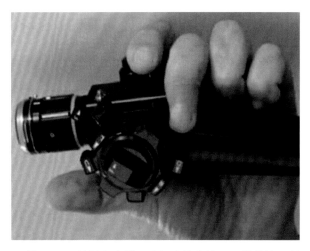

▲ 图 11-4　转子角度进一步加大的方法——棘轮法，以左手第 3 指锁定

气管。医护人员应注意调整患儿脖颈的位置，避免颈部左右侧偏和可预料的相应口咽部侧偏。在操作全程保证患者始终处于一个最佳位置可减少误吸风险，也有利于正确定位胃十二指肠的病变，以及镜头通过幽门进入远端十二指肠。

术前准备的另一个重点是在内镜插入口腔之前拉直镜身。镜身拉直成与食管纵轴一致的状态，便于顺利通过食管进入胃和十二指肠。为此，术者可站立在轮床 30cm 且距离患者头部 60cm 的位置（可根据内镜医师伸展右臂的实际高度和长度进行调整）。

最后，除了牙齿还没发育的婴儿外，所有儿童都必须戴上口垫。其具有三个重要功能：保护内镜、辅助内镜处于上腭和舌头之间的正确位置、固定吸引导管。

现代的口垫由一个前方带空心防咬片的塑料圆柱体和连有防侧滑带的侧边夹组成。

尽管设计巧妙，还是要注意调整好口垫的位置，以免孩子在较清醒或躁动时对内镜造成机械损伤。为防止意外伤害，应沿相应方向轻轻拉动双唇，防止它们卡在牙齿和口垫之间。

## 五、食管插管技巧

食管插管有三种方式：直视下插入、盲插和手指辅助插入。直视技术是儿童前视内镜操作的首选方法。在进镜之前，尝试转动大小转子检查镜头运动方向是否相符。润滑弯曲部的前 20cm，操纵镜头稍向下弯曲以提示内镜的垂直方向，并同步旋转操作部和镜身使其与咽喉的纵轴平行。然后，持镜通过口垫越过舌头。进一步进镜前必须透过口垫进行直接观察，确保镜身位于口腔的中线。这一步对婴幼儿患者尤其重要，因为这些患者口腔内可容操作的空间极小，而且口垫容易使舌向咽部后坠。

如果舌头向上翻转或经口垫伸出，强行插入内镜可能会把舌头更推往咽部，从而增加呼吸暂停的风险，同时由于镜身侧向移位也容易意外损伤颊和咽部黏膜。有个简单的解决办法，将口垫取出套上镜身滑进口腔，等弯曲部通过舌头以后口垫再装回口腔内，这样就为内镜留出了更多口内操作空间。

从这一步开始注意力需要集中在监视器上。观察画面时记住内镜图像都是反转的，因此舌头往往显得苍白，舌乳头面位于显示器的上部，而腭中缝位于底部（图 11-5）。

这两个结构是咽中线入路的解剖标志。沿这条路径轻轻推进镜头并下弯可确保平稳进入咽部避免意外创伤。期间口咽腔可能会从屏幕上短暂消失。位于屏幕上部的舌根（图 11-6）和底部的悬雍垂可能在咽部之前出现。会厌一般位于屏幕上部，形似新月（图 11-7），会厌软骨出现在远处代表镜头已到达咽部。镜头在接近会厌的过程中应保持向下贴近咽后壁。找不到会厌有三种可能：镜身已从会厌上方越过去了、镜头太贴近环状 - 杓状软骨、镜头转向了侧面。我们应始终遵循如下原则来操作：向后牵拉内镜直到方向正确为止。此过程中如观察到位于屏幕底部向上指的悬雍垂、屏幕上部的扁桃体或舌中缝再次出现，代表镜子后撤的太远了。应沿中线再次矫正镜身的位置并缓慢向前向下移动直到接近喉部。

喉呈三角形，上方是会厌，底部是左右两个小球状杓状软骨，其外侧是杓状会厌皱襞（图 11-8）。有时还能看到状如银白色倒 "V" 字样的声带（图 11-9）。如果观察到声带离镜头很近代表镜头向前移动过度。注意食管开口隐在环状 - 杓状软骨后方，即屏幕的最底部。因此镜头应指向下、指向咽后壁。

直接沿中线行食管插管实际上是不可能的，因为喉部对咽后壁有一股阻力，会将内镜推向喉部的左右两侧（图 11-10）。如果内镜向右滑，顺时针旋转镜身 1/4 圈，反之当内镜向左滑，逆时针旋转镜身 1/4 圈（图 11-11）。右手轻轻向前推进镜，同时将镜身向上倾。观察到咽会厌部的垂直黏膜皱襞（图 11-12）后立刻将转子打向相反方向，避免进入梨状窝。

食管插管的最后一关操作难易度取决于食管开口的状态，如果看着已经打开了则轻轻向前推动内镜直接进入食管，如果开口被环咽肌紧紧包裹则相对难操作一点。在这种情况下，将镜头稍

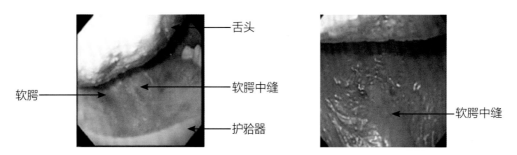

▲ 图 11-5　食管插管的初期阶段；内镜医师要关注内径在口腔内的位置，右图是通过口垫观察到的舌头和软腭

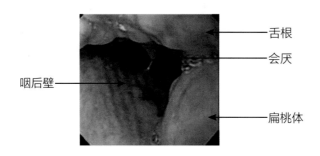

◀ 图 11-6　舌根呈鹅卵石样；常规操作下能否看得到舌根都是合理的；如果怀疑患儿有移植术后淋巴增生性疾病则必须仔细检查这个区域和扁桃体

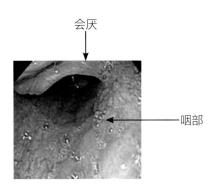

▲ 图 11-7　会厌外观；食管插管前确保可以在视野内完整观察到会厌

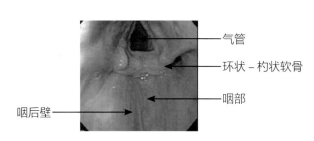

▲ 图 11-8　咽的镜下全景

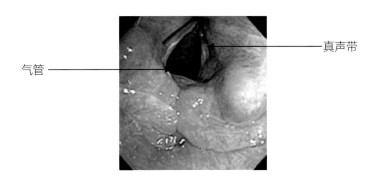

◀ 图 11-9　声带的镜下观；声带近景代表镜头前伸过度，必须后撤几厘米并将镜头向下指向后壁

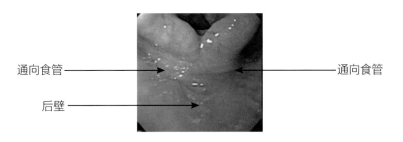

◀ 图 11-10　环状 - 杓状软骨的近景；食管开口就藏在后方，软骨峡部下方

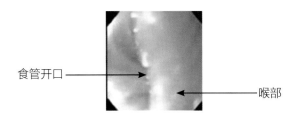

▲ 图 11-11　咽喉侧壁接缝的侧面观；镜身逆时针旋转到达食管开口；直接沿中线行食管插管实际上是不可能的，因为喉部对咽后壁有一股阻力

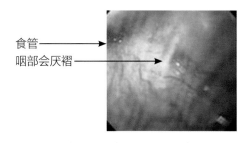

▲ 图 11-12　观察到会厌部的垂直黏膜皱襞后立刻将转子打向相反方向，上抬弯曲部进镜

向下带到喉下方，进入喉和相邻咽部围成的狭小区域内，而后将弯曲部向上偏并向前进镜，将感到压力逐渐减小，逐步进入颈段食管（图 11-13）。如果始终感到有阻力或是失去了方向，向后牵拉镜身直至环状 - 杓状软骨平面，而后尝试从另一侧进镜。

可以左右轻轻摇晃几下全麻后的婴幼儿帮助克服过颈段食管时气管插管造成的阻力。

吞咽时喉部会上抬保护气道。可以在此时后撤镜身并随吞咽动作摇动，而后快速通过短暂打开的食管。但是大部分情况下儿童的胃镜都是全麻下进行的，所以一般不需要考虑这点。如果镜头插进环状软骨和咽后壁之间超过 10s，即使患儿接受了全麻也容易出现躁动激惹。长时间压迫喉部和刺激喉上神经可能会引起呼吸暂停和（或）心率缓慢，婴幼儿患者尤其容易出现这一问题。如果插管过程超过了 15s，还是应该将内镜外撤，等患儿恢复正常呼吸节律了再继续操作。

其他提示应中止食管插管的征象包括进镜时有巨大阻力，颈部一侧看到了透出的光线，失去镜头轴向。不过全麻下一般不应出现以上问题，所以食管插管失败实际上没什么好借口。

## 六、探查食管、胃、十二指肠

食管进镜时应当时刻遵循直视下进镜的原则。由于食管上括约肌的紧张性收缩很难看清颈部食管的所有细节。进镜过程中需要持续适量充气以保持颈部食管呈稍扩张开放的状态。

胸段食管除间断出现的短暂蠕动外一般都是扩张畅通的。因此探查此段较为轻松，无须充气。仅当出现腔外压迫、异物、食管静脉曲张和严重的食管炎时需要充气。间断顺时针或逆时针旋转内镜有助于保持食管腔呈完全可见状态。

胸段食管在左主支气管造成的第二生理性狭窄处逐渐变细。一般这种外压都是单侧的（图 11-14）。如出现双侧的压迫性狭窄提示存在异常，需要进一步检查以排除双主动脉弓或迷走锁骨下动脉。

食管远端有一个显著的解剖标志，即左心房搏动。远端食管在纵隔上方呈漏斗状（图 11-15），直径逐渐缩小并稍偏向左侧，通过膈切迹也即第三生理狭窄。"Z 线"指的是苍白的食管和明亮的胃黏膜之间所形成的边界，略不规则（图 11-16）。Z 线和裂孔切迹的相对位置有多种变异，一般而言 Z 线出现在膈肌上方超过 2cm 的位置是不正常的。隔膜切迹最可靠的内镜下标志是该段食管在吸气时管腔连续收缩，呼气时放松。在深度镇静的浅呼吸儿童患者身上，横膈膜的呼吸偏移会没那么明显，尤其是在顺行探查时。在 U 形反转镜身时，膈肌相对于 Z 线的位置关系会更明显。

为了配合腹段食管的自然弯曲，镜身应缓慢前进，逆时针旋转的同时拉高镜头。由于此处紧

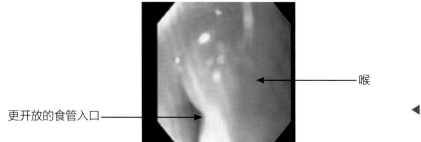

更开放的食管入口 ——

—— 喉

◀ 图 11-13　食管开口的近景

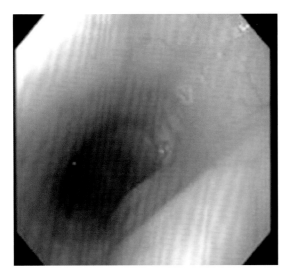

▲ 图 11-14　食管的第二个生理狭窄，没有锐利边缘而且均只出现在单侧

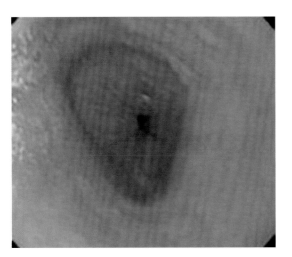

▲ 图 11-15　远端食管，向膈切迹逐渐收窄

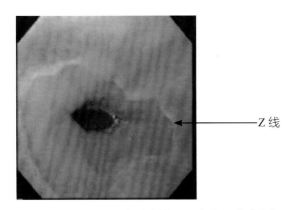

Z 线

▲ 图 11-16　Z 线是苍白的食管和明亮的胃黏膜之间所形成的边界，略不规则，出现在膈肌上方超过 2cm 内

邻贲门和胃体上部后壁，直接进入胃容易迷失方向，屏幕 5—7 点钟方向出现胃大弯皱襞和观察到黏液湖代表已顺利进入胃内（图 11-17）。此时应顺时针旋转镜身并向下弯曲，直到能观察到胃体的全景（图 11-18）。在屏幕 1—3 点方向可见四条略凸起的褶皱即是胃小弯。这些皱襞在充气过程中很快就观察不到了。

注意胃内尽量避免充气过多，新生儿和婴儿对胃扩张尤其敏感更应注意，患儿可能会烦躁起来，出现干呕、并发呼吸窘迫或心动过缓。

进入胃内后，继续顺时针旋转镜身并上抬镜头以观察胃体远端。胃体和胃窦交界的标志是屏幕上方突出的角切迹和下方的大弯皱襞中断（图 11-19）。此时进一步抬高镜头有助于内镜向胃窦靠近。

靠近胃窦的过程中如果阻力大或迷失方向了应当回撤镜身。有时只靠把内镜向前送是进不了幽门的，婴幼儿尤其如此。更有效的方案是不断重复前后推送镜身，同时顺时针旋转，每次内镜都更稍微深入推进一些，直到到达幽门。

正常的幽门看起来像一个在蠕动过程中会消失的环形。舒张期正常幽门孔的长直径为 3～5mm。想要成功过幽门，内镜应沿着幽门前皱襞推进，镜头必须稍微向下弯曲以避免翻转成 U 形弯曲（图 11-20）。

如果在蠕动过程中观察不到幽门，可以等它再次自发开启或将内镜向后拉 3～4cm 以重新看到幽门前窦的全景。

轻轻施以压力一般足以通过幽门了。用力过度反而会让内镜远离目标。此时可将镜身拉回胃体，吸走部分胃内气体，而后按照幽门前皱襞的方向尽可能靠近幽门。向胃壁施加较轻的压力，同时使用小转子将镜头偏向幽门环可

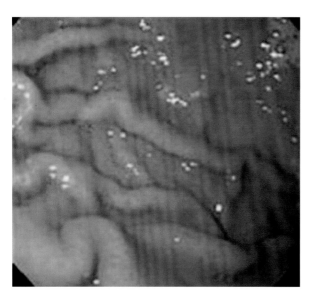

▲ 图 11-17　胃大弯明显隆起的皱襞，代表进入胃腔

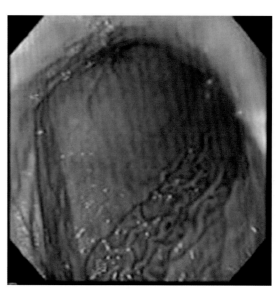

▲ 图 11-18　胃体全景，通过顺时针旋转镜身抬高镜头到达胃体

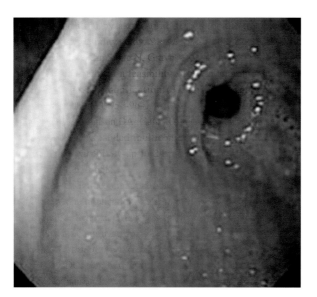

▲ 图 11-19　胃角，胃镜回撤反转时比较容易观察到清晰图像（镜头置于远端胃体，逆时针旋转并前推）

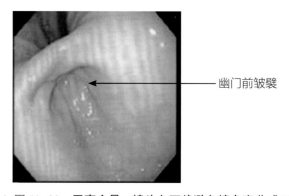

幽门前皱襞

▲ 图 11-20　胃窦全景；镜头向下偏避免镜身弯曲成 U 形；幽门前皱襞指向胃窦

见的部分，直到内镜完全卡进幽门内。还可以考虑将镜身稍微向后拉以抻直弯曲部分，同样有助于过幽门。

感到阻力忽然变小，且黏膜形态从光滑切换到丝绒状的时候证明已通过了幽门。此时千万小心不能因为内镜前冲过猛损伤十二指肠球部。在探查十二指肠降部之前必须充分探查球部，此时将内镜朝幽门方向稍后撤同时向右偏转即可观察到球部的全景（图 11-21）。

在屏幕 3—6 点钟方向的十二指肠球部近端有一个"盲区"。可通过将患儿改到俯卧位帮助探查。

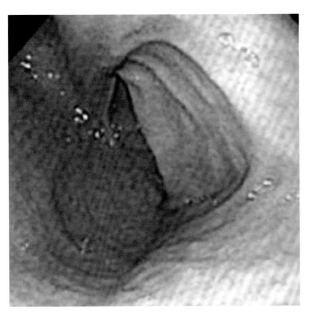

▲ 图 11-21 十二指肠球部全景

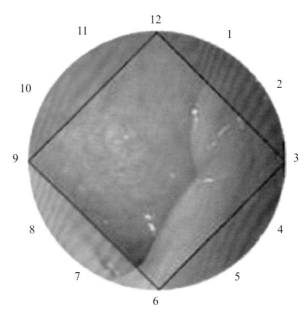

▲ 图 11-22 插入十二指肠时球部的图像，可以看到前壁在屏幕 6—9 点钟方向，后壁在 12—3 点钟方向，小弯 / 内侧壁在 9—12 点钟方向，大弯 / 外侧壁在 3—6 点钟方向

十二指肠球部在内镜下一般分为前壁、后壁、小弯和大弯（图 11-22）。

内镜医师需要把握在操作不同阶段所见十二指肠球部形态的差异，一般顺行进镜时镜身在胃内有盘曲，此时的十二指肠球部形态是不同于正常解剖状态的，而当逆行退镜时镜身一般押的较直，此时观察到的十二指肠球部是符合解剖形态的（图 11-23）。

务必要明确十二指肠球部病变的具体位置，诸如十二指肠溃疡时，如溃疡位于球部远端后壁或十二指肠上角，则与高风险重度出血有关，因为该区域的血供丰富且靠近胰腺。

安全高效进入十二指肠降部、水平部的方法名为"拉扭法"。这个方法的具体步骤和操作顺序，取决于镜下所见球部远端和十二指肠上角之间过渡区分界的黏膜皱襞是处于垂直还是水平位（图 11-24 和图 11-25）。

当黏膜皱襞处于"垂直"态时，轻轻进镜越过它向后走，镜头向上向右指向 5 点钟方向，探查十二指肠上角。最后一步是将镜身顺时针旋转大约 90° 同时后撤直至十二指肠腔清晰可见。如果只能看到十二指肠皱襞但管腔不可见，逆时针旋转镜身约 1/4 圈并将镜头指向 10—11 点钟方向。

当黏膜皱襞处于"水平"态时相对难进镜。可先尝试上述的"垂直"态操作步骤。如果不成功，将内镜拉回胃体上部对胃排气减压后进入球部。然后将镜头置于球部中段并逆时针旋转，以解开近端十二指肠的盘曲并让十二指肠上角处松弛张开。随后继续逆时针旋转并同时后拉镜身，直至到达降部。

相较其他大龄儿科患者，上述"拉扭"技术对新生儿和婴儿的效果有限。首选还是使用超细内镜（直径＜6mm）操作。但如果没有这种超细内镜，普通直径 9mm 小儿内镜也能凑合，只是 9mm 镜更硬，在尝试行"拉扭"法进降部时容易不小心退回胃里。解决方法是将内镜推向十二指肠上角并将镜头向右移动，如果阻力很小则继续前进。当看到"新月"形的十二指肠肠腔后立刻将内镜逆时针旋转 15°～20°，旋转大转子让镜头对准管腔，观察到降部的完整形态后继续进镜，直至十二指肠腔因增大的阻力和内镜在胃内成襻而开始从屏幕中心移开。

降部的标志是法特乳头（图 11-26）。在顺行进镜时，一般在降部内侧壁 9—11 点钟方向可见到主乳头。回撤镜身时主乳头会转而出现在 12 点钟方向。

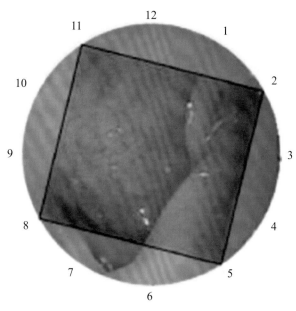

▲ 图 11-23 解除胃内镜身盘曲后的十二指肠球部图像，前壁位于 5—8 点钟方向，后壁在 2—11 点钟方向，小弯 / 内侧壁在 8—11 点钟方向，大弯 / 外侧壁在 2—5 点钟方向

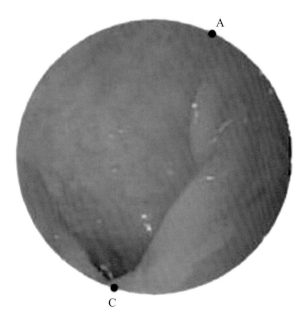

▲ 图 11-24 球部和十二指肠上角之间的移行区；AC 线代表了这片区域的正常形态

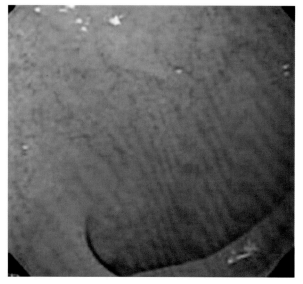

▲ 图 11-25 球部和十二指肠上角之间的移行区；胃减压，解除胃内镜身盘曲后可以进入降部，逆时针旋转镜身有助于过球部

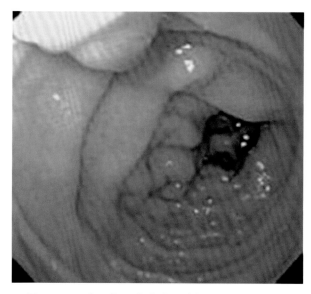

▲ 图 11-26 十二指肠大乳头是降部的标志，撤镜时在 11—12 点方向，比进镜时看的更清楚

可以使用侧视十二指肠镜仔细观察法特乳头（图11-27）。

十二指肠小乳头位于大乳头近端3～4cm处，在屏幕上管腔右上角1—2点钟方向，是一个光滑的4～5mm形似无蒂息肉的结构。

水平部的起始标志是肠系膜上动脉，镜下可见右侧肠壁明显的搏动感。

十二指肠升部的管腔在屈氏韧带水平处变窄（图11-28）。

撤镜时更便于仔细观察食管胃十二指肠全段。逆行或反折检查胃体近段是探查贲门和胃底的最佳方案。除了门静脉高压或急性胃出血的儿童外，一般都建议在撤镜时完成这一步骤。

反折技术包括以下步骤：首先，将镜头置于胃体中段，然后将其朝向10点钟方向的胃体前壁。然后，将镜头进一步向上弯曲、镜身向前推进，直到出现角切迹，此时屏幕左侧为胃体，右侧为胃窦（图11-29）。最后，后拉内镜并顺时针旋转以近距离观察胃底（图11-30和图11-31）。

如果要仔细观察贲门、进行活检或精确止血等操作，逆时针旋转内镜并找到小弯浅皱襞之间的凹槽，然后缓慢后撤内镜。Z线的出现代表已后撤到合适的位置（图11-32）。全过程中必须谨慎操作，别让镜头尖端擦伤食管远端。

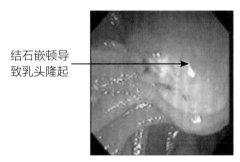
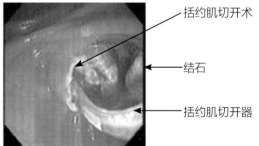

结石嵌顿导致乳头隆起

括约肌切开术

结石

括约肌切开器

▲ 图 11-27　十二指肠大乳头，十二指肠镜侧视能看到更多细节，方便进行下一步的 ERCP 和乳头切开术

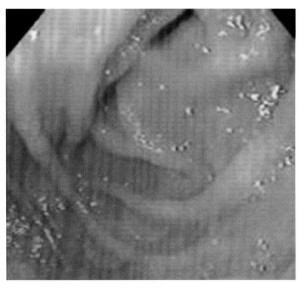

▲ 图 11-28　在屈氏韧带水平所见十二指肠

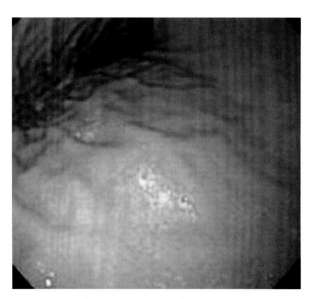

▲ 图 11-29　翻转镜头后所见胃体

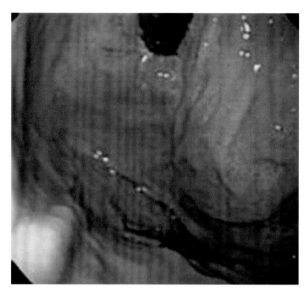

▲ 图 11-30　翻转镜头，再部分后撤镜身后所见贲门

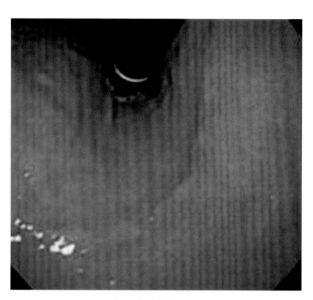

▲ 图 11-31　进一步后撤镜身后所见贲门细节

Z 线

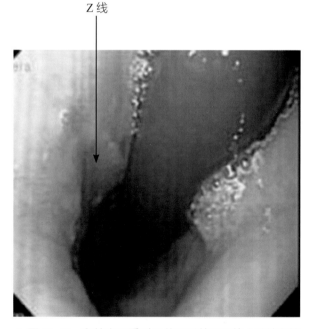

▲ 图 11-32　翻转直至看到 Z 线以后就可以停止继续翻转

要离开贲门时，小心地将镜身前推，顺时针旋转并将大转子释放打回中立位。推镜身前应当检查转子是不是被不小心锁住了，以免误伤胃黏膜。撤镜前尽量吸净胃内气体。最后应在撤镜的过程中仔细探查食管。

## 七、活检技巧

组织学和组织化学分析对于许多胃肠道疾病的诊断都至关重要，例如，反流或嗜酸性食管炎、慢性胃炎、乳糜泻和慢性炎性肠病等。如果组织样本不够很难从显微镜载玻片上分析出正确的结论，如果样本制片不佳则几乎不可能发现患儿的肠绒毛萎缩或发育不良等问题。

如果内镜医师技术过硬，即使用小尺寸的儿童活检钳也能获取足够的组织样本。内镜活检有三条规则：不能盲取活检；探出镜头的活检钳部分，其长度与活检的精度成反比；将活检钳用力戳向胃壁以期获得足够多的组织样本是无效且危险的行为。

食管活检技术比胃或十二指肠活检更复杂。这是因为伸出的活检钳和食管壁成切线位，而且食管的管状结构只能提供相对狭窄的操作空间。

食管活检应遵循以下步骤。首先，内镜位于目标上方 1~2cm 处。然后，通过大小转子将内镜弯曲段弯曲呈 L 形，方便活检钳可以垂直于黏膜方向伸出。活检钳外露到足以使它完全张开即可。最后，把黏膜吸引进活检帽后再夹闭。特定疾病的特殊食管活检方法将在相关章节中讨论。

胃和十二指肠腔室容积大，除非病变位于贲门、十二指肠球部近端后壁、十二指肠上角的远端，活检流程一般不复杂。

为了从目标病变处获得足够的样本，活检钳应尽可能垂直于黏膜表面。用力过度会影响获得的标本量和操作安全性、标本质量。一般来说，胃内不同区域的活检需要用到不同的方法。反折法适合取贲门和贲门下区的活检标本，内镜部分后撤到胃体远端而镜头向上打的时候适合用来取胃窦的标本。

胃镜刚过幽门的时候适合取十二指肠球部前壁的标本。球部远端的标本最好在插镜更深一点的时候取。

降部、水平部的标本最好取自十二指肠黏膜皱襞，且尽量不要让活检钳嵌入黏膜，而是与黏膜皱襞保持垂直，防止黏膜损伤和取样造成的标本扭曲牵拉。

合理固定组织样本确保其正确的固定轴向，对正确的组织学诊断非常重要，尤其对一些特殊疾病的组织学诊断尤为重要（如乳糜泻、炎性肠病、慢性复发性溃疡性结肠炎、巴雷特食管及消化道息肉等）。将组织学样本固定在精细合成网固定装置上的过程最多只需要3～5min，选用放大镜灯有助于精准轴向固定。

正确的活检样本制片技术涉及几个步骤。

1.佩戴大小合适的不含滑石粉的手套。

2.轻轻将标本从打开的活检钳上转移走，可以用食指取下也可用解剖针辅助。

3.用解剖针从侧面轻轻展开卷曲的标本，直到显露出剖面。

4.正确识别黏膜面：标本黏膜面较红、有光泽。

5.彻底舒展开标本，使黏膜下层朝上。

6.将样本从食指转移到大拇指支撑的网片上。

- 让标本的一半面积接触网片。
- 将解剖针伸入标本和食指之间，把标本扫到网片上。
- 用水润湿针头。
- 用解剖针将标本的剩余部分从食指上推到网片上。
- 将装有标本的网片倒置放入固定液中，以防止它从支撑网片上浮出。

带有固定溶液的标记瓶应包含不超过2～3块来自胃肠道各部位的活检标本。

## 八、pH 监测探针的放置

pH 导管放置的时候要小心，在直视下确定电极尖端的位置，当心不要在移除内镜的时候把电极带出来。无线 Bravo 和 Alpha pH 探头可以放置在食管远端，也可以在直视下确定具体放置部位。患者如果未插管，操作尤其要谨慎，务必确保电极被安置在了食管中。

## 九、并发症

和胃镜相关的并发症可分为轻微的、无须治疗干预的和严重的、需要住院治疗的两大类。轻度并发症指的是短暂的喉咙痛、腹胀和腹部不适等，其真实发生率目前尚不清楚。

严重的并发症包括穿孔、出血和感染。在儿科和成人患者相关文献中报道的此类并发症的发生率很低。根据美国胃肠内镜学会（ASGE）和英国胃肠病学会（BSG）指南，成人胃镜相关的穿孔率为 0.03%～0.13%。目前缺少针对儿科胃镜医源性食管穿孔的大型回顾性或前瞻性队列研究。但儿科文献的综述基本支持现有共识，即儿科胃镜穿孔发生率也很低。

诊断性胃镜期间发生中重度出血极为罕见，一般都见于给存在隐匿性凝血功能障碍的儿童活检后。

诊断性胃镜后出现一过性菌血症并不常见，并且罕有临床意义。根据美国心脏协会和美国胃肠内镜学会的修订版指南，不推荐对普通胃镜给予针对感染性心内膜炎的抗生素预防用药，仅以下情况除外：已确诊的胃肠道感染患者（肠球菌可能是感染菌群的一部分），装有人工心脏瓣膜，感染性心内膜炎既往史、心脏移植受体，未修补的发绀型先天性心脏病，以假体材料修补后的发绀型先心病，先心病修补术后伴假体片或人工装置处遗留缺口。

## 十、胃镜下罕见发现

### （一）食管鳞状细胞乳头状瘤

食管鳞状细胞乳头状瘤（ESP）在儿童中很少见，往往无症状，通常是因其他不相干并发症行胃镜时意外发现的。内镜下见到食管中段或远段的一个小而无蒂或有蒂的疣状息肉样病灶（图 11-33）。活检可见鳞状上皮覆盖下，纤维血管基质呈乳头状突起。

### （二）食管腺癌

食管腺癌（EAC）在儿童中很少见。有记录的最小诊断年龄是 8 岁。如患儿存在进行性吞咽困难和体重减轻，食管远端发现可疑的肿物或者溃疡时，务必要小心是食管腺癌（图 11-34）。

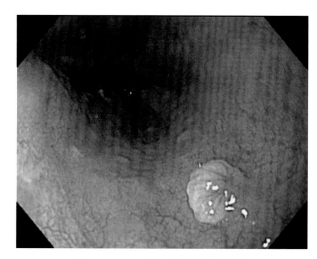

▲ 图 11-33　食管中段的小鳞状乳头瘤

### （三）胶原性胃炎

这是一种罕见病，特点是显著的上皮下胶原沉积，伴有黏膜炎症浸润。儿童亚型最常见的临床表现是腹痛和贫血。内镜表现并无特异性（图 11-35）。组织学特点是炎症性浸润和厚厚的胶原沉积。

### （四）严重的酸腐蚀性胃炎

尽管与发展中国家相比，西方国家儿童意外摄入含有强盐酸或硫酸的家用 / 工业清洁产品的发生率较低（＜5%），然而一旦发生，酸腐蚀诱发的急性胃损伤（包括穿孔）和晚期后遗症（如瘢痕胃和肿瘤）对患儿来说可能是毁灭性的。胃出口梗阻可能会在吞咽后 5～8 周内出现。胃窦和幽门的瘢痕是幽门痉挛导致酸与胃长时间接触的结果。内镜球囊扩张术可能对幽门梗阻有效，但无法保证持续存在的症状会缓解（图 11-36）。

### （五）幽门重叠囊肿

这是一种极为罕见的先天性消化道异常。术前诊断比较困难，当腹部超声或 CT 平扫发现囊性病变时需考虑本病。很少以胃镜检查作为本病

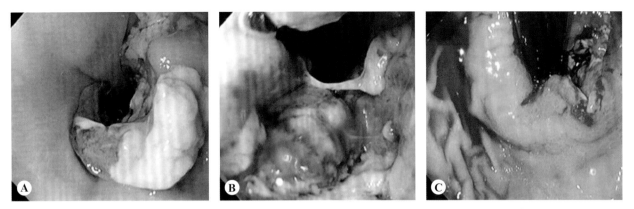

▲ 图 11-34 **A.** 远端食管环周生长的肿物的近侧缘；**B.** 食管肿瘤的深溃疡形态，底部有坏死组织，边缘不规则；**C.** 可见肿瘤向贲门和贲门下方进一步延伸

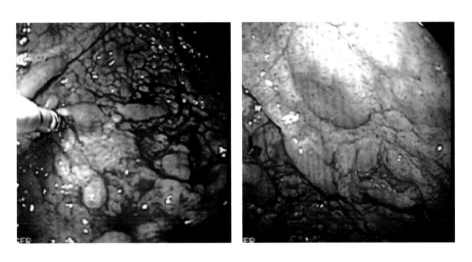

◀ 图 11-35 胃黏膜极少见的表现，向外突出呈不规则的结节状，间以深沟

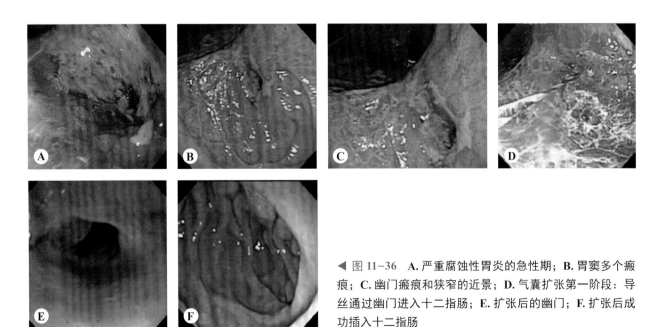

◀ 图 11-36 **A.** 严重腐蚀性胃炎的急性期；**B.** 胃窦多个瘢痕；**C.** 幽门瘢痕和狭窄的近景；**D.** 气囊扩张第一阶段：导丝通过幽门进入十二指肠；**E.** 扩张后的幽门；**F.** 扩张后成功插入十二指肠

的主要诊断工具，但在某些情况下胃镜可能很有用（图 11-37）。

### （六）异位胰腺

大多数儿童的异位胰腺是无症状的。多为胃镜时的意外发现。其真实患病率尚不明确。胃的异位胰腺病灶多位于胃窦大弯，呈直径 1cm 以下小圆顶中央凹陷病灶（图 11-38）。其上覆盖了正常的胃黏膜。有时病变仅有轻度隆起，形如甜甜圈。由于异位组织位于黏膜下层或浆膜下层，因此不需要活检。

### （七）胃息肉

胃息肉在儿童中很少见。最常见的是慢性炎症相关的增生性息肉。儿童的胃息肉通常是单个、无蒂、直径<1cm、光滑、圆顶状的病变，多位于胃窦（图 11-39A）或胃食管连接处，即所谓的炎症性息肉褶皱复合体（图 11-39B）。仅当患儿有症状，或息肉有蒂且直径>1cm 时，才需要对这种存在恶性潜能的息肉进行内镜下切除。如果组织学诊断明确，一般无须在术后继续内镜监测。

存在多个胃息肉提示患儿可能有息肉病综合征。加德纳病患儿通常可于胃底发现小的无蒂息肉（图 11-39C）。幼年性息肉病综合征或波伊茨–耶格综合征患儿的息肉可能散布在整个胃部

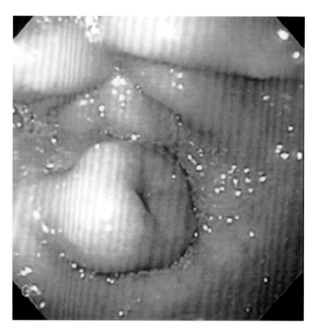

▲ 图 11-38　胃大弯幽门前胃窦部的异位胰腺

（图 11-39D）。可以通过一次或多次内镜检查切除患儿的息肉。有时若息肉数量过多无法完全根除，应切除最大的息肉。波伊茨–耶格综合征患儿的胃息肉除外，十二指肠或空肠近端常有多发的错构瘤（图 11-39E）。其中一些息肉可能足有 4～5cm，是患儿出现慢性小肠套叠、间歇性腹痛的主要原因。

### （八）胃恶性肿瘤

胃部恶性肿瘤仅占儿童所有恶性肿瘤的 5% 或更少。儿童中最常见的恶性胃肿瘤是实体器官移植或骨髓移植术后的非霍奇金淋巴瘤、伯基特淋巴瘤，或淋巴组织增生性疾病累及胃部（图 11-40 和图 11-41）。

### （九）消化性溃疡

消化性溃疡病在儿童中相对少见，儿科胃镜中此诊断仅占 4%。多见于初高中少年，尤其是男性。溃疡发生的主要部位在十二指肠球部。超过 50% 的患者有多个溃疡病灶。疾病进展加重通

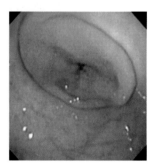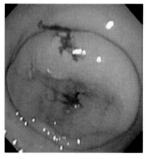

▲ 图 11-37　环形病灶突入胃腔，使幽门呈针状

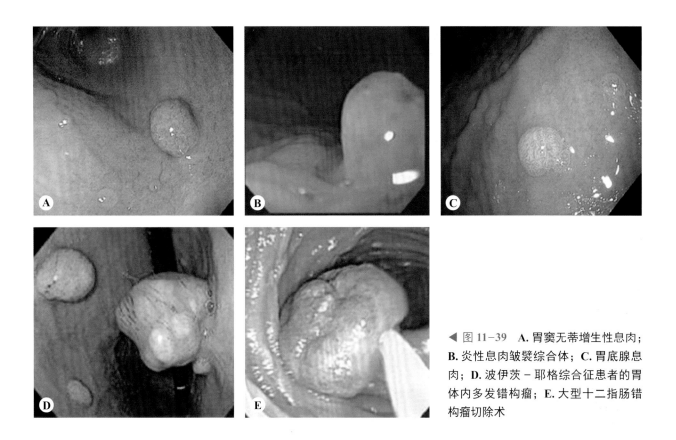

◀ 图 11-39 **A.** 胃窦无蒂增生性息肉；
**B.** 炎性息肉皱襞综合体；**C.** 胃底腺息
肉；**D.** 波伊茨－耶格综合征患者的胃
体内多发错构瘤；**E.** 大型十二指肠错
构瘤切除术

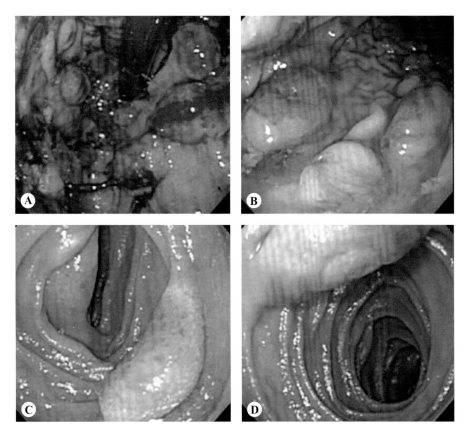

◀ 图 11-40 伯基特淋巴瘤
A 和 B. 胃内多个溃疡性肿物；C
和 D. 十二指肠多个溃疡性肿物

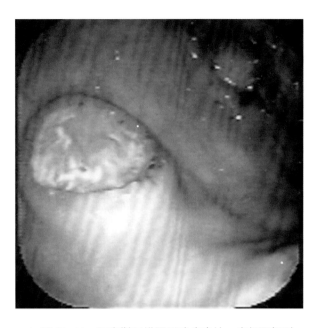

▲ 图 11-41 胃内剃刀样圆形溃疡病灶，底部不规则

常与十二指肠球部的显著痉挛有关，此时要探查升部相对困难（图 11-42A）。可以尝试改变患者体位、静脉注射胰高血糖素。顺着汇聚的黏膜皱襞多能找见隐藏的溃疡灶。愈合期的瘢痕和活动性的溃疡同时出现也很常见（图 11-42B）。胃肠道出血可以是溃疡儿童的首发症状（图 11-42C）。

## （十）肠淋巴管扩张症

这是一种罕见疾病，其特征是淋巴系统先天性缺陷或肠淋巴管内获得性弥漫或节段性淋巴瘀滞引起的肠乳糜管扩张。它可以是原发、特发或继发性病变。原发性肠淋巴管扩张症（PIL）通常在 3 岁之前出现，伴有蛋白质丢失性肠病的相

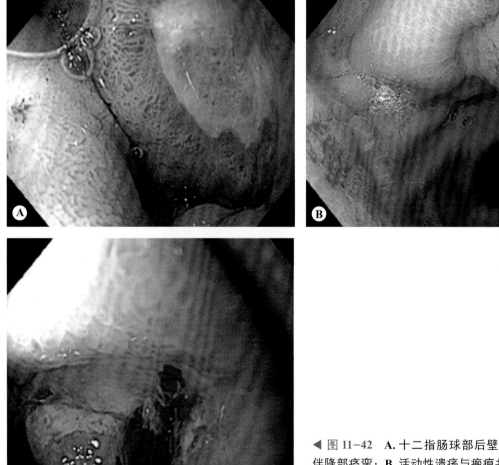

◀ 图 11-42 **A.** 十二指肠球部后壁较大活动性溃疡，伴降部痉挛；**B.** 活动性溃疡与瘢痕共见；**C.** 十二指肠溃疡出血

关症状，进而引起低白蛋白血症、低丙种球蛋白血症和淋巴细胞减少。继发性肠淋巴管扩张更常见于成人，与淋巴瘤、缩窄性心包炎、心脏手术、炎性肠病、系统性红斑狼疮和恶性肿瘤引起的淋巴管内压升高有关。

内镜活检是诊断原发性肠淋巴管扩张症的关键。PIL 的内镜体征表现为小肠黏膜水肿，表面多发黄白色斑点，皱襞增厚（图 11-43）。如内镜下发现此类改变，务必行十二指肠活检。

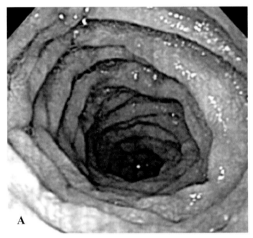
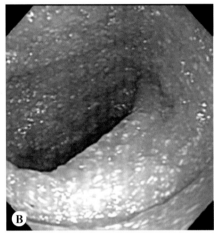

◀ 图 11-43　A. 十二指肠皱襞水肿、肿大；B. 黏膜表面无数白色圆点

# 拓展阅读

[1] Attard TM, Yardley JH, Cuffari C. Gastric polyps in pediatrics: an 18-year hospital-based analysis. *Am J Gastroenterol* 2002, **97**(2), 298-301.

[2] Attard TM, Cuffari C, Tajouri T, *et al*. Multicenter experience with upper gastrointestinal polyps in pediatric patients with familial adenomatous polyposis. *Am J Gastroenterol* 2004, **99**, 681-686.

[3] Bishop PR, Nowicki MJ, Subramony C, Parker PH. The inflammatory polyp-fold complex in children. *J Clin Gastroenterol* 2002, **34**(3), 229-232.

[4] Biyikoglu I, Babali A, çakal B, *et al*. Do scattered white spots in the duodenum mark a specific gastrointestinal pathology? *J Dig Dis* 2009, **10**, 300-304.

[5] Brindley N, Sloan JM, McCallion WA. Esophagitis: optimizing diagnostic yield by biopsy orientation. *J Pediatr Gastroenterol Nutr* 2004, **39**, 262-264.

[6] Christodoulidis G, Zacharoulis D, Barbanis S, *et al*. Heterotopic pancreas in the stomach: a case report and literature review. *World J Gastroenterol* 2007, **13**, 6098-6100.

[7] Cohen J. The impact of tissue sampling on endoscopy efficiency. *Gastrointest Endosc Clin North Am* 2004, **14**(4), 725-734.

[8] Contini S, Scarpignato C. Caustic injury of the upper gastrointestinal tract: a comprehensive review. *World J Gastroenterol* 2013, **19**(25), 3918-3930.

[9] De Boissieu D, Dupont C, Barbet JP, *et al*. Distinct features of upper gastrointestinal endoscopy in the newborn. *J Pediatr Gastroenterol Nutr* 1994, **18**, 334-338.

[10] Dina I, Braticevici CF. Idiopathic colonic varices: case report and review of literature. *Hepat Mon* 2014, **14**(7), e18916.

[11] Dupont C, Kalach N, de Boissieu D, *et al*. Digestive endoscopy in neonates. *J Pediatr Gastroenterol Nutr* 2005, **40**, 406-420.

[12] Fox VL. Patient preparation and general consideration. In: Walker WA, Goulet O, Kleinman RE, Sanderson IR, Sherman P, Shneider BL (eds) *Pediatric Gastrointestinal Disease*, 5th edn. BC Decker, Hamilton, Ontario, 2008, pp. 1259-1264.

[13] Gershman G. Diagnostic upper endoscopy technique. In: Gershman G, Thomson M (eds) *Practical Pediatric Gastrointestinal Endoscopy*. Wiley Blackwell, Malden, MA, 2012, pp. 41-81.

[14] Gershman G, Ament ME. Pediatric upper gastrointestinal endoscopy, endoscopic retrograde cholangiopancreatography, and colonoscopy. In: Lifschitz CH (ed.). *Pediatric Gastroenterology*

*and Nutrition in Clinical Practice*. Marcel Dekker, New York, 2002, pp. 799-846.

[15] Gershman G, Ament ME. Pediatric upper gastrointestinal endoscopy: state of the art. *Acta Paediatr Taiwan* 1999, **40**, 369-392.

[16] Harris GJ, Laszewski MJ. Pediatric primary gastric lymphoma. *South Med J* 1992, **85**, 432-434.

[17] Haycock A, Cohen J, Saunders BP, Cotton PB, Williams CB (eds). *Cotton and Williams' Practical Gastrointestinal Endoscopy: The Fundamentals*, 7th edn. Wiley Blackwell, New York, 2014.

[18] Kamimura K, Kobayashi M, Narisava R, *et al.* Collagenous gastritis: endoscopic and pathologic evaluation of the nodularity of gastric mucosa. *Dig Dis Sci* 2007, **52**, 995-1000.

[19] Khashab MA, Chithadi KV, Acosta RD. Antibiotic prophylaxis for GI endoscopy. *Gastrointest Endosc* 2015, **81**(1), 81-89.

[20] Leung ST, Chandan VS, Murray JA, *et al.* Collagenous gastritis. Histopathologic features and associations with other gastrointestinal diseases. *Am J Surg Pathol* 2009, **33**, 788-798.

[21] McGill TW, Downey J, Westbrook D, *et al.* Gastric carcinoma in children. *J Pediatr Surg* 1993, **28**, 1620-1621.

[22] Murphy MS. Diagnostic upper gastrointestinal endoscopy. In: Winter HS, Murphy MS, Mougenot JF, Cadranel S (eds). Pediatric *Gastrointestinal Endoscopy: Textbook and Atlas*. BC Decker, Hamilton, Ontario, 2006, pp. 65-72.

[23] Ormarsson OT, Gudmundsdottir I, Marvik R. Diagnosis and treatment of gastric heterotopic pancreas. *World J Surg* 2006, **30**, 1682-1689.

[24] Ravicumara M, Ramani P, Spray CH. Collagenous gastritis: a case report and review. *Eur J Pediatr* 2007, **166**, 769-773.

[25] Rebeuh J, Willot S, Bouron-Dal Soglio D, et al. Esophageal squamous papilloma in children. *Endoscopy* 2011, **43**, E256.

[26] Rothbaum RJ. Complications of pediatric endoscopy. *Gastrointest Endosc Clin North Am* 1996, **6**(2), 445-459.

[27] Schaeppi MG, Mougenot JF, Dominique CB. Upper gastrointestinal endoscopy. In: Walker WA, Goulet O, Kleinman RE, Sanderson IR, Sherman P, Shneider BL (eds). *Pediatric Gastrointestinal Disease*, 5th edn. BC Decker, Hamilton, Ontario, 2008, pp. 1265-1284.

[28] Sharma D, Bharany RP, Mapshekhab RV. Duplication cyst of pylopic canal: a rare cause of pediatric gastric outlet obstruction: a rare case report. *Indian J Surg* 2013, **75**(Suppl 1), S322-S325.

[29] Suskind D, Wahbeh G, Murray K, *et al.* Collagenous gastritis, a new spectrum of disease in pediatric patients: two case reports. *Cases J* 2009, **2**, 7511.

[30] Theilen TM, Chou AJ, Klimstra DS, LaQuaglia MP. Esophageal adenocarcinoma and squamous cell carcinoma in children and adolescents: report of 3 cases and comprehensive literature review. *J Pediatr Surg Case Rep* 2016, **5**, 23-29.

[31] Vignes S, Bellanger J. Primary intestinal lymphangiectasia (Waldmann's disease). *Orphanet J Rare Dis* 2008, **3**, 5.

# 第12章 小儿回肠结肠镜检查
## Pediatric ileocolonoscopy

George Gershman　Mike Thomson　著

孟颖颖　黄　瑛　译

要点

- 现代回肠结肠镜检查需检查整个结肠和末端回肠。
- 小儿回肠结肠镜检查需由操作熟练的儿科内镜医师进行，在肠道准备良好的情况下，小儿回肠结肠镜风险可控，诊断率高。
- 胚胎学和大肠解剖学知识有助于理解结肠镜检查中的概念。
- 小儿回肠结肠镜检查需要充分深度镇静或全身麻醉。
- 回肠结肠镜检查的基础是有效使用旋镜技术预防乙状结肠和横结肠襻的形成。
- 在回肠置管时，操作者必须遵循汤姆森15条回肠结肠镜检查黄金法则，使操作更加安全、有效和方便。

本章重点介绍回肠结肠镜检查的要点，以使读者完全掌握回盲肠置管的技能，并正确认识末端回肠和结肠的常见和罕见病理表现。

## 一、结肠镜的肠道准备

肠道准备不佳是影响回结肠镜检查成功的主要因素。为了强调肠道准备的重要性，2006年美国胃肠内镜学会和美国胃肠病学内镜质量工作组建议每一份结肠镜检查报告都应包括对肠道准备

质量的评估。婴幼儿结肠镜检查的肠道准备富有挑战性。影响肠道准备质量的主要因素是导泻药的口味不佳、导泻药量的控制及饮食限制。

深度镇静或全身麻醉的必要性，以及肠道准备的特殊性，使儿童回肠结肠镜检查准备的重要性尤为突出，特别是年龄较小的儿童。多次抽吸大量半固体大便往往堵塞工作钳道。如果多次努力恢复足够的吸力会使肠道过度充气、大肠和邻近肠系膜伸展，再加上能见度不佳，更容易形成结肠襻，从而使操作更富挑战性。因此，虽然术

者尝试完成全回肠结肠镜检查，但如果结肠准备不充分，终止检查是明智的。对疑似或确诊为慢性炎性肠病的患儿，以及贫血和（或）直肠出血的患儿而言尤其重要。

充分的肠道准备有两个重要目标：最大程度显露并彻底检查整个结肠和末端回肠，以及预防并发症。

肠道准备药物的使用有时会遇到困难，但现代的给药方案可以有效地做好结肠和回肠的肠道准备。目前常用的产品有三种：聚乙二醇（PEG）电解质、PEG 3350 和匹可硫酸钠 / 柠檬酸镁（PICO）。大量的 PEG 电解质耐受性不佳，在年龄较小的儿童中更加明显。与促蠕动剂联合使用，如 Senokot® 和 PICO（Pico-Salax® 或 Prepopik®，Ferring Pharmaceutical），可增加耐受性和依从性，从而受到青睐。小容量无电解质 PEG 在儿童中耐受性良好，不易引起电解质紊乱，其应用与日俱增。

一般而言，大容量 PEG 电解质耐受较差，在年龄较小的儿童中更加明显。如果可能的话，应尽量避免放置鼻胃管。

回肠结肠镜检查术前肠道准备的关键在于患儿和家长良好的依从性与配合，以及根据孩子年龄定制给药方案。2016 年发表的几项研究 [包括来自 14 个美国儿科中心（近 22 000 例结肠镜检查）的前瞻性数据收集 ] 强调了基于儿童年龄的肠道准备方法的重要性。美国胃肠内镜学会（ASGE）和以色列儿科胃肠病学和营养学会的实践委员会指出，2 岁以下的儿童给予 24h 清洁流质饮食和生理盐水灌肠（5ml/kg）可能就足够了。

我们对 2 岁以下婴儿肠道准备的方法略有不同。虽然这是有争议的，我们不对 4 个月以下的婴儿结肠进行肠道准备。在手术过程中，少量液体和半流质大便很容易被冲洗和吸出。

对 4—12 月龄的婴儿，我们在术前连续 2d 使用流质饮食和含镁乳剂（1ml/kg，每天 2 次），可达到满意的结肠清洁效果。对 1—2 岁的儿童，我们建议在结肠镜检查前一天，联合使用 Senokot 0.5～1mg/kg 和硫酸钠 1/4 包，共 2 次。

根据发表的数据和我们的经验，2 岁及以上儿童肠道准备的首选方法是在结肠镜检查前一天使用 PEG 3350 或 PICO+Senokot 联合流质饮食（CLD）。大量饮水是肠道清洁和预防脱水的关键。

PEG 3350 溶液是由 238g 聚乙二醇（非处方柜台购买）或 255g 聚乙二醇（处方获得）的混合物配制而成。对年龄较大的儿童，建议使用 PEG 3350 混合液 1.9L。对年龄较小的儿童，建议使用 PEG 3350 混合液直到连续 2 次排便干净。

对体重<50kg 的儿童，PEG 3350 的推荐剂量为 4g/kg 体重（1 天方案）或 2g/kg 体重（2 天方案），对体重>50kg 的患儿，推荐剂量为 238g。该溶液以 PEG 3350 与调味运动饮料的混合物配制而成。

联合使用 PICO 和 Senokot 肠道准备的质量与 PEG 方案相仿，但对儿童来说前者更容易耐受。针对不同年龄的剂量为 1—6 岁儿童 1/4 包( 2.5g)，6—12 岁儿童 1/2 包，12—18 岁的儿童 1 包，均在结肠镜检查前一天，每隔 6～12 小时服用 2 次。每次服用时用 150ml 冷水稀释，在结肠镜检查前一天的下午 4 点钟和 6h 后各服用 1 次。每次服药后，应鼓励补充清洁的流质（最多可服用 1L）。

如果使用大剂量给药方案（PEG 电解质），患儿可以进食到术前前一天的下午，然后禁食一夜。可选择调味溶液。每 10 分钟口服 1 次肠道清洁剂（5～10ml/kg，最多 250ml），直到排出清水样排泄物。有一些青少年的肠道准备相对容易，但也要住院 24～48h。对于不配合的患儿，可能需要放置鼻胃管。这也解释了为什么小剂量给药方法是儿童和青少年的首选方法。

近年来，有研究报道成人口服磷酸钠肠道清洁剂的严重不良反应。这些病例中出现了致命的高磷血症伴低钙血症、低钾血症、脱水和急性肾钙质沉着伴肾衰竭。目前我们不建议将磷酸钠用于儿童和青少年的肠道准备。

儿童患者，尤其是那些怀疑炎性肠病的患者，不常规使用灌肠，这是因为灌肠容易引起红斑、水肿、直肠和远端乙状结肠黏膜出血点，混淆疾病本身在内镜下的表现，但在特定情况下，例如术前 2h 排泄物未达标，可考虑使用灌肠。

在回肠结肠镜检查前，静脉注射解痉药（例如静脉注射 20mg 丁溴东莨菪碱）有一定的好处。术前使用这种药物取决于个人喜好。解痉药可使肠腔具有更清晰的视野，但也可能因为增加了结肠的顺应性，使结肠襻更容易形成。在结肠痉挛的情况下，使用解痉药肯定是有益的。应该记住的是，解痉药药效维持时间较短，仅有 5～10min，在某些特定情况下可能需要重复使用。例如当息肉位于一个结肠袋的后方，或被结肠袋所阻挡，或放松痉挛的回盲瓣时。胰高血糖素是一种长效的肠道麻痹药，作用可以持续 1h 或更长，给药方案为体重 20kg 以下静脉滴注 0.5mg，体重 20kg 以上静脉滴注 1mg。这在肠镜检查等时间较长的手术中特别有用（见第 14 章），且临床上未见明显的高血糖。

## 二、回肠结肠镜检查的适应证

见第 10 章。

## 三、回肠结肠镜检查的禁忌证

小儿回肠结肠镜检查很少有绝对禁忌证

（表 12-1）。暴发性结肠炎病例中，医师可以对直肠和乙状结肠远端进行仔细的检查。一般情况下，回肠结肠镜检查在回肠造口或其他结肠相关手术至少 8 周后进行。结缔组织疾病，如埃勒斯 - 当洛斯综合征会增加肠道穿孔风险，操作时需更加小心。当然，已知的肠穿孔、腹膜炎或中性粒细胞绝对计数 <500/mm$^3$ 是绝对禁忌证。

**表 12-1 回肠结肠镜检查的禁忌证**

- 腹膜炎
- 高穿孔风险状况
  - 暴发性结肠炎
  - 中毒性巨结肠
- 近期吻合术史（术后不足 8 周）
- 某些结缔组织病
- 肠道准备差
- 循环呼吸系统疾病

## 四、内镜设备

三种类型的结肠镜可用于儿童的常规诊断：外径 12.8～13.2mm 的标准"成人"镜（表 12-2），外径 11.5～11.6mm 的"儿童"细镜（表 12-3），以及外径 9.5～9.8mm 的超细镜（表 12-4）。但是，由于这些产品的规格会定期变动和完善，我们提供制造商的名单供读者参考。

成人结肠镜的硬度高，可降低乙状结肠襻形成的概率，但操作时必须格外小心，特别是对全身麻醉下年龄较小的儿童，不可在阻力大的时候继续进镜，以免发生少见的结肠穿孔并发症。成人结肠镜的直径较大，这也限制了在幼儿较小结肠空间内的操作。

儿科结肠细镜和超细结肠镜操作更灵活，但更容易形成肠襻。不过，这些器械的硬度可通过活检通道正下方控制部分的调节器调节，增加内

表 12-2　常规成人结肠镜参数

| | 工作长度（mm） | 插入管直径（mm） | 活检通道直径（mm） |
|---|---|---|---|
| Olympus CF-HQ190L/I | 1680/1330 | 12.8 | 3.7 |
| Fujinon EC-6000 HL | 1690 | 12.8 | 4.2 |
| Pentax EC38-iL/F/M | 1700/1500/1300 | 13.2 | 3.8 |

表 12-3　新型细结肠镜参数

| | 工作长度（mm） | 插入管直径（mm） | 活检通道直径（mm） |
|---|---|---|---|
| Olympus | | | |
| PCF-H190L | 1680 | 11.5 | 3.2 |
| PCF-H190I | 1330 | 11.5 | 3.2 |
| Fujinon EC-550 LS5 | 1690 | 11.5 | 3.8 |
| Pentax | | | |
| EC34-i10L[a] | 1700 | 11.6 | 3.8 |
| EC-3490LK Slim CD | 1700 | 11.6 | 3.8 |
| EC-3490TLi[b] | 1700 | 11.6 | 3.2 |

a. 高分辨率图像与近焦点技术；b. 高分辨率图像系统与 RetroView™

表 12-4　新型超细结肠镜参数

| | 工作长度（mm） | 插入管直径（mm） | 活检通道直径（mm） |
|---|---|---|---|
| Olympus PCF-PH190L/I | 1680/1330 | 9.5 | 3.2 |
| Fujinon EC-580 RD/L/M | 1690/1330 | 9.8 | 3.2 |
| Pentax EC34-2990 Li | 1700 | 9.8 | 2.8 |

镜插入部在通过乙状结肠和横结肠时的硬度，减少乙状结肠襻形成的机会。可调节硬度的结肠镜应成为所有儿科中心进行结肠镜检查的标准。如果要进行操作训练，新一代成人结肠镜在肠镜镜身内配备了电磁线圈，可以让医师看到患者结肠内肠镜的形状和位置的 3D 视图。该技术现已被纳入培训中心提供的标准结肠镜操作课程中，提高了学习效率，特别是对肠襻形成与松解（Scope Guide®，Olympus）的理解。此外，培训中还提供了可移动和可重复使用的"经内镜"版（通过活检通道）以供学习。

已发表的儿童结肠镜使用的相关研究较少。最近，日本的数据建议，体重 12～15kg 或以上的患儿可使用标准或小儿结肠镜，体重 5～12kg 的患儿可使用婴儿或标准成人胃镜，体重＜5kg 的患儿可使用超细胃镜。

根据我们的经验，标准成人结肠镜使用的年龄下限是 3—4 岁，体重下限是 12～15kg。对于体重在 8kg 以上的儿童，可使用儿童较细的结肠镜，但操作要非常小心。成人上消化道内镜（直径＜10mm）或超细结肠镜、超细胃镜（直径＜5.8mm）分别适用于 5～8kg 及 5kg 以下的婴儿。

近来有学者成功研发了图像增强 / 放大结肠镜，并探讨它们与染色剂或色素内镜在各种胃肠道疾病中的应用价值（见第 17 章）。例如，它们可观察到溃疡性结肠炎隐窝开口数量的减少，这种数量的减少与疾病活动度相关。在这方面，共聚焦结肠镜检查更有价值（见第 18 章），但它还不能替代病理组织学评估。

## 五、知情同意与术前准备

回肠结肠镜检查的适应证、获益和风险必须与家属详细讨论，以增加家长在术前对手术必要性和安全性的了解，增强手术满意度。

最理想的状态是，请患儿和父母在内镜操作前参观内镜检查室，解答他们的问题，并消除住院和手术期间任何可能的担忧和焦虑。年龄较小的患儿无疑会从术前参观和游戏治疗师的参与中受益，理解接下来会发生的事情，以及它们为什么会发生。对年龄较大的患儿，则可以通过图表进行解释。一些网页，例如 www.paediatricgastroenterologist.co.uk 和 www.moviegi.com 等提供的线上视频和儿童的卡通片都非常有用，可以告知患儿和家长在检查中可能发生的情况。内镜检查的单位还可以设计一些具有自身特点、个性化的视频，这个也非常有用。

最好在孩子看门诊而不是在内镜操作当天签知情同意书——当然进一步的确认同意也可以在检查当天签署。

内镜操作当天，应请患儿和家长到手术准备区域。患儿在此区域内更换衣服并为静脉置管做好准备。为尽可能减少静脉穿刺带来的不适，术前 60min 可在一两个潜在的穿刺点使用 EMLA® 乳膏。当静脉通路建立完成后，就开始输注药品，给药方案需根据年龄制订，然后患儿被转运到手术区准备镇静或全身麻醉。

## 六、结肠镜检查镇静要点

见第 4 章。

## 七、与回肠结肠镜检查相关的结肠胚胎学

胚胎期结肠的异常旋转和固定可能是造成"困难"结肠和结肠镜检查不完全的主要原因。

围绕肠系膜上动脉的逆时针旋转是"包裹"生长中的肠道并为其返回腹部做准备的主要机制。逆时针旋转对肠道进入腹腔的正确定位至关重要。

旋转正常的话，将使结肠形成两个完全固定区域：降结肠和升结肠，以及两个部分固定区域：盲肠和直肠。此外，脾曲和肝曲的活动分别受膈结肠韧带和肝肾韧带伸展的限制。只有乙状结肠和横结肠，因为有它们自己的系膜，所以活动度很大。

因此，这些位置成为各种内镜操作重点关注的解剖结构也就不足为奇了。操作中应防止或尽量减少这些脆弱肠段的拉伸。不难想象，胚胎期结肠的异常旋转或固定，会增加内镜通过的困难。

有些异常情况可在术中被发现，例如，右季肋区盲肠的固定。胚胎期结肠从左髂窝向右髂窝逆时针旋转的固有特点，为结肠镜检查时旋镜技术概念的形成提供了重要线索。

## 八、结肠和末端回肠的内镜解剖

在回肠结肠镜检查中，唯一可靠和可重复观察的解剖标志是肛门、阑尾口、回盲瓣和末端回肠。这些解剖位置之间其他部位的定位都只是猜测！由于脾曲或肝曲与盲肠的混淆，肠镜时许多盲肠定位的估计是不正确的。因此，为了在结肠镜检查中实现正确的定位，准确定位病变，并确保到达盲肠，熟悉内镜下结肠解剖结构的细微差别是很重要的。

新生儿肛管长度不足 2cm，4 岁时肛管长度可达 3cm，达到成人水平。由于肛门括约肌的收缩，肛管通常是闭合状态，但长期便秘，或神经调控能力低下，如脊柱裂时，肛管可能会扩张；请注意，处于深度镇静或全身麻醉的儿童，很难判断是否存在性虐待的可能（图 12-1）。重要的是记住肛管的轴线是指向前方的。正确插入结肠镜可以减少患儿不适，避免肛门过度伸展，防止尖端嵌入直肠黏膜。

鳞状柱状上皮交界处或梳状（齿状）线是肛管近端的边缘（图 12-2）。一些纵向褶皱（Morgani 柱）在肛管内延伸，并终止于肛乳头（图 12-3）。偶尔可见突出的肛乳头，灰白色锥状结构。直肠腔扩大，在 Morgani 柱上缘和直乙状结肠交界处之间呈梭形。直肠的这一部分叫作壶腹部，其标志是三个半月褶皱，称为 Houston 瓣（图 12-4），左侧侧壁有两个，右侧侧壁有一个。壶腹部在直肠乙状结肠交界处变窄，新生儿与肛缘的距离为 9cm，10 岁及以上儿童与肛缘的距离为 15cm。直肠黏膜光滑透明，可以很好地显示黏膜下静脉（图 12-5）。

婴幼儿直肠黏膜内通常存在多个小淋巴滤泡，若小淋巴滤泡过多，或被红斑包围，则提示

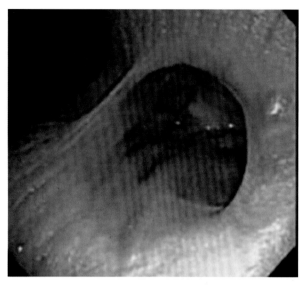

▲ 图 12-1 异常开放的肛门，与脊柱裂、创伤或性虐待有关

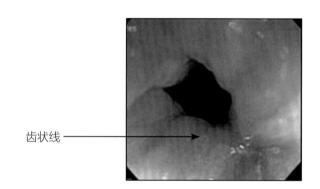

▲ 图 12-2 鳞状柱状上皮交界处或齿状线

齿状线 ——→

过敏性直肠炎可能。因为乙状结肠的系膜呈长 "V" 形，因此乙状结肠是结肠中最难预测的部位。结肠镜检查时的拉伸可以使乙状结肠长度增加一倍。因此，乙状结肠的绝对长度并不重要，除非它被极度的拉长。

既往手术史，粘连或肠系膜缩短可能限制乙状结肠的活动和移位。

婴幼儿的乙状结肠相对较小，这给内镜医师造成了一些困难：首先，它会由于拉伸受体的激活而降低疼痛阈值。其次，它限制了 α 襻操作的应用和标准儿童结肠镜的使用，使操作更有难度。

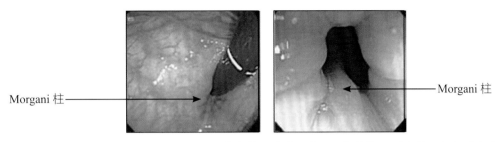

Morgani 柱　　　　　　　　　　　　　　　　　　　　　　　　　Morgani 柱

▲ 图 12-3　直肠远端纵向褶皱（**Morgani** 柱）和突出的肛乳头；在直肠部位的 **U** 形翻转可仔细观察直肠接近肛管的部分

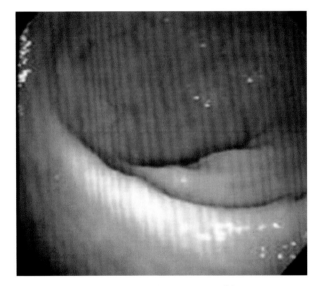

▲ 图 12-4　直肠 **Houston** 瓣

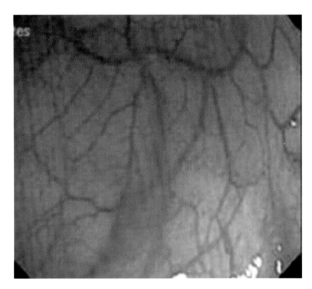

▲ 图 12-5　正常直肠静脉的典型表现

正常的乙状结肠由于圆形的肌层突出而呈管状。黏膜的透明度不如直肠黏膜。乙状结肠有多个环形褶皱（图 12-6）。

除了在乙状结肠降结肠交界处外，沿乙状结肠通常看不到结肠带。如果此区域出现结肠带表明乙状结肠有明显伸展。

在结肠镜检查中，乙状结肠总是在直肠和降结肠之间有一定程度的拉伸，伴有螺旋状和顺时针扭曲。骶骨内凹和骶骨前突使乙状结肠环起始部出现偏曲。此段行结肠镜检查时结肠镜很容易被触及，除非乙状结肠被极度拉伸。

乙状结肠和降结肠之间的过渡区位于骨盆边缘的后部，腹部触诊难以触及。当降结肠由于固

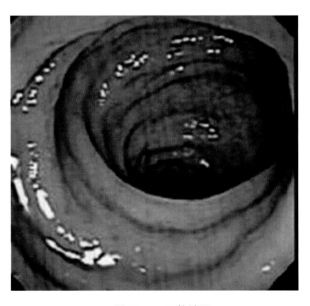

▲ 图 12-6　乙状结肠

正常乙状结肠的内镜下特征包括：①圆形肠腔；②环形皱褶；③细小的血管

定位置异常低而向下延伸至骨盆边缘以下，或当乙状结肠明显拉伸时，乙状结肠与降结肠之间的角度更为尖锐（图 12-7）。

正常情况下，降结肠比乙状结肠略宽，呈椭圆形（图 12-8）。它直接向上延伸到左季肋区，形成脾曲。降结肠黏膜呈浅灰色。血管主干沿皱襞而行，与管腔垂直。血管小分支则穿过皱襞，平行分布于管腔（图 12-9）。与乙状结肠的皱襞相比，降结肠的皱襞更具有延展性，且结肠带少见。脾曲的标志是内镜下见到透光显示的蓝色脾脏（图 12-10）。

如果结肠镜正确地通过了乙状结肠和降结

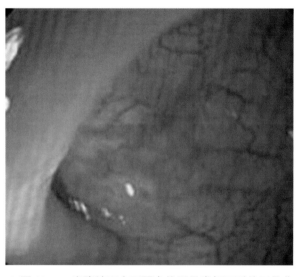

▲ 图 12-7　当降结肠由于固定位置异常低而延伸至骨盆边缘以下时，或当乙状结肠明显拉伸时，乙状结肠和降结肠之间的角度变得更锐

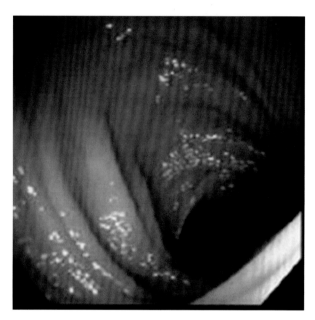

▲ 图 12-8　降结肠的形状接近椭圆形

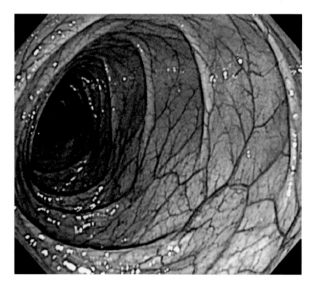

▲ 图 12-9　降结肠的血管分布，血管主干沿皱襞而行，平行于肠腔；小的血管分支分布在皱襞周围，并可穿过皱襞，沿着肠腔分布

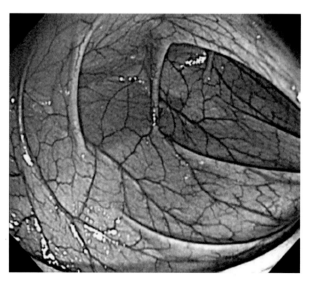

▲ 图 12-10　结肠脾曲，可见蓝色的脾脏

肠，那么脾曲的位置应当出现在腔内的右侧。当结肠镜的头端位于一个很大的乙状结肠环中，偶尔也能看到同样的色斑。因此，这个颜色标记的出现并不意味着已经到达脾曲。脾曲被第 10 和第 11 肋骨水平的膈结肠韧带牢牢地附着在膈肌上。这也解释了为什么检查至横结肠时，由于膈神经的过度紧张和刺激，患儿偶尔会出现呃逆和短暂的缺氧，在婴幼儿中尤为明显。

脾曲与横结肠交界处位于脾曲内侧壁的上侧面，横结肠具有一定的活动度，它由从抬高的脾曲处下垂，与脾曲形成了一个角度。当患儿处于左侧卧位时，交界处形成的锐角会更锐，有时甚至出现折叠（图 12-11）。

相对较薄的环形肌层和较厚的纵行肌层构成了横结肠的三角形结构（图 12-12）。横结肠的斜行方向指向肝曲，肝曲比邻近结肠的空间大，由于邻近肝脏呈蓝灰色（图 12-13）。在肝曲的两端，皱襞变成圆形。肝曲与升结肠的交界处位于相邻横结肠的上方。它指向肝右叶，向后呈锐角（图 12-14）。肝曲和升结肠交界的区域总是隐藏在屏幕右上方的黏膜皱襞之后。逆时针方向旋转镜身，向后拉，抬高头端，有助于拉伸折叠的肠腔。随后顺时针旋转，使头端向右偏，并降低肠腔内压，有助于探查升结肠。

升结肠位于右侧，属于腹膜后位器官，位置固定，长度较短（部分幼儿为 5cm）。升结肠于盲肠和右肾下极之间走行。升结肠的肠腔较宽，它延伸到盲肠，盲肠是一个"盲"袋，由顶部的回盲瓣和底部的阑尾孔（盲肠的标志）勾勒出轮廓。

- 回盲瓣。
- 阑尾孔。
- 三角形皱襞。

阑尾孔通常为椭圆形或圆形，是结肠带在

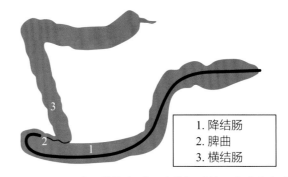

1. 降结肠
2. 脾曲
3. 横结肠

▲ 图 12-11 结肠镜检查时，脾曲与横结肠的夹角与患者体位的关系；横结肠在患者左侧卧位时下垂，与脾曲形成复杂迂回的路径

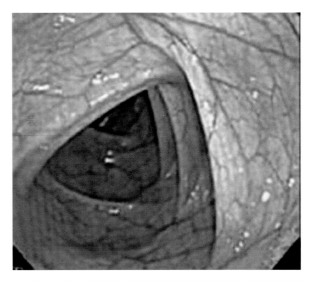

▲ 图 12-12 横结肠，三角形结构是横结肠的内镜下特征

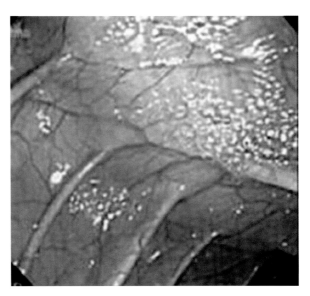

▲ 图 12-13 肝曲，黏膜颜色较浅，邻近肝脏部分呈淡蓝色

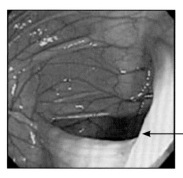

升结肠方向

▲ 图 12-14 肝曲，呈圆形；肝曲和升结肠之间的交界处总是隐藏在屏幕右上方的黏膜皱襞之后；逆时针方向转动内镜镜身，向后拉，抬高头端，有助于拉伸折叠的肠腔；随后顺时针旋转，使头端向右偏，并降低肠腔内压，有助于探查升结肠

盲肠顶端的汇合点。如果把阑尾孔想象成一把"弓"，那么它的"箭"指向回盲瓣（Ⅳ）："弓和箭的标志"（图 12-15）。回盲瓣通常"隐藏"在回盲肠皱襞的上游或盲肠斜面，可通过皱襞内侧的局部隆起或局部增宽而找到（图 12-16）。

## 九、旋镜技术——成功进行回肠结肠镜检查的关键

人们已研发出一套独特的结肠镜检查技术，

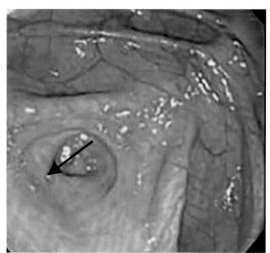

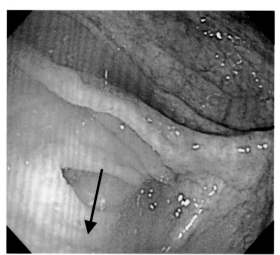

▲ 图 12-15 阑尾孔和"弓箭征"：弓上假想的箭指向回盲瓣

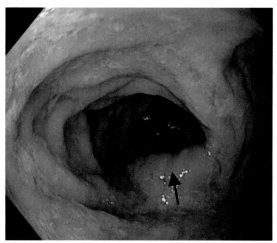

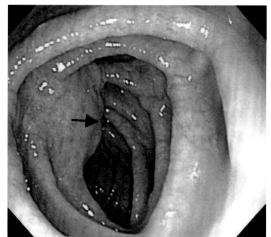

▲ 图 12-16 盲肠上部圆形皱褶的局部增宽或突起是隐藏的回盲瓣的标志

以克服大肠（特别是乙状结肠）游离活动度高、弹性大和角度多的困难。

它包括两种类型的手法：旋镜预防襻形成和解襻技术。

旋镜技术的主要原则是将横向角度控制替换为顺时针或逆时针旋动镜身，使弯曲部分上下偏转，围绕结肠的锐角部分螺旋转动，而不是应用线性力推动内镜前进（注意：这种技术适用的前提是镜身保持直线）。

解襻技术的关键在于顺时针或逆时针旋转和回拉镜身的组合，如下所述。

学习回肠结肠镜检查的一个重要技巧是把管腔想象为一个时钟面，将镜头想象成时钟的短针。内镜头端向上或向下转动就可以到达12点或6点的位置。然而，如果目标在左边（12—6点，指向9点方向）或右边（12—6点，指向3点方向），则通过简单的向上或向下调节镜头无法到达。此时，可以向左/逆时针方向或向右/顺时针方向转动镜身，同时内镜头端分别向上或向下偏转（图12-17）。这种方法是旋镜技术的核心，左手拇指和中指提供最佳的空间定位和对结肠镜的控制，右手拇指、食指和中指将结肠镜身进行360°旋转。

旋镜技术是结肠镜医师职业生涯早期最重要的技能，在直肠和乙状结肠检查中尤其重要。熟练掌握这种技能将显著减少乙状结肠襻的形成。

回肠结肠镜检查的黄金法则

1. 不知道肠腔在哪里时，不要前进。盲目进镜毫无作用，并且非常危险。

2. 进镜前应确定肠腔轴的方向。

3. 进镜前先思考：每一个拐弯处都要有意识的转方向。

4. 寻找肠腔时，视野必须清晰；小心充气，

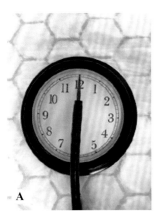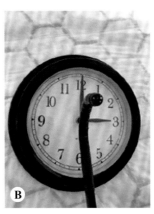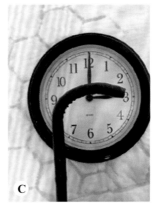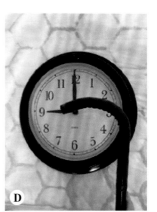

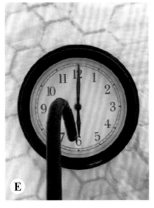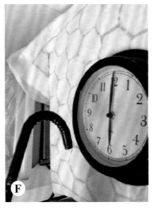

◀ 图 12-17 用钟面模拟肠腔
A. 直视状态；B. 向上偏转镜头；C. 向上偏转镜头，顺时针旋转；D. 向上偏转镜头，逆时针旋转；E. 向下偏转，检查6点方向；F. 向下偏转，检查6点方向侧视图

缓慢退镜，结合顺时针 / 逆时针旋转有助于识别离肠腔最近的暗新月形结构。

5. 进镜方向有疑问时，要检查内镜是否处于中间位置。

6. 尽可能少充气：过多的空气会使肠道过度拉长和弯曲，特别在乙状结肠。充气的原则是"在满足需要的前提下，尽可能少充气"。

7. 经常吸出多余的空气会使结肠变短，更容易看清方向。

8. 不经常吸肠腔内的液体，仅在需要清理视野时才吸。

9. 谨慎旋镜：过每一个转角、旋镜都要慢，如果头端移动方向错误，立即停止转动。

10. 经常回拉镜身，以缩短乙状结肠，预防肠襻形成。

11. 在急弯处旋镜前进，而不是向前推。

12. 进镜时避免在弯曲部分用力过猛，否则会形成过大的角度。

13. 避免盲目滑镜数秒以上。滑镜作为最后的进镜手段，只在内镜能够清晰看到黏膜血管并且很容易滑过表面时才用。

14. 必要时改变患儿体位。

15. 如果卡在同一部位超过 2～3min，就要采取一些措施——改变患儿体位、腹部加压或使用解痉药；不要一直进镜，不可存有侥幸心理！

## 十、回肠结肠镜检查技术

### （一）操作回肠结肠镜

回结肠镜检查技术主要有三种形式。

- 单人单手操作：左手持操作部，右手持结肠镜身。
- 单人双手操作：双手控制大螺旋，将镜身固定在大腿和检查床之间，确保结肠镜位于结肠内。

- 双人操作：检查医师控制操作部，指挥助手控制镜身。
- 一般认为，单人单手操作是最高效的结肠镜检查方法。这种方法的好处如下。
- 由于结肠镜身受肠襻和弯曲的影响，单人单手操作可以有更好的感知效果。
- 精准控制肠道阻力。
- 根据肠腔变化，快速调整镜身位置。

单人单手操作时，操作者用左手无名指和小指握住操作部，拇指和中指调节上 / 下旋钮，食指控制送气送水按钮和吸引按钮。

使用拇指和其他手指夹持镜身。与握拳式相比，指握式使得镜身的灵敏度更好：当镜身呈直线时可感觉到肠镜活动度好且操作顺滑，当镜身弯曲或成襻时则感觉到肠镜固定且活动自由度差。此外，指握式操作时镜身可进行 360° 旋转，而握拳式最大调节度为 180°。额外的旋转角度对过弯和减少成襻都非常有用。

结肠镜应该尽可能保持伸直，以优化从操作部到镜身的旋转力传输。

初学者最常见的错误之一是握镜离肛门太近。握在镜身距肛门 20～25cm 处，可以减少频繁换手，进镜更顺滑，旋镜操作更方便，并能更好地感受力的传导。

### （二）操作开始和患者的体位

患儿通常采用左侧胸膝位，但也有一些操作者倾向于采用右侧位，这样能够顺利通过乙状结肠。有时患儿也可用仰卧位，这样可能不需要改变体位。然而，频繁和适当的体位改变有利于顺利通过乙状结肠；如果操作者不能顺利到达脾曲，那么患儿身体可以从侧卧位翻成仰卧位，然后再翻转至另一侧。一般来说，患儿频繁翻身有利于回结肠镜检查，应予提倡。助手可以对患儿腹部施加压力来控制或防止乙状结肠和横结肠襻的形成。

结肠镜检查时，最好将尚未插入的部分放置在无障碍的平面上。这一点非常重要，因为进镜过程中遇到任何阻力都可以归因于儿童结肠襻的形成。因此，内镜学员可以更快地学会什么时候需要停止进镜，并在处理肠襻后继续进镜。

### （三）直肠进镜

检查前，应确保整个设备和抽吸系统功能正常，将检查床调节到让医师舒适的高度，润滑镜身的远端 20cm。

置入镜身前应进行直肠指检，有以下 3 个目的：①润滑肛管；②确保患儿已准备好，并且已充分镇静；③检查可能会在内镜置入过程中漏诊的低位息肉。

助手轻轻抬起右臀，显露肛门。检查医师在距离肛门 20～30cm 的位置持镜身，轻柔进镜，并将镜身的弯曲部分与肛管的轴线对齐，肛管的轴线朝向前腹壁。

肛管在最小程度注气下推动肠镜到达直肠远端，少量注气能避免直肠远端损伤。完成直肠初步探查后，立即将镜头稍向后拉，并向上调整角度以拍摄直肠远端的全景图。液体粪便可轻易吸出，以便到达直肠近端。结肠镜检查开始时，不要抽吸半成形的粪便，避免堵塞内镜孔道。

壶腹至乙状结肠交界处常出现 3 个半月形皱襞，或称 Houston 瓣，距齿状线 10～15cm。

这是第一次出现视野内肠腔消失，但不是最后一次。

### （四）内镜检查隐蔽的肠腔

完全显露的肠腔并不有利于预防乙状结肠襻的形成，对检查医师而言，显露的肠腔弊大于利。首先，肠腔不可能完全显露，因为结肠的许多部分，特别是乙状结肠，有一定的角度。其次，乙状结肠上段显露提示形成了一个大襻，应予以避免。最后，大范围寻找完全显露的肠腔会导致结肠过度膨胀，使其隆起和拉长。

相反，内镜医师不应浪费时间寻找完全显露的肠腔，而应致力于确定结肠上游的方向和接近它的方法。一般情况下，肠镜在乙状结肠会产生数个螺旋状的弯曲，这意味着相邻的两个乙状结肠弯曲方向相反；例如，如果可见的肠段从 5 点钟方向指向了 11 点钟方向，那么下面的肠段则以相反的方向走向 5 点钟方向。

管腔隐藏的原因可以解释为：结肠在旋转和向前推进时肠系膜和肠系膜对侧的边缘的缩短不均，以及镜头的位置过于靠近黏膜。在这种情况下，可尝试以下两种策略：①利用内镜下的线索，寻找隐藏的腔和结肠的轴；②缓慢拉动镜头，顺时针和逆时针轻轻转动。

第一条线索是寻找黏膜中最暗的部位。第二条线索是寻找皱襞汇聚的中心。第三条线索是寻找指向稍微凹陷或漏斗状区域的皱襞（图 12-18）。

值得注意的是，主要的黏膜下血管与圆形皱襞平行。然而，它们的小分支通常分布在皱襞之

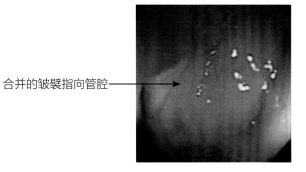

合并的皱襞指向管腔 ——

▲ 图 12-18　轻微凹陷的沟槽状区域和合并的皱襞是隐蔽肠管的标志

间，可作为管腔的轴的提示（图 12-19）。

最后，扭曲的乙状结肠的月牙形或凹陷的腔通常位于 3 个区域：10—12 点区域，1—3 点区域，或 4—6 点区域（图 12-20）。

当头端靠近乙状结肠降结肠交界处时，可见一个明显的纵向皱襞或凸出的皱襞中心，指示结肠轴的方向和下一段的位置（图 12-21）。

### （五）观察乙状结肠和乙状结肠降结肠交界处

儿童的乙状结肠没有成人长。较短的乙状结肠系膜在婴幼儿中可阻止乙状结肠明显的伸展。然而，深度镇静患儿在进行肠镜检查时，缺乏经验的内镜医师会在此处产生一个巨大的肠襻，腹壁触诊无法触及该肠襻，因为它占据了两边的侧壁，并隐藏在肝脏和左膈下。这可能会使人误以为操作正确。这种危险情况的临床表现是氧饱和度突然变化、呃逆、浅快呼吸、易激惹，随后出现呼吸窘迫的表象。此时必须立即解襻，中断检查，直至患儿情况好转。

观察乙状结肠时，不可避免会出现小襻。但是，应该阻止大襻的形成。

下面是对旋镜技术的描述，该技术在顺利通过乙状结肠和降结肠交界处的锐角弯曲时特别

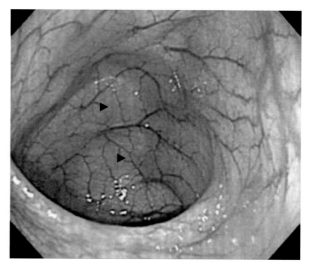

▲ 图 12-19　主要的黏膜下静脉及其分支；主血管与圆形褶皱平行，小分支指向腔内，当内镜的头端离黏膜至少 1～2cm 时，可能会有提示的线索

有用。

1. 将头端朝向狭窄的肠腔，缓慢进镜。如果肠腔位于 11 点钟方向，逆时针旋转镜身，并使镜头向上翘起。

2. 当接近肠腔边缘时，顺时针旋转镜身，并将其拉回。

3. 如果肠腔位于 4—6 点钟方向，顺时针旋转镜身并回拉。这将打开肠腔，推动内镜向前滑到结肠近端。

4. 当下一段肠腔显露时，将镜身向前推进数厘米，顺时针旋转并回拉，把拉伸的结肠缩短。

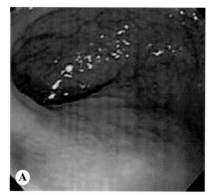
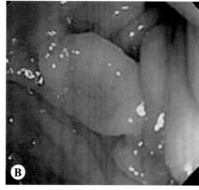
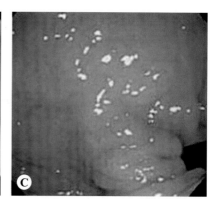

▲ 图 12-20　管腔的常见位置
A. 管腔位于 9 点方向；B. 管腔在 1—2 点钟方向；C. 管腔位于 5 点钟方向

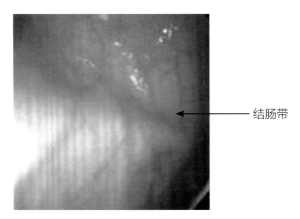

▲ 图 12-21 突出的结肠带；接近乙状结肠降结肠交界处时，结肠带的出现提示肠腔的方向，同时也提示形成了一个大的乙状结肠襻

5. 重复此动作数次，直至到达乙状结肠降结肠交界处。

6. 进镜到降结肠前，必要时可嘱助手经腹壁加压。

这项技术同样适用于乙状结肠直肠交界处和脾曲与横结肠交界处的检查。

通常镜身逆时针旋转 90°～120° 可通过最开始的乙状结肠皱襞。图 12-22 展示了不同形式的乙状结肠襻。

当肠腔可视但进镜阻力增大时，需警惕肠襻的形成。肠襻形成的另一个表现是失去了"一一对应的关系"；换句话说，当肠镜向前推送，但肠内镜头并没有相应的前进。最后，"矛盾"运动是否出现。该运动是指检查医师进镜时，头端反而开始向肠道的远端移动。这通常意味着一个大的肠襻出现。

所谓的 N 襻可以通过在腹外加压克服，需助手在襻的顶端向足端用力。不过，这通常会形成所谓的 α 襻，当肠镜向脾曲方向进镜时，α 襻的存在通常是可以接受的。

如果肠镜进镜顺利，没有遇到急弯，则考虑出现了 α 襻（图 12-22A）。此时能够保持"一一

对应的关系"，继续进镜到近端降结肠甚至脾曲（年龄较大的儿童 50～70cm）。通过大幅度顺时针旋转（至少 90°），缓慢退镜，使肠腔保持在视野的中心，可解 α 襻。记住，解襻可能需要 360° 甚至更大幅度的旋转（通常解襻失败是由于旋转幅度不够）。

有时，解襻需要改变患儿体位并采用腹外加压的方法来辅助。解襻失败意味着反向襻的形成。此时，只能通过逆时针旋转来解襻。

如果使用可变硬度的内镜，在开始进镜 15～20cm 后增加硬度可能会有帮助。解襻前，需降低内镜的硬度，解襻后，可再次增加。左髂窝部的腹外加压可能有助于通过该部位。如果患儿仰卧位，可减少乙状结肠与降结肠交界处的锐角弯曲。

为了防止成功解襻后襻再次出现，进镜时，应采用相同的旋镜方向：分别在 N 襻/α 襻采用顺时针方向，反 α 襻采用逆时针方向。

## （六）降结肠

与乙状结肠相比，降结肠的肠腔呈卵圆形，尽管这种差别很小。降结肠的皱襞较少，颜色较浅，血管走行更突出。一旦镜身到达降结肠，则应迅速向脾曲推进。由于成襻的概率减少了，并且降结肠是腹膜后位器官，位置固定，降结肠内镜身与肠腔平行，因此这是结肠镜检查中最容易操作的部分之一。然而，体外镜身部分经常是扭曲的。为解开肠镜体外的成襻部分，需逆时针旋转镜身。检查时需注意降结肠管腔，避免镜头擦伤黏膜。此手法有助于探查脾曲。

## （七）脾曲和横结肠

如果在检查时未形成襻或乙状结肠成襻较小，年龄稍大的儿童进镜 40cm 可达脾曲，4 岁

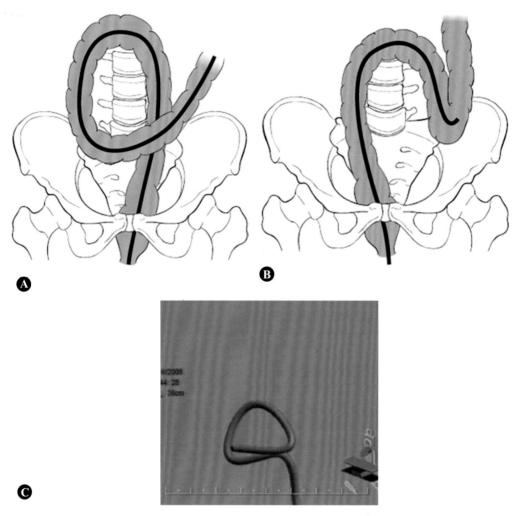

▲ 图 12-22　**A. α 襻示意；B. N 襻示意；C. Scope Guide® 下反 α 襻图像**

以下儿童甚至进镜 20～25cm 就可到达脾曲。进行脾曲部位的检查时，应当注意。

1. 顺时针旋镜并回拉，直到感到阻力或镜头滑脱。

2. 放松镜头，以避免在脾曲内成角过大，减少进镜的阻力。

3. 结肠内吸气。

4. 考虑用手腹部加压，避免乙状结肠襻形成。

5. 顺时针旋转镜身，调整镜头位置，保持肠腔在视野内。

6. 增加可变硬度结肠镜的硬度，防止乙状结

肠襻再次形成，并缓慢向前推进。

患儿取右侧（优选）或仰卧位有利于通过脾曲。

若几次尝试失败，需考虑脾曲扭转，此时应采用新的方法：将镜身后拉，逆时针旋转，向 11 点钟方向进镜。在 7—1 点钟方向出现的一条狭缝即为横结肠肠腔，继续逆时针旋转地增加额外角度将使肠腔变宽同时增加肠镜硬度，并顺时针旋转 1/4 圈，将镜头缓慢下调。再次逆时针转动镜身，向上抬起镜头，即用这种"断音奏法"，轻柔地将肠镜推入横结肠。

横结肠的肠腔多呈三角形，但对年龄小的儿

童而言并不是一个可靠的标志。

探查横结肠时，不需要大力推进结肠镜。在阻力增加难以进镜的情况下，将肠镜向后拉几厘米，同时保持肠腔显露，然后抬高镜头并向前推送，同时顺时针旋转镜身。重复这个动作两三次，如仍无明显进展，可将患儿转至右侧卧位，将结肠镜向后拉直，腹外加压使乙状结肠固定后，向前推镜。当阻力减小，镜头向前移动，表明成功进入横结肠，其标志是独特的三角形肠腔。此时，可通过退镜同时逆时针旋转，或轻柔地向前进镜到达肝曲。

所谓"γ"襻的形成（图 12-23）在儿童结肠镜检查中并不常见。在进镜阻力增大，或出现矛盾运动（进镜时近端横结肠反而远离镜头）时，可能意味着 γ 襻的出现。γ 襻的解襻并不容易。首先，将患儿旋转至仰卧位，然后将镜身向后拉，逆时针旋转。如果回拉时，镜头位置稳定，则继续回拉，直到镜身被拉直。

## （八）肝曲、升结肠和盲肠

如果在乙状结肠和横结肠处尽可能避免或减少肠襻形成，那么年龄稍大的儿童进镜 60cm 后可达肝曲，4 岁以下的儿童甚至进镜 40cm 后可

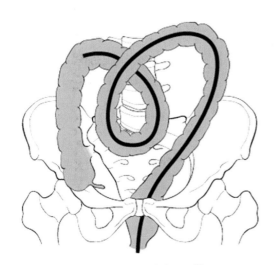

▲ 图 12-23　横结肠 γ 襻

达肝曲。在肝曲处，透过肠壁可见的深色（通常为深蓝色）色斑（图 12-13）。肝曲由几个锐角的皱襞组成，从肝曲进入升结肠类似于赛车的"弯道"运动。左侧卧位最适于显露升结肠的开口，通常位于 11 点钟方向。结肠镜通过肝曲包括以下步骤。

### 1. 定位

横结肠和肝曲之间的过渡段常表现为盲袋，这常常给缺乏经验的检查医师造成困惑。盲袋的右侧凸出，伴有几个圆形的褶皱，会给人一种"正确"方向的错觉。由于肠旋转和螺旋状结构的存在，盲袋的左侧较短，应注意这个区域的上部。

### 2. 退镜

将镜身慢慢回拉，镜头指向 11 点钟方向。继续旋拉退镜，保持镜头的位置，直到凹槽状肠腔出现。

### 3. 减压

减轻肠道内压，肠腔缩小。

### 4. 转换方向，再次进镜

当肝曲管腔打开一半后，顺时针旋转镜身，并将镜头指向 4—5 点方向（如果检查医师的手较小，必要时可使用 R/L 螺旋）（图 12-14）。可能需要额外的吸引和增加腹部压力来帮助镜身通过。如果镜身被弹回，也不要气馁。

### 5. 最终进镜

将镜身保持在肠腔中心，逆时针旋转并抬起镜头，进镜。

需要注意的是，升结肠在儿童中的长度变化较大，一些年龄小的患儿中可能只有 5cm。

有时，在到达肝曲之前，会形成一个大 γ 襻，操作者会感到进镜的距离过长。此时，将镜头对准肝曲，镜头与肝曲形成一个角度，拉镜同时大幅度逆时针旋镜，然后顺时针旋回，直到解襻完成。吸气常常是有帮助的。通常情况下，镜头本

身决定了旋转方向：正确的旋转方向会使人感到阻力减小，进镜更加容易。因为镜头会迅速进入升结肠，所以常在视野中看到阑尾孔和盲肠。如果操作者轻柔和灵敏地操作镜身，就能做到这一点，就像大提琴手用弓一样。某些情况下，患儿取右侧卧位有助于观察。近距离观察阑尾口以确认结肠镜检查完成。

到达盲肠的征象（特异性不高）：①透光，右侧髂窝有光，这可能对一些肥胖青少年有用；②指压在右侧髂窝上可见结肠壁压痕。对于是否到达盲肠，都应通过找到阑尾口或进入末端回肠来判断。如果不确定结肠镜是否在盲肠，那么很可能你是对的，肠镜可能在肝曲甚至脾曲。

如果结肠镜检查方法正确，大一点的儿童和青少年进镜 70～80cm 后可到达盲肠，2—5 岁的儿童进镜 40～50cm 可到达盲肠，这与他们体型的大小相关。

## （九）检查末端回肠

进入回肠末端有两个必要条件：所有肠襻得到复位和拉直，并找到回盲瓣。如上所述，年长儿童和青少年进镜 70～80cm 后可到达盲肠，2—

5 岁的儿童进镜 40～50cm 可到达盲肠，这确保了末端回肠检查时镜身有良好的控制度。

一般来说，回盲瓣位于 5—9 点钟方向（图 12-24），可在距离盲肠末端 1～4cm 的最后一处且最突出的袋状皱襞处寻找突起或扁平的部分。然而，关键是需要找到回盲瓣的精确位置。进入回肠末端有三种方法。

1. 寻找"弓箭"标志

找到具有典型"弓"形的阑尾口；把"弓"上装好"箭"，箭头方向即为阑尾指向腹部中心的方向，同时也是回肠的方向（图 12-16）；按箭头所指的方向进镜，慢慢向后拉，可观察到镜头滑过回盲瓣，进入末端回肠。

2. 直进法

将镜头从盲肠末端向后拉 5～7cm，观察第一个突出的环形皱襞，寻找其中不完全凹陷或增厚或隆起的部分（图 12-17）。此时吸气往往会使回盲瓣显露更加明显。顺时针或逆时针转动镜身，将回盲瓣调整至屏幕底部 6 点方向（向下的角度是进入末端回肠最容易操作的角度）。将镜头向内朝凸出的部分移动，并使其朝开口方向倾斜，然后慢慢回拉进入回盲瓣内。继续调整镜头的角度，

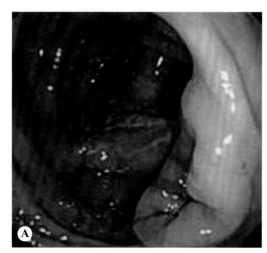 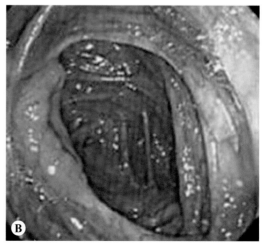

▲ 图 12-24 回盲瓣；它通常位于盲肠的 5 点（A）和 9 点（B）之间

肠腔内充气，调整方向找到肠腔。静脉注射胰高血糖素（20kg 体重以下 0.5mg，20kg 以上 1mg）或丁溴东莨菪碱（解痉药），可放松袋状皱襞或痉挛的回盲瓣。如果找不到回盲瓣，未能进入末端回肠，可将患儿改为仰卧位或右侧卧位，并通过旋转镜身将回盲瓣移动到 9 点或 12 点钟方向。

3. 活检钳引导技术（适用于有经验的内镜医师使用）

将镜头置于一个尽可能靠近确定的或疑似回盲瓣的位置；将活检钳向前推出镜头数毫米；轻压回盲瓣的上瓣，使其打开；在末端回肠可见管腔的允许范围内，将活检钳向前推进，降低盲肠内压，在活检钳引导下将镜身送入回肠。腹外加压和改变位置有助于活检钳与回肠轴一致。

在 3 次或 4 次尝试都失败后，应该找一个更有经验的同事帮忙。

成功进入末端回肠后，可见黏膜颜色和质地的改变；盲肠呈粉灰色，光滑，血管突出，末端回肠黏膜淡粉色或淡黄色，呈丝绒状，有多个小（<3mm）淋巴滤泡（图 12-25）。

根据我们在大约 2 万例儿童回结肠镜检查的经验，在没有狭窄和明显回盲瓣炎症的情况下，肠镜操作可 100% 到达回肠。

## （十）退镜

结肠镜退镜的过程是详细观察结肠黏膜的最佳时机，退镜过程中拉伸肠道，使环状皱襞更平坦，更容易探查。有助于小病变的发现，如不带蒂的息肉。

## 十一、并发症

如果没有确凿的证据证明儿童结肠镜检查是安全的，儿童就无法常规开展结肠镜检查，然而

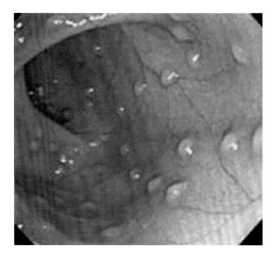

▲ 图 12-25 末端回肠；丝绒状、淡黄色、淋巴滤泡是儿童末端回肠黏膜的主要内镜下特征

这并不意味结肠镜检查没有并发症（表 12-5）。作为知情同意的一部分，应充分告知并向父母或法定监护人解释可能出现的并发症。

儿童结肠镜检查相关的并发症可根据以下两点进行分类：①是否需要住院治疗；②是否存在肠和（或）邻近器官的结构损伤。

轻微并发症的发生率很难估计。首先，不可能将所有的轻微并发症都统计在内。其次，某些并发症并没有明显的临床表现，如：成人结肠镜检查不久后，在不相关的手术中意外发现浆膜撕裂和小的肠系膜血肿。

报道显示，儿童结肠镜检查（包括诊断和治疗）相关的并发症发生率低于 0.8%，这与成人大规模多中心研究的数据相似。诊断性结肠镜检查中最常见的不良事件属于轻微并发症。穿孔是诊断性结肠镜检查的罕见并发症。它的发生有四个原因：①用力进镜或退镜而产生的过度压力；②结肠镜嵌入肠壁；③肠腔内气压过高；④不适当的息肉切除、止血或良性狭窄气囊扩张。

以上描述了与诊断结肠镜检查相关的三种类型的穿孔。镜身引起的穿孔是大的襻引起的。通常这样的穿孔位于肠系膜的对侧面，并且比想象

表 12-5　儿童结肠镜相关并发症

| | 轻微并发症：无需住院 | 严重并发症：需要住院 |
| --- | --- | --- |
| 肠道或邻近器官的结构性损伤 | 小的非梗阻性黏膜或黏膜下血肿，小的黏膜撕裂伤，瘀点 | 穿孔、需要输血和内镜或手术止血的出血、息肉切除后综合征 |
| 无结构性损伤 | 短暂腹痛、腹胀，排气后腹胀缓解，肠道准备引起的轻度脱水，一过性缺氧 | 循环和呼吸窘迫，长时间缺氧需要复苏和（或）气管插管 |

中的大。肠镜头端导致的穿孔较小，通常由于"滑镜"技术使用不当，或在迷失方向的情况下镜头嵌入黏膜引起。肠腔内压过大引起的穿孔主要与左半结肠狭窄相关。试图通过狭窄区域会造成结肠的间歇性梗阻，空气在上游结肠积聚，压力增大，盲肠压力可能达到 81mmHg 的临界水平。这也解释了为什么大多数与气压有关的穿孔发生在盲肠甚至回肠，即使检查过程非常顺利。尚未有儿童气压相关穿孔的报道。

大多数较大的创伤性穿孔发生后会立即出现相应的临床表现，主要包括突然出现的难以缓解的腹胀、进镜阻力降低、瘪塌的肠腔无法充气、见到腹膜腔内的器官及严重且逐渐加重的腹痛。当有以上表现时须立即停止检查，并行腹部平片检查。闭合性穿孔的症状往往没有那么明显。

大约 10% 的结肠穿孔患儿一开始并没有症状。此外，10%～15% 的患儿可能会出现轻到中度的腹痛或不适。腹膜腔内无游离空气不能排除穿孔的可能。为早期识别术后并发症，需保持高度怀疑的态度，并且术后进行仔细的观察。

持续腹痛和（或）低热常提示穿孔，除非有其他证据排除穿孔。穿孔的早期识别对于预防或降低结肠穿孔相关的疾病和死亡至关重要。

结肠穿孔可采用非手术或手术治疗。肠道准备良好、腹腔严重感染的风险较低的患儿，以及无腹膜炎、病情稳定的患儿，可通过肠道休息、应用广谱抗生素和肠外营养来治疗。如果患儿病

情恶化、有腹膜刺激症状或怀疑有肠内容物大量溢出进入腹腔者，需手术探查。成人大规模的临床研究显示，息肉切除术后结肠穿孔的发生率通常会高 2～3 倍。穿孔的原因在于术中热凝固过程中不恰当的功率和模式设定（更经常使用"混合"模式），或是在切除超过 2cm 的无蒂息肉时，没有运用化整为零的技术，或是切除的息肉头部不小心碰到了邻近黏膜。这些穿孔通常很小、不易察觉，通常在内镜操作几小时后发生迟发性腹痛。疼痛的严重程度通常随时间增加而增加。发热是深层组织坏死的另一个常见表现。这些并发症（息肉切除综合征）的治疗类似于无并发症的憩室炎——积极使用广谱抗生素、肠道休息和充分的补液。

诊断性结肠镜检查后出血非常罕见，可以通过术前对病人进行适当的筛查来预防。应重点关注有无出血倾向家族史、频繁鼻出血、刷牙后牙龈出血、易在无明显外伤时出现瘀斑等病史。术前应询问近期有无阿司匹林和（或）非甾体抗炎药的服用史，这样就可以有效预防血小板功能障碍继发的出血。

出血性疾病并非儿童结肠镜检查的禁忌证。即使是中度到重度的血友病患儿，经过儿科血液病医师专业的处理后，也可以成功进行结肠镜活检或息肉切除术。

根据 ASGE 的意见，结肠镜检查和结肠镜息肉切除术产生菌血症的风险较低。最近发表的文

章中，在无不良事件的结肠镜检查后，出现短暂菌血症的患儿少于 4%。患儿通常无症状，不需要任何治疗。如果患儿发热，需进行腹部正侧位片和血培养，并予广谱抗生素经验性治疗。在复苏室仔细观察（直到孩子完全清醒并准备离开），第二天应常规进行术后的电话随访。

# 十二、常见病理学改变：直肠出血

## （一）炎性肠病

疑似或确诊炎性肠病的患儿，结肠镜检查的作用是评估炎症程度、获取组织样本、明确诊断、评估疗效和黏膜愈合效果、筛查恶性肿瘤。

未经治疗的溃疡性结肠炎患儿，内镜下常表现为连续的黏膜炎症，伴弥漫性红斑、水肿，黏膜脆性增加，血管形态消失，灰白色渗出物，糜烂或浅溃疡（图 12-26）。

直肠受累非常普遍。炎症可局限于直肠和左半结肠，也可延伸至整个结肠。阑尾孔周围的局灶性炎症即所谓的盲肠斑，可能与左半结肠炎共存（图 12-27）。"倒灌性回肠炎"的征象为邻近回盲瓣 5~10cm 的回肠弥漫性轻至中度红斑、水肿和瘀点。

严重溃疡性结肠炎的内镜特点是结肠显著水肿、继发性狭窄，以及直肠和结肠黏膜脆性增加（图 12-28），因此对溃疡性结肠炎，可仅进行直肠镜检查和少量活检。

即使溃疡性结肠炎病情很严重，深层溃疡并不是溃疡性结肠炎的典型表现。溃疡性结肠炎的迁延不愈和反复发作会导致炎症分布不均、假息肉形成和血管纹理模糊（图 12-29）。

克罗恩病患者的结肠炎是节段性的，呈"跳跃式病变"，而不是弥漫或均匀分布。炎症程度可以由轻到重，可能累及整个结肠或只累及一部分。50% 的克罗恩病患者直肠不受累。至少一半的儿童克罗恩病回盲部受累。

克罗恩病患儿常出现肠腔变细、狭窄、黏膜桥，以及深凹、纵行的阿弗他溃疡（图 12-30 至图 12-32）。

## （二）过敏性直肠结肠炎

过敏性直肠结肠炎是因为摄入外源性蛋白质引起机体免疫反应继而发生的直肠结肠炎症。过敏性直肠结肠炎的发病率逐渐增加，甚至纯母乳喂养的婴儿都可能患病，但其患病率和自然病程尚不清楚。最易引起过敏的蛋白质是乳球蛋白。临床表现在出生后几周或几个月内出现。常见症

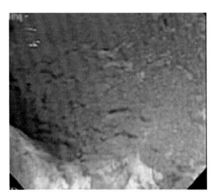
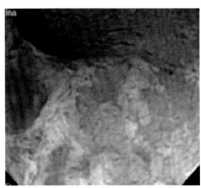
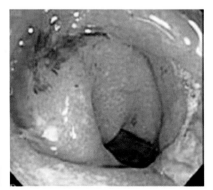

▲ 图 12-26 溃疡性结肠炎；溃疡性结肠炎的典型表现为弥漫性炎症：红斑、渗出、血管纹理消失

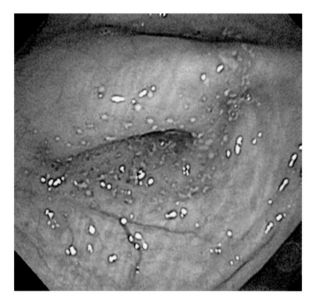

▲ 图 12-27 "盲肠斑"征：左半结肠溃疡性结肠炎患儿阑尾孔的局灶性炎症，伴有小白点即微脓肿

状为直肠出血，多伴有腹泻和黏液便。内镜下表现为斑片状水肿和红斑，结节性淋巴样增生，偶见糜烂或浅表小溃疡。尽管直肠和降结肠也可受累，但乙状结肠是最常见累及的（图 12-33）。

过敏性直肠结肠炎需要和乙状结肠或降结肠在肠道准备过程中形成的孤立性瘀点和小溃疡鉴别（图 12-34）。

## （三）假性息肉、幼年性息肉和息肉病综合征

结肠里小的淋巴样聚集在婴幼儿很常见。它们表现为直径＜3mm 的淡粉色息肉样或脐样改变（图 12-35）。最常见的部位是直肠和乙状结肠。

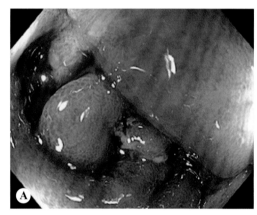
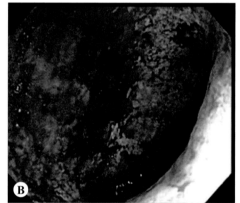

▲ 图 12-28 严重的溃疡性结肠炎
A. 严重水肿导致肠腔狭窄；B. 黏膜脆性极度增加

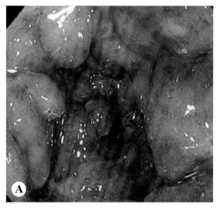
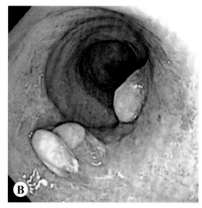
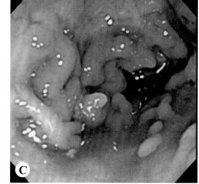

▲ 图 12-29 多发假性息肉
A 和 B. 急性期；C. 内镜下缓解

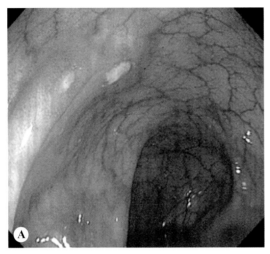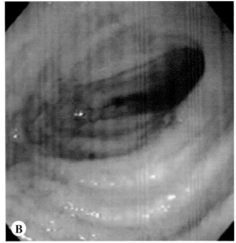

▲ 图 12-30　阿弗他溃疡，面积小，4～5mm 的浅表病变，边缘有红斑

A. 结肠阿弗他溃疡；B. 末端回肠阿弗他溃疡

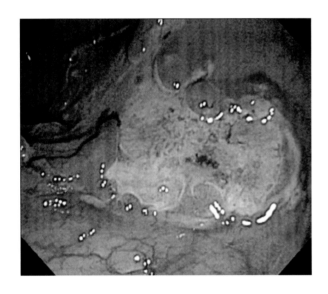

◀ 图 12-31　克罗恩病深大纵行溃疡

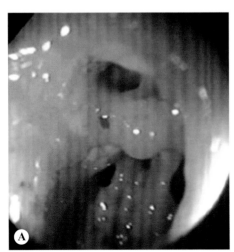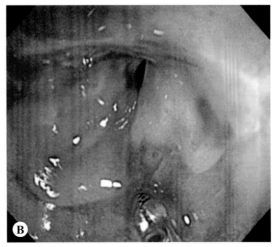

▲ 图 12-32　A. 黏膜桥；B. 结肠狭窄

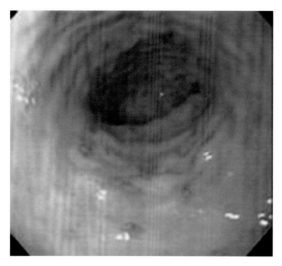

▲ 图 12-33　过敏性结肠炎，多个淋巴滤泡伴周围红晕：乙状结肠红晕征和水肿

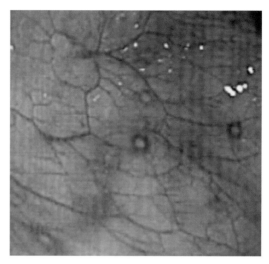

▲ 图 12-34　肠道准备有时也可引起小的阿弗他溃疡

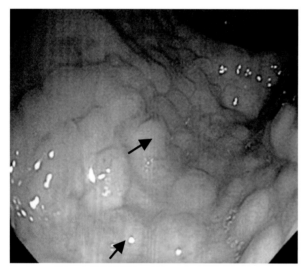

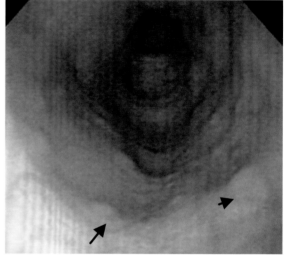

▲ 图 12-35　乙状结肠内见大量淋巴滤泡

　　末端回肠的淋巴样增生指多个直径 >3mm 的淋巴滤泡（图 12-36），常见于腹痛和反复直肠出血的婴儿，原因可能与食物过敏相关，也可能有其他原因。

　　肠道淋巴组织增生有时是造成复发性回肠结肠套叠的原因（图 12-37）。

　　幼年性息肉是儿童最常见的息肉类型。具有独特的囊性结构、充满黏液的腺体，以及固有层中密集的炎性细胞浸润。幼年性息肉多发于 6 岁以下儿童。典型临床表现是反复无痛性直肠出血。其他表现包括直肠肿块脱垂，偶尔可见黏液便。

　　典型的幼年息肉是 1cm 长的带蒂结构。直径 <1cm 的息肉通常无蒂，呈树莓状或光滑的圆球（图 12-38）。

　　虽然息肉经常会自行脱落，但有些息肉会变长，达到 3～4cm 大小。较大的幼年性息肉通常位于乙状结肠（图 12-39）。少数情况下，息肉可能出现在降结肠或横结肠（图 12-40），可引

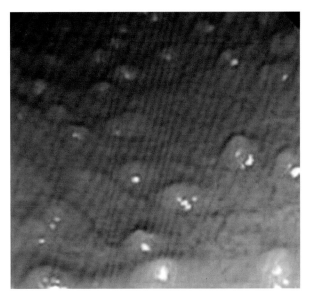

▲ 图 12-36　末端回肠多个增大的淋巴滤泡（直径＞3mm）是肠道淋巴样增生的标志，是肠道免疫系统对各种食物或细菌/病毒抗原的非特异性反应

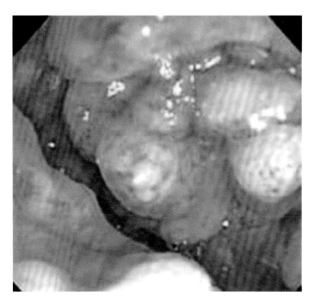

▲ 图 12-37　6 岁男童，反复回结肠肠套叠；术中回肠镜检查发现末端回肠淋巴滤泡高度增生（直径超过 4mm）及多处瘀斑；口服泼尼松 4 周，淋巴滤泡增生消失，腹痛好转

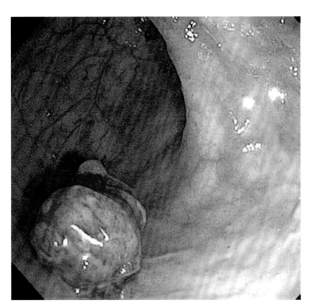

▲ 图 12-38　无蒂的幼年性息肉

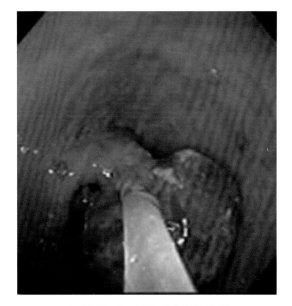

▲ 图 12-39　有蒂的幼年性息肉

起肠套叠，而导致间歇性腹痛。当出现鸡皮征（图 12-41）即黏膜表面淡黄色斑点时，应警惕附近较大幼年性息肉存在。"鸡皮"黏膜的特点是因为在固有层中积聚了富含脂质的巨噬细胞。

至少 1/3 的患儿可在两侧结肠同时存在幼年性息肉。因此，对于反复无痛性直肠出血的患儿，通常选择结肠镜检查和息肉切除术。

## 十三、少见病理学改变

### （一）息肉病综合征

儿童结肠镜检查可以发现不同类型的遗传性

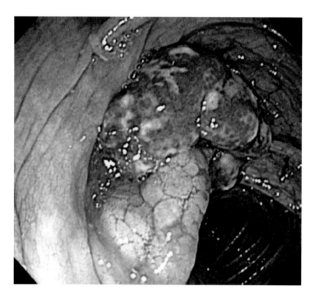

▲ 图 12-40　降结肠大的幼年性息肉

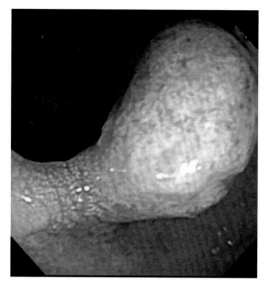

▲ 图 12-41　"鸡皮"征，是大的幼年性息肉周围黏膜，由载脂巨噬细胞诱导的一种特殊模式

息肉病综合征。幼年性息肉病的诊断标准为结肠中存在 5 个或 5 个以上幼年性息肉（图 12-42）。幼年性息肉病会增加结肠癌的风险，需要进行定期结肠镜监测。

### （二）波伊茨 – 耶格综合征

波伊茨 – 耶格综合征（Peutz-Jeghers syndrome，PJS）是一种特殊的错构瘤性息肉病，其特点是独特的黏膜皮肤色素沉着。它是由生殖细胞 STK11（LKB1）基因突变所引起的，发病率为 1∶50 000～200 000。与其他类型的幼年性息肉病综合征的息肉不同，PJS 患者的息肉呈树枝状平滑肌增生。

PJS 的诊断需符合下列临床标准之一：近亲有 PJS 家族史且发现任意数量的错构瘤性息肉；近亲诊断 PJS 且有特征性的皮肤黏膜色素沉着；有特征性皮肤黏膜色素沉着合并任意数量的息肉。

息肉常见于小肠。至少有一半的患儿在结肠和胃部也有息肉。PJS 患儿的息肉从几毫米到超过 5cm。它们被树枝状平滑肌束牢牢地固定在肠壁上，自发性脱落少见，但容易发生小肠套叠。

PJS 肠镜监测有两个目标：检测和切除较大息肉、预防肠套叠和发现早期癌症。

有症状的儿童可同时进行胃十二指肠镜、结肠镜和胶囊内镜检查，无症状儿童，可在 8 岁时进行内镜检查。所有明显可见的息肉（1cm 或更大）都应切除。这些孩子还应每 3 年复查一次内镜，如有症状，可提前复查。双气囊小肠镜是治疗有症状的小肠错构瘤的首选方法。

### （三）家族性腺瘤性息肉病

家族性腺瘤性息肉病（familial adenomatous polyposis，FAP）是一组遗传性息肉病综合征，包括常染色体显性遗传的家族性腺瘤性息肉病和轻表型家族性腺瘤性息肉病（AFAP），以及常染色体隐性遗传的 MYH 基因相关息肉病（MAP）。生殖细胞突变的腺瘤性大肠息肉病基因（APC）存在于 60%～80% 的典型 FAP 和 10%～30% 的 AFAP 患者中。碱基切除修复基因突变（MYH）可能分别占 FAP、AFAP 和 MAP 患者的 10%、20% 和 25%。

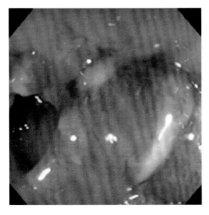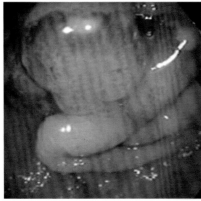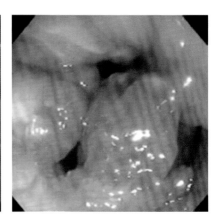

▲ 图 12-42 幼年性息肉病；直肠和结肠有多发幼年性息肉

基因突变相关的经典 FAP 患者除非行结肠切除术，否则将不可避免地在 39 岁前罹患结直肠癌。

特异性突变与临床表型之间有一定的相关性。APC 基因 1250 和 1464 之间的密码子突变会导致严重的息肉病，通常息肉数 >5000 个，而 1309 位密码子的重复突变则表现为早发型息肉，并会长出成千上万个息肉。

与 AFAP 相关的突变有以下特点：迟发型的息肉和癌症，息肉数量相对较少（少于 100；平均 30），易累及近端结肠和合并肠外表现。

FAP 患儿大多没有息肉病相关的胃肠道表现。例外的情况是一些没有 FAP 家族史的患儿，他们往往更早出现便血。在这种情况下，应及时行结肠镜检查。一旦诊断为 FAP，应行上消化道内镜检查，以尽早发现十二指肠腺瘤性息肉。

儿童 FAP 的主要内镜下特征通常是数十或数百个小的息肉（图 12-43）。

多次活检及对最大的息肉切除是诊断腺瘤性息肉和低级别或高级别不典型增生至关重要。

有 FAP 家族史的无症状儿童的基因检测和乙状结肠镜检查通常在 11—15 岁进行。一旦确诊为 FAP，应择期行预防性结肠切除术。根据美国结肠直肠外科学会的建议，对于病情轻、癌症风

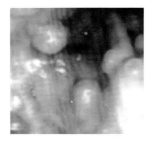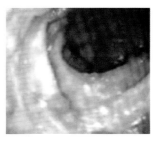

▲ 图 12-43 5 岁 FAP 男童，多发性结肠息肉

险低的患儿，可以在 15—18 岁进行预防性结肠切除术。当发现严重疾病或患儿有症状时，应在诊断后尽早进行手术。

（四）结肠癌

散发性结肠腺癌在儿童中极为罕见。症状包括进行性体重减轻、排便习惯改变、疲劳、贫血和间隙性直肠出血。尽管有上述警报症状，但结肠癌确诊通常会因为对发生率的低估而延迟数月。肿瘤在全结肠分布的概率相似。结肠镜检查时，腺癌表现为脱色的肿块（图 12-44）。由于肠腔几乎完全阻塞，周围组织严重水肿，很难探查到完整病变。活检时通常会发现肿瘤边缘较硬，质脆。大多数肿瘤是黏液腺癌。

（五）溃疡性结肠炎中的结肠腺癌

溃疡性结肠炎患者是否发生恶性肿瘤，取决

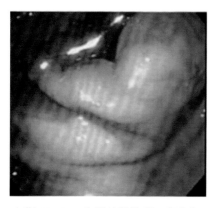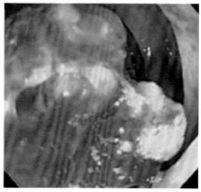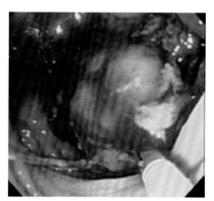

▲ 图 12-44　右半结肠腺癌，患儿为 11 岁男孩，表现为体重明显减轻、贫血、腹水；结肠镜检查发现升结肠远端严重水肿；进一步探查发现升结肠有一个溃疡型的巨大肿瘤；活检证实为黏液腺癌

于原发疾病的严重程度、黏膜受累程度及结肠炎的持续时间。

全结肠炎患者的癌症风险在患病前 10 年为 3%，此后每年增加 1%～2%。全结肠炎患者在发病 10 年后每 2 年应进行 1 次结肠镜检查。建议每隔数厘米进行 1 次活检。任何平坦或隆起的病灶都应格外注意。色素内镜有助于成人患者发现高级别不典型增生。近来共聚焦显微内镜在活检定位方面具有更高的准确性。

### （六）末端回肠的非霍奇金淋巴瘤

结肠镜检查可在间断腹痛及体重减轻的儿童中发现末端回肠的非霍奇金淋巴瘤。腹痛原因通常是回结肠套叠。结肠镜检查时，在盲肠或升结肠可发现占据肠腔的不规则肿物（图 12-45）。应注意避免活检钳钳夹过深，防止大的肿瘤组织碎片脱落。恰当的固定处理对正确的形态学和细胞遗传学诊断至关重要。

### （七）孤立性结肠朗格汉斯细胞组织细胞增生症

朗格汉斯细胞组织细胞增生症在结肠受累非常罕见。疾病初期表现无特异性，表现为腹泻可伴便血或黏液、吸收不良、生长缓慢，以及蛋白质丢失性肠病继发的水肿。结肠镜检查可发现遍及结肠或直肠的淡黄色无蒂息肉样病变（图 12-46）。

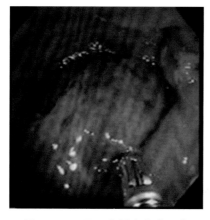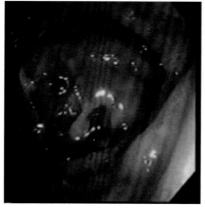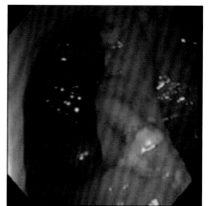

▲ 图 12-45　回肠非霍奇金淋巴瘤；因间断而严重的右下腹疼痛、体重减轻和贫血行结肠镜检查；肠套叠发生于降结肠；谨慎获取组织样本后，肠套叠稍减轻

### （八）结肠血管畸形

胃肠道血管畸形在儿童中罕见。儿童结肠血管畸形有三种类型：血管瘤（图 12-47）、血管发育不良（图 12-48）和先天性 / 特发性结肠静脉曲张（图 12-49 和图 12-50）。这些病变突出的表现是可能危及生命的下消化道出血。儿童血管异常增生性病变容易发生在左半结肠和直肠。氩等离子体凝固法可用于血管畸形出血的内镜下止血。

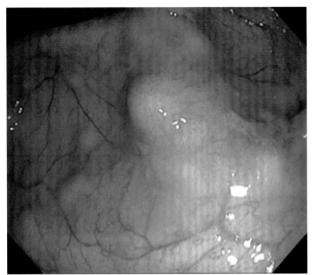
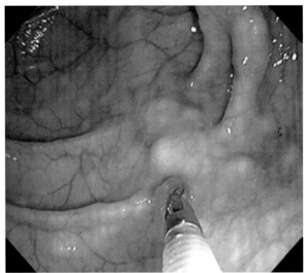

▲ 图 12-46　结肠朗格汉斯细胞组织细胞增生症：结肠多发淡黄色无蒂息肉样病变

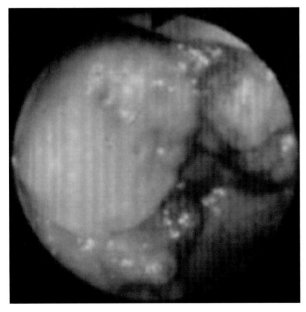

▲ 图 12-47　3 岁女孩，乙状结肠巨大血管瘤引起反复发作的下消化道出血

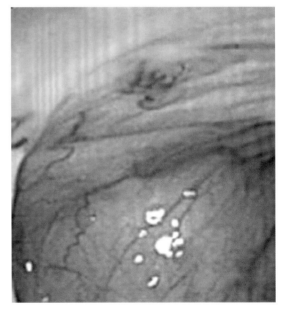

▲ 图 12-48　反复下消化道出血患儿，结肠血管发育不全；扭曲充血的小血管与正常结肠血管有很大的不同

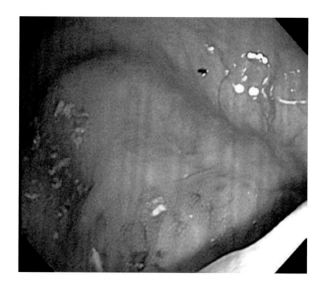

◀ 图 12-49　9 岁男孩，特发性结肠静脉曲张，表现为反复下消化道出血

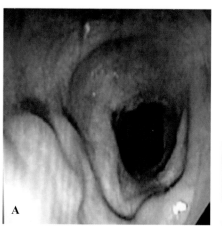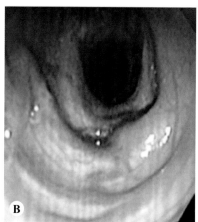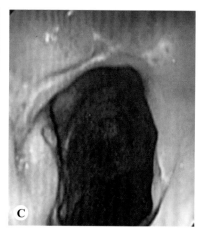

▲ 图 12-50　3 周大的先天性结肠静脉曲张婴儿，表现为便血和严重贫血
A 和 B. 结肠静脉曲张的远景和近景；C. 静脉曲张部位发生缺血性溃疡

## 拓展阅读

[1] Adamiak T, Altaf M, Jensen MK, *et al*. One-day bowel preparation with polyethylene glycol 3350: an effective regimen for colonoscopy in children. *Gastrointest Endosc* 2010, **71**(3), 573-577.

[2] Ament ME, Gershman G. Pediatric colonoscopy. In: Waye JD, Rex DK, Williams CB, *et al*. (eds). *Colonoscopy: Principles and Practice*. Blackwell Publishing, Oxford, 2003, pp. 624-629.

[3] Arain Z, Rossi TM. Gastrointestinal bleeding in children: an overview of conditions requiring non-operative management. *Semin Pediatr Surg* 1999, **8**, 172-180.

[4] ASGE Technology Committee, Barth BA, Banerjee S, Bhat YM, *et al*. Equipment for pediatric endoscopy. *Gastrointest Endosc* 2012, **76**(1), 8-17.

[5] Begs AD, Latchford AR, Vase HFA, *et al*. Peutz-Jeghers syndrome: a symptomatic review and recommendations for management. *Gut* 2010, **59**, 975-986.

[6] Berger T, Classen M, Engelgardt H, *et al*. Bowel preparation in pediatric colonoscopy: results of an open observational study. *Endosc Int Open* 2016, **4**, E 820-827.

[7] Berkelhammer C, Caed D, Mesleh G, *et al*. Ileo-cecal intussusception of small-bowel lymphoma: diagnosis by colonoscopy. *J Clin Gastroenterol* 1997, **25**, 358-361.

[8] Bousvaros A, Antonioli DA, Coletti RB, *et al*. Differentiating ulcerative colitis from Crohn's disease in children and young adults: report of a working group of the North American Society for Pediatric Gastroenterology, Hepatology, and Nutrition and the Crohn's and Colitis Foundation of America.

*J Pediatr Gastroenterol Nutr* 2007, **44**, 653-674.

[9] Cotton PB, Williams RH, *et al.* (2014) *Practical Gastrointestinal Endoscopy. The Fundamentals*, 7th edn. Wiley Blackwell, Oxford, pp. 78-152.

[10] De La Torre L, Carrasco D, Nora MA, *et al.* Vascular malformations of the colon in children. *J Pediatr Surg* 2002, **37**, 1177-1200.

[11] Di Nardo, G, Aloi M, Cucchiara S, *et al.* Bowel preparations for colonoscopy: an RCT. *Pediatrics* 2014, **134**(2), 249-256.

[12] Durno CA. Colonic polyps in children and adolescents. *Can J Gastroenterol* 2007, **21**, 233-239.

[13] Elitsur Y, Teitelbaum LE, Rewalt M, *et al.* Clinical and endoscopic data in juvenile polyposis syndrome in preadolescent children. *J Clin Gastroenterol* 2009, **43**, 734-736.

[14] Farley DR, Bannon MP, Scott PZ, *et al.* Management of colonoscopic perforations. *Mayo Clin Proc* 1997, **72**, 729-733.

[15] Garbay JR, Suc B, Rotman N, *et al.* Multicenter study of surgical complications of colonoscopy. *Br J Surg* 1996, **83**, 42-44.

[16] Goldin E, Libson E. Intussusception in intestinal lymphoma: the role of colonoscopy. *Postgrad Med J* 1986, **62**, 1139-1140.

[17] Gordon M, Karlsen F, Isaji S, *et al.* Bowel preparation for elective procedures in children: a systematic review and metaanalysis. *BMJ Paediatr Open* 2017, **1**, e000118.

[18] Gupta SK, Fitzgerald JF, Croffie JM, *et al.* Experience with juvenile polyps in North American children: the need for pancolonoscopy. *Am J Gastroenterol* 2001, **96**, 1695-1697.

[19] Haens GD, Rutgeerts P. Endoscopy of inflammatory bowel diseases. In: Waye JD, Rex DK, Williams CB (eds). *Colonoscopy. Principles and Practice*. Blackwell Publishing, Oxford, 2003, pp. 573-581.

[20] Hill DA, Furman WL, Billups CA, *et al.* Colorectal carcinoma in childhood: a clinicopathological review. *J Clin Oncol* 2007, **25**, 5808-5814.

[21] Hoppin A. Other neoplasms. In: Walker WA, Durie PB, Hamilton JR, *et al.* (eds). *Pediatric Gastrointestinal Disease: Pathophysiology, Diagnosis and Management*, 3rd edn. BC Decker, Hamilton, Ontario, 2000, pp. 810-820.

[22] Huang SC, Erdman SH. Pediatric juvenile polyposis syndromes: an update. *Curr Gastroenterol Rep* 2009, **11**, 211-219.

[23] Hyar W, Neale K, Fell J, *et al.* At what age should routine screening start in children at risk of familial adenomatous polyposis? *J Pediatr Gastroenterol Nutr* 2003, **31**(Suppl 2), 135.

[24] Iacono G, Ravello A, Di Prima L, *et al.* Colonic lymphoid nodular hyperplasia in children: relationship to food hypersensitivity. *Clin Gastroenterol Hepatol* 2007, **5**, 361-366.

[25] Iqbal CW, Askegard-Giesmann JR, Pham TH, *et al.* Pediatric endoscopic injuries: incidence, management, and

outcomes. *J Pediatr Surg* 2008, **43**, 911-915.

[26] Iqbal CW, Chun YS, Farley, DR. Colonoscopic perforations: a retrospective review. *J Gastrointest Surg* 2005, **9**, 1229-1236.

[27] Jerkis S, Rosewich H, Scharf JG, *et al.* Colorectal cancer in two pre-teenage siblings with familial adenomatous polyposis. *Eur J Pediatr* 2005, **1**, 306-310.

[28] Ker TS, Wasseberg N, Bear, RW Jr. Colonoscopic perforation and bleeding of the colon can be treated safely without surgery. *Am J Surg* 2004, **70**, 922-944.

[29] Kokkonen J, Kartunen TJ. Lymphonodular hyperplasia on the mucosa of the lower gastrointestinal tract in children: an indication of enhanced immune response? *J Pediatr Gastroenterol Nutr* 2002, **34**, 42-46.

[30] Kravarusic D, Feigin E, Dlugy E, *et al.* Colorectal carcinoma in childhood: a retrospective multicenter study. *J Pediatr Gastroenterol Nutr* 2007, **44**, 209-211.

[31] Lightdale JR, Acosta R, Shergill AR, *et al.* Modifications in endoscopic practice for pediatric patients. *Gastrointest Endosc* 2014, **79**(5), 699-710.

[32] Mahajan L, Wyllei R, Steffen R, *et al.* The effects of psychological preparation program on anxiety in children and adolescents undergoing gastrointestinal endoscopy. *J Pediatr Gastroenterol Nutr* 1998, **27**(2), 161-165.

[33] Nanduri VR, Kelly K, Malone MM, *et al.* Colon involvement in colon Langerhans' cell histiocytosis. *J Pediatr Gastroenterol Nutr* 1999, **29**(4), 462-466.

[34] Nieuwenhuis MH, Matus-Vliegen LM, Slors FJ, *et al.* Genotype-phenotype correlations as a guide in management of familial adenomatous polyposis. *Clin Gastroenterol Hepatol* 2007, **5**, 374-378.

[35] Pall H, Zacur GM, Kramer RE, *et al.* Bowel preparation for pediatric colonoscopy: report of the NASPGHAN Endoscopy and Procedures Committee. *J Pediatr Gastroenterol Nutr* 2014, **59**(3), 409-416.

[36] Pashankar DS, Uc A, Bishop WB. Polyethylene glycol 3350 without electrolytes: a new safe, effective and palatable bowel preparation for colonoscopy in children. *J Pediatr* 2004, **144**, 358-362.

[37] Radhakrishnan CN, Bruce J. Colorectal cancer in children without any predisposing factors. A report of eight cases and review of the literature. *Eur J Pediatr Surg* 2003, **13**, 66-68.

[38] Ravelli A, Villanacci V, Chiappa S, *et al.* Dietary protein-induced proctocolitis in childhood. *Am J Gastroenterol* 2008, **103**, 2605-2612.

[39] Riddhiputra P, Ukarapol N. Effect of systematic psychological preparation using visual illustration prior to gastrointestinal endoscopy on the anxiety of both pediatric patients and parents. *J Med Assoc Thai* 2006, **89**(2), 231-235.

[40] Safder S, Demintieva Y, Rewalt M, *et al.* Stool consistency and stool frequency are excellent clinical markers for adequate colon preparation after polyethylene glycol 3350 cleaning protocol: a prospective clinical study in children.

*Gastrointest Endosc* 2008, **68**, 1131-1135.

[41] Saoul R, Wolff R, Seligman H, *et al*. Symptoms of hyperphosphotemia, hypocalcemia, and hypomagnesemia in an adolescent after the oral administration of sodium phosphate in preparation for a colonoscopy. *Gastrointest Endosc* 2001, **53**, 650-652.

[42] Singh HK, Withers GD, Ee LC. Quality indicators in pediatric colonoscopy: an Australian tertiary center experience. *Scand J Gastroenterol* 2017, **52**(12), 1453-1456.

[43] Snyder J, Bratton B. Antimicrobial prophylaxis for gastrointestinal procedures: current practice in North American academic pediatric programs. *J Pediatr Gastroenterol Nutr* 2002, **35**, 564-569.

[44] Snyder WH. The embryology of alimentary tract with special emphasis on the colon and rectum. In: Turell R (ed.). *Diseases of Colon and Anorectum*, vol **1**, 2nd edn. WB Saunders, Philadelphia, PA, 1969, pp. 3-19.

[45] Tanaka K, Oikawa N, Terao R, *et al*. Evaluations of psychological preparation for children undergoing endoscopy. *J Pediatr Gastroenterol Nutr* 2011, **52**, 227-229.

[46] Thakkar K, Holub JL, Gilger MA, et al. Quality indicators for pediatric colonoscopy: results from a multicenter consortium. *Gastrointest Endosc* 2016, **83**(3), 533-541.

[47] Thomson M, Murphy MS. In: Winter HS, Murphy MS, Mougenot JF, *et al*. (eds). *Pediatric Gastrointestinal Endoscopy*. BC Decker, Hamilton, Ontario, 2006, pp. 81-91.

[48] Troncone R, Descepolo V. Colon and food allergy. *J Pediatr Gastroenterol Nutr* 2009, **48**(Suppl 2), s89-s91.

[49] Turner D, Levin A, Weiss B, *et al*. Evidencebased recommendations for bowel cleansing before colonoscopy in children: a report from a national working group. *Endoscopy* 2010, **42**, 1063-1070.

[50] Valentin J (ed.). Alimentary system. In: *Annals of the ICRP: Basic Anatomical and Physiological Data for Use in Radiological Protection, Reference Values*. Pergamon, Oxford, 2003, pp. 109-117.

[51] Vastyan AM, Walker J, Pinter AB, *et al*. Colorectal carcinoma in children and adolescents - a report of seven cases. *Eur J Surg* 2001, **11**, 338-341.

[52] Vasudevan SA, Patel JC, Wesson DE, *et al*. Severe dysplasia in children with familial adenomatous polyposis: rare or simply overlooked? *J Pediatr Surg* 2006, **41**, 658-661.

[53] Vejzovic V, Wennick A, Idvall E, *et al*. Polyethylene glycol- or sodium picosulphatebased laxatives before colonoscopy in children. *J Pediatr Gastroenterol Nutr* 2016, **62**, 414-419.

[54] Weaver LT. Anatomy and embryology. In: Walker WA, Durie PB, Hamilton JR, *et al*. (eds). *Pediatric Gastrointestinal Disease: Pathophysiology, Diagnosis, and Management*. Mosby, St Louis, MO, 1992, pp. 195-216.

[55] Williams C, Nicholls S. Endoscopic features of chronic inflammatory bowel disease in childhood. *Baillière's Clin Gastroenterol* 1994, **8**, 121-131.

[56] Xanthakov SA, Schwimmer JB, Melin-Aldana H, *et al*. Prevalence and outcome of allergic colitis in healthy infants with rectal bleeding: a prospective cohort study. *J Pediatr Gastroenterol Nutr* 2005, **41**, 16-22.

[57] Yoshioka S, Takedatsu H, Fukunaga S, *et al*. Study to determine guidelines for pediatric colonoscopy. *World J Gastroenterol* 2017, **23**(31), 5773-5779.

[58] Zuckerman MJ, Shen B, Edwyn Harrison III M, *et al*. Informed consent for GI endoscopy. *Gastrointest Endosc* 2007, **66**(2), 213-218.

# 第 13 章　标本的处理和活检的定位

## Handling of specimens and orientation of biopsies

Marta C. Cohen　Paul Arnold　著

孟颖颖　黄　瑛　译

要点

- 内镜检查后，仔细处理活检标本非常重要。
- 肠道活检标本应置于网筛或卡片上，并立即放入甲醛溶液中。
- 标本的准确标记，以及内镜医师和病理医师之间的良好沟通非常关键。
- 有时候会将活检标本放置在其他溶质中，比如用于双糖酶活性分析的生理盐水、用于电子显微镜的戊二醛或病毒培养液。

内镜检查食管、胃肠道（GIT）病变和炎症的过程中，经常需要取黏膜活检[1]。组织病理学实验室将收到患儿多个部位的活组织检查标本。对食管和胃肠道活检组织的精准判读有赖于标本的正确处理。此外，任何有效的组织学诊断都需要内镜医师和病理医师之间良好的沟通[2]。

## 一、内镜室内的标本处理

标本恰当处理的第一步从内镜室开始，内镜医师应小心处理组织，轻轻地将其从活检钳中取出[3]。有些机构在把标本平放在支撑网（如滤纸[3]）之前先进行定位。无论标本是否进行定

位，活检标本需用 10% 甲醛溶液或等效固定的方法固定。稀释的甲醛溶液具有良好的组织固定效果，之后可用常规组织学方法（如苏木精伊红、免疫组化、革兰染色、吉姆萨染色等）进行高质量染色，也可以进行分子检测 [ 如荧光原位杂交（FISH）或聚合酶链反应（PCR）]。选择大小适当的容器存放固定液，以减少组织干燥，保存组织结构[4]。

准确标记每个标本的信息和活检位置至关重要。内镜医师应确保不同部位的标本用单独的容器分装，以便正确识别每个活检标本的准确位置[5]。此外，应随样本提供包含相关临床信息在内的病理申请单[6]。

有时候，部分有临床怀疑诊断的样本需电子显微镜帮助确诊。由于这些标本的处理与常规组织学方法不同，需用戊二醛固定后提交病理实验室，以满足电镜检查的特殊要求。

## 二、组织病理学实验室的标本处理

组织病理学实验室收到标本后，应对标本进行登记并提供唯一的识别号码。

### （一）宏观描述

每个样本的描述应包括收到的组织样本数量、颜色（白色、黄褐色、黄色或红色）和每个样本的三维测量数值。所有样本需转移至包埋盒（单孔或多孔）进一步处理[5]。每一盒包埋盒都应标有相应的病理识别号和注释。

为防止标本处理过程中组织丢失，标本应放置在小型活检盒中或用生物包装纸包裹。

### （二）标本处理、包埋和切片

未经固定的标本不能直接石蜡包埋。首先，需用高浓度乙醇进行脱水处理。

内镜活检样本可以单独处理和包埋，也可以应用组合包埋盒进行多个组织样本合并处理，组合包埋盒更为常用，且成本效益高，并能加快报告的阅读（图13-1）。

所有组织的固定和包埋方向应便于切片操作。胃肠道活检样本应沿边缘包埋，使黏膜表面朝向一侧（图13-2）。

如果附带的申请表中内镜检查结果描述为"正常"，修整蜡块的每个面，再将蜡块切割成5个连续 4μm 的切片。如果内镜检查结果为"异常"，则需采取特定的方法。例如，如果临床提

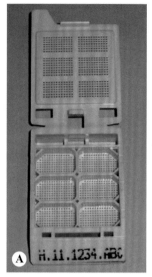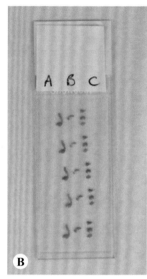

▲ 图 13-1　A. 使用组合包埋盒进行胃肠道样本的包埋（如 ABC），宏观描述应注明哪个样品对应哪个注释；B. 装上载玻片后，如果载玻片的磨砂端位于最上方的话，最早注释的样品位于载玻片左侧

示乳糜泻，则应从所有十二指肠活检样本中切50个连续切片，每10张切片一组整理。切片1、5和10进行染色，其余未染色的备用。如果有任何疑问，生物医学科学家（组织学技术人员）应征求病理学家的意见。

切片时需垂直于黏膜长轴[3]。由于标本会自然弯曲，会出现偏离长轴的切面。这在小肠标本中更常见，绒毛可能由于这些人为因素看起来又短又宽，并有多层上皮和扩张的固有层[3]（图 13-2B）。

活检标本的组织病理学评估前需对活检标本进行充分处理和加工，按照内镜医师、病理医师和生物医学科学家拟定的必要步骤，以减少组织损伤和人为因素干扰。这些人为因素的干扰可能不会造成临床损害，但会对病理医师的病理诊断产生干扰。被干扰的病理诊断可能导致错误的临床诊断[7]。与活检损伤和标本处理相关的人为影响见表 13-1。

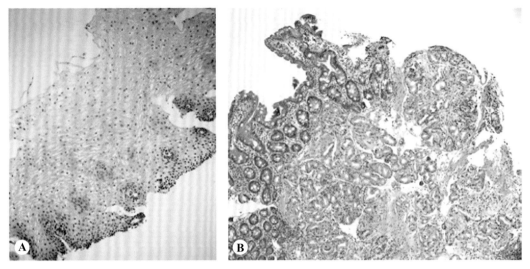

▲ 图 13-2　A. 沿边缘包埋的胃肠道样本，食管黏膜（HE，10×）；B. D1 标本，因为切片的方向问题，造成绒毛变短而扭曲（HE，10×）

表 13-1　内镜活检损伤及标本处理引起的人为影响 [3, 7]

| 采样时活检损伤 | 实验室内标本处理 |
| --- | --- |
| • 组织破碎<br>• 浆细胞破碎<br>• 上皮剥脱<br>• 表面上皮与下层固有层的分离<br>• 固有层出血<br>• 固有层水肿 | • 固定不良造成染色不足<br>• 黏膜的切片（斜向）方向<br>• 显微切割时组织卷曲<br>• 多层表面和（或）腺上皮<br>• 组织和覆盖物之间有气泡<br>• 来自另一个活检标本的污染物（"漂浮物"）<br>• 固定时收缩<br>• 切片中甲醛溶液被染色 |

# 参考文献

[1] Lester SC. Small biopsies. In: *Manual of Surgical Pathology*. Saunders Elsevier, Philadelphia, PA, 2010, pp. 243-245.

[2] Guinee DG Jr, Lee RG. Laboratory methods for processing and interpretation of endoscopic gastrointestinal biopsies. *Lab Med* 1990, **21**, 13-16.

[3] Mills SE. Section VII: Alimentary Tract. In: *Histology for Pathologists*, 3rd edn. Lippincott Williams & Wilkins. Philadelphia, PA, 2007, pp. 563-760.

[4] American Society for Gastrointestinal Endoscopy. Endoscopic mucosal tissue sampling. *Gastrointest Endosc* 2013, **78**, 216-224.

[5] Ibrahin NB. Guidelines for handling oesophageal biopsies and resection specimens and their reporting. *J Clin Pathol* 2000, **53**, 89-94.

[6] Royal College of Pathologists of Australasia. Gastrointestinal endoscopic biopsy. Macroscopic cut up manual. www.rcpa.edu.au/

[7] Rastogi V, Puri N, Arora S, *et al*. Artefacts: a diagnostic dilemma - a review. *J Clin Diagn Res* 2013, **7**, 2408-2413.

# 第 14 章　小肠镜检查
## Enteroscopy

Mike Thomson　Arun Urs　著

孟颖颖　黄　瑛　译

要点

- 探针式或推进式小肠镜检查技术现在已被取代。
- 小肠镜是无线胶囊内镜的补充，每一个小肠检查中心都需同时配备小肠镜和胶囊内镜。
- 与双气囊小肠镜（double-balloon enteroscopy，DBE）不同，单气囊小肠镜不能在幽门或回盲瓣近端逆行操作时向前推进太远。
- DBE 是首选的检查方法，$CO_2$ 注入安全性好，到目前为止已经在儿童中进行多次，且没有不良事件的报道，并可以在小肠中进行所有类型的内镜下治疗。
- 病变部位处做染色标记，方便外科医师在腹腔镜下识别病变。经口进镜操作时，在进镜能达到小肠的最远端做染色标记，再经肛进镜时完成对接，从而完成全小肠的检查。
- 螺旋管式小肠镜检查是一项新兴技术，有助于幽门以下 150cm 的小肠检查，其优点是操作者在小肠中形成一个稳定的平台从而进行内镜下治疗。

柔软的纤维光学内镜的出现使得直视下进行黏膜活检成为可能，改变了成人和儿童胃肠道疾病的诊断和治疗。此外，内镜下治疗的范围已覆盖了整个上消化道和回结肠。然而，屈氏韧带以下到末端回肠近端的小肠部分是传统胃肠镜无法到达的区域。

20 世纪 70 年代开发的探针式小肠镜，它是一种细长的纤维镜，在其末端附着一个可充气的气球，操作时通过鼻子进入胃腔，并由胃镜引导进入十二指肠后将附着在镜身头端的气囊充气。随着正常的肠蠕动镜身沿小肠向下移动，使得观察整个小肠在理论上成为可行。然而，整个过程本身很烦琐，且缺乏治疗潜力，因而其应用受到限制。

20 世纪 90 年代起开展了推进式小肠镜检查，可检查屈氏韧带远端的近端小肠。通过半软性外套管的使用，使检查范围可达幽门远端70～100cm的小肠。除了诊断外，推进式小肠镜也可以用于治疗，但范围仅限于空肠。成人推进式小肠镜检查的适应证包括显性和隐匿性消化道出血、缺铁性贫血伴有腹痛、克罗恩病、经皮内镜空肠造口术（PEJ）和内镜逆行胰胆管造影术（ERCP，Billroth Ⅱ型）。推进式小肠镜检查被广泛应用于成人小肠检查，其诊断阳性率为41%～75%。关于推进式小肠镜在儿童中使用的报告仅1例。

然而，近端空肠以外小肠疾病的诊断仍然是一个挑战，更不用说回肠了。术中小肠镜检查技术需要手术切开结肠或小肠后，通过内镜观察小肠。这样的诊断阳性率很高，然而并发症的发生率也高。通过上消化道内镜和结肠镜检查改进了这一技术，并在腹腔镜辅助下，外科医师手动将内镜送入小肠，从而避免了肠切开术。术中腹腔镜辅助的推进式小肠镜的优势在于能够观察整个小肠。这需要外科医师、内镜医师和术前肠道准备。

无线胶囊内镜（WCE）是中段小肠诊断评估的另一项重要技术。WCE可以观察整个小肠。WCE主要的优点是相对无创性与更高的诊断阳性率。WCE对成人不明原因消化道出血的诊断优于推进式小肠镜。WCE的主要局限性在于无法进行空气注入、组织冲洗、活检或内镜下治疗，因此，目前为止它的主要用途仅限于诊断。WCE的并发症罕见，主要为胶囊滞留，需要手术干预；然而，需要手术移除胶囊内镜的情况非常罕见。

2001年，Yamamoto等报道了一种新方法，使用两个气囊，一个在内镜的顶端，另一个在外套管的远端，无须腹腔镜即可进行全小肠检查。双气囊小肠镜（DBE）就这样诞生了。DBE可以对整个小肠进行高分辨率成像检查，与WCE相比，DBE可进行黏膜活检和内镜下治疗（如非静脉曲张止血、圈套器息肉切除和气囊狭窄扩张）。

## 一、双气囊小肠镜技术

儿科DBE系统（Fujinon Inc.，日本）（图14-1）由一个高分辨率镜头的小肠镜（EN-450P5/20）和一个可弯曲的外套管组成（TS-12140）。小肠镜的工作长度为200cm，外径8.5mm，可弯曲的外套管工作长度为140cm，外径12mm。小肠镜有2.2mm（P型）或2.8mm（T型）两种活检孔道，可以进行常规活检，T型孔道还可以进行其他常见的内镜下治疗。肠镜和外套管顶端各有一个气囊，外套管和气囊均为一次性使用。气囊可以通过压力控制泵系统充气和放气，最大充气压力为60mmHg。无论小肠的直径如何，我们都可以通过控制气囊注气压力从而安全地使用气囊。气囊有助于固定镜身和（或）外套管，并且使肠壁更稳定。这些都使小肠镜检查的范围进一步扩大。外套管可以防止肠道弯曲或成襻。

检查初始两个气囊都处于放气无充气状。镜身到达十二指肠远端或空肠时，外套管气囊充

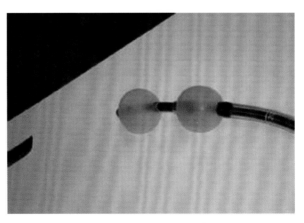

▲ 图 14-1 双气囊小肠镜外观

气，使外套管固定在该肠段。随后小肠镜尽可能向前进镜，随后小肠镜顶端气囊充气，然后外套管气囊放气后将外套管推进至镜身顶端。外套管气囊再次充气后将镜身和外套管一起轻轻回拉，使小肠缩短为"风琴状"。重复上述过程，每重复一次（或"通过"）可检查 40～60cm 的小肠，直至末端回肠（TI）（图 14-2）。如果没有到达 TI，则在到达的最远端小肠处，用生理盐水稀释后的亚甲蓝或靛胭脂在黏膜下层注射染色（图 14-3）。另外，也可采用 1 : 10 生理盐水稀释的染料直接注入肠壁，但这项技术理论上有漏到腹腔内的风险。

假设 5cm 的外套管对应于约 40cm 的小肠，则可以计算幽门后通过小肠的大致长度。再经肛路径进镜，从 TI 逆行向回肠进镜，从而实现全小肠检查。外套管的气囊也利于肠镜在结肠段的操作。近期的一些研究没有发现同步 X 线透视可以推动 DBE 技术的进一步发展。

退镜过程应当同标准内镜检查一样，要对黏膜表面进行仔细观察。不论在进镜还是退镜时若发现病变都应该立即处理。肠道准备与标准回结肠镜检查相同。儿童 DBE 需全身麻醉下进行。

如上所述，成人还使用了另外两种 Fujinon 双气囊小肠镜：EN-450T5，直径 9.4mm，工作通道直径 2.8mm 方便镜下治疗；EN-450B15，工作长度为 152cm，可用于肠镜操作困难者的检查和 Roux-en-Y 吻合术后 ERCP 检查。与小口径的检查用小肠镜相比，这几种类型的小肠镜可以对 3 岁或 15kg 以下的儿童进行镜下治疗。然而，随着经验的积累，小口径小肠镜和较硬的成人小肠镜相比，更有可能实现全小肠检查。我们已经用小口径小肠镜完成了全小肠检查。一种新型小口径小肠镜，其有较大的 2.8mm 工作通道，能进行更多的内镜下治疗。

## （一）双气囊小肠镜的适应证

到目前为止，不明原因的胃肠道出血、息肉和克罗恩病评估是成人 DBE 最常见的指征。DBE 还可用于评估息肉病综合征、Roux-en-Y 吻合术后 ERCP 和疑诊小肠肿瘤的患者。一名肝移植儿童通过 DBE 诊治了胆肠吻合口狭窄。DBE 可对 WCE 发现的异常改变进行进一步评估。治疗方面包括止血、息肉切除、狭窄段气囊扩张和异物取出等。表 14-1 总结了适应证。

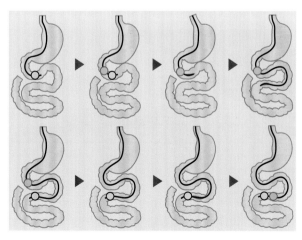

▲ 图 14-2　双气囊小肠镜技术

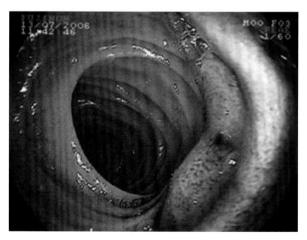

▲ 图 14-3　双气囊小肠镜染色

表 14-1　小肠镜检查的诊断和治疗适应证

| 诊　断 | 治　疗 |
| --- | --- |
| • 不明原因的胃肠道出血 | • 止血 |
| • 乳糜泻的评估 | • 息肉切除术 |
| • 吸收不良 | • 狭窄扩张 |
| • 克罗恩病 | • 异物取出 |
| • 遗传性息肉病综合征 | • Billroth II 式或 Roux-en-Y 吻合术后患儿的 ERCP 术 |
| • 解剖结构改变的 ERCP 术 | • 肠道解剖异常的胃造口术 |
| • 疑诊恶性肿瘤 | • 术后早期小肠梗阻的治疗 |

## （二）儿童应用经验

DBE 在儿科方面的经验有限。Nishimura 等使用包括原型在内的四种不同类型的双气囊小肠镜对 48 名患儿进行了 92 次操作。平均操作时间为 96min（30～220min）。最常见的适应证是活体肝移植术后胆道吻合狭窄（23 例）。其他适应证包括不明原因胃肠道出血（10 例）、遗传性息肉病综合征（5 例）的监测和治疗、腹痛（4 例）和炎性肠病（2 例）。总诊断率为 65%。40% 的患儿进行了治疗干预，包括气囊扩张、胆管支架置入或取石（13 例）、息肉切除术（5 例）和氩等离子体凝固止血（1 例）。并发症包括自限性腹痛（10 例）、小肠黏膜损伤（1 例）、息肉切除后出血（1 例）。

Liu 等的回顾性病例系列报告中有 31 例患儿，其中经口进镜 18 例，经肛门进镜 11 例，通过经口和经肛检查实现全小肠检查的有 2 例。操作时间为 40～70min。27 例不明原因消化道出血的患儿进行了检查，其中 21 例找到出血原因，诊断阳性率为 77%。最常见的出血原因是血管瘤和克罗恩病。4 例因慢性腹泻接受检查，其中 2 例发现淋巴管扩张，1 例被诊断为 IBD 和乳糜泻。总的诊断阳性率为 80%。

根据我们的经验，曾对 40 名患儿进行检查，其中波伊茨 – 耶格综合征（PJS）8 例，隐匿性消化道出血 24 例，反复腹痛 2 例，Cowden 综合征伴持续性消化道出血 1 例，疑诊克罗恩病（传统胃肠镜检查未确诊）5 例。整个操作的中位时间为 118min（95～195min）。6 例患儿完成了全小肠检查，其余患儿检查范围为幽门进镜 200～320cm 的小肠。16 例患儿经口检查；其余的为经口和经肛双路径检查。8 例 PJS、1 例十二指肠管状绒毛状腺瘤、1 例隐匿性出血伴重度贫血及 1 例 Cowden 综合征患儿均发现息肉并成功切除（图 14-4）。一例小肠多发性血管瘤，不适合内镜下治疗（图 14-5），一例为散发血管瘤，接受氩离子凝固治疗，另一例静脉曲张患儿明确了出血的来源。其余患儿 DBE 正常或显示轻微黏膜脆性改变。因此，大多数患儿都得到了明确的诊断及治疗，仅 1 例需要其他干预治疗。1 例患儿偶然发现了梅克尔憩室（图 14-6）。2 例蓝色橡皮疱痣综合征经氩等离子体凝固术后成功消除病灶，无并发症（图 14-7）。

所有患儿都接受全身麻醉，并于当天出院回家，均无并发症。能够成为日间诊疗的部分原因是操作中用 $CO_2$ 充气——$CO_2$ 吸收更快，减少充气小肠襻的形成，减少进镜阻力，增加进镜深度，且患儿唤醒后，没有腹胀或轻微腹胀引起的腹痛。有趣的是，麻醉过程中记录到呼气末 $CO_2$

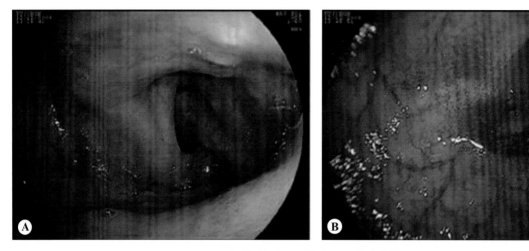

▲ 图 14-4　**A.** 息肉；**B.** 息肉切除

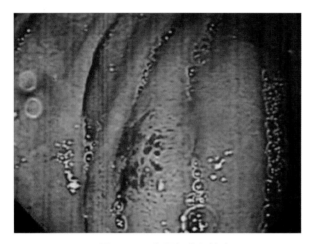

▲ 图 14-5　小肠多发血管瘤

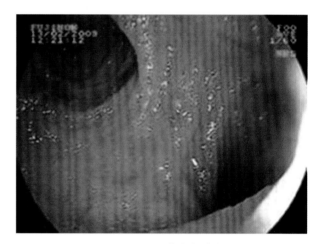

▲ 图 14-6　梅克尔憩室

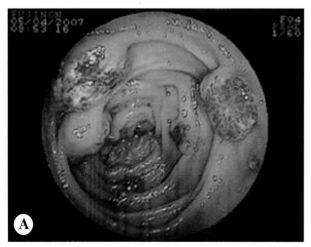

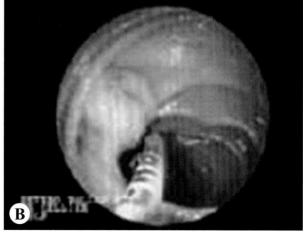

▲ 图 14-7　**A.** 蓝色橡皮疱痣综合征；**B.** 蓝色橡皮疱痣综合征用氩等离子体凝固术治疗后

浓度升高，但没有达到损害健康的水平，也没有高于 $CO_2$ 辅助腹腔镜检查中观察到的水平。目前经气囊小肠镜行 ERCP 已在成人内镜检查中得到广泛应用，尤其是 Roux-en-Y 吻合襻存在时。

### （三）并发症

三个儿科病例系列报告中，包含 107 名儿童接受 186 次检查（包括经口腔和经肛门进镜），无重大并发症发生，一般并发症包括腹痛、咽痛、轻微误吸和息肉切除术后出血。由于涉及的患儿数量少，以及儿童 DBE 适应证与成人不同，因此没有明显并发症的报道。在成人研究中，急性胰腺炎、穿孔和出血是已知的严重并发症。轻微并发症包括疼痛、发热和呕吐。个例报道的并发症有腹腔出血和麻痹性肠梗阻。

急性胰腺炎的发生有以下几种机制，包括气囊直接压迫引起括约肌损伤、十二指肠胰腺反射及内镜压迫靠近脊柱的胰腺引起胰腺的直接损伤。

在一项大型国际调查中，2362 例操作中发生了 40 例并发症（1.7%）。急性胰腺炎和穿孔的发生率相似，均为 0.3%。在 364 例息肉切除术中报告了 12 例术后出血，没有大出血发生。另一项来自德国国家注册中心的大型数据汇总分析，涉及 3894 例次操作，并发症的发生率为 1.2%。急性胰腺炎的发生率相似，但穿孔的发生率较高为 3.4%，此外还有 6 次大出血发生，上述并发症的发生率与美国 9 个中心的报道相似。

### （四）培训问题和学习曲线

鉴于儿童需要 DBE 检查的病例很少，因此培训仍然是一个问题。成年中分步教学是有用的。第一步是熟悉小肠的病理和 DBE 技术。第二步是观摩经验丰富内镜医师在患者身上的操作、体外模型上实际操作，最后再由 DBE 操作经验丰富的医师进行一对一培训。Mehdizadeh 等在一项涵盖美国 6 个中心 188 名患者共 237 例次 DBE 检查的研究中显示，完成最初 10 例 DBE 操作后，整体操作时间会显著缩短，平均持续时间从前 10 例的 109min 缩短到 92min。与进行 DBE 的成人单位开展密切合作可能获益。此外，由于儿童需要 DBE 的病例较少，因此在儿童胃肠道内镜专科医院开展 DBE 是可行的且有较好的成本效益。

## 二、单气囊小肠镜检查

使用 Olympus 标准推进式小肠镜或儿童尺寸小肠镜，这一技术有它的拥护者（图 14-8）。该设备有其优点，但也存在某些缺点，比如使用者都知道的：无法进行深部小肠检查。因此，它可进行近端小肠病变的检查，但很少能完成全小肠检查。

由于只有一个气囊，操作时需要将内镜前端钩住小肠管腔来固定。退镜时，小肠皱襞风琴样套在镜身上，需要气囊放气后退镜观察小肠黏膜。然而，在退镜过程中不可避免地会出现逆行

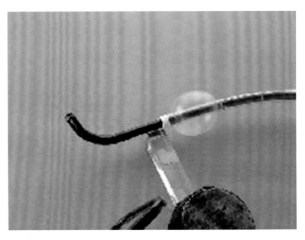

▲ 图 14-8 单气囊小肠镜

滑脱，需要再次进镜后退镜。因此，尽管深部小肠检查似乎是安全的，但它不是首选的方式。目前为止，仅有一个包含 7 例患儿的小型病例报道。也有这一技术成功应用于儿童的病例报道，如为一名肝空肠吻合术后小肠静脉曲张的儿童进行内镜治疗。

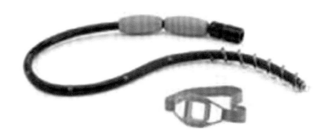

▲ 图 14-9　螺旋管式小肠镜

## 三、螺旋管式小肠镜

　　这是一个激动人心的新进展，它源于对一个长期存在的问题创新性应用——如何将一个软管置入另一个柔软管腔。它的原理不是推动，而是螺旋式推进的概念，从而使小肠镜穿过小肠。转动力、旋转的程度和镜身推进距离间存在一种数学关系。

　　带外螺旋的一次性套管放在小肠镜上经口进镜（图 14-9），目前经典的是 Fujinon 小肠镜。镜身过幽门后，操作者顺时针旋转外套管的操作手柄使镜身向前移动（图 14-10）。内镜前进的同时小肠皱襞会折叠套在镜身上。当该运动停止时，镜头固定不动。简单的反转（逆时针方向）可以使镜头后移。这样的控制可以不受肠蠕动干扰，准确定位病变位置及进行内镜下治疗。最近发表的大型成人研究表明，一些研究小组发现螺旋管式小肠镜的诊断率可能低于 DBE，检查深度大于单气囊小肠镜（single-balloon entersoccopy，SBE）。

## 四、术中或腹腔镜辅助的小肠镜检查

　　不得不说，术中或腹腔镜辅助的小肠镜检查不如非手术辅助的小肠镜检查。术中或腹腔镜辅助小肠镜检查，使用传统的小肠镜在手术辅助下

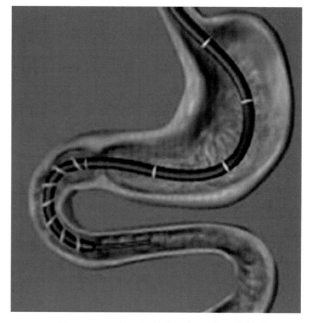

▲ 图 14-10　螺旋管式小肠镜在小肠内前进

从空肠进镜。内镜医师操作相对被动，外科医师用手或腹腔镜操作同时，内镜医师调整镜头方向进行小肠检查。这种方法能够同时观察小肠的黏膜和浆膜。为了避免妨碍外科医师的工作，要求肠内注气量极少。操作区域的暗色灯光有助于识别肠镜头端的位置。有经验的医师可以完成 60% 的全小肠检查，检查需花费 2～3h（图 14-11）。某些情况下，可以切开肠腔插入消毒后的小肠镜。可通过墨汁染色或缝线来标记病变部位。

　　术中或腹腔镜辅助的小肠镜检查是识别不明消化道出血部位的最成功技术，诊断率可达 83%～100%。可用激光或双极电凝止血，术中建议切除病灶。该技术在评估息肉病综合征的严重

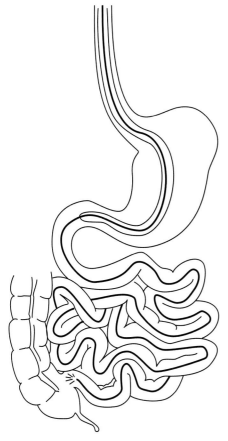

▲ 图 14-11 腹腔镜辅助小肠镜的检查范围

程度方面具有明显的优势。在开腹手术中，手术台上的小肠镜检查比外部透照和触诊有更好的息肉检出率，并可以同时观察小肠浆膜和黏膜面。小肠镜联合透视可帮助识别小的孤立性病变，如孤立的小肠淋巴管扩张（图 14-12）。克罗恩病中，超过 65% 的患者发现了其他小肠检查（包括小肠浆膜面的直接观察）未曾发现的病变。如前所述，小肠镜检查可帮助诊断儿童隐匿性克罗恩病。术中小肠镜检查也可发现部分肠梗阻及梅克尔憩室。小肠肿瘤是年轻患者不明原因消化道出血的第二大常见原因，占年轻成人病例的 5%～10%。腹腔镜探查和小肠镜检查是减少漏诊的重要手段。

事实上，在不久的将来，术中小肠镜检查很可能被 DBE 所取代。

## 五、主要并发症

单纯推进式小肠镜检查并发症很少，但当使用外套管时，患儿可能出现明显的不适。其他罕见的外套管引起的并发症包括咽部撕裂、食管贲门黏膜撕裂、胃黏膜剥离、胰腺炎和十二指肠穿孔。某些情况下，DBE 可能与胰腺炎有关，特别是外套管气囊首次充气位置过近，建议过屈氏韧带后再充气。术中小肠镜检查穿孔的发生率约为 5%，在一个病例系列报道中，黏膜撕裂发生率为 50%。偶有持续性肠梗阻的报道。

这些罕见的并发症在有限的儿童研究中没有报道。

## 结论

绝大多数儿科病例中，可弯曲式的胃肠镜足以进行诊断和治疗，而在不明原因胃肠道出血的成人病例中，90% 的患者可以通过胃肠镜明确病因。然而，在少数病例中，当病变局限于常规内镜无法到达的小肠时，WCE 和 DBE 就发挥了作用。DBE 可以检查整个小肠，可对小肠克罗

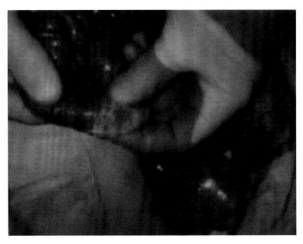

▲ 图 14-12 术中小肠镜和小肠淋巴管扩张区域的透光显示

恩病、隐匿性胃肠道出血和常规胃肠道内镜无法诊断的肿瘤进行明确诊断，还可以进行内镜下治疗，如止血、息肉切除、狭窄气囊扩张和异物取出等。DBE 具有较高的诊断和治疗效率，并发症风险较低（1%～2%）。DBE 在儿童中是安全可行的。

## 拓展阅读

[1] Apelgren KN, Vargish T, Al-Kawas F. (1988) Principles for use of intraoperative enteroscopy for hemorrhage from the small bowel. *Am J Surg*, **54**, 85-88.

[2] Appleyard M, Fireman Z, Glukhovsky A, *et al.* (2000) A randomized trial comparing wireless capsule endoscopy with push enteroscopy for the detection of small-bowel lesions. *Gastroenterology*, **119**, 1431-1438.

[3] Attar A, Maissiat E, Sebbagh V, *et al.* (2005) First case of paralytic intestinal ileus after double balloon enteroscopy. *Gut*, **54**, 1823-1824.

[4] Barkin J, Lewis B, Reiner D, *et al.* (1996) Diagnostic and therapeutic jejunoscopy with a new, longer enteroscope. *Gastrointest Endosc*, **38**, 55-58.

[5] Barth BA, Channabasappa N. (2010) Singleballoon enteroscopy in children: initial experience at a pediatric center. *J Pediatr Gastroenterol Nutr*, **51(5)**, 680-684.

[6] Bowden TA Jr, Hooks VH IIIrd, Teeslink CR, *et al.* (1980) Occult gastrointestinal bleeding: locating the cause. *Am J Surg*, **46**, 80-87.

[7] Chak A, Koehler MK, Sundaram SN, *et al.* (1998) Diagnostic and therapeutic impact of push enteroscopy: analysis of factors associated with positive findings. *Gastrointest Endosc*, **47**, 18-22.

[8] Cheng DW, Han NJ, Mehdizadeh S, *et al.* Intraperitoneal bleeding after oral doubleballoon enteroscopy: a case report and review of the literature. *Gastrointest Endosc*, **66**, 627-629.

[9] Chong J, Tagle M, Barkin J, *et al.* (1994) Small bowel push-type fiberoptic enteroscopy for patients with occult gastrointestinal bleeding or suspected small bowel pathology. *Am J Gastroenterol*, **89**, 2143-2146.

[10] Curcio G, Sciveres M, Mocciaro F, *et al.* (2012) Out-of-reach obscure bleeding: single-balloon enteroscopy to diagnose and treat varices in hepaticojejunostomy after pediatric liver transplant. *Pediatr Transplant*, **16**, E78-80.

[11] Darbari A, Kalloo AN, Cuffari C. (2006) Diagnostic yield, safety, and efficacy of push enteroscopy in pediatrics. *Gastrointest Endosc*, **64**, 224-228.

[12] Di Caro S, May A, Heine DGN, *et al.* (2005) The European experience with double-balloon enteroscopy: indications, methodology, safety, and clinical impact. *Gastrointest Endosc*, **62**, 545-550.

[13] Douard R, Wind P, Panis Y, *et al.* (2000) Intraoperative enteroscopy for diagnosis and management of unexplained gastrointestinal bleeding. *Am J Surg*, **180**, 181-184.

[14] Duggan C, Shamberger R, Antonioli D, *et al.* (1995) Intraoperative enteroscopy in the diagnosis of partial intestinal enteroscopy in infancy. *Dig Dis Sci*, **40**, 236-238.

[15] Frieling T, Heise J, Sassenrath W, *et al.* (2010) Prospective comparison between doubleballoon enteroscopy and spiral enteroscopy. *Endoscopy*, **42(11)**, 885-888.

[16] Foutch PG, Sawyer R, Sanowski RA. (1990) Push-enteroscopy for diagnosis of patients with gastrointestinal bleeding of obscure origin. *Gastrointest Endosc*, **36**, 337-341.

[17] Gerson LB, Flodin JT, Miyabayashi K. (2008) Balloon-assisted enteroscopy: technology and troubleshooting. *Gastrointest Endosc*, **68**, 1158-1167.

[18] Gerson LB, Tokar J, Chiorean M, *et al.* (2009) Complications associated with double balloon enteroscopy at nine US centers. *Clin Gastroenterol Hepatol*, **7**, 1177-1182, 1182, e1171-e1173.

[19] Gong F, Swain P, Mills T. (2000) Wireless endoscopy. *Gastrointest Endosc*, **51**, 725-729.

[20] Heine GD, Hadithi M, Groenen MJ, *et al.* (2006) Double-balloon enteroscopy: indications, diagnostic yield, and complications in a series of 275 patients with suspected small-bowel disease. *Endoscopy*, **38**, 42-48.

[21] Hopkins H, Kapany YS. (1954). A flexible fiberoscope using static scanning. *Nature*, **173**, 39.

[22] Hyer W, Neale K, Fell J, *et al.* (2000) At what age should routine screening start in children at risk of familial adenomatous polyposis? *J Pediatr Gastroenterol Nutr*, **405**, 417.

[23] Khashab MA, Lennon AM, Dunbar KB, *et al.* (2010) A comparative evaluation of singleballoon enteroscopy and spiral enteroscopy for patients with mid-gut disorders. *Gastrointest Endosc*, **72(4)**, 766-772.

[24] Landi B, Cellier C, Fayemendy L, *et al.* (1996) Duodenal perforation occurring during push enteroscopy. *Gastrointest Endosc*, **43**, 631.

[25] Lau WY. (1990) Intraoperative enteroscopy - indications and limitations. *Gastrointest Endosc*, **36**, 268-271.

[26] Lewis B, Kornbluth A, Waye J. (1991) Small bowel tumors: the yield of enteroscopy. *Gut*, **32**, 763-765.

[27] Lewis B, Wenger J, Waye J. (1991) Intraoperative enteroscopy versus small bowel enteroscopy in patients with obscure GI

bleeding. *Am J Gastroenterol*, **86**, 171-174.

[28] Lescut D, Vanco D, Bonniere P, *et al.* (1993) Peri-operative endoscopy of the whole small bowel in Crohn's disease. *Gut*, **34**, 3647-3649.

[29] Li XB, Dai J, Chen HM, *et al.* (2010) A novel modality for the estimation of the enteroscope insertion depth during double-balloon enteroscopy. *Gastrointest Endosc*, **72**(5), 999-1005.

[30] Liu W, Xu C, Zhong J. (2009) The diagnostic value of double-balloon enteroscopy in children with small bowel disease: report of 31 cases. *Can J Gastroenterol*, **23**, 635-636.

[31] Linder J, Cheruvattath R, Truss C, *et al.* (2002) Diagnostic yield and clinical implications of push enteroscopy: results from a nonspecialized center. *J Clin Gastroenterol*, **35**, 383-386.

[32] Lo SK, Simpson PW. (2007) Pancreatitis associated with double-balloon enteroscopy: how common is it? *Gastrointest Endosc*, **66**, 1139-1141.

[33] Manner H, May A, Pohl J, *et al.* (2010) Impact of fluoroscopy on oral double-balloon enteroscopy: results of a randomized trial in 156 patients. *Endoscopy*, **42**(10), 820-826.

[34] Manno M, Barbera C, Dabizzi E, *et al.* (2010) Safety of single-balloon enteroscopy: our experience of 72 procedures. *Endoscopy*, **42**(9), 773, author reply, 774.

[35] Mata A, Bordas JM, Feu F, *et al.* (2004) Wireless capsule endoscopy in patients with obscure gastrointestinal bleeding: a comparative study with push enteroscopy. *Aliment Pharmacol Therapeut*, **20**, 189-194.

[36] Mathus-Vliegen E. (1989) Laser treatment of intestinal vascular abnormalities. *Int J Colorect Dis*, **4**, 20-25.

[37] May A. (2008) Performing double-balloon enteroscopy: the utility of the Erlangen EndoTrainer. *Techn Gastrointest Endosc*, **10**, 54-58.

[38] May A, Nachbar L, Wardak A, *et al.* (2003) Double-balloon enteroscopy: preliminary experience in patients with obscure gastrointestinal bleeding or chronic abdominal pain. *Endoscopy*, **35**, 985-991.

[39] Mehdizadeh S, Ross A, Gerson L, *et al.* (2006) What is the learning curve associated with double-balloon enteroscopy? Technical details and early experience in 6 U.S. tertiary care centers. *Gastrointest Endosc*, **64**, 740-750.

[40] Mensink PBF. (2008) Complications of double balloon enteroscopy. *Techn Gastrointest Endosc*, **10**, 66-69.

[41] Monkemuller K, Bellutti M, Fry LC, Malfertheiner P. (2008) Enteroscopy. *Best Pract Res Clin Gastroenterol*, **22**, 789-811.

[42] Morgan D, Upchurch B, Draganov, P *et al.* (2010) Spiral enteroscopy: prospective U.S. multicenter study in patients with smallbowel disorders. *Gastrointest Endosc*, **72**(5), 992-998.

[43] Mylonaki M, Fritscher-Ravens A, Swain P. (2003) Wireless capsule endoscopy: a comparison with push enteroscopy in patients with gastroscopy and colonoscopy negative gastrointestinal bleeding. *Gut*, **52**, 1122-1126.

[44] Nishimura N, Yamamoto H, Yano T, *et al.* (2009) Safety and efficacy of double-balloon enteroscopy in pediatric patients. *Gastrointest Endosc*, **71**, 287-294.

[45] O'Mahony S, Morris AJ, Straiton M, *et al.* (1996) Push enteroscopy in the investigation of small-intestinal disease. *Q J Med*, **89**, 685.

[46] Pennazio M, Arrigoni A, Risio M, *et al.* (1995) Clinical evaluation of push-type enteroscopy. *Endoscopy*, **27**, 164-170.

[47] Sanada Y, Mizuta K, Yano T, *et al.* (1995) Double-balloon enteroscopy for bilioenteric anastomotic stricture after pediatric living donor liver transplantation. *Transplant Int*, **24**(1), 85-90.

[48] Schnoll-Sussman F, Kulkarni K. (2008) Risks of capsule endoscopy. *Techn Gastrointest Endosc*, **10**, 25-30.

[49] Shimizu S, Tada M, Kawai K. (1987) Development of a new insertion technique in push-type enteroscopy. *Am J Gastroenterol*, **82**, 844-847.

[50] Sunada K, Yamamoto H. (2008) Double balloon enterosocopy: techniques. *Techn Gastrointest Endosc*, **10**, 46-53.

[51] Tada M, Akasaka Y, Misaki F, *et al.* (1977) Clinical evaluation of a sonde-type small intestinal fiberscope. *Endoscopy*, **9**, 33-38.

[52] Thomson M, Venkatesh K, Elmalik K, *et al.* (2010) Double balloon enteroscopy in children: diagnosis, treatment and safety. *World J Gastroenterol*, **16**, 56-62.

[53] Turck D, Bonnevalle M, Gottrand F, *et al.* (1990) Intraoperative endoscopic diagnosis of heterotopic gastric mucosa in the ileum causing recurrent acute intussusception. *J Pediatr Gastroenterol Nutr*, **11**, 275-278.

[54] Whelan R, Buls J, Goldberg S, *et al.* (1989) Intraoperative enteroscopy: University of Minnesota experience. *Am J Surg*, **55**, 281-286.

[55] Yamamoto H, Sekine Y, Sato Y, *et al.* (2001) Total enteroscopy with a nonsurgical steerable double-balloon method. *Gastrointest Endosc*, **53**, 216-220.

[56] Yamamoto H, Kita H, Sunada K, *et al.* (2004) Clinical outcomes of double-balloon endoscopy for the diagnosis and treatment of small-intestinal diseases. *Clin Gastroenterol Hepatol*, **2**, 1010-1016.

[57] Yang R, Laine L. (1995) Mucosal stripping: a complication of push enteroscopy. *Gastrointest Endosc*, **41**, 156-158.

[58] Zaman A, Katon RM. (1998) Push enteroscopy for obscure gastrointestinal bleeding yields a high incidence of proximal lesions within reach of a standard endoscope. *Gastrointest Endosc*, **47**, 372-376.

# 第 15 章　小肠胶囊内镜

## Wireless capsule endoscopy

Mike Thomson　著

李晓波　译

要点

- 无线胶囊内镜（wireless capsule endoscopy，WCE）可以发现传统内镜（小肠镜除外）所无法评估的小肠病变，这些病变往往会被影像学检查所遗漏。
- 经过适当训练，大多数 8 岁以上的儿童可吞服胶囊。
- 8 岁以下的儿童需通过内镜输送装置将胶囊送入十二指肠。
- WCE 对最小 6 月龄、体重 8kg 的儿童是安全可行的。
- WCE 尤其适用于不明原因消化道出血、小肠炎性肠病（IBD）、肠息肉综合征和小肠淋巴管扩张症等疾病的诊断。
- 胶囊内镜新进展包括一种新型磁控胶囊，它可以从患者体外对胶囊进行操控。
- 专用于食管和结肠的胶囊内镜目前已应用于成人，但其在儿童中的应用及适应证是相对受限的。

　　无线胶囊视频内镜（WCE 或 VCE）在儿童小肠疾病中的应用已有 20 余年。它是隐匿性 / 不明原因消化道出血（图 15-1）、肠息肉综合征（图 15-2）、小肠克罗恩病（图 15-3），以及一些不常见的疾病，例如隔膜病（也称为隐匿性多灶性溃疡狭窄性小肠炎，CMUSE）和小肠肿瘤（图 15-4 和图 15-5）等疾病检查的一线检查方法。同样，胶囊内镜可应用于梅克尔憩室的诊断（图 15-6）及 IBD 的分期。在评估小肠 IBD 方面，胶囊内镜与磁共振肠道造影（MRE）及传统内镜可以起到相互补充的作用（图 15-3）。另外，胶囊内镜可以排查非甾体抗炎药相关性肠病（NSAID 相关性肠病，图 15-7）、小肠克罗恩病和溃疡狭窄性病变（图 15-8），它还可以明确乳糜泻的黏膜病变（图 15-9）。理想情况下，胶囊内镜可以辅以双气囊小肠镜（DBE）或

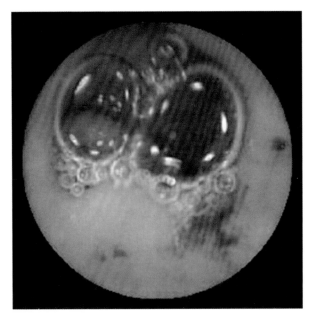

▲ 图 15-1 小肠血管畸形

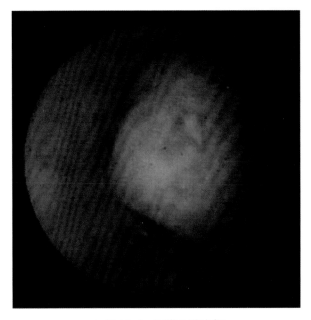

▲ 图 15-2 肠息肉综合征

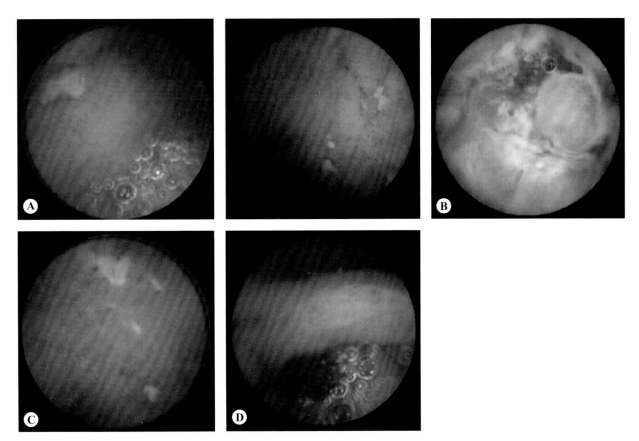

▲ 图 15-3 **A.** 克罗恩病病变；**B.** 回肠炎性假性息肉病变；**C.** 小肠克罗恩病病变；**D.** 空肠扁平类克罗恩病病变

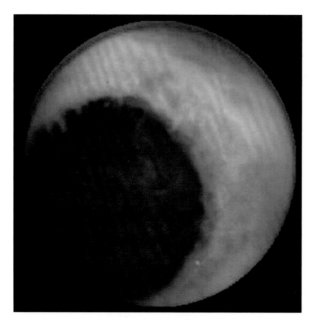

▲ 图 15-4　隔膜病

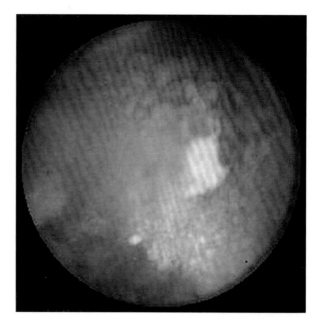

▲ 图 15-5　淋巴瘤

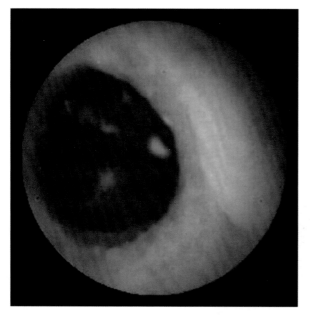

▲ 图 15-6　梅克尔憩室

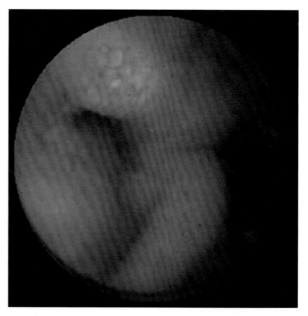

▲ 图 15-7　非甾体抗炎药相关病变

者术中小肠镜（IOE）作为小肠疾病的诊断和治疗。

　　本章将围绕 WCE 在儿童中的应用展开讨论。本文并不作为专门的图谱介绍，因为这里篇幅所限，而且儿童小肠胶囊内镜图谱在其他书籍上已经有了非常详细的介绍。

## 一、使用方法

　　肠道准备与回肠结肠镜检查是相仿的。通常可在检查前 1～2h 口服祛泡剂，例如二甲基硅油（5 岁以下：10ml；5—10 岁：20ml；10 岁以

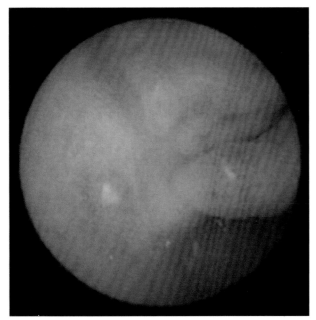
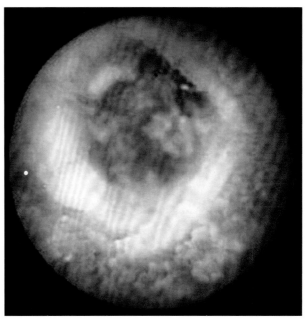

▲ 图 15-8　克罗恩病阿弗他溃疡和肠腔狭窄

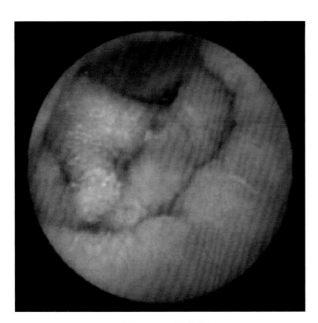

▲ 图 15-9　乳糜泻

上：40ml）以减少气泡从而使黏膜清晰可见。也可服用促动力药，例如甲氧氯普胺或多潘立酮，但通常并非必需，除非已确定患儿有严重的动力障碍。对 12 岁以下、8 岁以上的儿童，可以在数周内用吞服软心豆粒糖的方法训练他们吞服胶囊。但能否成功吞下胶囊，因人而异。通常我们

会有一个补救措施，首先嘱患儿禁食，一旦胶囊吞服失败，我们会立即安排其通过胃镜将胶囊送入十二指肠，从而避免胶囊浪费。

对于不会吞服胶囊的儿童，过去通常会用到 Roth 网将胶囊送入小肠，但它会造成较大的胃黏膜损伤。目前有一种胶囊输送装置（Acorn®，US Endoscopy），它可将胶囊置于内镜前端，用常规的方法将胶囊置入（图 15-10）。该方法适用于最小 6 月龄的婴儿。操作中，胶囊的闪光端朝向内镜，这样能保证内镜医师明确胶囊何时被释放；如果看不到胶囊闪烁，则表明胶囊已脱离内镜的末端。内镜一旦进入胃中，胶囊和输送装置可以从内镜的末端伸出（在此之前，内镜医师在食管中的视野会被胶囊略微遮挡），即可更好地看到幽门开口。

年龄较大的儿童十二指肠球部较为宽大，内镜通过幽门时，胶囊和输送装置可以进入十二指肠更远端的部分。但对于年幼的儿童和婴儿，胶囊可能需要放置在十二指肠的近端。这种情况

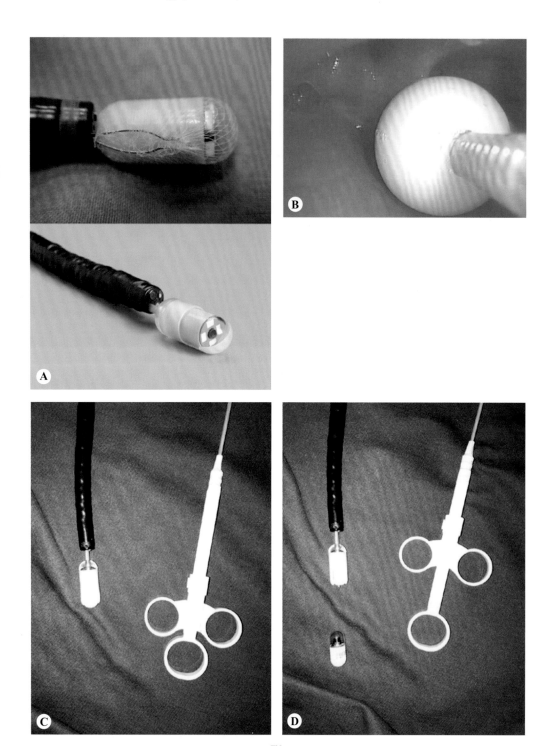

▲ 图 15-10　将 PillCam™ "前置" 到胃镜上的方法

A. 使用 Roth 网；B. 在内镜前端通过胶囊输送装置将 PillCam™ 胶囊置入；C 和 D. 图示 US Endoscopy 生产的胶囊输送装置如何放置胶囊

下，重要的是避免贴着十二指肠远端壁放置胶囊，因为这将导致胶囊 "半置入状态" 并仍可能驻留在输送装置中。避免这种情况的一个小窍门是给予小剂量丁溴东莨菪碱（解痉药）静脉注射

以放松十二指肠，并仅使胶囊的前 1/3 置入十二指肠。

在明确隐匿性 / 不明原因消化道出血病变时，建议避免在十二指肠进行活检，因为十二指肠活检会出血，血液往往会随着胶囊流入小肠，会导致胶囊视野模糊。

操作者必须了解接收设备的技术原理，确保它始终靠近患儿。否则，如果没有检测到信号，接收设备会在一段时间后停止记录，而不会重新初始化。当然，电池必须充满电，并将患儿详细信息输入基站。现在不同的公司生产的胶囊型号不同，但不同型号间几乎没什么可选择的，虽然价格不同，但功能大同小异。大多数产品的电池记录寿命可达 15h，足以保证胶囊能完成儿童的全小肠检查，除非患儿存在小肠狭窄。

当患儿存在小肠狭窄的情况下，是否可使用可降解胶囊这一问题一直存在争议。虽然可降解胶囊在成人中是常用的，但在儿童中应用不多。因为这里有两个考虑：第一，将这样的胶囊放置在儿童体内需要单独的全麻进行内镜置入。第二，根据以往的经验，胶囊内镜可以在小肠中停留数月甚至数年而不会造成任何问题。在任何情况下，如果胶囊确实导致梗阻症状，那么它滞留的位置则提示需要手术的区域。如有必要，可以通过双气囊小肠镜从小肠中取出胶囊。如果胶囊由于炎症性病变而被滞留，根据我们的经验，使用抗炎药如类固醇激素减轻引起肠腔狭窄的炎症后，胶囊通常会顺利通过。如果出现梗阻性症状，无论如何都可能需要手术进一步治疗。

## 二、小儿小肠疾病

### （一）小肠炎性肠病和炎症病理

尽管非甾体抗炎药在儿童中较少使用，但它们通常会引起黏膜损伤，如类似于克罗恩病的溃疡。药物引起的病变可以表现为黏膜破裂、局灶性溃疡（图 15-7），以及环周、溃疡性狭窄即所谓的隔膜病或隐源性多灶性溃疡性狭窄性小肠

炎（CMUSE）。然而，在儿童中，这种疾病往往是由于前列腺素受体功能异常所导致的先天性疾病（图 15-4）。在胶囊内镜检查后，通常建议进一步通过气囊小肠镜对病灶进行病理组织学明确诊断。此外，小肠克罗恩病可能仅通过 WCE 检查才会被发现，且往往会被 MRE 检查所遗漏（图 15-3 和图 15-8）。

### （二）肠息肉综合征和其他小肠肿瘤

在成年患者中，胶囊内镜对小肠肿瘤的诊断具有较高的敏感性和特异性，这类小肠肿瘤往往会被传统内镜和影像学检查方法所遗漏（包括推入式小肠镜）。虽然小肠恶性肿瘤在儿童中很少见，但遗传性胃肠道息肉病如波伊茨 - 耶格综合征在小儿胃肠病科和外科中并不少见。这些肿瘤的并发症包括小肠套叠、出血和较为罕见的癌变（图 15-2）。小儿肠息肉综合征监测建议遵循由欧洲儿科胃肠病学、肝病学和营养学学会（ESPGHAN）发布的指南。与 MRE 或其他影像学研究相比，胶囊内镜可以更好地检测到直径<15mm 的息肉。因此，现有数据表明，胶囊内镜应取代钡剂 X 线、磁共振成像（MRI）和推入式小肠镜用于检测小儿年龄组的小肠息肉。定位软件并不能指导临床医师进行内镜下息肉切除定位，但计算从幽门到息肉的时间除以总小肠通过时间可以得出息肉所占小肠总长度的距离百分比，该计算结果可帮助定位息肉。

### （三）不明原因 / 隐匿性胃肠道出血

不明原因胃肠道出血（OGIB）定义为在初始或初次内镜检查 [上消化道和（或）下消化道内镜检查 ] 呈阴性，持续或复发的不明原因出血。可分为：①不明原因隐性出血（occult GI bleeding）、反复缺铁性贫血（IDA）和（或）反复粪便隐血试

验（FOBT）阳性；②不明原因显性出血（overt GI bleeding）（反复血便）。出血点通常位于小肠，可能由多种疾病（包括血管病变和炎症病变）或肿瘤引起（图 15-1、图 15-5 和图 15-6）。

评估小肠的影像学技术对于扁平、较小、浸润性或炎症性的病变相对不敏感。在没有大量活动性出血的情况下，血管造影和放射性同位素扫描也是不敏感的，但 CT 血管造影偶尔对诊断会有所帮助，就如同平扫 CT 对于胃重复囊肿的诊断不敏感一样。如之前所提到的，术中小肠镜检查是观察小肠最清晰但也是最具侵入性的方法。此外，在没有腹腔镜 / 开腹手术的情况下，双气囊小肠镜是全小肠检查和治疗的最佳方式。

胶囊内镜检查是诊断和监测蓝色橡皮疱痣综合征患儿治疗效果的有效工具。它还可以发现患有门静脉高压症儿童的小肠静脉曲张破裂导致的出血，如果出血发生在近端小肠，可以通过小肠镜进行结扎（图 15-7）。WCE 被认为是一些疾病例如小肠血管发育不良，包括迪氏病和梅克尔憩室（图 15-6）的首选诊断工具。此外，非甾体抗炎药所致小肠黏膜病变也是空肠出血的原因之一（图 15-8）。

对于乳糜泻，组织学诊断仍然是金标准。尽管最近的指南建议，对于有症状的儿童，如果组织转谷氨酰胺酶是正常上限的 10 倍，可能就没有必要进行活检。WCE 可以显示乳糜泻患儿肠道扇贝形或马赛克外观的典型特征，但它不可能取代上消化道内镜检查（图 15-9）。

## （四）其他适应证

除了上面讨论的较为常见的适应证外，胶囊内镜检查对小儿其他潜在的各种小肠疾病同样有一定的临床应用价值（表 15-1）。对于影像学已发现异常但未确诊的小肠疾病的患儿也是胶囊内镜的一个检查指征。通过胶囊内镜检查可以发现

**表 15-1 儿童胶囊内镜检查的潜在适应证**

**小肠炎性疾病**
克罗恩病；乳糜泻；食物过敏或嗜酸性粒细胞性肠病；肠血管炎 / 血管发育不良；Henoch-Schönlein 紫癜；药物引起的黏膜损伤（非甾体抗炎药或化学治疗）；放射性肠病；移植物抗宿主病；小肠移植

**小肠息肉和肿瘤**
波伊茨 – 耶格综合征；其他家族性和非家族性息肉；淋巴瘤、平滑肌瘤、类癌和其他肿瘤

**隐匿性或不明原因的肠道出血**
包括血管畸形、门静脉高压症和小肠静脉曲张

**小肠影像学异常发现**

**不明原因的吸收不良和蛋白质丢失性肠病**
肠道淋巴管扩张、过敏性或充血性肠病等

**高度怀疑为小肠疾病的慢性腹痛**

**动力障碍（不是很典型，但可能会有影响）**

**食管疾病**
食管炎、巴雷特食管、食管静脉曲张

青少年患者反复腹痛的原因包括小肠淋巴瘤（图15-5）、小肠淋巴管扩张（图15-11）和慢性间歇性肠套叠和缺血性肠病（图15-12）。胶囊内镜检查也可用于确定免疫缺陷疾病和移植物抗宿主病的肠道病变，但这些疾病的确诊仍然需要依赖于病理组织学。

## 三、最新进展

虽然两端都有视频摄像头的食管胶囊内镜已经应用于成人，但由于它主要检测成人疾病中的食管癌和食管静脉曲张（图15-13），所以它在儿童中的应用具有一定的限制，很少在儿童中应用。同样，结肠胶囊内镜在儿童中的应用也比较少（图15-14），这可能是由于这种WCE设备为了检查结肠而延迟激活，另外它需要极严格的肠道准备。小儿消化道领域不同之处在于，我们一般需要通过活检进行组织学诊断。

最近一项新进展是磁控胶囊，医师可以通过强大的外部磁铁在上消化道进行操控（图15-

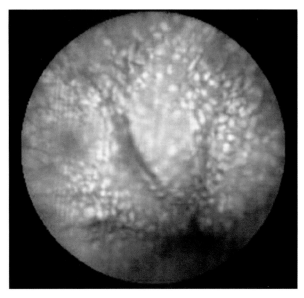

▲ 图 15-11　小肠淋巴管扩张

15），这可以为急性消化道出血的患者提供帮助。缺点是检查时需要在患者胃内充满液体，使黏膜充分扩张而进行充分的观察。一旦胶囊进入十二指肠，它便会迅速通过，从而无法提供完整的十二指肠图像。一旦磁控胶囊位于十二指肠降部，磁铁磁力就不够强大，无法将胶囊吸回到十二指肠球部或胃中。

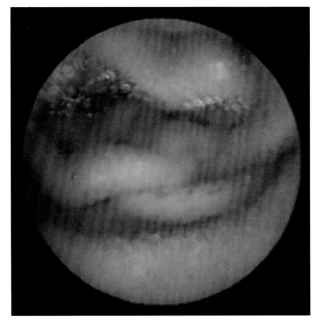

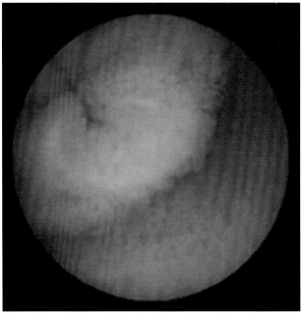

▲ 图 15-12　肠套叠

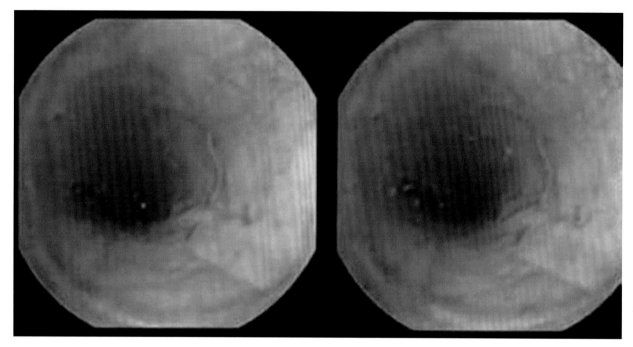

▲ 图 15-13　食管胶囊内镜所显示食管图像

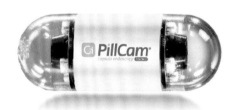

▲ 图 15-14　结肠胶囊内镜

## 结论

WCE 是胃肠内镜领域一项里程碑式的诊断性创新技术。如同在成人患者中那样，它开辟了小肠疾病诊断的新纪元。胶囊内镜可以用准确和无创的方法来检测儿童和青少年患儿的小肠隐匿病灶。即使是对 6 月龄的婴儿，它也行之有效。

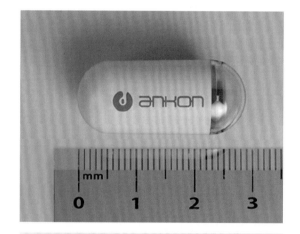

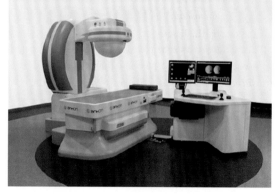

▲ 图 15-15　磁控胶囊内镜系统

# 拓展阅读

[1] Arguelles-Arias F, Caunedo A, Romero J, *et al*. The value of capsule endoscopy in pediatric patients with a suspicion of Crohn's disease. *Endoscopy* 2004, **36**, 869-873.

[2] Barkay O, Moshkowitz M, Reif S. Crohn's disease diagnosed by wireless capsule endoscopy in adolescents with abdominal pain, protein-losing enteropathy, anemia and negative endoscopic and radiologic findings. *Isr Med Assoc J* 2005, **7**, 262-263.

[3] Barth BA, Donovan K, Fox VL. Endoscopic placement of the capsule endoscope in children. *Gastrointest Endosc* 2004, **60**, 818-821.

[4] Caspari R, von Falkenhausen M, Krautmacher C, Schild H, Heller J, Sauerbruch T. Comparison of capsule endoscopy and magnetic resonance imaging for the detection of polyps of the small intestine in patients with familial adenomatous polyposis or with Peutz-Jeghers' syndrome. *Endoscopy* 2004, **36**, 1054-1059.

[5] Cellier C, Green PH, Collin P, Murray J. ICCE consensus for celiac disease. *Endoscopy* 2005, **37**, 1055-1059.

[6] Costamagna G, Shah SK, Riccioni ME, *et al*. A prospective trial comparing small bowel radiographs and video capsule endoscopy for suspected small bowel disease. *Gastroenterology* 2002, **123**, 999-1005.

[7] De Bona M, Bellumat A, de Boni M. Capsule endoscopy for the diagnosis and follow-up of blue rubber bleb nevus syndrome. *Dig Liver Dis* 2005, **37**, 451-453.

[8] de Mascarenhas-Saraiva MN, da Silva Araujo Lopes LM. Small-bowel tumors diagnosed by wireless capsule endoscopy: report of five cases. *Endoscopy* 2003, **35**, 865-868.

[9] Ell C, Remke S, May A, Helou L, Henrich R, Mayer G. The first prospective controlled trial comparing wireless capsule endoscopy with push enteroscopy in chronic gastrointestinal bleeding. *Endoscopy* 2002, **34**, 685-689.

[10] Goldstein JL, Eisen GM, Lewis B, *et al*. Video capsule endoscopy to prospectively assess small bowel injury with celecoxib, naproxen plus omeprazole, and placebo. *Clin Gastroenterol Hepatol* 2005, **3**, 133-141.

[11] Iddan G, Meron G, Glukhovsky A, Swain P. Wireless capsule endoscopy. *Nature* 2000, **405**, 417.

[12] MacKenzie JF. Push enteroscopy. *Gastrointest Endosc Clin North Am* 1999, **9**, 29-36.

[13] Maiden L, Thjodleifsson B, Theodors A, Gonzalez J, Bjarnason I. A quantitative analysis of NSAID-induced small bowel pathology by capsule enteroscopy. *Gastroenterology* 2005, **128**, 1172-1178.

[14] Mata A, Bordas JM, Feu F, *et al*. Wireless capsule endoscopy in patients with obscure gastrointestinal bleeding: a comparative study with push enteroscopy. *Aliment Pharmacol Therapeut* 2004, **20**, 189-194.

[15] Mihaly F, Nemeth A, Zagoni T, *et al*. Gastrointestinal manifestations of common variable immunodeficiency diagnosed by video- and capsule endoscopy. *Endoscopy* 2005, **37**, 603-604.

[16] Murray JA, Brogan D, van Dyke C, Knipshield MA, Gostout CJ. Mapping the extent of untreated celiac disease with capsule enteroscopy. *Gastrointest Endosc* 2004, **59**, AB101.

[17] Pennazio M, Eisen G, Goldfarb N. ICCE consensus for obscure intestinal bleeding. *Endoscopy* 2005, **37**, 1046-1050.

[18] Pennazio M, Santucci R, Rondonotti E, *et al*. Outcome of patients with obscure gastrointestinal bleeding after capsule endoscopy: report of 100 consecutive cases. *Gastroenterology* 2004, **126**, 643-653.

[19] Peretti N, Sant'Anna AMGA, Dirks MH, Seidman EG. Capsule endoscopy detects lymphangiectasia missed by other means. 4th International Conference on Capsule Endoscopy, Miami, FL, **7-8** March 2005, p. 189.

[20] Petroniene R, Dubenco E, Baker JP, *et al*. Given capsule endoscopy in celiac disease: evaluation of diagnostic accuracy and interobserver variation. *Am J Gastroenterol* 2005, **100**, 685-694.

[21] Sant'Anna AMGA, Seidman EG. Wireless capsule endoscopy: comparison study in pediatric and adult patients. *J Pediatr Gastroenterol Nutr* 2003, **37**, 332.

[22] Sant'Anna AMGA, Dubois J, Miron MJ, Seidman EG. Wireless capsule endoscopy for obscure small bowel disorders: final results of the first pediatric controlled trial. *Clin Gastroenterol Hepatol* 2005, **3**, 264-270.

[23] Schulmann K, Hollerbach S, Kraus K, *et al*. Feasibility and diagnostic utility of video capsule endoscopy for the detection of small bowel polyps in patients with hereditary polyposis syndromes. *Am J Gastroenterol* 2005, **100**, 27-37.

[24] Seidman EG, Sant'Anna AMGA, Dirks MH. Potential applications of wireless capsule endoscopy in the pediatric age group. *Gastrointest Endosc Clin North Am* 2004, **14**, 207-218.

[25] Soares J, Lopes L, Vilas Boas G, Pinho C. Wireless capsule endoscopy for evaluation of phenotypic expression of small-bowel polyps in patients with Peutz-Jeghers syndrome and in symptomatic first-degree relatives. *Endoscopy* 2004, **36**, 1060-1066.

[26] Thomson M, Tringali A, Landi R, *et al*. ESPGHAN/ESGE

Pediatric Endoscopy Guidelines. *J Pediatr Gastroenterol Nutr* 2017, **64**(1), 133-153.

[27] Triester SL, Leighton JA, Gurudu SR, *et al*. A meta-analysis of capsule endoscopy (CE) compared to other modalities in patients with non-stricturing small bowel Crohn disease (NSCD). *Am J Gastroenterol* 2004, **99**, S271-S272.

[28] Waye JD. Small-bowel endoscopy. *Endoscopy* 2003, **35**, 15-21.

[29] Yakoub-Agha I, Maunoury V, Wacrenier A, *et al*. Impact of small bowel exploration using video-capsule endoscopy in the management of acute gastrointestinal graft-versus-host disease. *Transplantation* 2005, **79**, 1767.

[30] Yamamoto H, Kita H, Sunada K, *et al*. Clinical outcomes of double-balloon endoscopy for the diagnosis and treatment of small-intestinal diseases. *Clin Gastroenterol Hepatol* 2004, **2**, 1010-1016.

# 第 16 章　超声内镜检查

## Endoscopic ultrasonography

Simona Faraci　Luigi Dall'Oglio　Paola de Angelis　Douglas S. Fishman　著

蒋　斐　金震东　译

要点

- 环扫（诊断）和线阵（治疗）超声内镜检查（endoscopic ultrasonography，EUS），可对腔内和腔外脏器进行检查。
- 超声内镜检查可以确定病变范围，从而进行有针对性的活检和治疗。
- 对于纵隔淋巴结等病变，以前需要通过胸腔镜、开胸手术或腹腔镜、剖腹手术取得病理，现在可以通过超声内镜细针穿刺（fine needle aspiration，FNA）获取病理。
- 较成人而言，有食管、胆胰先天异常的儿童更需要超声内镜检查来明确诊断。

超声内镜检查是一种结合了超声和内镜优点的微创检查方法[1]。与传统胃肠镜相比，超声内镜有其独特的优势，其可对食管、胃、十二指肠和直肠壁进行详细的横断面检查，并探查腔外和周围间隔腔隙（如纵隔）的病变和结构，且可以通过超声内镜细针穿刺获取病理组织[2-4]。超声内镜图像上的消化道管壁表现为几个高回声和低回声层。这些层中的一层或多层的变形将反映病变的深度、大小和性质。

## 一、仪器和技术

EUS 的应用主要分为两大类：诊断和介入 / 治疗超声内镜。后者包括 EUS-FNA 和治疗。

在过去的 10 年中，EUS 技术的创新显著扩大了 EUS 的应用范围。大多数 EUS 设备需要一个能发射回声的物理介质（水），存在于探头和解剖结构之间。在线阵 EUS 中，应将乳胶气囊附着在内镜的远端并充水。对于一些食管病变的检查也用类似的方法，在内镜先端环扫探头上安装一个水囊。在对胃部疾病检查时，可以直接在胃腔内注水。对十二指肠和直肠病变检查时，可以有效地将以上两种方法结合起来[5]。超声波换能器的频率波动在 5～20MHz，扫描可以是径向的或扇面的（表 16-1）。

标准的超声内镜探头和微小探头在儿童病例中均报道的不多[6-8]。关于儿童超声内镜的使用，只有几篇文章包括大约 50 例病例报道[9]，部分原因是目前所能购得的环扫探头远端直径为 11～14mm，线阵探头的直径为 14mm，不能确保这两种探头能轻松且毫无损伤地进入儿童十二指肠的第一段和第二段。成人使用的超声内镜适用于＞3 岁且体重＞15kg 的儿童[6]。对于体重＜15kg 的儿童，超声支气管镜（EBUS）或微型探头是一个合适且有用的替代方法。近期的一项多中心研究表明 EBUS 联合经支气管穿刺抽吸和超声内镜联合支气管超声引导下穿刺对病因不明的儿童纵隔淋巴结病变诊断具有一定的疗效和安全性[10]。

当标准 EUS 探头无法通过小儿狭窄的食管或肠腔时，可采用标准内镜加小型超声探头[7, 11-14]。

## （一）超声导管探头（环扫 EUS）

高频（12～25MHz）超声导管探头（图 16-1）可通过标准内镜的工作通道，这对小儿和管腔狭窄患者行 EUS 检查非常重要，而带有 5～12mm 刚性尖端的穿刺内镜探头则无法做到这点[15, 16]。这些设备可以很好地识别距离传感器 5～20mm 的结构，这对检查胃肠道层次结构非常有用。

表 16-1 目前所能购得的超声内镜和微探头

| 厂家 | 类型 | 产品 | 最大直径（mm） | 插入管道直径（mm） | 管道尺寸（mm） |
| --- | --- | --- | --- | --- | --- |
| Pentax | 环扫 | EG-3670URK | n/a | 12.1 | 2.4 |
| | 线阵 | EG-3270UK | 11.5 | 10.8 | 2.8 |
| | 线阵 | EG-3870UTK | n/a | 12.8 | 3.8 |
| | EBUS 线阵 | EB-1970UK | 6.3 | n/a | 2.0 |
| Olympus | 微探头 | UM2R/3R | 2.5 | n/a | n/a |
| | 环扫 | GF-UE160-AL5 | 13.8 | 11.8 | 2.2 |
| | 线阵 | GF-UCT180 | 14.6 | 12.6 | 3.7 |
| | 线阵 | GF-UC140P-AL5 | 14.2 | 11.8 | 2.8 |
| | 线阵 | GF-UC140-AL5 | 14.6 | 12.6 | 3.7 |
| | 线阵 | TGF-UC180J | 14.6 | 12.6 | 3.7 |
| | EBUS | BF-UC180F | n/a | 6.2 | 2.2 |
| Fujinon | 环扫 | EG-580UR | n/a | 11.4 | 2.8 |
| | 环扫 | EG-530UR2 | 11.4 | 11.5 | 2.2 |
| | 线阵 | EG-580UT | 13.9 | n/a | 3.8 |
| | 线阵 | EG-530UT2 | 13.9 | 12.1 | 3.8 |
| | EBUS | EB-530US | 6.7 | 6.3 | 2.0 |

EBUS. 超声支气管镜；n/a. 不适用

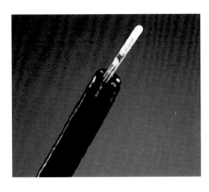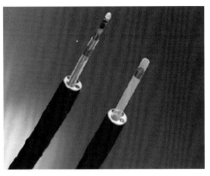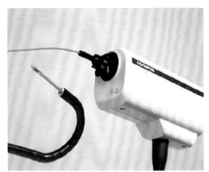

▲ 图 16-1　超声导管探头

## （二）前置超声探头

当病变较大或范围较广时，标准高频超声导管探头的诊断力非常有限。为了确保 EUS 对较深部位较大的病灶和（或）超出胃肠道壁病变进行高质量扫查，研制出了一种低频 7.5MHz 前置探头 [15, 17]（图 16-2）。

## （三）环扫超声内镜检查

环扫超声内镜检查可对胃肠道和邻近器官进行全面扫查，并简单快速地显示这些器官结构。扫描方向垂直于设备的纵轴，产生 360° 的全视野。高频微型探头可与标准内镜一起用于评估狭小区域或较小的浅表病灶。

### 1. 气囊接触法

这种方法需要在超声内镜前端用 1～7ml 脱气水填充气囊，然后使气囊与胃肠道壁直接接触。其主要用于评估食管胆胰管系统和邻近病变。

### 2. 注水法

该方法将脱气水通过超声内镜的工作通道泵入胃肠道，直到水将管腔充分扩张。注水量在 100～500ml。这种方法有助于评估胃肠道较深的病变，例如肿瘤分期。

### 3. 气囊接触 + 注水法

这是两种方法的结合，适用于胃肠道病变和法特乳头病变 [18]（图 16-3）。

## （四）线阵超声内镜检查法

线阵超声内镜有一个弯曲的横向换能器，提供 120° 扇形扫描超声视图（图 16-4）。

虽然线阵 EUS 设计用于单侧扇形扫描，但通过小幅度的顺时针和（或）逆时针旋转，仍可

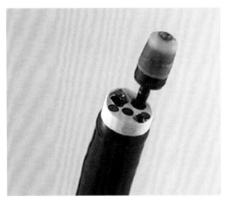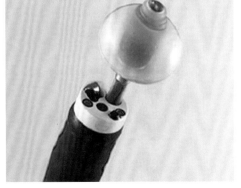

▲ 图 16-2　前置超声探头

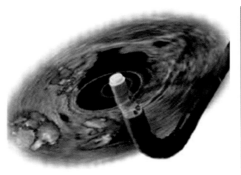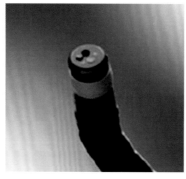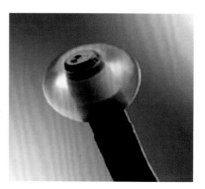

▲ 图 16-3　环扫超声内镜图像，带有扩张气囊的超声内镜远端

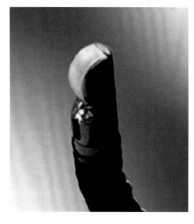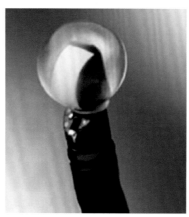

◀ 图 16-4　线阵超声内镜，带有扩张气囊的超声内镜远端

以获得完整的 360° 图像。

工作通道在换能器上方（图 16-5），这是安全有效 FNA 过程的理想选择，因为针头和靶病变位于同一超声视图内（图 16-6）。

超声声速方向和内镜长轴平行，这使得 FNA 穿刺针能精确定位至目标病灶进行细胞学取样或治疗操作（图 16-7）。

这项技术对于胆胰管肿瘤、疑似结核或结节病患者的纵隔淋巴结，以及其他疾病获得病理学诊断及后续治疗尤为重要。一些线阵超声内镜仪器通道（宽 3.8mm）允许直径高达 10Fr 的附件通过。带有电子传感器的仪器具有彩色多普勒和功率多普勒信号。

FNA 的针配有一个手柄，该手柄连接到超声内镜操作者通道。针在金属或塑料保护套内移动，简化了操作。目前穿刺针有三种型号：19G、22G 和 25G。抽吸系统包括一个与旋塞相连的负压注射器，该龙头旋塞在连接穿刺针系统后打开[19, 20]。应用带有电子传感器的线阵 EUS 内镜的彩色多普勒模式，可显著减少邻近血管的意外穿刺。

一旦穿刺针被安全地进入病灶，改变针的穿刺角度和快速插提针有助于更好地进行组织取样。采集的标本置于固定液中进行组织学和免疫组化及细胞遗传学研究。

## （五）EUS 图像上胃肠道壁的表现

在低频（7.5MHz）EUS 扫描下，食管、胃和直肠的壁呈 5 个同心层，根据回声的不同而交替排列。由内而外，前两个是高回声和低回声层对应黏膜和黏膜肌层；第三高回声层代表黏膜下

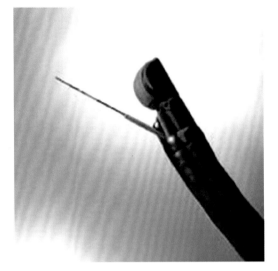

▲ 图 16-5 带有高级抽吸 / 活检针的线阵超声内镜探头

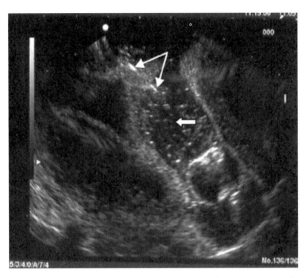

▲ 图 16-6 EUS 的穿刺针（双箭）进入胰腺假性囊肿（实心箭）

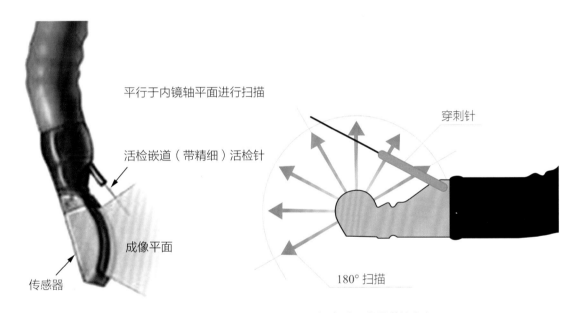

▲ 图 16-7 在 EUS 控制下，FNA 针穿过手术通道的方向

层；第四低回声层代表固有肌层；第五个高回声层则代表浆膜层（图 16-8）。

由于食管壁相对较薄，不容易区分黏膜和黏膜下层。在胃中，第四层（固有肌层）可能由两个亚层（内环肌和外环肌）组成，其又被一条高回声线分开。

高频（20MHz）探头提供了更好的管腔结构分辨率（多达 9 层），对周围结构的扫描深度的作用减弱了。相反许多重要结构都在低频 EUS 的探查范围内。从食管就可以探查后纵隔：胸主动脉、奇静脉、肺动脉和淋巴结。EUS 进入胃腔后可探查脾脏、左肾上腺、腹腔干、胰体和胰尾、脾血管直至门静脉、肝左叶和胆囊。从十二指肠可以探查胰头、肝外胆管、十二指肠主乳头和

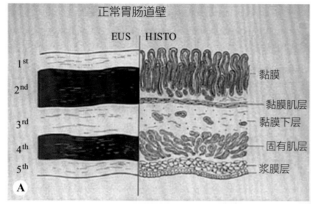
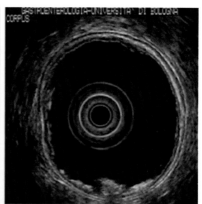
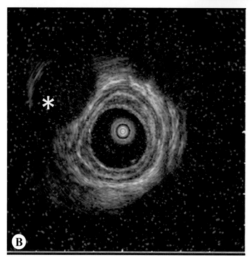

▲ 图 16-8　A. 食管壁：第一层内高回声（亮）层是黏膜，依次是低回声（暗）黏膜肌层、高回声（亮）黏膜下层、低回声（暗）固有肌层和高回声（亮）浆膜层；B. 壁外的结构以星号为标志

肝右叶 [21]。

## （六）儿童检查指征

超声内镜检查对于儿童来说是非常有用的一种影像学检查技术。2017 年，ESPGHAN-ESGE 发布了儿童胃肠内镜检查指南。专家小组强调，儿童 EUS 的建议是基于低质量的证据提出的 [22]。胆胰管和十二指肠的适应证包括区分自身免疫性胰腺炎和肿瘤 [23]；胰腺炎评估胰腺解剖 [24] 和胆道解剖异常 [25]；以及胰腺假性囊肿引流和十二指肠囊肿评估 [26, 27]。ESPGHAN-ESGE 给出了以下建议。

1. 使用带小探头的环扫 EUS 诊断先天性食管狭窄（区分气管支气管异位和纤维肌亚型）。

2. EUS 可对非侵入性成像模式（US、MRCP）无诊断定论的儿童胆胰疾病进行诊断。

3. EUS 引导下的儿童胰腺假性囊肿引流应在有特殊经验的 EUS 中心进行。治疗性 EUS 如胰腺假性囊肿引流可采用与成人患者相同的技术或使用微型探头 [6, 8, 28, 29]。表 16-2 总结了儿童 EUS 的适应证。

在儿童中，食管和胆胰管先天性异常在 EUS 适应证中所占比例高于成人。

如上所述，有报道称 EUS 和 EUS 引导下 FNA 成功应用于患有胰胆管疾病的儿童 [23-25]，其中非侵入性成像检查（如 US、MRCP、CT 等）

**表 16-2　儿童超声内镜适应证**

| 食管 | • 食管狭窄（先天性、腐蚀性、手术后等）<br>• 嗜酸性食管炎<br>• 食管重复畸形<br>• 血管疾病<br>• 贲门失弛缓症 |
|---|---|
| 胃 | • 胃重复畸形<br>• 胃静脉曲张<br>• 占位，淋巴瘤<br>• 胃皱襞肥大 |
| 十二指肠 | • 十二指肠重复畸形<br>• 十二指肠蹼<br>• 血管疾病<br>• 黏膜下肿瘤 |
| 胆胰 | • 胆总管结石、微结石，以及其他胆道梗阻原因<br>• 胰腺假性囊肿（诊断和治疗）<br>• 复发性和慢性胰腺炎、自身免疫性胰腺炎<br>• 壶腹腺瘤<br>• 胰腺外伤<br>• 先天性异常（如胰腺分裂）<br>• 胰腺、胆管、胆囊和肝脏肿瘤诊断、评估和分期<br>• 腹膜后肿块淋巴结病的评估<br>• 疑似胆胰疾病引起的慢性顽固性上腹痛的评估 |

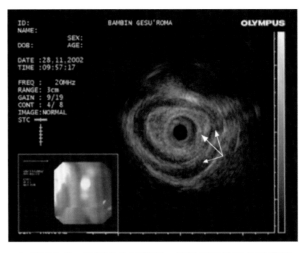

▲ 图 16-9　食管吻合口狭窄：用箭标记的同心层增厚

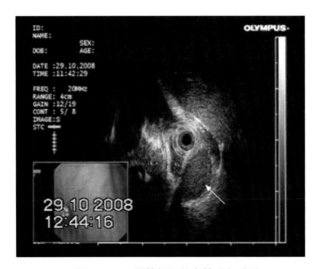

▲ 图 16-10　用箭标记的食管重复畸形

则未有定论。

## 二、儿童疾病中超声内镜的图像特征

### （一）食管狭窄

儿童食管狭窄主要是良性的，与许多疾病有关，包括反流和嗜酸性食管炎、腐蚀性物品的摄入、肺结核、术后（吻合口）、IgG4 相关性食管炎、放射性和药物性食管损伤（图 16-9 和图 16-10）。

先天性食管狭窄的儿童，EUS 微型探头可以区分气管支气管异位（TBR）和纤维肌狭窄（FMS）。先天性食管狭窄合并 TBR 时，肌层有多个回声区，代表异常软骨异位。由于扩张过程中穿孔风险增加，TBR 患儿通常需要手术切除。相比之下，FMS 或膜性狭窄患儿可以通过扩张食管这种安全的手段治疗[12, 23]。EUS 是区分这些疾病的最佳诊断手段。EUS 微探头诊断 TBR 与手术结果之间的高度相关性已被证实[7]。高频微型探头和三维探头 EUS 已用于儿童先天性食管狭窄的术前评估[14]。将小儿内镜放置在狭窄的食管上方后，将探头插入仪器通道，并穿过狭窄处。用超声内镜微探头采用直接接触法进行扫查（图16-11）。

食管壁和黏膜下病变的其他结构异常，如食管重复畸形、恶性病变和淋巴瘤等主要依靠 EUS 明确诊断[30-33]。EUS 被认为是食管癌术前分期的主要诊断手段。

超声内镜引导下黏膜切除术是治疗成人巴雷特食管的有效方法。巴雷特食管没有特殊的 EUS 特征，只有黏膜轻微增厚。然而，如果伴有严重的发育不良，则表现为黏膜下层浸润和淋巴结病[34]。为了研究巴雷特食管和其他食管浸润性病变，可采用高频（如 20MHz）的 EUS 探头。表16-3 列出了食管病变的 EUS 特征。

## （二）胃

许多研究表明，EUS 在胃肿瘤及淋巴结的分期方面优于 CT。EUS 获取的信息有助于指导是否行手术治疗、手术类型和任何辅助化学治疗。EUS 评估早期和晚期肿瘤的浸润程度。在儿童患者中，其对罕见的肿块和淋巴瘤评估都非常有用。

任何年龄儿童均可使用环扫和微探头超声内

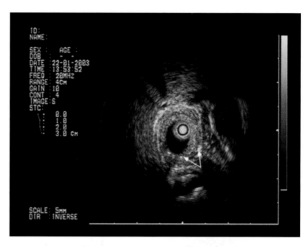

▲ 图 16-11　箭所指示的先天性狭窄伴异常软骨残留（白点）；层壁增厚与先天性狭窄一致

镜。为了明确诊断需要肠道注水或者采用气囊注水。肿瘤性病变可浸润至胃壁深层，导致胃壁层次完全消失[33]（图 16-12 至图 16-14）。

先天性异常在儿童中很常见，例如十二指肠重复畸形（图 16-15）。在先天性十二指肠重复畸形中，EUS 可能识别出 CT 扫描或 MRCP 不能识别的异常胆胰管[26, 27]。这些信息对于判断选择外科治疗或内镜治疗至关重要。

胃的皱襞肥大可以通过 EUS 检查，以便与淋巴瘤进行鉴别诊断（图 16-16）。

如果是十二指肠蹼，在内镜扩张或剥离之前

表 16-3　食管疾病的超声内镜图像特征

| 疾　病 | 层　次 | 特　征 |
| --- | --- | --- |
| 腐蚀性狭窄 | 黏膜 / 黏膜肌层 | 解剖层次的紊乱 |
| 先天性狭窄 | 黏膜 / 黏膜肌层 | 层次增厚 |
| 嗜酸性食管炎 | 黏膜 | 薄壁、厚度改变 |
| 贲门失弛缓症 | 黏膜肌层 | 层次增厚 |
| 静脉曲张 | 黏膜 / 黏膜下层 | 无回声、血管迂曲、彩色多普勒显影 |
| 重复囊肿 | 不固定 | 低回声、圆形、内部回声不均匀 |
| 巴雷特食管 / 食管癌 | 黏膜 / 黏膜下层 / 黏膜肌层 | 食管壁增厚，包括肌肉层在内的食管壁融合 |

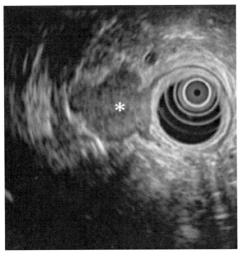

▲ 图 16-12　胃肠道间质瘤（GIST）（起源于黏膜下层；肿块以星号标记）

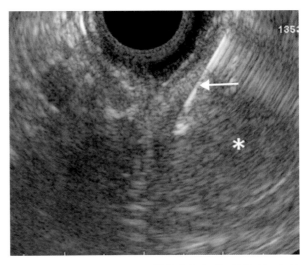

▲ 图 16-13　GIST-FNA，箭指向标记物（星号）内的FNA

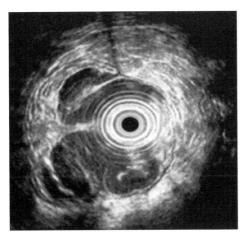

▲ 图 16-14　胃淋巴瘤（胃壁变形和淋巴结肿大）

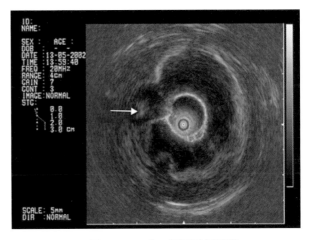

▲ 图 16-15　十二指肠重复畸形

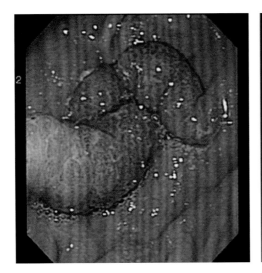

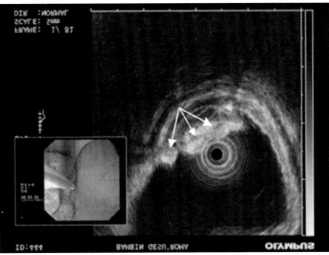

▲ 图 16-16　与幽门螺杆菌相关的胃皱襞肥大

进行 EUS 检查，对评估十二指肠蹼和胆道出口的厚度非常重要[33-35]（图 16-17）。胃主要病变的 EUS 特征详见表 16-4。

### （三）胆胰疾病

EUS 有高准确度和灵敏度，尤其可有效评估胆胰管疾病。EUS 的一个重要的益处是减少了不必要的诊断性 ERCP[10, 29, 30]。EUS 对胆总管结石或微结石的诊断优于常规超声检查（图 16-18）。

在患有慢性胰腺炎的儿童中，EUS 比 CT 检查更敏感，尤其是在疾病的早期阶段，并有助于扫查胰腺的局灶性或弥漫性实质，如回声灶、小叶间隔膜、小囊腔、分叶状腺体边缘、实质异质性、胰腺导管 / 侧支扩张分支（图 16-19）。

对于患有胰腺假性囊肿的儿童，通常需要通过胃腔进行内引流（图 16-20）。有关胰腺囊肿胃吻合术的详细描述，请参见第 38 章。EUS 可以预防与此干预相关的并发症（穿孔或出血）。

EUS 引导下 FNA 可对胰腺和胆管的囊性病变 / 肿瘤进行精确的组织学诊断和鉴别诊断（表 16-5）。

总的来说，目前很多研究证实 EUS 在胰胆管疾病中具有很高的诊断价值，包括胆石症、复发性、慢性胰腺炎、自身免疫性胰腺炎、特发性纤维化性胰腺炎、胰腺分裂、先天性畸形、微结石、胰腺假性囊肿和胰腺肿块病变等疾病[19, 35-43]。

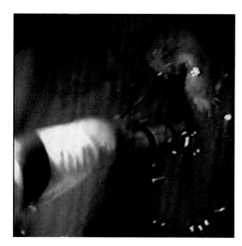
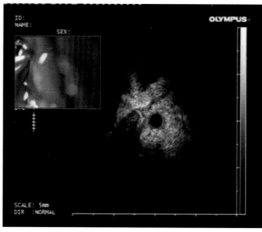

◀ 图 16-17 十二指肠蹼

表 16-4 胃部疾病的超声内镜图像特征

| 疾 病 | 层 次 | 特 征 |
| --- | --- | --- |
| 平滑肌瘤 | 黏膜 / 黏膜肌层 | 低回声，圆形，边界清晰 |
| 脂肪瘤 | 黏膜下层 | 强回声，边界光滑 |
| 囊肿 | 不固定 | 低回声，圆形 |
| 异位胰腺 | 黏膜下层 / 黏膜肌层 | 低回声，混合性，胆管样结构 |
| 静脉曲张 | 黏膜 / 黏膜下层 | 大小，深度，扭曲度，彩色多普勒 |
| 胃肠道间质瘤 | 黏膜肌层 | <3cm 低回声，边界清晰；>3cm 囊性坏死，边界不规则 |
| 淋巴瘤 | 黏膜 / 黏膜下层 / 黏膜肌层 | 低回声 |

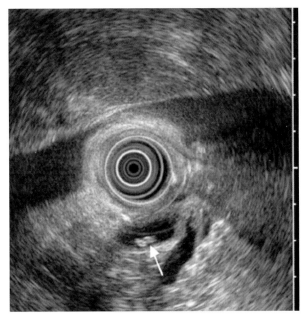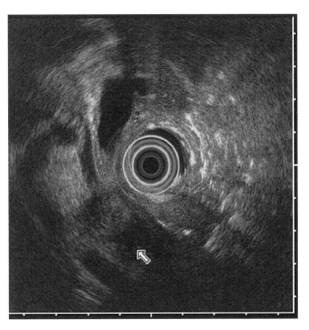

▲ 图 16-18　胆总管结石：扩张的胆总管内有两块结石（箭）；实心箭指向扩张的主胰管

▲ 图 16-19　自身免疫性胰腺炎（白箭指向胰头充盈）

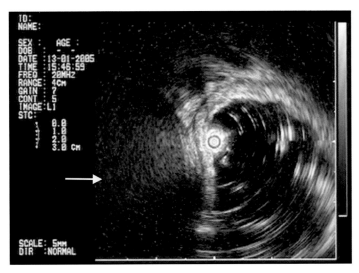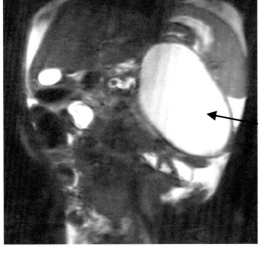

▲ 图 16-20　胰腺假性囊肿
A. 低回声 / 无回声囊肿（白箭）；B. 磁共振提示假性囊肿（黑箭）

治疗性 EUS 在儿童胰周液体聚积的治疗方面有巨大前景，但需要大规模的前瞻性研究才能得出结论[44]。EUS 和 EUS 引导下的介入治疗可以改变某些儿童疾病的临床治疗手段，尤其是一些具有挑战性的胆胰疾病[45]。

EUS 被证明是一种安全且经济有效的检查方法，在儿童病患人群中具有诊断和治疗能力。目前在评估儿童胆胰疾病时，EUS 越来越被认为是一种标准的检查方法[40]。

表 16-5　胆胰囊实性疾病超声内镜图像特征

| 疾　病 | 特　征 |
| --- | --- |
| 神经内分泌肿瘤 | 位于胰腺腹侧、背侧表面，微小、分散、带有包膜的低回声肿块；彩色多普勒显示血管密度高 |
| 假性囊肿 | 较大、低回声，完整的纤维壁 |
| 胰腺炎 | 可变、异质性，伴有低回声和高回声区 |
| 胆总管结石 | 胆总管内明显的高回声病变 |
| 门静脉高压 | 使用多普勒 |

# 参考文献

[1] Fusaroli P, Vallar R, Caletti G, et al. Scientific publications in endoscopic ultrasonography: a 20-year global survey of the literature. *Endoscopy* 2002, **34**(6), 451-456.

[2] Fusaroli P, Caletti G. Endoscopic ultrasonography. *Endoscopy* 2003, **35**(2), 127-135.

[3] Williams DB, Sahai AV, Aabakken L, et al. Endoscopic ultrasound guided fine needle aspiration biopsy: a large single centre experience. *Gut* 1999, **44**, 720-726.

[4] Mortensen MB, Pless T, Durup J et al. Clinical impact of endoscopic ultrasoundguided fine-needle aspiration biopsy in patients with upper gastrointestinal tract malignancies: a prospective study. *Endoscopy* 2001, **33**, 478-483.

[5] Akahoshi K, Tanaka T, Matsui N et al. Newly developed all in one EUS system: one cart system, forward-viewing optics type 360° electronic radial array echoendoscope and obliqueviewing type convex array echoendoscope. *Fukuoka Acta Med* 2007, **98**, 82-89.

[6] Sheers I, Ergun MA, Aouattah T, et al. Diagnostic and therapeutic roles of endoscopic ultrasound in pediatric pancreatobiliary disorders. *J Pediatr Gastroenterol Nutr* 2015, **61**, 238-247.

[7] Romeo E, Foschia F, de Angelis P, et al. Endoscopic management of congenital esophageal stenosis. *J Pediatr Surg* 2011, **46**(5), 838-841.

[8] Jazrawi SF, Barth BA, Sreenarasimhaiah J. Efficacy of endoscopic ultrasound guided drainage of pancreatic pseudocyst in a pediatric population. *Dig Dis Sci* 2011, **56**, 902-908.

[9] Al Rashdam A, LeBlanc J, Sherman S, et al. Role of endoscopic ultrasound for evaluating gastrointestinal tract disorders in pediatrics: a tertiary care center experience. *J Pediatr Gastroenterol Nutr* 2010, **51**, 718-722.

[10] Dhooria S, Madan K, Pattabhiraman V, et al. A multicenter study on the utility and safety of EBUS-TBNA and EUS-B-FNA in children. *Pediatr Pulmonol* 2016, **51**(10), 1031-1039.

[11] Usui N, Kamata S, Kawahara H, et al. Uses of endoscopic ultrasonography in the diagnosis of congenital esophageal stenosis. *J Pediatr Surg* 2002, **37**, 1744-1746.

[12] Quiros JA, Hirose S, Patino M, et al. Esophageal tracheobronchial remnant, EUS diagnosis and minimally invasive surgical management. *J Pediatr Gastroenterol Nutr* 2013, **56**(30), e14.

[13] Takamizawa S, Tsugawa C, Mouri N, et al. Congenital esophageal stenosis: therapeutic strategy based on aetiology. *J Pediatr Surg* 2002, **37**, 197-201.

[14] Bocus P, Realdon S, Eloubeidi MA, et al. High-frequency miniprobes and 3-dimensional EUS for preoperative evaluation of the etiology of congenital esophageal stenosis in children (with video). *Gastrointest Endosc* 2011, **74**(1), 204-207.

[15] Hocke M. Basic of radial endoscopic ultrasound. In: Dietrich CF (ed.). Endoscopic Ultrasound: An Introductory Manual and Atlas. Thieme, Stuttgart, 2006, p. 1.

[16] Menzel J, Domschke W. Gastrointestinal miniprobe sonography: the current status. *Am J Gastroenterol* 2000, **95**, 605-616.

[17] Chak A, Canto M, Stevens PD, et al. Clinical applications of a new through-the-scope ultrasound probe: prospective comparison with an ultrasound endoscope. *Gastrointest Endosc* 1997, **45**(3), 291-295.

[18] LeBlanc JK. An overview of endoscopic ultrasound equipment. *Minerva Gastroenterol Dietol* 2008, **54**(2), 177-187.

[19] Iwashita T, Nakai Y, Lee JG, et al. Newlydeveloped, forward-viewing echoendoscope: a comparative pilot study to the standard echoendoscope in the imaging of abdominal organs and feasibility of endoscopic ultrasound-guided interventions. *J Gastroenterol Hepatol* 2012, **27**(2), 362-367.

[20] Irisawa A, Imaizumi H, Hikichi T, et al. Feasibility of interventional endoscopic ultrasound using forward-viewing

and curved linear-array echoendoscope: a literature review. *Dig Endosc* 2010, **22** Suppl 1, S128-131.

[21] Tio TL, Tytgat GN. Endoscopic ultrasonography of normal and pathologic upper gastrointestinal wall structure. Comparison of studies in vivo and in vitro with histology. *Scand J Gastroenterol* 1986, **123**, 27-33.

[22] Thomson M, Tringali A, Dumonceau JM, *et al*. Pediatric gastrointestinal endoscopy: European Society for Pediatric Gastroenterology Hepatology and Nutrition and European Society of Gastrointestinal Endoscopy guidelines. *J Pediatr Gastroenterol Nutr* 2017, **64**(1), 133-163.

[23] Friedlander J, Quiros JA, Morgan T, *et al*. Diagnosis of autoimmune pancreatitis vs neoplasms in children with pancreatic mass and biliary obstruction. *Clin Gastroenterol Hepatol* 2012, **10**(9), 1051-1055.

[24] Attila T, Adler DG, Hilden K, *et al*. EUS in pediatric patients. *Gastrointest Endosc* 2009, **70**(5), 892-898.

[25] Varadarajulu S, Wilcox CM, Eloubeidi MA. Impact of EUS in the evaluation of pancreaticobiliary disorders in children. *Gastrointest Endosc* 2005, **62**(2), 239-244.

[26] Romeo E, Torroni F, Foschia F, *et al*. Surgery or endoscopy to treat duodenal duplications in children. *J Pediatr Surg* 2011, **46**(5), 874-878.

[27] Stelling T, von Rooij WJ,Tio TL, *et al*. Pancreatitis associated with congenital duodenal duplication cyst in an adult. *Endoscopy* 1987, **19**, 171-173.

[28] Ramesh J, Bang JY, Trevino J, *et al*. Endoscopic ultrasound-guided drainage of pancreatic fluid collections in children. *J Pediatr Gastroenterol Nutr* 2013, **56**, 30-35.

[29] De Angelis P, Romeo E, Rea F, *et al*. Miniprobe EUS in management of pancreatic pseudocyst. *World J Gastrointest Endosc* 2013, **5**, 255-260.

[30] Brand B, Oesterhelweg L, Binmoeller KF, *et al*. Impact of endoscopic ultrasound for evaluation of submucosal lesions in gastrointestinal tract. *Dig Liver Dis* 2002, **34**, 290-297.

[31] Zhu X, Zhang XQ, Li BM, *et al*. Esophageal mesenchymal tumors: endoscopy, pathology and immunohistochemistry. *World J Gastroenterol* 2007, **13**(5), 768-773.

[32] Turhan N, Aydog G, Ozin Y, *et al*. Endoscopic ultrasonography-guided fine-needle aspiration for diagnosing upper gastrointestinal submucosal lesions: a prospective study of 50 cases. *Diagn Cytopathol* 2011, **39**(11), 808-817.

[33] Lugering N, Menzel J, Kucharzik T, *et al*. Impact of miniprobes compared to conventional endosonography in the staging of low-grade gastric MALT lymphoma. *Endoscopy* 2001, **33**, 832-837.

[34] Scotiniotis IA,Kochman ML, Lewis JD, *et al*. Accuracy of EUS in the evaluation of Barrett's esophagus and high grade dysplasia or intramucosal carcinoma. *Gastrointest Endosc* 2001, **54**, 689-686.

[35] Menzel J, Domschke W. Intraductal ultrasound in the biliary tract. *Curr Gastroenterol Rep* 2001, **3**, 141-146.

[36] Frossard JL, Sosa-Valencia L, Amouyal G, *et al*. Usefulness of endoscopic ultrasonography in patients with "idiopathic" acute pancreatitis. *Am J Med* 2000, **109**, 1196-2000.

[37] Bhutani MS, Hoffman BJ, Hawes RH. Diagnosis of pancreas divisum by endoscopic ultrasonography. *Endoscopy* 1999, **31**, 167-169.

[38] Nadler EP, Novikov A, Landzberg BR, *et al*. The use of endoscopic ultrasound in the diagnosis of solid pseudopapillary tumors of the pancreas in children. *J Pediatr Surg* 2002, **37**, 1370-1373.

[39] Buxbaum JL, Eloubeidi MA, Varadarajulu S. Utility of EUS-guided FNA in the management of children with idiopathic fibrosing pancreatitis. *J Pediatr Gastroenterol Nutr* 2011, **52**(4), 482-484.

[40] Patel S, Marshak J, Daum F, Iqbal S. The emerging role of endoscopic ultrasound for pancreaticobiliary diseases in the pediatric population. *World J Pediatr* 2017, **13**(4), 300-306.

[41] Singh SK, Srivastava A, Rai P, Yachha SK, Poddar U. Yield of endoscopic ultrasound in children and adolescent with acute recurrent pancreatitis. *J Pediatr Gastroenterol Nutr* 2018, **66**(3), 461-465.

[42] Fugazza A, Bizzarri B, Gaiani F, *et al*. The role of endoscopic ultrasound in children with pancreatobiliary and gastrointestinal disorders: a single center series and review of the literature. *BMC Pediatr* 2017, **17**(1), 203.

[43] Fujii LL, Chari ST, El-Youssef M, *et al*. Pediatric pancreatic EUS-guided trucut biopsy for evaluation of autoimmune pancreatitis. *Gastrointest Endosc* 2013, **77**(5), 824-828.

[44] Nabi Z, Talukdar R, Reddy DN. Endoscopic management of pancreatic fluid collections in children. *Gut Liver* 2017, **11**(4), 474-480.

[45] Gordon K, Conway J, Evans J, Petty J, Fortunato JE, Mishra G. EUS and EUSguided interventions alter clinical management in children with digestive diseases. *J Pediatr Gastroenterol Nutr* 2016, **63**(2), 242-246.

# 第17章 色素内镜检查
## Chromoendoscopy

Mike Thomson    Paul Hurlstone    著

李晓波    译

要点

- 对患有巴雷特食管、乳糜泻、息肉病综合征或长期炎性肠病的儿童，色素内镜检查有助于最佳的黏膜取样。
- 黏膜染色技术很简单，只需几分钟就可以完成常规的内镜检查。
- 色素内镜是增强放大内镜和放大色素内镜的重要组成部分。

## 一、适应证

### （一）食管疾病

儿童食管肠上皮化生（如巴雷特食管）是色素内镜检查的一个潜在指征。如果怀疑这种情况，应用色素内镜能提高内镜活检的诊断率。亚甲蓝染色阳性能用于鉴别内镜下不可见的贲门区肠上皮化生，这种肠上皮化生可能存在于胃食管反流病（GERD）的患儿中。然而，在进行上消化道内镜检查时，亚甲蓝染色是否应该应用于所有长期胃食管反流的患者仍有待商榷。因为肠上皮化生也可在于无症状个体，亚甲蓝染色是否优于随机活检也是存在争议的。在短段巴雷特食管

的成人患者中，亚甲蓝染色检测肠上皮化生的敏感性为 60%～98%，普遍高于随机活检。此外，异常的亚甲蓝染色也能鉴别异型增生和恶性病灶，便于进行内镜下的治疗，如黏膜切除或光动力治疗。如果计划实行黏膜切除，则先在黏膜下层注射少量亚甲蓝和生理盐水，使黏膜呈蓝色，再进行黏膜病变的精准切除。

在黏膜消融的患者中，色素内镜也可以区分再生鳞状上皮和残留的巴雷特黏膜。鲁氏碘液常用于巴雷特食管或异型增生的年轻患者的内镜治疗后随访，以便及时发现残留的未染色的巴雷特上皮。

对成人的研究表明，鲁氏碘液色素内镜在检

测异型增生和早期食管鳞状细胞癌方面优于常规内镜。在中国的食管癌高发人群中，鲁氏碘液染色内镜的敏感性为 62%～96%，特异性为 63%。然而，食管异型增生和癌症在儿科患者中极为少见，需要注意的是，鲁氏碘液也可以染色炎性的食管黏膜，即反流性食管炎（RE）。

其他染色技术如靛蓝、胭脂红和醋酸已被建议与用放大镜合用于检查巴雷特食管和异型增生。据报道，甲苯胺蓝染色对巴雷特食管有很高的敏感性（98%），但不能区分胃上皮化生和肠上皮化生。

尽管对成人的研究显示了有希望的结果，但迄今为止，没有足够的数据支持常规使用色素内镜检查儿童的巴雷特食管和异型增生。

### （二）幽门螺杆菌感染和相关疾病

迄今为止，在临床实践中还没有明确的适应证要求使用色素内镜检查特异性胃病。然而，至少有两种活性染料值得观察研究，并可能在不久的将来被证明是有用的。刚果红能染色泌酸黏膜，在成人患者中用于检测胃萎缩，胃底和胃体的正常黏膜负染呈现出深蓝色 / 黑色背景。酚红在碱性条件下由黄色变为红色，幽门螺杆菌能产生水解尿素的尿素酶使黏膜呈碱性，所以酚红已被用于标记幽门螺杆菌在胃中的定位。这两种染色技术都可以应用于长期或难治性幽门螺杆菌感染的儿科患者。

### （三）乳糜泻

麸质敏感性肠病（乳糜泻）在内镜检查下通常发现有十二指肠黏膜改变，包括黏膜"马赛克"形态、Kerckring 皱襞消失或呈扇贝样改变和可见的血管型。亚甲蓝染色内镜强调发现黏膜"马赛克"形态，并应由经验丰富的内镜专家完成检查，

尽管这似乎并不能提高内镜下的诊断率。一项研究表明靛胭脂散射联合放大内镜对小肠病变的检查优于标准内镜，主要是因为它能够区分完全和部分绒毛萎缩。然而，乳糜泻的诊断由组织学证实而不是内镜检查，当怀疑有乳糜泻时，不管内镜下十二指肠黏膜的表现如何，都应当进行十二指肠活检。因此，色素内镜在乳糜泻中的主要作用是更好地进行十二指肠的活检定位。

### （四）息肉病综合征

色素内镜有助于发现家族性腺瘤性息肉病患者十二指肠的微小病变。十二指肠的微小扁平病变在标准内镜甚至胶囊内镜下都可能被忽略，但当吸收了喷射在黏膜上的亚甲蓝后转变为可识别的阴性染色病变。在结肠息肉病中，色素内镜检查的目的与十二指肠中相同，通过更好地识别微小扁平病变，特别是腺瘤来的检出率。检查结肠息肉首选的染料是靛胭脂，它能在不规则的黏膜聚集产生三维效应，检查小突起病变十分有用。此外，放大内镜和高分辨率内镜能提高检查的精度。在成人研究中，左侧或全结肠的靛胭脂染色显著提高了微小扁平腺瘤和惰性腺瘤的检出率。色素内镜检查也有助于鉴别增生性息肉和腺瘤性息肉，因为他们能产生不同的染色图案。在最近的一项多中心研究中，超过 90% 的结肠息肉能依据染色图案被正确分类，对于腺瘤性息肉病的敏感度和特异度为 82%，阴性预测值为 88%。

### （五）炎性肠病

在炎性肠病中，色素内镜最大的潜力是它能识别长期溃疡性结肠炎患者的早期异型增生或癌症。儿科中偶尔也会有结肠的异型增生和结肠炎相关的结肠癌病例，如 10 岁前出现的溃疡性结肠炎，尤其是与硬化性胆管炎相关的。

在一项对 174 例长期溃疡性结肠炎患者的随机对照试验中，全结肠亚甲蓝染色明显优于常规内镜活检检测早期瘤变（上皮内病变：32 vs 10；低级别病变：24 vs 8；扁平型：24 vs 10）。

### （六）其他适应证

在十二指肠球部，亚甲蓝喷雾剂可以帮助识别胃化生区域，这是幽门螺杆菌感染相关炎症的标志。亚甲蓝也可用于识别胰腺分裂患者的小乳头。

## 二、技术应用

### （一）设备

最好使用专门的可重复使用的喷雾导管，如用于 ERCP 的那些（如 Olympus PW-5L1）是优选的。所有现代儿童视频内镜的活检通道都允许此类导管通过（图 17-1）。为了减少染料的泄漏也可以使用新的活检通道帽。缺乏色素内镜经验的内镜医师和辅助人员进行操作时应当小心谨慎，大多数染料都能造成皮肤和衣物的长时间染色。根据特定的适应证和需要使用不同的染色剂，例如被黏膜吸收的染色剂（重要染色剂）；产生色差的染色剂（反应性染色剂）；黏膜染黑用的染色剂（表 17-1）。

### （二）亚甲蓝

亚甲蓝能被肠上皮充分地吸收并且不染色非吸收组织，如正常食管或胃黏膜。最佳染色方法是先用 N-乙酰半胱氨酸等黏溶剂清洗黏膜，再喷洒 0.25%～0.5% 的染料溶液，随后用水清洗。吸收性肠上皮包括巴雷特食管的化生上皮被染成蓝色，而非吸收性上皮如异位胃上皮呈现为蓝色背景下的阴性区域。巴雷特上皮内异型增生或早期恶性肿瘤会使染色不均，这是由于杯状细胞耗

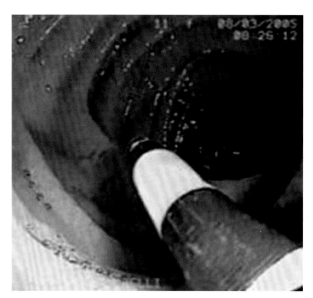

▲ 图 17-1　在喷染料之前，小儿 ERCP 导管的尖端通过活检通道被推入十二指肠远端

竭、细胞质减少导致亚甲蓝吸收不均。

亚甲蓝通常被认为是安全的。然而，有报道称，亚甲蓝一旦被白光致敏，可能会引起 DNA 的氧化损伤，虽然亚甲蓝通常不会染色异型增生的肠上皮，但是有人担心它会增加巴雷特食管患儿的癌变风险。应当告知使用亚甲蓝染色患儿的父母，他们孩子的尿液和粪便可能暂时会变成蓝绿色。

### （三）鲁氏碘液

鲁氏碘液中含有碘，对含糖原的鳞状上皮有特殊的亲和力。因此它最常用于食管，正常食管鳞状上皮被染成绿色/深棕色或黑色。恶性肿瘤、异型增生、化生甚至单纯的炎症都与糖原消耗有关，因此受影响的黏膜在深色背景上呈现不染色区域。已报道有对碘的严重变态反应，因此在使用鲁氏碘液进行色素内镜检查前，应小心谨慎，排除碘过敏的患儿。

### （四）甲苯胺蓝

甲苯胺蓝是一种可以与上皮细胞核 DNA 结

表 17-1 染色类型

| 染料（%） | 染色机制 | 颜 色 | 临床应用 |
|---|---|---|---|
| 亚甲蓝（0.5%） | 肠上皮细胞吸收 | 蓝色 | 食管肠化生（巴雷特食管）；胃肠化生；十二指肠胃上皮化生（负染）；乳糜泻 |
| 鲁氏碘液（1%～5%） | 与含糖原的细胞结合 | 深绿色/棕色或黑色 | 食管鳞癌（负染）；消融残留巴雷特食管（负染）；食管炎（负染） |
| 甲苯胺蓝（1%） | 与恶性细胞核 DNA 结合 | 蓝色 | 食管鳞癌 |
| 靛胭脂（0.1%～0.5%） | 黏膜缝隙和凹陷处积聚 | 靛蓝色（蓝紫色） | 小的扁平或表浅息肉；巴雷特食管；溃疡性结肠炎中的异型增生或癌变 |
| 刚果红（0.3%～0.5%） | 染色产酸黏膜（pH<3） | 由红色变为深蓝色/黑色 | 定位泌酸黏膜；胃癌、胃萎缩和肠上皮化生（负染） |
| 酚红（0.1%） | 染色碱性黏膜 | 由黄色变为红色 | 定位幽门螺杆菌感染的黏膜；胃上皮化生（负染） |
| 印度墨（1%） | 染色注射部位黏膜 | 黑色（长久的） | 内镜切除部位息肉 |

经许可转载自 Kiesslich R, Neurath MF. Surveillance colonoscopy in ulcerative colitis: magnifying chromoendoscopy in the spotlight. *Gut*, 2004, 53, 165-167.

合的碱性染料，因此可以识别 DNA 合成增加的组织，如恶性肿瘤。甲苯胺蓝主要用于高危人群恶性胃溃疡和早期食管癌的内镜筛查，如酗酒和吸烟人群。

### （五）靛胭脂

靛胭脂是最广泛使用的对比染料，尤其适用于确定肿物的边缘。靛胭脂常积聚在黏膜的不规则区域，将其染成靛蓝色（蓝色/紫色）。清洗后，病灶的凹陷、沟槽和边缘凸显，并可能产生三维效应，这对检测小的表浅病变十分有用。使用时通常将浓度为 0.1%～0.5% 的靛胭脂喷在肠道黏膜，也可以口服胶囊。靛胭脂主要用于识别小的表浅息肉，但也可用于巴雷特食管、胃癌、口腔癌和溃疡性结肠炎等其他几种情况。

### （六）刚果红

刚果红在酸性 pH 条件下由红色变成深蓝色或黑色。它的主要应用是识别和标记非分泌性的胃黏膜，如胃萎缩、肠上皮化生和胃癌，非分泌胃黏膜呈红色与分泌区黏膜的黑色/蓝色形成对比。因此，染色前需要用五肽胃泌素刺激胃酸的产生。

### （七）酚红

酚红也是一种活性染料，与刚果红不同的是，酚红在碱性 pH 条件下由黄色变为红色。患儿应进行质子泵抑制药和抗胆碱能药的预处理，外加局部应用黏液溶解剂。一旦将 0.1% 酚红和 5% 尿素喷到幽门螺杆菌感染者的胃黏膜上，碱化的黏膜被染成红色，而胃内肠上皮化生的区域则为阴性染色。

### （八）醋酸

近年来，醋酸被用于胃肠道染色内镜。初步研究表明，醋酸可以使化生或萎缩的肠上皮特征显现来鉴别巴雷特食管和十二指肠萎缩。

### （九）印度墨

将 1% 的印度墨汁注射到黏膜就能使其呈现持久的黑色。印度墨汁可以注射到黏膜表面标记已经通过内镜切除的息肉或者注射到更深的部位来标记必须通过手术切除的部位。

### （十）患儿镇静

使用色素内镜的主要目的是显现肠道黏膜的细微结构特征，如果患儿焦虑或坐立不安，那么整个染色内镜的检查是无效的。因此，除非患儿完全配合（小儿内镜检查是例外，不是常规），否则必须给予足够的镇静使患儿在整个检查过程中保持平静。咪达唑仑 0.01～0.05mg/kg 静脉注射的清醒镇静对婴儿或非常焦虑的儿童可能不够，这时可能需要丙泊酚深度镇静或短暂全身麻醉。

### （十一）黏膜准备

毫无疑问，当要检查的肠道黏膜已经清除了黏液（血液、胆汁或食物残渣，如果有的话）时，色素内镜的检查效果更好。因此，在可能的情况下，黏膜应在染色前清洗。通过喷洒导管或直接进入活检通道进行加压注射可以得到更好的清洗效果。如果使用亚甲蓝或鲁氏碘液等吸收性染料，应当用几毫升 10% *N*- 乙酰半胱氨酸清洗黏膜以充分去除黏液。一旦组织被染色，用水或生理盐水冲洗多余的、不被吸收的染料。如果气泡或泡沫干扰视线，可在洗涤液中加入事先准备的除泡剂（如 10～20 滴二甲基硅油）。可以通过静脉给予解痉药如丁溴东莨菪碱以减少肠道蠕动或平滑肌痉挛，最大限度地显示感兴趣的黏膜区域。如上所述，当使用 pH 敏感染料时，应根据

所使用的染料刺激或抑制酸的分泌。

### （十二）染色技术

染色技术相当简单。一旦到达感兴趣的肠道区域并充分清洗（见上文），内镜和导管尖端朝向黏膜，顺时针和逆时针旋转相结合，将染料喷到黏膜上，同时轻轻地、缓慢地收回内镜头。唯一例外的是印度墨染色，它实际上是黏膜的永久变黑，因此需要在黏膜或黏膜下层注射。一旦获得满意的染色图像，最好拍摄染色黏膜的照片，以便将染色特征和组织学异常进行比较来评估观察者之间的差异并监测染色技术随时间的改进。最近提出了关于溃疡性结肠炎的最佳内镜指南（表 17-2），但是指南中大多数适用于一般色素内镜检查。

## 三、病变识别

### （一）巴雷特食管和相关病变

亚甲蓝可被肠上皮吸收，因此被用于内镜检查巴雷特食管的肠上皮化生，尤其在诊断不明确的情况下，因为可能是短段巴雷特。染色通常是均匀的，但在短段巴雷特染色中，由于存在非肠柱状上皮细胞而呈斑点状。更重要的是，在巴雷特食管中，如果存在不典型增生或癌，则亚甲蓝染色图案不规则和不均匀的（图 17-2）。应特别注意活检不均匀染色或浅蓝色及未染色区域，以寻找高级别不典型增生和早期腺癌。如果使用鲁氏碘液，在正常鳞状上皮的深绿色/棕色背景上，巴雷特上皮、不典型增生或癌会出现阴性区域。

### （二）幽门螺杆菌感染和相关疾病

长期幽门螺杆菌感染的患儿，在刚果红染色

表 17-2 溃疡性结肠炎色素内镜指南

(1) 严格的患者选择：组织学证实的溃疡性结肠炎且至少有 8 年的临床缓解，避免疾病活动期的患者

(2) 去除黏膜表面成分：充分的肠道准备，必要时清除结肠中的黏液和剩余液体

(3) 减少蠕动波：必要时在收回内镜时使用解痉药

(4) 全结肠染色：在溃疡性结肠炎中，应行全色素内镜检查而非局部染色

(5) 色素增强检查：与传统结肠镜检查相比，更多的是用 0.4% 靛胭脂或 0.1% 亚甲蓝进行活体染色以去除病变遮盖物

(6) 隐窝结构分析：所有病灶应采用放大内镜，根据病灶的窝型分类进行分析；Ⅰ～Ⅱ型示非恶性病变，Ⅲ～Ⅳ型示上皮内瘤变或癌

(7) 内镜靶向活检：对所有病变的黏膜进行靶向活检，特别是对染色表明存在上皮内瘤变和癌的局限性病变，如隐窝结构Ⅲ～Ⅳ型

经许可转载自 Kiesslich R, Neurath MF. Surveillance colonoscopy in ulcerative colitis: magnifying chromoendoscopy in the spotlight. *Gut*, 2004, 53, 165-167.

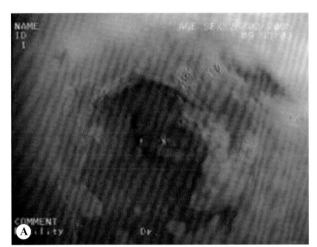
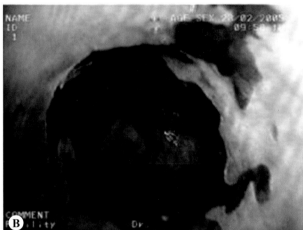
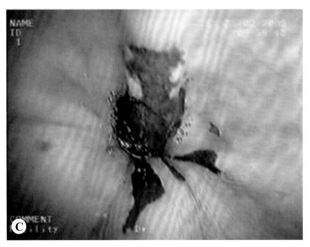

▲ 图 17-2　巴雷特食管的内镜影像

A. 无染色的近距离视图；B. 0.1% 亚甲蓝染色后的近距离视图；C. 稍收回内镜，可见病灶最上方一小片负染区域（上），该区域活检显示中度异型增生

内镜下，胃底和胃体正常黏膜的深蓝色 / 黑色背景下，可见胃萎缩的阴性区域。用酚红染色内镜可使被脲酶碱化的胃黏膜呈黄色，从而确定幽门螺杆菌在胃中的定植程度。

### （三）乳糜泻

即使没有十二指肠黏膜准备，亚甲蓝染色也能使典型的"马赛克"图案更加清晰和突出，突显常规内镜下可能不明显的黏膜"鹅卵石"外观。（图 17-3）。浸没式染色内镜（1% 亚甲蓝喷雾结合内镜头浸泡后获得的放大倍数）可以放大由于绒毛萎缩而形成的"马赛克"图案与正常十二指肠黏膜之间的差异。正常十二指肠黏膜可沿十二指肠皱襞清晰地看到绒毛（图 17-4）。

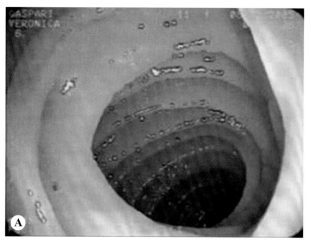
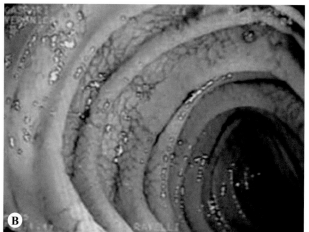

▲ 图 17-3　乳糜泻和全绒毛萎缩患者的十二指肠远端内镜影像

A. 可以看到 Kerckring 折叠轻度扇贝样改变，但是没有黏膜萎缩的证据；B. 即使没有黏膜准备，亚甲蓝喷雾后能清楚地看到典型的麸质敏感型肠病的"马赛克"征

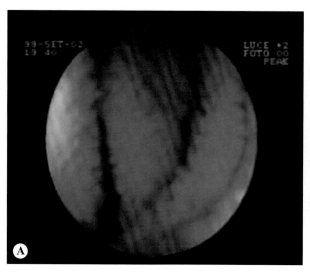
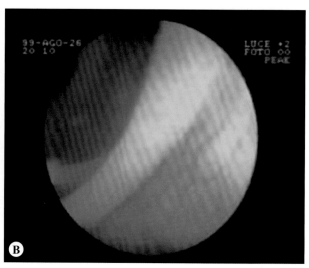

▲ 图 17-4　亚甲蓝喷雾后浸没式内镜检查，未制备黏膜

A. 正常十二指肠的绒毛沿皱襞；B. 乳糜泻和全绒毛萎缩的患者，十二指肠皱襞扁平且"裸露"，显示典型的鹅卵石状或"马赛克"型黏膜

## （四）息肉病综合征

在家族性息肉病（FAP）的患儿中，经亚甲蓝喷雾后，十二指肠扁平小腺瘤容易被识别为阴性的斑块（图17-5）。在结肠息肉病中，靛胭脂染色可以识别小的浅表病变，如扁平或凹陷的腺瘤。靛胭脂和亚甲蓝也可以区分增生性（非肿瘤性）息肉和腺瘤性（肿瘤性）息肉，因为前者的特征是规则的腺管开口形态，而沟槽或沟状图案是腺瘤性息肉的典型特征（图17-6）。

## （五）炎性肠病

在长期溃疡性结肠炎的患儿中，结肠的异型增生会在亚甲蓝喷雾后呈现出阴性区域。如果早期癌症出现在化生区，染色将不均匀，再胭脂红染色有助于勾勒出病变的轮廓。与结肠息肉病综合征一样，亚甲蓝和靛胭脂染色有助于区分增生性和肿瘤性病变（图17-6）。

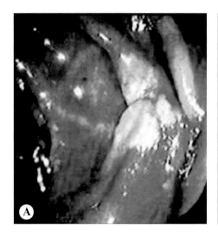
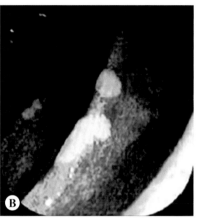

◀ 图 17-5　家族性腺瘤性结肠息肉病患者，在亚甲蓝喷雾后，扁平（A）或微隆起的（B）十二指肠腺瘤呈小区域阴性

经许可转载自 Weinstein W. Tissue sampling, specimen handling, and chromoendoscopy. In: Ginsberg GG, Kochman ML, Norton ID, Gostout CI (eds). Clinical Gastrointestinal Endoscopy. Elsevier Science, Philadelphia, PA, 2005, PP. 59-75.

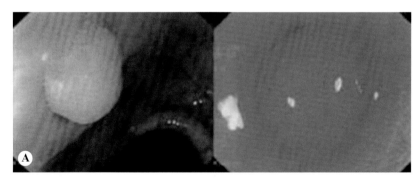
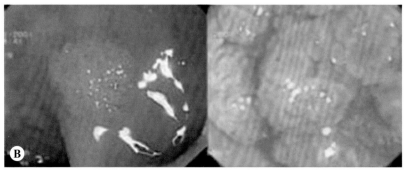

◀ 图 17-6　色素内镜检查前后的结肠息肉

A. 增生性息肉表现为规则的腺管开口；B. 肿瘤性息肉表现为沟槽图案；经许可转载自 Kiesslich R, Neurath MF. Surveillance colonoscopy in ulcerative colitis: magnifying chromoendoscopy in the spotlight. Gut 2004, 53, 165-167.

## 拓展阅读

[1] Acosta MM, Boyce HW Jr. Chromoendoscopy: where is it useful? *J Clin Gastroenterol* 1998, **27**, 13-20.

[2] Bernstein CN. The color of dysplasia in ulcerative colitis. *Gastroenterology* 1999, **124**, 1135-1138.

[3] Canto MI. Staining in gastrointestinal endoscopy: the basics. *Endoscopy* 1999, **31**, 479-486.

[4] Canto MI, Yoshida T, Gossner L. Chromoscopy of intestinal metaplasia in Barrett's esophagus. *Endoscopy* 2002, **34**, 330-336.

[5] Da Costa R, Wilson BC, Marcon NE. Photodiagnostic techniques for the endoscopic detection of premalignant gastrointestinal lesions. *Diagn Endosc* 2003, **15**, 153-173.

[6] Eisen GM, Kim CY, Fleischer DE, *et al*. Highresolution chromoendoscopy for classifying colonic polyps: a multicenter study. *Gastrointest Endosc* 2002, **55**, 687-694.

[7] Kiesslich R, Neurath MF. Surveillance colonoscopy in ulcerative colitis: magnifying chromoendoscopy in the spotlight. *Gut* 2004, **53**, 165-167.

[8] Kiesslich R, Mergener K, Naumann C, *et al*. (Value of chromoendoscopy and magnification endoscopy in the evaluation of duodenal abnormalities: a prospective, randomized comparison. *Endoscopy* 2003, **35**, 559-563.

[9] Siegel LM, Stevens PD, Lightdale CJ, *et al*. Combined magnification endoscopy with chromoendoscopy in the evaluation of patients with suspected malabsorption. *Gastrointest Endosc* 1997, **46**, 226-230.

[10] Weinstein W. Tissue sampling, specimen handling, and chromoendoscopy. In: Ginsberg GG, Kochman ML, Norton ID, Gostout CJ (eds). *Clinical Gastrointestinal Endoscopy*. Elsevier Science, Philadelphia, PA, 2005, pp. 59-75.

# 第18章 激光共聚焦显微内镜在小儿胃肠道疾病诊断中的应用

## Confocal laser endomicroscopy in the diagnosis of pediatric gastrointestinal disorders

Mike Thomson    Krishnappa Venkatesh   著

钟 良 译

要点

- 激光共聚焦显微内镜（confocal laser endomicroscopy，CLE）检查，在不小于18个月的儿童中安全可行。
- 某些特殊情况下需避免活检的疾病如移植物抗宿主病等，CLE可作为有效替代。
- CLE辅助下的靶向活检，可提高组织学检查效能。
- CLE节省大量传统组织学诊断费用，在此前提下儿科系统可购买并使用CLE。
- 在乳糜泻等疾病中，CLE活体实时的组织学观察揭示全新的发现，而传统的活检组织制片过程易造成这些特征性表现的消失及出现组织学伪影。
- CLE特别在诊断息肉综合征相关的异型增生中有应用价值。

　　现代内镜为了提高对疾病的诊断效能，在技术层面不断寻求发展，其中包括色素内镜和放大内镜。色素内镜可以更细微、清晰地了解黏膜表面的变化，窄带光成像技术则可以对微血管结构进行强调。然而，直至激光共聚焦显微内镜的出现，内镜医师才得以在活体上实时观察黏膜表面及之下的病理改变。CLE可以放大至1000倍，并可获取从黏膜表面及表面以下最深约250μm的结构，胃肠道黏膜组织的细胞及亚细胞结构清晰可见，使临床医师获得即时的、高分辨率的组织学诊断。另外，CLE能够避免组织活检钳造成的挤压损伤及活检标本制作过程中的组织学伪影。

　　小儿上消化道疾病的诊断很大程度上依赖于内镜表现和活检的组织学诊断，组织病理学与其他检查手段相结合是诊断胃食管反流病（gastroesophageal reflux disease，GRED）、嗜酸性食管炎（eosinophilic esophagitis，EoE）、幽门螺杆菌相关性胃炎、乳糜泻（celiac disease，CD）等疾病的重要依据。同样的，诸如炎性肠病（inflammatory bowel disease，IBD）、家族性腺瘤性息肉病（familial adenomatous polypasis，FAP）、移植物抗宿主病（graft-versus-host disease，GVHD）、过敏性结肠炎等回结肠疾病也通常需要组织学诊断。

激光共聚焦显微内镜是在传统电子内镜的头端整合了微型化的共聚焦显微镜，从而实现对活体胃肠道黏膜的放大观察。共聚焦显微镜通过单根光学纤维发射波长为 488nm 的激光，并聚焦在单层组织平面的特定点。激光可激发组织中的荧光物质，受到激发后产生的荧光经同一根光纤反回到检测器。而在焦点外的激发光则无法进入光纤，也就无法被检测器捕获。共聚焦显微镜以光栅模式扫描观察范围内的聚焦点，测量从连续的点返回至检测器的荧光信号强度并将其数字化（12 位数字化），从而构成扫描区域表面组织的二维图像。通过改变聚焦平面，操作者可以获得黏膜表面或表面以下的共聚焦图像。因此，每个图像均为一个"光学组成"，代表了组织中的局部平面，而将不同深度的多个层面图像进行收集整合，形成三维结构图像，从而获得组织立体成像，因此，CLE 也被称为"光学活检"。

Pentax EC-3870CILK 内镜的头端整合有 5mm 直径的微型共聚焦显微镜及 CCD 图像传感器，在进行常规内镜检查同时可进行共聚焦成像（图 18-1）。其先端部和插入部分直径均为 12.8mm，头端还包含 1 个注水和注气孔、2 根光导束、1 个辅助注水孔道（用于局部应用对比剂）和 1 个 2.8mm 的工作钳道。进行 CLE 检查时，

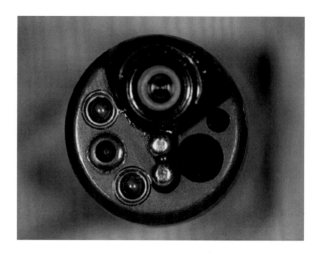

▲ 图 18-1　激光共聚焦显微内镜（Pentax）

发送的激光激发波长 488nm，到达组织表面的最大激光输出功率 ≤ 1mW（通常在 300～700W）。共聚焦图像的扫描速度为 0.8 帧 / 秒（1024×1024 像素）或 1.6 帧 / 秒（1024×512 像素），视野 475μm×475μm，侧向分辨率为 0.7μm，轴向分辨率为 7μm，纵向扫描深度（即 Z 轴范围）为表面以下 0～250μm，成像深度则以每 4μm 为一层由操作者动态调节。CLE 图像放大倍数为 1000 倍，可实时在另一显示屏上成像，获取的图像库则同时或随后进行分析。

## 一、造影剂

常用的造影剂为荧光素钠（10%）和盐酸吖啶黄（0.05%）。荧光素钠为高度水溶性制剂，经静脉注射后，几秒钟即可经由毛细血管进入到周围组织中。FS 暴露在波长 465～490nm（蓝色）的光下，发出较长波长（520～650nm，发射峰值在 520～530nm 的绿黄色区域）。这使微血管、细胞和结缔组织得以观察。但荧光素钠无法被肠道上皮细胞的细胞核所吸收，故无法显示细胞核。为解决这一局限，吖啶黄可用于表层细胞的显影，它主要在细胞核富集，也会被细胞质少量吸收。

为减少胃肠道蠕动造成的伪影，可静脉注射10～20mg丁溴东莨菪碱。在顺利插入十二指肠或末端回肠后，可静脉注射剂量为 0.05～0.1ml/kg 体重的 10% 荧光素钠溶液，并用足量的生理盐水冲管。CLE 观察时可用喷洒管对黏膜表面喷洒吖啶黄（0.05%）。

CLE 的图像采集过程中，要保证内镜镜头紧贴被观察的区域，并可轻柔吸引来确保被观察黏膜的稳定，聚焦平面 Z 轴扫描深度调节由两个独立的手控按钮来实现。在上消化道检查中，从十二指肠降段开始，依次观察胃窦、胃体、远端食管、近端食管，在下消化道检查中，则由回肠末端起，依次观察盲肠、升结肠、横结肠、降结肠、乙状结肠及直肠。CLE 图像可在内镜检查同时生成。可用标准活检钳取得相同部位黏膜组织标本，活检标本经由甲醛溶液固定、石蜡包埋、连续切片及 HE 染色。得到病理切片之后，由内镜医师、高年资儿科医师和消化专科病理医师联合进行 CLE 图像与所对应的组织病理切片比较。值得注意的是，CLE 图像是与黏膜表面相平行的横切面，而标准病理切片的方向则是垂直于组织的。当观察者们理解两者的区别之后，CLE 图像与组织学的对应关系也就容易建立了。当然，CLE 图像中不存在因固定、制片及染色造成的组织学伪影。

最近笔者所在中心完成了 57 例患儿的 CLE 检查。在这些患儿中，除 1 例 8 月龄、重 10kg 的患儿因幽门及回盲瓣过于狭小造成整合式激光共聚焦显微内镜无法插入外，其余患儿均完成了检查，即上消化道检查时插入十二指肠，下消化道检查时插入末端回肠。完成检查的病例中，最小的患儿为 18 个月，体重最轻的为 11kg。上消化道检查的操作时间为 7～25min（平均16.4min）；下消化道检查用时则为 15～45min（平均 27.9min）。在 33 例上消化道检查中，共取活检 132 次；在 30 例下消化道检查中，则共行 184 次活检，亦即并非所有患儿都完成上消化道和下消化道 CLE。

在这些 CLE 检查中，无不良反应及并发症发生。其中 1 例于新斯的明后立即注射荧光素时发现外周静脉输液管有沉淀，但由于沉淀物未进入患儿体内，故未造成不良后果。

## 二、上消化道

在笔者所在中心，有 33 例患儿进行了上消化道的 CLE 检查，除 1 例患者外，其余病例均顺利插镜至十二指肠，共获取 4368 幅 CLE 图像，其中 1835 幅来自于十二指肠，1451 幅来自胃部，1082 幅来自食管，并与 44 例对应部位的组织活检进行对比。

食管由多边形的非角化鳞状上皮细胞组成。局部使用吖啶黄后，上皮细胞的细胞核清晰显示。此外，随着聚焦平面的细微调整，还可以在更深的平面中看到乳头中的毛细血管襻，并且由于每层的深度为 4μm，也可测量毛细血管到表面的距离。胃食管反流病的组织病理中常见乳头高度增加，在 CLE 体现为上皮表面至乳头顶部的距离缩短（即在共聚焦显微内镜下出现毛细血管襻）。近来的数据也表明，与正常食管组织或嗜酸性食管炎的组织相比，胃食管反流病的食管上皮更为菲薄，这一非常有趣的现象预示着 CLE 可用于实时鉴别不同食管疾病。

胃黏膜表层的胃小凹由上皮细胞内陷形成。在 CLE 图像中则体现为间隔均匀的小凹结构，周围为整齐排列的柱状上皮细胞，小凹的中心呈暗黑色。

十二指肠的绒毛在 CLE 图像上呈现与组织学

类似的特征，其形态细长、形如手指状。在 CLE 下清晰可见伴刷状缘的单层柱状上皮细胞中散在淋巴细胞、杯状细胞。隐窝通常不可见，除非存在绒毛萎缩。

CLE 也特别适用于乳糜泻的诊断。乳糜泻的组织学与 CLE 图像的比较见图 18-2。CLE 成像显示，乳糜泻伴有绒毛部分或次全萎缩（Marsh 3a/b 型）（图 18-2A），十二指肠绒毛较宽，表面上皮六边形结构消失，杯状细胞减少。观察到的特征性改变是相邻绒毛之间紧密连接，使绒毛呈"黏稠"的外观（图 18-2B）。此外绒毛还出现自我折叠的表现。相比之下，在绒毛完全萎缩的乳糜泻中（组织学上 Marsh 3c 型）（图 18-2C），CLE 成像上绒毛缺失，可观察到隐窝结构及周围间质中大量细胞浸润（图 18-2D），与组织学相似。

## 三、下消化道

典型的结肠隐窝结构特征见图 18-3，呈多边

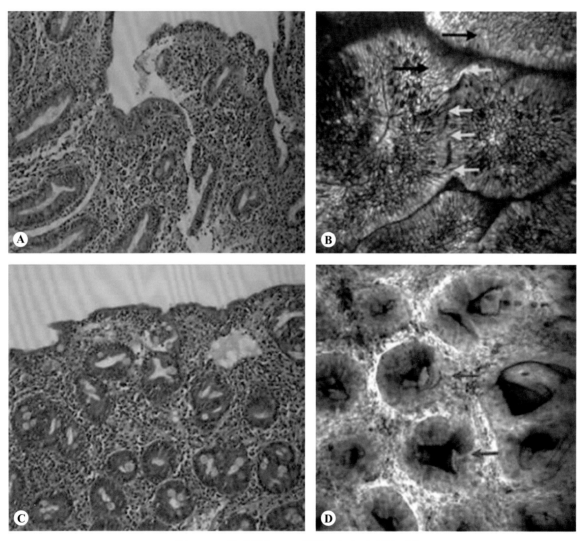

▲ 图 18-2　乳糜泻中 CLE 图像与组织病理学对比

A. 组织学显示明显的绒毛萎缩，伴有上皮内淋巴细胞增多和隐窝增生；B. 对应的 CLE 图像；C. 组织学显示十二指肠绒毛完全萎缩；D. 对应的 CLE 图像

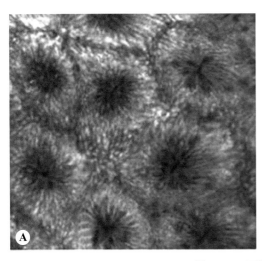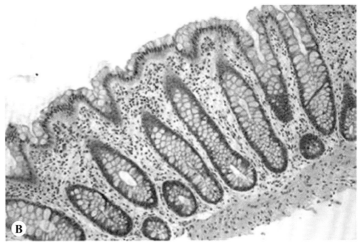

▲ 图 18-3　下消化道中 CLE 图像与组织病理学对比
A. 正常结肠黏膜的 CLE 图像可见规则间隔的隐窝和大量杯状细胞；B. 对应的组织学，需注意：切面方向不同

形外观。杯状细胞呈现为暗黑色，而肠上皮细胞呈浅灰色。

技术创新导致了色素内镜的发展，其中亚甲蓝、靛胭脂等染料的应用有助于病灶的定位，而放大内镜可在约 100 倍的放大倍数显示表面结构。在成人中，一些研究已经证实这些技术在鉴别肿瘤性与非肿瘤性病变、诊断结直肠平坦型 / 凹陷型肿瘤性病变及溃疡性结肠炎长期癌症监测中的价值。尽管内镜观察不到如嗜酸性粒细胞浸润等特异性改变，但仍可以对不同类型的结肠炎进行鉴别。典型的溃疡性结肠炎在内镜诊断并不困难，而在 CLE 的辅助下进行靶向活检有助于发现异型增生。

炎性肠病的组织学及 CLE 图像上有以下特征（图 18-4）。

• 杯状细胞缺失。
• 分裂的隐窝结构。
• 隐窝扭曲。
• 隐窝脓肿 / 隐窝炎。
• 隐窝破坏。
• 迂曲的血管。

根据笔者的经验，肉芽肿并不易被区分出来，但回肠炎症的特征性改变可以用于进一步区分溃疡性结肠炎和克罗恩病。其他如胶原性结肠炎以基底膜的增厚为典型的病理改变。在移植物抗宿主病中，可以在直肠黏膜中发现含有核碎片的凋亡小体（图 18-5），而对于免疫缺陷的患儿，因组织活检可能增加感染、出血的风险，在这种情况下，CLE 则要比常规内镜联合活检更有临床获益。

## 结论

CLE 技术可以实时观察在体组织，并可行靶向活检，不仅可以提高诊断的准确度，还可以减少活检次数，同时减少内镜及活检所带来的费用。尽管更小的内镜可能有用，但我们已证实 CLE 适用于 18 月龄的患儿。在儿童胃肠道疾病的诊断中，靶向活检或者无活检的内镜检查明显具有潜在益处，可以避免活检相关的并发症，并减少组织病理学检查所带来的经济负担。

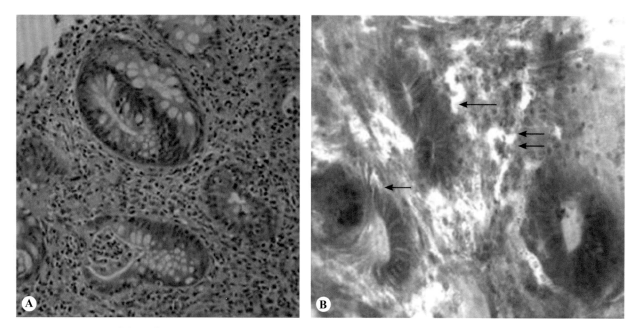

▲ 图 18-4　**A.** 炎性肠病可见分裂的隐窝结构、隐窝扭曲 / 结构破坏、隐窝脓肿 / 隐窝炎、杯状细胞减少及大量炎症细胞浸润；**B.** 对应的 **CLE** 图像可见与组织学相似的表现，并可见到迂曲的血管，提示炎症活动

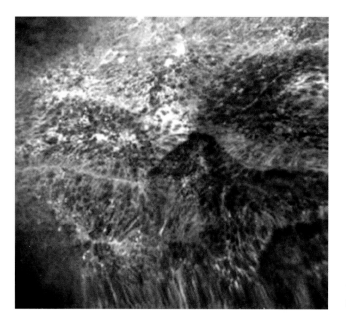

◀ 图 18-5　移植物抗宿主病的 **CLE** 图像，可见包含核碎片的凋亡小体，从而避免了活检及组织学检查

## 拓展阅读

[1] Carvalho R, Hyams JS. Diagnosis and management of inflammatory bowel disease in children. *Semin Pediatr Surg* 2007, **16**, 164-171.

[2] Delaney P, Harris M. Fiber-optics in scanning optical microscopy. In: Pawley JB (ed.). *Handbook of Biological Confocal Microscopy*, 3rd edn. Springer, New York, pp. 501-515.

[3] Fefferman DS, Farrell RJ. Endoscopy in inflammatory bowel disease: indications, surveillance, and use in clinical practice. *Clin Gastroenterol Hepatol* 2005, **3**, 11-24.

[4] Gono K, Obi T, Yamaguchi M, *et al.* Appearance of enhanced tissue features in narrow band endoscopic imaging. *J Biomed Optics* 2004, **9**, 568-577.

[5] Hoffman A, Goetz M, Vieth M, *et al.* Confocal laser endomicroscopy: technical status and current indications. *Endoscopy* 2006, **38**, 1275-1283.

[6] Jung M, Kiesslich R. Chromoendoscopy and intravital staining techniques. *Best Pract Res Clin Gastroenterol* 1999, **13**, 11-19.

[7] Kiesslich R, Fritsch J, Holtman M, *et al.* Methylene blue-aided chromoendoscopy for the detection of intraepithelial neoplasia and colon cancer in ulcerative colitis. *Gastroenterology* 2003, **124**, 880-888.

[8] Kiesslich R, Burg J, Vieth M, *et al.* Confocal laser endoscopy for diagnosing intraepithelial neoplasias and colorectal cancer in vivo. *Gastroenterology* 2004, **127**, 706-713.

[9] Lipson BK, Yannuzzi L. Complications of intravenous fluorescein injections. *Int Ophthalmol Clin* 2006, **29**, 200-205.

[10] Polglase AL, McLaran WJ, Skinner SA, *et al.* A fluorescence confocal endomicroscope for in vivo microscopy of the upper- and the lower-GI tract. *Gastrointest Endosc Clin North Am* 2005, **62**, 686-695.

[11] Thomson M. The pediatric esophagus comes of age. *J Pediatr Gastroenterol Nutr* 2002, **34**(S1), 40-45.

[12] Tung, SY, Wu CS, Su MY. Magnifying colonoscopy in differentiating neoplastic from non-neoplastic colorectal lesions. *Am J Gastroenterol* 2001, **96**, 2628-2632.

[13] Venkatesh K, Cohen M, Evans C, *et al.* Feasibility of confocal endomicroscopy in the diagnosis of paediatric gastrointestinal disorders. *World J Gastroenterol* 2009, **15**(18**)**, 2214-2219.

[14] Venkatesh K, Abou-Taleb A, Cohen M, *et al.* Role of confocal endomicroscopy in the diagnosis of celiac disease. *J Pediatr Gastroenterol Nutr* 2010, **51**, 274-279.

# 第 19 章 高危小儿内镜
## High-risk pediatric endoscopy

Jenifer R. Lightdale　Mike Thomson　Douglas S. Fishman　著

钟　良　译

要点

- 小儿内镜风险主要有两大类：心肺麻醉相关的风险和操作本身的风险。
- 易发生镇静并发症的高风险人群具体包括：<1 岁的婴儿，有先天性心脏病、肺动脉高压、囊性纤维化、肌营养不良或肥胖的婴儿和儿童。
- 内镜检查高风险的人群包括有出血倾向、易于感染和有穿孔风险的患儿。

小儿内镜检查相关的不良事件很少见，但确实发生。儿科临床结果研究计划（PEDS-CORI）公布的数据表明，包括缺氧（1.5%）和出血（0.3%）特定风险[1] 在内的小儿内镜检查并发症的总体发生率为 2.3%。一般而言，内镜检查并发症可分为心肺功能损害、出血、穿孔和感染。那些患有基础疾病的儿童在内镜检查中面临的风险更高。

## 一、易发生心肺相关不良事件和镇静相关不良事件的高危患儿

小儿内镜检查期间发生的心肺相关不良事件约占儿童内镜手术相关并发症的 60%，通常与手术镇静及麻醉有关[1-3]。小儿内镜检查期间的心肺相关不良事件轻重不等，包括：短暂的氧饱和度下降，误吸，呼吸停止，以及休克和心肌梗死[4]。心肺功能受损，包括用力呼气量减少（通过 $FEV_1$ 测量）在内的患儿[5]，是心肺相关不良事件的高危患者。易发生镇静并发症的高风险患儿具体包括：1 岁以下的婴儿，有先天性心脏病、肺动脉高压、囊性纤维化、肌营养不良和肥胖的婴儿和儿童[1-3]。

此外，所有困难气道的儿童都是镇静相关并发症的高风险人群。困难气道风险最高的儿科人群是有颅面部先天性异常的儿童，包括大舌头、上腭狭窄或高度拱起、颈部粗短、覆䭴突出，以及颈部活动范围受限[6]。在内镜检查中需要关注

心肺风险升高的特定疾病患儿，包括皮埃尔－罗班综合征（Pierre-Robin syndrome）、特雷彻－柯林斯综合征（Treacher-Collins syndrome）和喉闭锁。

有肺部疾病史的患儿，包括慢性误吸或其他上呼吸消化道疾病，高反应性气道，肺动脉高压和囊性纤维化，在内镜检查过程中特别容易出现通气障碍[7]。抗癫痫药、抗精神病药和止痛药可以增加镇静相关心肺不良事件[7]。对于长期接受苯二氮䓬类或阿片类治疗的儿童，应在术前评估中明确其为内镜检查期间发生心肺不良事件的高风险患儿[8]。

## 二、出血的高风险患儿

出血是儿童内镜手术罕见的不良事件，一般来说在使用器械的治疗过程中更常见[1,9,10]。内镜检查相关的出血也可能由内镜操作或组织取样引起。就活检造成的出血而言，通常出血风险更多地与患儿特异性风险因素（即炎症、凝血病、血友病）有关，而与活检总数关系较小[11-13]。与内镜检查相关的出血可能发生在管腔内或管壁内，前者通常在手术过程中被注意到，而后者可能迟发，通常在患儿出院后。

内镜插入过程中，尤其视野受限或急遽转弯区域，由于切变力或撕裂损伤黏膜导致出血。如进镜和解襻时，乙状结肠可能特别容易发生腔内出血或壁内血肿[14]。此外胃镜检查术（esophagogastroduodenoscopy，EGD）黏膜活检后十二指肠容易出现肠壁内血肿。据报道，儿童EGD中与活检相关的十二指肠血肿的发生率为1/1992[15]。典型病例表现为手术后72h内出现腹痛和（或）呕吐[15]。

据推测，十二指肠水平部的特殊解剖学特征

是导致该部位特别容易发生血肿的原因，包括其相对固定的腹膜后位置，邻近腰椎，缺乏发达的浆膜层，以及在活检过程中易受剪切力影响的黏膜下血管丛[16,17]。因此理论上认为，避免活检钳伸出超过内镜前端2～3cm，减少从后方固定的肠壁撕扯黏膜的可能，从而可以降低十二指肠血肿的风险[18,19]。

可能增加十二指肠血肿风险的并发症包括白血病和骨髓移植史[19-21]。潜在的凝血功能障碍也可能导致十二指肠肠壁内血肿[22]。一旦发生血肿，除非通过手术清除血肿，否则通常需要约3周才能消退。

内镜检查期间出血的危险因素还包括贫血，血小板减少症，凝血功能障碍和某些药物的使用。内镜手术期间出血高风险的患儿包括骨髓衰竭或血液系统恶性肿瘤者，有造血干细胞移植史（HSCT）者，终末期肝病、凝血功能障碍和服用抗血栓药者。抗血栓药具有不同程度的出血风险，包括抗凝血药（肝素、低分子量肝素和华法林）和抗血小板药（非甾体抗炎药、阿司匹林、氯吡格雷、噻氯匹定和血小板糖蛋白Ⅱb/Ⅲa受体拮抗药）。

最后，理论上认为尿毒症，低白蛋白血症或近期出血事件等并发症可能会给血小板功能障碍的儿童带来额外的出血风险[23-25]。

## 三、穿孔的高风险患儿

内镜检查期间的穿孔可定义为器械损伤导致肠壁缺损，伴有胃肠道外出现气体或腔内容物的证据[5]。据报道，小儿内镜检查穿孔的发生率为0.06%～0.3%[26]，穿孔一般按照大小分类。

大穿孔一般是由内镜镜身损伤肠壁引起。大穿孔的危险因素包括大的结肠襻，特别是在直肠乙状结肠区域形成的，通常涉及肠系膜游离侧的肠壁[27]。大穿孔的患儿会立即出现腹膜体征，计算机断层扫描（CT）会显示肠腔外游离气体。

相比之下，小穿孔通常是由内镜前端引起的，如运用"滑镜"技巧转弯进镜时会发生[27]。其他诸如热圈套息肉切除术和括约肌切开术等治疗性操作也可能导致小的局灶性穿孔。小穿孔的症状可能延迟数小时至数天出现，表现为非特异性腹痛和压痛[27]。

一般而言，患有肠狭窄的患儿可能面临穿孔的风险，部分原因是结肠镜通过狭窄时会发生一过性机械性肠梗阻。由于气体不能通过内镜周围向远端流动，故将积聚在近端结肠中，从而导致结肠黏膜拉伸，肠壁的顺应性降低。此外，由于原发性和继发性的假性肠梗阻（如脊髓性肌萎缩症、代谢紊乱），导致肠腔大量扩张的患儿，在内镜手术过程中穿孔风险会增加[28]。其中包括治疗性减压导致穿孔风险增加，故内镜操作中应该使用二氧化碳和间歇性吸引来降低穿孔风险[28, 29]。

许多其他因素可能会增加患儿穿孔的风险。包括在较小的患儿中使用较大的内镜，内镜可视性差或受损，以及肠壁顺应性降低[30]。然而我们必须认识到，在较小的儿童中进行内镜手术时，确实可能需要更换内镜，以更大的工作钳道方便使用更多内镜附件[31]。例如，为了控制新生儿和幼儿的胃肠道出血，需要比标准新生儿内镜更大的胃镜来使用双极电灼术或止血夹[31]。此外，为了成功地在婴儿和较小的儿童中进行结肠镜检查，可能需要使用胃镜，但是对于小儿的肠腔来说，胃镜可能是过粗且过于僵硬[2]。虽然患儿和内镜的不匹配可能无法避免的，但我们需要谨慎地认识到穿孔风险的增加，并在操作中尽量注意。

炎性肠病患儿由于肠腔狭窄和黏膜炎症会影响肠壁的顺应性，面临较高的穿孔风险。同时当患儿使用大剂量类固醇激素时，由于类固醇激素可能也会减少肠壁厚度和顺应性，这种风险可能会加剧[32]。大剂量类固醇激素的使用也可以掩盖和延缓腹膜症状的发作[33]。因此，对于接受大剂量类固醇激素治疗的患儿，在内镜检查后出现持续性腹痛，需高度怀疑肠穿孔。

还有另外两种特殊情况可能会增加患儿内镜穿孔风险：隐性营养不良型大疱性表皮松解症（recessive dystrophic epidermolysis bullosa，RDEB）和Ⅳ型（血管型）埃勒斯 – 当洛斯综合征（Ehlers-Danlos syndrome，EDS）[34, 35]。在患有严重的全身性 RDEB 的儿童中，即使是最小的操作或磨损也会导致上皮和黏膜形成瘢痕，即便是在给皮肤贴胶带或建立安全气道时也会发生，因此这是一个重大风险因素[36, 37]。理想情况下，应使用专门设计的粘合剂，并在手术前详细考虑气道管理问题[37]。在对 RDEB 儿童进行上消化道内镜检查时，务必认识到食管瘢痕形成可导致食管狭窄[38]。如果需要对 RDEB 患儿做扩张治疗，则在任何一次手术过程中，应首选透视引导下内镜径向力气囊进行扩张，且保守扩张目标不超过狭窄直径的三倍[35]。

Ⅳ型（血管型）EDS 患儿在内镜检查期间肠穿孔和胃肠道出血的风险极高[34]。Ⅳ型 EDS 占 EDS 总数的 5%，为常染色体显性遗传。此类患儿的内镜检查相关并发症，特别是结肠穿孔，在儿童和青少年中发生率更高[34, 39-41]。因此，只在必要时才考虑内镜手术，且要格外小心。

内镜穿孔的获得性危险因素包括摄入某些物质，既往穿孔史，手术时间较长和造血干细胞移植术[42]。特别是在误食腐蚀性物质，误食磁盘电池和气管食管闭锁术后的患儿中，黏膜顺应性受损，食管穿孔的风险增加[42, 43]。

可能出现穿孔的警示症状包括与检查不相

符的疼痛，持续性心动过速，异常使用止痛药，以及持续几小时以上的发热和疼痛[42]。初始影像学检查应包括 KUB 和左侧卧位（left lateral decubitus，LLD）X 线片。理想情况下，患儿应处于 LLD 位置 5～10min。如果成像结果正常，应考虑重复成像或 CT 扫描。

## 四、内镜相关感染的高风险患儿

与感染相关的不良事件在小儿内镜检查中很少见，但已有很好论述[44]。患儿可能因使用受污染的设备而接触到感染性病原体（外源性传播），或者可能是通过建立的通道使宿主自身菌群异位引起感染（内源性传播）[44, 45]。一般而言，术后感染事件的发生率取决于术后设备洗消处理的规范程度，患儿自身特异性危险因素（如免疫系统受损），以及实施的操作类型。

### （一）外源性感染传播

在内镜检查期间，内镜的外表、钳道和使用的附件不可避免地被体液、有机碎屑和患儿体内微生物污染[44, 45]。最常报道的传染概率约为 $1：1.8×10^6$ [46, 47]。需要指出的是，即使严格的高水平消毒技术也不能完全消除传染的风险[48]。然而，正确按照制订的内镜设备处理标准实施消毒，外源性传播是极为罕见的事件。

### （二）内源性感染传播的危险因素

内源性感染主要包含由内镜操作导致的临床症状不明显的黏膜撕裂引起的一过性菌血症。据报道，成人患者行诊断性 EGD 或结肠镜检查后的一过性菌血症发生率约为 4%[49]，而较小患儿行常规胃肠镜活检后的一过性菌血症同样不常见[50, 51]。所有这些报道都指出，这种菌血症发生

率与日常活动相关，如咀嚼食物（7%～51%），使用牙线和刷牙（20%～40%）[52]。然而，患有心血管疾病的儿童，特别是有解剖、血流异常或修复后，在胃肠镜检查后发生心内膜炎的风险较高[53]。

迄今为止，尚没有研究表明预防性使用抗生素可以防止内镜检查相关的感染性心内膜炎发生[2, 49]。然而，在对心脏病患儿进行内镜检查时，就患儿自身特定因素与心内科医师进行沟通以考虑可能的决策非常重要。对于先天性或获得性免疫应答缺陷患儿，可于内镜手术前后预防性使用抗生素。此类患儿包括被诊断为实体或其他血液系统恶性肿瘤者，使用免疫抑制药者，绝对或功能性中性粒细胞减少者，肝硬化及脾功能减退或亢进者[54-56]。免疫低下患儿的主要问题是无法清除可能发生的一过性菌血症，从而导致相继的深部组织感染或败血症。

## 五、操作相关感染的危险因素

某些治疗性干预措施，如狭窄扩张，硬化剂治疗和食管套扎，与菌血症发生率增加有关。因此，建议在一些高危患儿群体（如严重中性粒细胞减少症者）开展这些手术过程中进行预防[49, 56]。另一类感染性并发症高风险群体是接受经皮内镜胃造口术（percutaneous endoscopic gastrostomy，PEG）的儿童。学会指南最近列出了 1A 级建议，在进行 PEG 前 30 分钟应给予肠外头孢唑啉（或同等药物）[49]。此外，如原发性硬化性胆管炎、肝门部肿瘤，以及肝移植术后需要行胆道介入术患儿，通过内镜逆行胰胆管造影术（ERCP）胆道梗阻可能无法完全缓解的情况下，以及胆道恶性肿瘤需要支架置入的患儿，或需要经皮内镜联合手术时，也应预防性使用抗生素[49, 57]。

# 参考文献

[1] Thakkar K, El-Serag HB, Mattek N, Gilger MA. Complications of pediatric EGD: a 4-year experience in PEDS-CORI. *Gastrointest Endosc* 2007, **65**, 213-221.

[2] ASGE Standards of Practice Committee, Lightdale JR, Acosta R, *et al*. Modifications in endoscopic pr actice for pediatric patients. *Gastrointest Endosc* 2014, **79**, 699-710.

[3] Gilger MA, Gold BD. Pediatric endoscopy: new information from the PEDS-CORI project. *Curr Gastroenterol Rep* 2005, **7**, 234-239.

[4] Cravero JP. Risk and safety of pediatric sedation/anesthesia for procedures outside the operating room. *Curr Opin Anaesthesiol* 2009, **22**, 509-513.

[5] Cotton PB, Eisen GM, Aabakken L, *et al*. A lexicon for endoscopic adverse events: report of an ASGE workshop. *Gastrointest Endosc* 2010, **71**, 446-454.

[6] Engelhardt T, Weiss M. A child with a difficult airway: what do I do next? *Curr Opin Anaesthesiol* 2012, **25**, 326-332.

[7] Sharma VK, Nguyen CC, Crowell MD, Lieberman DA, de Garmo P, Fleischer DE. A national study of cardiopulmonary unplanned events after GI endoscopy. *Gastrointest Endosc* 2007, **66**, 27-34.

[8] Nusrat S, Mahmood S, Bitar H, Tierney WM, Bielefeldt K, Madhoun MF. The impact of chronic opioid use on colonoscopy outcomes. *Dig Dis Sci* 2015, **60**, 1016-1023.

[9] Enestvedt BK, Eisen GM, Holub J , Lieberman DA. Is the American Society of Anesthesiologists classification useful in risk stratification for endoscopic procedures? *Gastrointest Endosc* 2013, **77**, 464-471.

[10] Enestvedt BK, Tofani C, Lee DY, *et al*. Endoscopic retrograde cholangiopancreatography in the pediatric population is safe and efficacious. *J Pediatr Gastroenterol Nutr* 2013, **57**, 649-654.

[11] Cerezo Ruiz A, Parras Mejias E, Martos Becerra JM. A complication following a biopsy sample in eosinophilic esophagitis. *Rev Esp Enferm Dig* 2017, **109**, 537.

[12] Yao MD, von Rosenvinge EC, Groden C, Mannon PJ. Multiple endoscopic biopsies in research subjects: safety results from a National Institutes of Health series. *Gastrointest Endosc* 2009, **69**, 906-910.

[13] Yankov IV, Spasova MI, Andonov VN, Cholakova EN, Yonkov AS. Endoscopic diagnosis of intramural hematoma in the colon sigmoideum in a child with high titer inhibitory hemophilia A. *Folia Med* 2014, **56**, 126-128.

[14] Katsurahara M, Horiki N, Kitade T, *et al*. Acute colonic intramural hematoma: a rare complication of colonoscopy. *Endoscopy* 2014, **46** Suppl 1 UCTN, E180-1.

[15] Sahn B, Anupindi SA, Dadhania NJ, Kelsen JR, Nance ML, Mamula P. Duodenal hematoma following EGD: comparison with blunt abdominal trauma-induced duodenal hematoma. *J Pediatr Gastroenterol Nutr* 2015, **60**, 69-74.

[16] Zinelis SA, Hershenson LM, Ennis MF, Boller M, Ismail-Beigi F. Intramural duodenal hematoma following upper gastrointestinal endoscopic biopsy. *Dig Dis Sci* 1989, **34**, 289-291.

[17] Guzman C, Bousvaros A, Buonomo C, Nurko S. Intraduodenal hematoma complicating intestinal biopsy: case reports and review of the literature. *Am J Gastroenterol* 1998, **93**, 2547-2550.

[18] Bechtel K, Moss RL, Leventhal JM, Spiro D, Abo A. Duodenal hematoma after upper endoscopy and biopsy in a 4-year-old girl. *Pediatr Emerg Care* 2006, **22**, 653-654.

[19] Ramakrishna J, Treem WR. Duodenal hematoma as a complication of endoscopic biopsy in pediatric bone marrow transplant recipients. *J Pediatr Gastroenterol Nutr* 1997, **25**, 426-429.

[20] Lipson SA, Perr HA, Koerper MA, Ostroff JW, Snyder JD, Goldstein RB. Intramural duodenal hematoma after endoscopic biopsy in leukemic patients. *Gastrointest Endosc* 1996, **44**, 620-623.

[21] Grasshof C, Wolf A, Neuwirth F, Posovszky C. Intramural duodenal haematoma after endoscopic biopsy: case report and review of the literature. *Case Rep Gastroenterol re* 2012, **6**, 5-14.

[22] Hameed S, McHugh K, Shah N, Arthurs OJ. Duodenal haematoma following endoscopy as a marker of coagulopathy. *Pediatr Radiol* 2014, **44**, 392-397.

[23] Friedmann AM, Sengul H, Lehmann H, Schwartz C, Goodman S. Do basic laboratory tests or clinical observations predict bleeding in thrombocytopenic oncology patients? A reevaluation of prophylactic platelet transfusions. *Transfus Med Rev* 2002, **16**, 34-45.

[24] Park YB, Lee JW, Cho BS, *et al*. Incidence and etiology of overt gastrointestinal bleeding in adult patients with aplastic anemia. *Dig Dis Sci* 2010, **55**, 73-81.

[25] Li M, Wang Z, Ma T, *et al*. Enhanced platelet apoptosis in chronic uremic patients. *Renal Fail* 2014, **36**, 847-853.

[26] Friedt M, Welsch S. An update on pediatric endoscopy. *Eur J Med Res* 2013, **18**, 24.

[27] Anderson ML, Pasha TM, Leighton JA. Endoscopic perforation of the colon: lessons from a 10-year study. *Am J Gastroenterol* 2000, **95**, 3418-3422.

[28] Saunders MD. Acute colonic pseudoobstruction. *Best Pract Res Clin Gastroenterol* 2007, **21**, 671-687.

[29] Sajid MS, Caswell J, Bhatti MI, Sains P, Baig MK, Miles

WF. Carbon dioxide insufflation vs conventional air insufflation for colonoscopy: a systematic review and meta-analysis of published randomized controlled trials. *Colorect Dis* 2015, **17**, 111-123.

[30] Farley DR, Bannon MP, Zietlow SP, Pemberton JH, Ilstrup DM, Larson DR. Management of colonoscopic perforations. *Mayo Clin Proc* 1997, **72**, 729-733.

[31] Barth BA, Banerjee S, Bhat YM, *et al*. Equipment for pediatric endoscopy. *Gastrointest Endosc* 2012, **76**, 8-17.

[32] Navaneethan U, Kochhar G, Phull H, *et al*. Severe disease on endoscopy and steroid use increase the risk for bowel perforation during colonoscopy in inflammatory bowel disease patients. *J Crohns Colitis* 2012, **6**, 470-475.

[33] ReMine SG, McIlrath DC. Bowel perforation in steroid-treated patients. *Ann Surg* 1980, **192**, 581-586.

[34] Stillman AE, Painter R, Hollister DW. Ehlers-Danlos syndrome type IV: diagnosis and therapy of associated bowel perforation. *Am J Gastroenterol* 1991, **86**, 360-362.

[35] Okada T, Sasaki F, Shimizu H, *et al*. Effective esophageal balloon dilation for esophageal stenosis in recessive dystrophic epidermolysis bullosa. *Eur J Pediatr Surg* 2006, **16**, 115-119.

[36] Gottschalk A, Venherm S, Vowinkel T, Tubergen D, Frosch M, Hahnenkamp K. Anesthesia for balloon dilatation of esophageal strictures in children with epidermolysis bullosa dystrophica: from intubation to sedation. *Curr Opin Anaesthesiol* 2010, **23**, 518-522.

[37] Van Den Heuvel I, Boschin M, Langer M, *et al*. Anesthetic management in pediatric patients with epidermolysis bullosa: a single center experience. *Minerva Anestesiol* 2013, **79**, 727-732.

[38] Vowinkel T, Laukoetter M, Mennigen R, *et al*. A two-step multidisciplinary approach to treat recurrent esophageal strictures in children with epidermolysis bullosa dystrophica. *Endoscopy* 2015, **47**, 541-544.

[39] Allaparthi S, Verma H, Burns DL, Joyce AM. Conservative management of small bowel perforation in Ehlers-Danlos syndrome type IV. *World JGastrointest Endosc* 2013, **5**, 398-401.

[40] Burcharth J, Rosenberg J. Gastrointestinal surgery and related complications in patients with Ehlers-Danlos syndrome: a systematic review. *Dig Surg* 2012, **29**, 349-357.

[41] Yoneda A, Okada K, Okubo H, *et al*. Spontaneous colon perforations associated with a vascular type of Ehlers-Danlos syndrome. *Case Rep Gastroenterol* 2014, **8**, 175-181.

[42] Hsu EK, Chugh P, Kronman MP, Markowitz JE, Piccoli DA, Mamula P. Incidence of perforation in pediatric GI endoscopy and colonoscopy: an 11-year experience. *Gastrointest Endosc* 2013, **77**, 960-966.

[43] Jain P, Debnath PR, Jain V, Chadha R, Choudhury SR, Puri A. Multiple anastomotic complications following repair of oesophageal atresia with tracheoesophageal fistula: a report of two cases. *Afr J Paediatr Surg j* 2011, **8**, 244-248.

[44] Reprocessing Guideline Task Force, Petersen BT, Cohen J, *et al*. Multisociety guideline on reprocessing flexible GI endoscopes: 2016 update. *Gastrointest Endosc* 2017; www.sgna. org/Portals/0/MS_guideline_reprocessing_GI_endoscopes.pdf.

[45] Visrodia K, Petersen BT. Echoing concerns related to endoscope reprocessing. *Gastrointest Endosc* 2017, **85**, 398-400.

[46] Spach DH, Silverstein FE, Stamm WE. Transmission of infection by gastrointestinal endoscopy and bronchoscopy. *Ann Intern Med* 1993, **118**, 117-128.

[47] Petersen BT, Chennat J, Cohen J, *et al*. Multisociety guideline on reprocessing flexible GI endoscopes: 2011. *Infect Control Hosp Epidemiol* 2011, **32**, 527-537.

[48] Epstein L, Hunter JC, Arwady MA, *et al*. New Delhi metallo-beta-lactamaseproducing carbapenem-resistant Escherichia coli associated with exposure to duodenoscopes. *JAMA* 2014, **312**, 1447-1455.

[49] ASGE Standards of Practice Committee, Khashab MA, Chithadi KV, *et al*. Antibiotic prophylaxis for GI endoscopy. *Gastrointest Endosc* 2015, **81**, 81-89.

[50] el-Baba M, Tolia V, Lin CH, Dajani A. Absence of bacteremia after gastrointestinal procedures in children. *Gastrointest Endosc* 1996, **44**, 378-381.

[51] Byrne WJ, Euler AR, Campbell M, Eisenach KD. Bacteremia in children following upper gastrointestinal endoscopy or colonoscopy. *J Pediatr Gastroenterol Nutr* 1982, **1**, 551-553.

[52] Wilson W, Taubert KA, Gewitz M, *et al*. Prevention of infective endocarditis: guidelines from the American Heart Association: a guideline from the American Heart Association Rheumatic Fever, Endocarditis, and Kawasaki Disease Committee, Council on Cardiovascular Disease in the Young, and the Council on Clinical Cardiology, Council on Cardiovascular Surgery and Anesthesia, and the Quality of Care and Outcomes Research Interdisciplinary Working Group. *Circulation* 2007, **116**, 1736-1754.

[53] Snyder J, Bratton B. Antimicrobial prophylaxis for gastrointestinal procedures: current practices in North American academic pediatric programs. *J Pediatr Gastroenterol Nutr* 2002, **35**, 564-569.

[54] Buderus S, Sonderkotter H, Fleischhack G, Lentze MJ. Diagnostic and therapeutic endoscopy in children and adolescents with cancer. *Pediatr Hematol Oncol* 2012, **29**, 450-460.

[55] Bianco JA, Pepe MS, Higano C, Applebaum FR, McDonald GB, Singer JW. Prevalence of clinically relevant bacteremia

after upper gastrointestinal endoscopy in bone marrow transplant recipients. *Am J Med* 1990, **89**, 134-136.

[56] Allison MC, Sandoe JA, Tighe R, Simpson IA, Hall RJ, Elliott TS. Antibiotic prophylaxis in gastrointestinal endoscopy. *Gut* 2009, **58**, 869-880.

[57] ASGE Standards of Practice Committee, Anderson MA, Fisher L, *et al*. Complications of ERCP. *Gastrointest Endosc* 2012, **75**, 467-473.

# 第三篇　小儿胃肠道病理和内镜在其治疗中的作用

Pediatric GI Pathologies and the Role of Endoscopy in Their Management

# 第 20 章 食管炎
## Esophagitis

Mário C. Vieira　Luciana B. Mendez Ribeiro　Sabine Krüger Truppel　**著**
宛新建　**译**

要点

- "食管炎"实际上是一个组织学术语，然而，"食管炎"是一个容易被内镜医师用来描述明显食管炎的肉眼表现的术语，内镜下的描述应该更好地使用术语，如"腐蚀性食管外观"。
- 食管炎是多病因的。
- 应提醒内镜医师从不同水平的食管获得多次活检，在合适的部位活检进行微生物学和病毒学评估是一个重要的步骤。
- 肉眼表现并不是微观炎症或病理的可靠指标。

食管炎一词有许多临床和病理内涵，可以描述不同的化学性、免疫性、感染性和缺血性疾病。胃食管反流病（gastroesophageal refux disease，GERD）和嗜酸性食管炎，以及食管的化学损伤，是儿童食管炎的主要原因。在本章中，将回顾一些不太常见的原因，如感染性疾病、大疱性表皮松解症、炎性肠病、化学治疗和放射引起的炎症，这些也是食管黏膜损伤的一部分[1, 2]。

## 一、感染性食管炎

感染性食管炎是一种疾病，大多发生于免疫低下的患者中，其中包括感染人类免疫缺陷病毒（human immunodeficiency，HIV）的患者、接受化学治疗、接受免疫抑制药治疗及长期使用抗生素或皮质类固醇治疗的患儿[1]。

食管感染最常见的症状包括吞咽疼痛、吞咽困难、胸骨后胸痛、恶心、呕吐和发热。症状可能导致营养状况恶化和相关疾病死亡率增加。感染性食管炎，严重可能出现出血、狭窄、瘘管或穿孔[2]。

上消化道（GI）内镜检查是诊断食管病变的金标准，因为它可以对黏膜进行宏观评估，并通过活组织检查和细胞学刷检收集样本进行分析。

如果对活检样本进行聚合酶链反应（PCR）、病毒组织培养和免疫组织化学等检测，则敏感性会增加[1, 2]。

## （一）HIV 相关的食管炎

大多数 HIV 感染者会受到消化道感染的影响。最常见的病原体是真菌（念珠菌）、病毒 [ 巨细胞病毒（CMV）、单纯疱疹病毒（HSV）、EB 病毒（EBV）、人乳头瘤病毒（HPV）]、细菌和原虫（隐孢子虫和卡氏肺孢子虫），它们通常与系统性疾病有关。感染可能是孤立的或共存的[2]。抗逆转录病毒治疗能够控制病毒载量和改善免疫功能，显著降低这些机会性并发症的发生率，降低 HIV 感染的发病率和死亡率[3]。

感染性食管炎是 HIV 感染者第二常见的胃肠道表现[4]，最常见的病原体是白色念珠菌，常与其他病原体共存，尤其是 CMV。

在这些患儿中，出现食管功能障碍的症状是进行内镜检查以检测食管黏膜病变的指征，并进行活检或刷检以进行鉴别诊断[5]。

腐蚀性食管炎或溃疡性食管炎一般被归类为 CMV 感染[4, 5]。

## （二）念珠菌引起的食管炎

白色念珠菌是一种常见的胃肠道共生菌。食管念珠菌病是免疫低下患儿常见的真菌感染，在免疫功能正常的患儿中很少见。可能涉及几种念珠菌，但白色念珠菌是感染性食管炎的主要病原体，可合并或不合并口咽感染[6]。

食管念珠菌病最常见的症状是流涎、吞咽疼痛和胸骨后胸痛，大多数患儿伴有口咽念珠菌病。罕见的并发症包括出血、狭窄和穿孔[7]。

上消化道内镜检查显示白色假膜性斑块附着在食管壁上，从食管近端延伸至远端，可观察到

与溃疡相关的不同程度的脆性、水肿和红斑（图 20-1）[8]。内镜检查方面可以分为 I ~ IV 级（表 20-1）[9]。

常规染色的组织病理学分析通过鉴定与念珠菌相容的孢子、菌丝和假菌丝来确认诊断。除非需要对疑似耐药药物进行药敏试验，否则培养没有用处[6, 10]。

食管念珠菌病的治疗是口服或静脉注射氟康唑 14～21d，如果有明显的吞咽困难的话。两性霉素 B 可能是氟康唑耐药病例的替代方案[6]。

## （三）巨细胞病毒引起的食管炎

CMV 原发感染在免疫功能正常的患儿中非

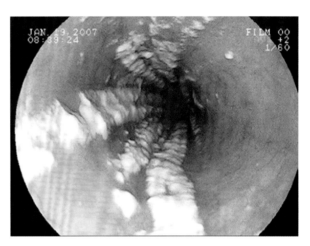

▲ 图 20-1　与溃疡相关的不同程度的脆性、水肿性和红斑

**表 20-1　食管念珠菌内镜分类**

| 级别 | 描述 |
| --- | --- |
| I 级 | 描述几个小的念珠菌斑块大小可达 2mm，有黏膜充血，但没有水肿或溃疡 |
| II 级 | 多个较大的白色念珠菌斑块，有黏膜充血和水肿，但没有溃烂 |
| III 级 | 融合线状念珠菌斑块，黏膜充血和溃疡 |
| IV 级 | 与 III 级相同但有食管腔狭窄 |

经 Kodsi et al. 许可[9]

常常见，主要发生在学龄前儿童和青壮年，大多数病例可能是无症状的。原位杂交研究表明，CMV DNA 可能在大多数器官中以潜伏的形式存在。在宿主免疫低下时，潜伏的病毒可能重新激活，并导致严重疾病[11, 12]。

巨细胞病毒性食管炎很少见于免疫功能正常的患儿[13, 14]。它通常影响器官或骨髓移植后的患儿、接受长期透析的患者、感染 HIV 的患儿或获得性免疫缺陷综合征（AIDS）患儿、其他衰弱疾病的患儿，以及接受免疫抑制药治疗的患儿[2, 11, 12]。实体器官移植后 CMV 食管炎的平均发展时间为 5～7 个月，骨髓移植后为 2～3 个月[11, 12]。

包括恶心、呕吐和发热在内的非特异性症状是病毒感染的特征；然而，当食管受累时，可能会发生吞咽疼痛、吞咽困难、胸痛和出血[2, 12]。

在上消化道内镜检查中，可观察到弥漫性红斑伴小而浅的溃疡或边缘隆起的多发性线状深溃疡，尤其是累及食管的中段和远端[12]。

应该在病变的中心区域进行活组织检查，因为在鳞状上皮中没有发现病毒的细胞病变效应。组织学诊断是通过检测大细胞，主要是成纤维细胞和内皮细胞，典型的表现为大的细胞核内含病毒包涵体和周围的光晕（"猫头鹰眼"）。除组织学分析外，标本还应接受抗原检测和病毒培养[15]。

一线治疗为静脉注射更昔洛韦 10mg/( kg·d )，疗程 14～21 天。

### （四）单纯疱疹病毒引起的食管炎

单纯疱疹病毒原发感染引起的食管炎在儿童时期很常见，90% 的青少年中有 HSV 抗体阳性滴度。感染最常见的表现是牙周口腔炎，一些严重受累于口咽壁的患儿可能会出现食管炎。在免疫功能正常的儿童中，疱疹食管炎是罕见的，但

应该考虑到有吞咽疼痛的患儿，即使是那些没有皮肤或口咽病变的患儿。食管炎主要由单纯疱疹病毒 1 型引起，通过口腔感染的直接传播[16, 17]。

当组织学显示急性炎症、溃疡和上皮细胞异常，提示病毒感染，包括气球状变性和坏死。临床症状主要表现为吞咽疼痛、胸骨后疼痛和发热，大约 5% 的患儿可能会出现呕血，很少发生食管穿孔、全身感染、食物嵌塞和气管食管瘘的形成。有关于疱疹病毒性食管炎与嗜酸性食管炎的描述，但这两种疾病之间的关系尚未阐明[18, 19]。

疱疹病毒性食管炎的内镜特征是黏膜易碎、小圆泡或边界清晰的浅溃疡，通常累及中段和远端食管（图 20-2 和图 20-3）。应该从溃疡的边缘收集活检，因为病原体存在于鳞状上皮中[17, 20]。

病变的鉴别诊断包括其他感染（CMV、HIV、念珠菌亚群和细菌）；腐蚀性化学物；白塞病、克罗恩病和因服药造成的损害[16]。

组织学检查显示急性炎症、溃疡和上皮细胞异常的迹象，提示病毒感染，包括气球变性和

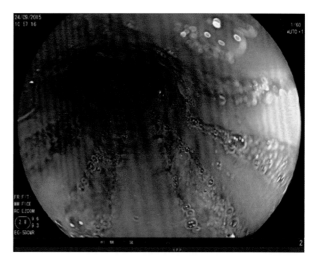

▲ 图 20-2　疱疹病毒性食管炎的内镜特征，包括黏膜脆性和小的圆形小泡或边界清楚的浅表溃疡，通常累及食管中段和远端

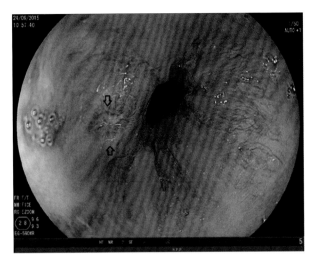

▲ 图 20-3　显示了类似的特征

坏死。细胞核呈"磨玻璃"状，有多核细胞和核成型。为了提高组织学发现的敏感性，理想的方法是进行免疫组织化学、原位杂交或组织培养[20, 21]。

治疗的基础是抑酸、补液、营养支持和止痛治疗。阿昔洛韦静脉注射在免疫功能正常的患儿中的应用存在争议，但可考虑用于严重吞咽痛的患儿[22]。

### （五）结核引起的食管炎

胃肠道是肺外结核感染的第六大部位。食管受累是一种极其罕见的感染形式，仅占该病胃肠道表现的 0.2%～1%。原发性食管结核并不常见，很少影响免疫功能正常的患儿[23]。最常见的症状是吞咽疼痛、胸骨后疼痛和体重减轻，随后是吞咽困难和吐血[24]。

食管结核的典型病变是位于食管中 1/3 的孤立性溃疡，边缘不规则。与其他感染性食管炎相比，结核性食管炎的并发症如出血、瘘和穿孔更为常见。当结核分枝杆菌或典型干酪性肉芽肿的证据被确认时，可明确诊断[25]。

### （六）其他食管感染

其他病毒感染很少影响免疫能力正常儿童的食管。其中，带状疱疹和 EB 病毒感染被报道为个别病例中溃疡性食管炎的原因[6]。其他真菌感染，如芽生真菌病和组织胞浆菌病，在免疫功能正常的患儿中也有零星的报道[2]。

## 二、大疱性表皮松解症

大疱性表皮松解症（EB）是一种罕见的遗传性疾病，其特征是皮肤或黏膜上出现水疱，创伤较小。皮损通常发生在儿童早期[26, 27]。

根据遗传形式、特定的临床特征和病变的分布、黏膜受累和与疾病相关的发病率，本病可分为三大类：单纯型 EB、交界型 EB 和营养不良型 EB[26, 27]。

隐性营养不良患儿的胃肠道受累比 EB 的其他亚型更常见。腔内水疱在愈合时，可导致单个或多个、短或长的食管狭窄，导致吞咽困难、吞咽疼痛、严重营养障碍、顽固性贫血、低蛋白血症、吸收不良和无法生长[26-28]。

在超过一半的病例中，症状出现在 10 岁以下。食管狭窄在上 1/3 更为明显，与直接损害食管黏膜的食物摄入有关（图 20-4）。胃食管反流可加重或加重远端狭窄。放射对比研究为计划治疗策略提供了更多信息[26, 28]。

治疗的目的是促进吞咽，改善患儿的营养状况。最初的措施包括改变饮食和与皮质类固醇治疗相关的营养补充，但只有少数病例有令人满意的反应。当这些措施不足以确保足够的营养摄入时，食管扩张是必要的[26, 28, 29]。

在透视引导下直接可视化的内镜静液压球囊扩张术是首选方法。气囊扩张在狭窄区域产生径

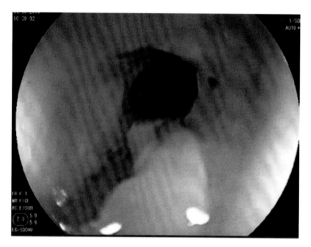

▲ 图 20-4　在大疱性表皮松解症中，上 1/3 的食管狭窄更为明显，这与食物的摄入直接损害了食管黏膜有关

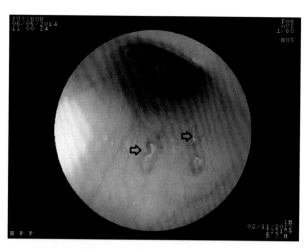

▲ 图 20-5　克罗恩的食管受累通常是口疮样溃疡，整个食管都可以看到侵蚀，通常位于食管近端，这有助于与消化性食管炎相鉴别

向力，局部撕裂明显较小，因此不太可能对黏膜和食管穿孔造成额外损害[26, 29-31]。

在无法扩张食管的情况下，或在对手术反应不满意的情况下，可以使用各种外科手术，但这些手术程序复杂，发病率和死亡率高，因此，手术应该保留在保守的方法无效的情况下进行[31]。

## 三、克罗恩病中的食管炎

克罗恩病可影响整个胃肠道。在大约 3% 的回结肠疾病患儿中，食管受到影响，但孤立的食管受累很少见[32]。

食管症状包括吞咽疼痛、胃灼热、胸痛和轻度至重度的吞咽困难。在严重的情况下，可能会发展为支气管食管瘘或食管胃瘘[32]。

上消化道内镜检查显示口腔溃疡和糜烂通常位于食管近端，这有助于与消化性食管炎的鉴别（图 20-5）。典型的组织学发现是非干酪性肉芽肿的存在，但这一特征仅在 10% 的患儿中出现[33]。

## 四、化学治疗和放射治疗引起的食管炎

大多数接受放化疗的患儿中出现食管相关疾病[34, 35]。多种化学治疗药（氟尿嘧啶、甲氨蝶呤、长春新碱、放线菌素、博来霉素、柔红霉素、阿糖胞苷）可引起食管损伤，通常与严重的口咽黏膜炎有关[36]。

胸部辐射引起的食管损伤也可能通过直接毒性或以前用于化学治疗的药物的放射增敏作用而发生[37]。

接受化学治疗或放射治疗的患儿也有合并感染性（病毒性或真菌性）食管炎的风险，在鉴别诊断中必须考虑到这一点。

吞咽困难和吞咽疼痛的症状损害了正常的口腔喂养，应该增加这些患儿的食管炎的怀疑。

内镜对于疾病诊断发挥重要作用，通过对黏膜进行采样可以确定共存的感染（例如，细胞学刷检、活检）。然而，进行手术的风险—收益分析必须考虑患儿因素（例如，血小板减少症、中

性粒细胞减少症）。易碎、水肿、腐烂或溃疡经常被发现，狭窄形成是进一步的并发症。化学治疗或放射性食管炎的不同治疗方案的有效性还没有得到适当的评估。抑酸、局部麻醉药（如黏性利多卡因）、类固醇或麻醉性镇痛药已被常规用于缓解症状[38]。当发现狭窄时，通过内镜扩张来处理狭窄（图20-6）。

## 结论

食管损伤可能由多种原因引起，包括感染、内科治疗（化学治疗和放射治疗）或全身疾病。内镜检查对诊断食管炎是有用的，尽管并不是所有病例都能确定特定的模式，但是黏膜取样可能有助于确定损伤的病因。尽管其他原因的食管损

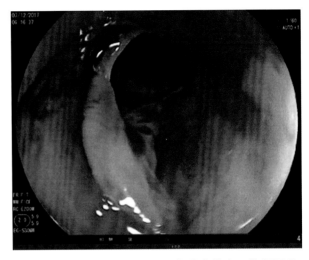

▲ 图 20-6 放射或化学治疗引起的食管炎可能很严重，如果发现狭窄，可以用气囊扩张治疗

伤在儿科人群中发生的频率低于 GERD，但儿科医师应该意识到，食管症状可能是其中一种情况的表现特征。

## 参考文献

[1] Noyer CM, Simon D. Oral and esophageal disorders. *Gastroenterol Clin North Am* 1997, **26**, 241-257.

[2] Patel NC, Caicedo RA. Esophageal infections: an update. *Curr Opin Pediatr* 2015, **27**, 642-648.

[3] Takahashi Y, Nagata N, Shimbo T, *et al.* Upper gastrointestinal symptoms predictive of candida esophagitis and erosive esophagitis in HIV and non-HIV patients. *Medicine* 2015, **94**, 2138.

[4] Wang HW, Kuo CJ, Lin RW, *et al.* The clinical characteristics and manifestations of cytomegalovirus esophagitis. *Dis Esophagus* 2016, **29**, 392-399.

[5] Werneck-Silva AL, Prado IB. Role of upper endoscopy in diagnosing opportunistic infections in human immunodeficiency virus-infected patients. *World J Gastroenterol* 2009, **15**, 1050-1056.

[6] Zahmatkeshan M, Najib K, Geramizadeh B, Fallahzadeh E, Haghighat M, Hadi Imanieh M. Clinical characteristics of pediatric esophagitis in Southern Iran: a single-center experience. *Iran J Med Sci* 2013, **38**, 169-173.

[7] Asayama N, Nagata N, Shimbo T, *et al.* Relationship between clinical factors and severy of esophageal candidiasis according to Kodsi's classification. *Dis Esophagus* 2014, **27**, 214-219.

[8] Wilcox CM. Overview of infectious esophagitis. *Gastroenterol Hepatol* 2013, **9**, 517-519.

[9] Kodsi BE, Wickremesinghe PC, Kozinn PJ, Iswara K, Goldberg PK. Candida esophagis: a prospective study of 27 cases. *Gastroenterology* 1976, **71**, 715-719.

[10] Kliemann DA, Pasqualotto AC, Falavigna AM, Giaretta T, Severo LC. Candida esophagis: species distribution and risk factors for infection. *Rev Inst Med Trop Sao Paulo* 2008, **50**, 261-263.

[11] Lemonovich TL, Watkins RR. Update on cytomegalovirus infections of the gastrointestinal system in solid organ transplant recipients. *Curr Infect Dis Rep* 2012, **14**, 33-40.

[12] Wang HW, Cuo GJ, Lin WR, *et al.* The clinical characteristics and manifestations of cytomegalovirus esophagis. *Dis Esophagus* 2016, **29**, 392-399.

[13] Lim DS, Lee TH, Jin SY, Lee JS. Cytomegalovirus esophagitis in an immunocompetent patient: case report. *Turk J Gastroenterol* 2014, **25**, 571-574.

[14] Hashimoto R, Chonan A. Esophagitis caused by cytomegalovirus infection in an immunecompetent patient. *Clin Gastroenterol Hepatol* 2016, **14**, 143-144.

[15] Maguire A, Sheahan K. Pathology of oesophagitis. *Histopathology* 2011, **60**, 864-979.

[16] Al-Hussaini AA, Fagih MA. Herpes simplex ulcerative esophagitis in healthy children. *Saudi J Gastroenterol* 2011,

17, 353-356.

[17] Tzouvala M, Gaglia A, Papantoniou N, Triantafyllou K, Karamanolis G. Herpes simplex vírus eophagitis in an immunocompetent patient with Epstein-Barr virus infection. *Case Rep Gastroenterol* 2008, **2**, 451-455.

[18] Castillero EC, Durán FG, Cabello N, Martínez JG. Herpes esophagitis in healthy adults and adolescents: report of 3 cases and review of the literature. *Medicine* 2010, **89**, 204-210.

[19] Zimmermann D, Criblez DH, Dellon ES, et al. Acute herpes simplex viral esophagitis occurring in 5 immunocompetent individuals with eosinophilic esophagitis. *ACG Case Rep J* 2016, **3**, 165-168.

[20] Wang H, Kuo CJ, Lin WR, et al. Clinical characteristics and manifestation of herpes esophagitis: one single-center experience in Taiwan. *Medicine* 2016, **95**, 3187.

[21] Jibaly R, LaChance J, Abuhammour W. Herpes simplex esophagitis: report of 4 pediatric cases in immunocompetent patients. *J Pediatr Infect Dis* 2011, **6**, 205-209.

[22] Lee B, Caddy G. A rare cause of dysphagia:herpes simplex esophagitis. *World J Gastroenterol* 2007, **13**, 2756-2757.

[23] Vidal AP, Pannain VL, Bottino AM. Esophagitis in patients with acquired human immunodeficiency syndrome: a histological and immunohistochemistry study. *Arq Gastroenterol* 2007, **44**, 309-314.

[24] Kumar S, Minz M, Sinha SK, et al. Esophageal tuberculosis with coexisting opportunistic infections in a renal allograft transplant recipient. *Transpl Infect Dis* 2017, **19**, 12640.

[25] Jain SK, Jain S, Jain, M, Yaduvanshi A. Esophageal tuberculosis: is it so rare? Report of 12 cases and review of the literature. *Am J Gastroenterol* 2002, **97**, 287-291.

[26] Castillo RO, Davies YK, Lin YC, Garcia M, Young H. Management of esophageal strictures in children with recessive dystrophic epidermolysis bullosa. *J Pediatr Gastroenterol Nutr* 2002, **34**, 535-541.

[27] Fipe JD, Bruckner-Tuderman L, Eady RA, et al. Inherited epidermolysis bullosa: update recommendations on

diagnosis and classification. *J Am Acad Dermatol* 2014, **70**, 1103-1126.

[28] Ksia A, Mosbahi, S, Brahim MB. et al. Esophageal strictures in children with epidermolysis bullosa. *Arch Pediatr* 2012, **19**, 1325-1329.

[29] Dall'Oglio L, Caldaro T, Foschia F, et al. Endoscopic management of esophageal stenosis in children: new and traditional treatments. *World J Gastrointest Endosc* 2016, **8**, 212-219.

[30] Gollu G, Ergun E, Ates U, Can OS, Dindar H. Ballon dilatation in esophageal strictures in epidermolysis bullosa and the role of anesthesia. *Dis Esophagus* 2017, **30**, 1-6.

[31] De Angelis P, Caldaro T, Torroni F, et al. Esophageal stenosis in epidermolysis bullosum: a challenge for the endoscopist. *J Pediatr Surg* 2011, **46**, 842-847.

[32] Naranjo-Rodríguez A, Solórzano-Peck A, López-Rubio G, et al. Isolated oesophageal involvement of Crohn's disease. *Eur J Gastroenterol Hepatol* 2003, **15**, 1123-1126.

[33] Grossi L, Ciccaglione AF, Marzio L. Esophagitis and it causes: who is "guilty" when acid is found "not guilty"? *World J Gastroenterol* 2017, **23**, 3011-3016.

[34] Auguste LJ, Nava H. Postchemotherapy esophagitis: the endoscopic diagnosis and its impact on survival. *J Surg Oncol* 1986, **33**, 254-258.

[35] Bellm LA, Epstein JB., Rose-Ped A, Martin P, Fuchs HJ. Patient reports of complications of bone marrow transplantation. *Support Care Cancer* 2000, **8**, 33-39.

[36] Davila M, Bresalier RS. Gastrointestinal complications of oncologic therapy. *Nat Clin Pract Gastroenterol Hepatol* 2008, **5**, 682-696.

[37] Werner-Wasik M, Yu X, Marks LB, Schultheiss TE. Normal-tissue toxicities of thoracic radiation therapy: esophagus, lung, and spinal cord as organs at risk. *Hematol Oncol Clin North Am* 2004, **18**, 131-160.

[38] Berkey FJ. Managing the adverse effects of radiation therapy. *Am Fam Physician* 2010, **82**, 381-388, 394.

# 第 21 章　嗜酸性食管炎
## Eosinophilic esophagitis

Calies Menard-Katcher　Glenn T. Furuta　Robert E. Kramer　著

宛新建　译

**要点**

- 目前唯一能准确诊断嗜酸性食管炎（EoE），并将其与其他食管疾病相区别的检查是上消化道内镜检查和多次活检。
- 由于反流通常与 EoE 并存，因此上消化道内镜检查通常应伴有食管 pH 检查。
- 至少应分别从食管的远端、中段和近端进行两次活检。
- 尽管有明显的黏膜损伤，但使用气囊扩张可以安全地扩张 EoE 狭窄。
- 大约 1/4 的 EoE 病例没有肉眼可见的异常。

在过去的 10 年中，嗜酸性食管炎（eosinophilic esophayitis，EoE）已成为引起儿童和成人食物嵌塞的最常见的原因之一。EoE 的诊断依赖于症状的出现和食管活检异常，即每个高倍视野（HPF）含有 15 个以上的嗜酸性粒细胞。在确定 EoE 的诊断之前，需要考虑和排除引起症状和食管嗜酸性粒细胞增多的其他原因。到目前为止，还没有发现外周生物标志物可以取代黏膜嗜酸性粒细胞增多作为诊断标准。虽然在诊断 EoE 后，有几种侵入性较小的方法来监测黏膜炎症，但食管内镜检查仍然是 EoE 诊断和治疗的关键。

内镜检查不仅有助于食管活检，而且还在其他几个方面起到了作用。首先，它有助于排除出现症状的其他原因。其次，通过有效的内镜参考评分（EREFS）评估食管黏膜，有助于在活检中识别炎症，以及评估治疗效果[1, 2]。内镜检查也是取出异物及嵌顿食物的必要方法。最后，它可用于 EoE 相关狭窄或长节段狭窄患儿的扩张。本章将逐一回顾这些主题。

## 一、黏膜活检采集法

对 EoE 患儿进行活组织检查有三个原因。首先，活检是为了证实或排除黏膜嗜酸性粒细胞增多的存在。活检取自近端和远端食管，两项对成人和儿童的研究表明，从每个部位进行三次活组织检查，确诊 EoE 的可能性超过 95%[3, 4]。

活组织检查还可以监测疾病的活动。一些研究提供了支持证据，表明减少炎症可能使预后更好[5]。而且，到目前为止，使用临床症状作为治疗反应的主要评估，似乎并不可靠地对应于黏膜嗜酸性粒细胞增多或减少。由于黏膜嗜酸性粒细胞减少可能反映了更好的预后，因此监测性的内镜检查和组织学评估在治疗研究和临床实践中被认为是至关重要的。用于评估食管黏膜对治疗反应的内镜随访检查通常在 8~12 周进行，进一步的研究有望为内镜随访检查的最佳时间提供依据。

最后，如果 EoE 患儿在治疗过程中出现意外症状，内镜检查和活检评估可以帮助评估潜在的机会性感染，如念珠菌或疱疹食管炎。

## 二、食管大体检查结果的评估

到目前为止，黏膜嗜酸性粒细胞计数已成为疾病活动性和治疗成功的生物标志物。由于食管活检不到食管总表面积的 1%，而且计数嗜酸性粒细胞过程中可能存在观察者偏倚，因此我们寻找了替代方法。其中之一集中在食管黏膜的大体外观，并包括目前与 EoE 相关的内镜下特征。嗜酸性食管炎内镜参考评分（EREFS）记录了黏膜水肿、环状征、渗出、食管沟和狭窄的存在与否及其严重程度[1]（图 21-1 至图 21-4）。虽然 EREFS 在临床应用或治疗试验中都没有取代组织学评估的实用性和特异性，但至少有两项研究表明，其结果可以可靠地用于评估疾病的活动性。在成人及后来在儿童和青少年中进行的单独研究确定，EREFS 分类系统确定 EoE 患儿的 AUC 为 0.93[2, 6]。

一种描述内镜下食管外观的通用术语允许临床医师和研究人员提供对治疗反应所见变化的更全面的评估。它还可以描述慢性炎症引起的纤维狭窄并发症的可能进展，如波纹环、狭窄和缩窄。这一点很重要，因为我们试图随着时间的推移监测患儿对治疗的反应。

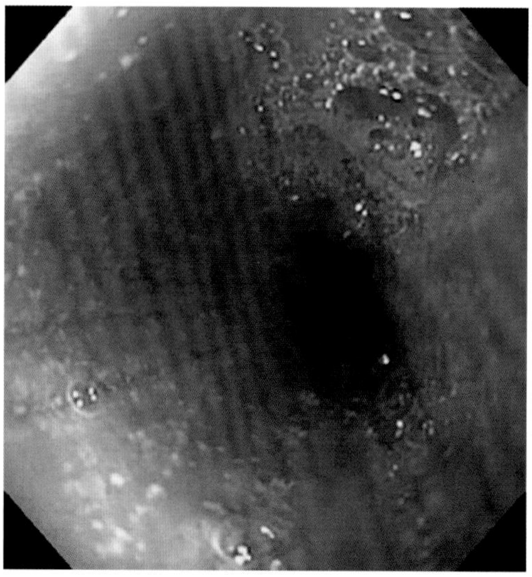

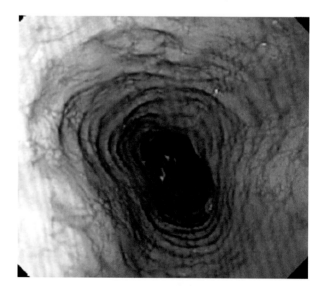

▲ 图 21-1　渗出物—食管表面的白色涂层，渗出物代表嗜酸性脓性物质

▲ 图 21-2　沿食管长轴分布的环状环，这一发现是慢性重塑的代表

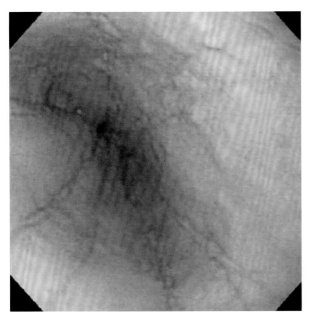

▲ 图 21-3　黏膜水肿和线状食管沟，这些是食管黏膜水肿伴血管纹理丧失的典型表现

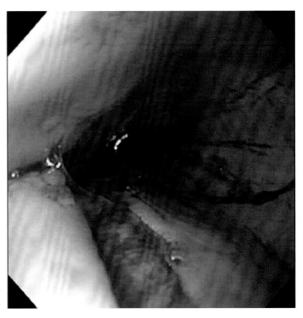

▲ 图 21-4　纵行撕裂；这种裂开可能发生在内镜或扩张器通过时，代表着食管黏膜的脆弱；它也被称为绉纱纸食管或脆性食管黏膜

## 三、内镜的治疗性用途

由于 EoE 患儿会出现食物嵌塞（图 21-5）和食管狭窄的并发症，因此在这两种情况下，内镜都是必要的治疗工具。食物嵌塞发生在 33%～55% 的 EoE 儿童和成人中，通常是其主要特征 [7]。解决食物嵌塞的方法包括使用圈套器、取石网篮、三脚夹、鼠牙钳、活检钳和吸引器等单一或多种工具。由于经常需要多次通过内镜操作才能完全移除嵌塞，因此可以考虑在足够大的儿童中使用外套管，将重复的内镜操作的创伤降至最低。与其他解决食物嵌塞的技术相比，使用固定在内镜末端的透明帽进行吸引已被证明是有效的，并且可以减少手术时间 [8]。新的装置结合了改良的圈套器和吸引帽，专门用来帮助去除受嵌塞的食物。通常情况下，复杂的食物嵌塞需要使用多种工具，因为它们很少作为一个整体移除。虽然已有案例报道用轻柔的压力将食物 "推"

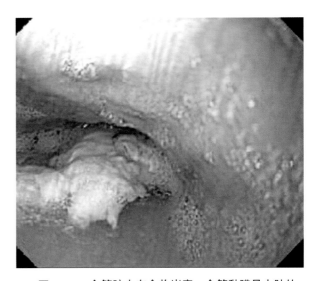

▲ 图 21-5　食管腔内有食物嵌塞，食管黏膜是水肿的

入胃内，但应格外小心，因为通常不知道是否存在食管更远端的狭窄和由于绉纱纸食管可能导致的黏膜纵行撕裂。

如果有唾液溢出或其他完全食管梗阻的证据，使患儿面临误吸的风险，则该手术的时机很紧迫。因此，应采用气管插管的方法。即使患者能够控制自己的分泌物，也应该在症状出现后

24h 内移除嵌塞的食物，以避免组织坏死，并降低在手术过程中穿孔的风险。

局灶性食管狭窄或长节段食管狭窄出现在一部分儿童和许多成人 EoE 患者中。食管狭窄可能是孤立性的和局灶性的，但也可能以不连续或长节段的方式发生。EoE 中出现的食管狭窄或缩窄可以通过内镜检查发现，但通常需要高度的警惕性、完全的食管充气和诊断 EoE 相关狭窄的经验。在儿童和成人中的研究均表明，如果单独使用内镜检查作为诊断工具，与 X 线食管造影和内镜检查一起使用相比，高达 55% 的患者可能会漏诊食管狭窄[9, 10]。如果患者有固体食物吞咽困难，尤其是在开始 EoE 指导治疗后仍持续存在的情况下，进行钡剂食管造影检查（通常使用包衣药丸）有助于内镜治疗。

扩张 EoE 相关的食管狭窄的方法与扩张消化性或腐蚀性食管狭窄的方法不同。EoE 相关的食管狭窄多是长节段或弥漫性的，这使得它们更容易接受 Maloney 或线导 Savary 扩张器的探条扩张。当存在局灶性狭窄时，气囊扩张是一种合理的方法，其优点是在扩张过程中能够在直视下进行操作，并将所有力量径向引导。探条扩张术将部分扩张力指向切线方向，这导致了一些人担心这种方法会增加穿孔风险，尽管还没有明确的证据支持这一论点。在 EoE 狭窄的治疗中，还描述了一种针对成人 EoE 狭窄使用的气囊穿刺技术[11]。

内镜下扩张 EoE 相关的食管狭窄的并发症包括出血和食管穿孔，但在成人和儿童中的几项研究发现，这些并发症很罕见，并且并不比在其他潜在病因中的食管扩张更多见[12, 13]。对 EoE 的内镜扩张治疗的系统回顾和比较不同扩张方法的 Meta 分析发现，EoE 的食管扩张后穿孔是罕见的，也没有证据表明不同扩张方法导致相关的穿孔风

险有显著差异[14]。此外，术后胸痛是可预计的，可以预防性的使用非处方止痛药治疗[12]。

当在恰当的患者中使用扩张术时，可以明显改善患者的吞咽困难，但不应将其视为 EoE 药物或饮食管理的替代方案——这些方法旨在针对慢性炎症。当炎症得到控制时，患者仅需要更少的扩张就能实现类似的食管直径的改善[15]。当患者出现纤维性狭窄的特征并需要扩张治疗时，超过一半的患者——包括青少年和成人，在治疗中需要反复扩张，通常在首次扩张后 1 年内[13, 16]。

## 四、未来用于黏膜评估的可替代工具

虽然内镜检查可能仍然是 EoE 诊断的关键和必要的部分，但目前已经开发了几种方法，目的是将监测治疗反应的重复内镜检查的创伤性降至最低，或者作为 EoE 中食管的整体评估的替代品。

不使用镇静药的经鼻内镜检查目前正被用于对黏膜进行组织学采样[17]。这使得患者可以避免麻醉或镇静，从而可以最大限度地减少成本和患者进行手术所需的时间。侵入性更小的是无需镇静或活检即可评估食管黏膜的方法，包括食管吞线试验（esophageal string test）[18]、细胞海绵 ™[19] 和共聚焦显微镜[20]。理想情况下，这些方法将能够在不使用内镜的情况下评估治疗的组织学反应。

EndoFlip®（Medtronic），一种在内镜检查中用于识别食管伸展性的新设备，可能提供一种与患者预后更密切相关的结果衡量标准。一项成人研究确定了 EoE 患者与正常人食管伸展性的差

异，它可能预测发生食物嵌塞的可能性[21]。在儿童 EoE 人群中也发现了这种伸展性的差异，并似乎与临床纤维狭窄的特征有关[22]。未来还需要进行研究，以显示这些新工具将如何补充或纳入 EoE 的现有管理方法。

## 致谢

这项工作得到了 NIH 1K24DK100303（Furuta）和胃肠道嗜酸性粒细胞研究联盟（CEGIR）的支持。CEGIR（U54 AI117804）是罕见疾病临床研究网络（RDCRN）的一部分，也是罕见疾病研究办公室（ORDR）的一项倡议，并通过 NIAID、NIDDK 和 NCATS，以及支持患者倡导组织 APFED、CURED 和 EFC（Furuta）之间的合作资助的。NIH K23DK109263（Menard-Katcher）。

# 参考文献

[1] Hirano I, Moy N, Heckman MG, Thomas CS, Gonsalves N, Achem SR. Endoscopic assessment of the oesophageal features of eosinophilic oesophagitis: validation of a novel classification and grading system. *Gut* 2013, **62**, 489-495.

[2] Dellon ES, Cotton CC, Gebhart JH, *et al*. Accuracy of the eosinophilic esophagitis endoscopic reference score in diagnosis and determining response to treatment. *Clin Gastroenterol Hepatol* 2016, **14**, 31-39.

[3] Gonsalves N, Policarpio-Nicolas M, Zhang Q, Rao MS, Hirano I. Histopathologic variability and endoscopic correlates in adults with eosinophilic esophagitis. *Gastrointest Endosc* 2006, **64**, 313-319.

[4] Shah A, Kagalwalla AF, Gonsalves N, Melin-Aldana H, Li BUK, Hirano I. Histopathologic variability in children with eosinophilic esophagitis. *Am J Gastroenterol* 2009, **104**, 716-721.

[5] Kuchen T, Straumann A, Safroneeva E, *et al*. Swallowed topical corticosteroids reduce the risk for long-lasting bolus impactions in eosinophilic esophagitis. *Allergy* 2014, **69**, 1248-1254.

[6] Wechsler JB, Bolton SM, Amsden K, Wershil BK, Hirano I, Kagalwalla AF. Eosinophilic esophagitis reference score accurately identifies disease activity and treatment effects in children. *Clin Gastroenterol Hepatol* 2018, **16**, 1056-1063.

[7] Desai TK, Stecevic V, Chang CH, Goldstein NS, Badizadegan K, Furuta GT. Association of eosinophilic inflammation with esophageal food impaction in adults. *Gastrointest Endosc* 2005, **61**, 795-801.

[8] Ooi M, Young EJ, Nguyen NQ. Effectiveness of a cap-assisted device in the endoscopic removal of food bolus obstruction from the esophagus. *Gastrointest Endosc* 2018, **87**, 1198-1203.

[9] Gentile N, Katzka D, Ravi K, *et al*. Oesophageal narrowing is common and frequently under-appreciated at endoscopy in patients with oesophageal eosinophilia. *Aliment Pharmacol Ther* 2014, **40**, 1333-1340.

[10] Menard-Katcher C, Swerdlow MP, Mehta P, Futura GT, Fenton LZ. Contribution of esophagram to the evaluation of complicated pediatric eosinophilic esophagitis. *J Pediatr Gastroenterol Nutr* 2015, **61**, 541-546.

[11] Madanick RD, Shaheen NJ, Dellon ES. A novel balloon pull-through technique for esophageal dilation in eosinophilic esophagitis (with video). *Gastrointest Endosc* 2011, **73**, 138-142.

[12] Schoepfer AM, Gonsalves N, Bussmann C, *et al*. Esophageal dilation in eosinophilic esophagitis: effectiveness, safety, and impact on the underlying inflammation. *Am J Gastroenterol* 2010, **105**, 1062-1070.

[13] Menard-Katcher C, Furuta GT, Kramer RE. Dilation of pediatric eosinophilic esophagitis: adverse events and short-term outcomes. *J Pediatr Gastroenterol Nutr* 2017, **64**, 701-706.

[14] Dougherty M, Runge TM, Eluri S, Dellon ES. Esophageal dilation with either bougie or balloon technique as a treatment for eosinophilic esophagitis: a systematic review and meta-analysis. *Gastrointest Endosc* 2017, **86**, 581-591.

[15] Runge TM, Eluri S, Woosley JT, Shaheen NJ, Dellon ES. Control of inflammation decreases the need for subsequent esophageal dilation in patients with eosinophilic esophagitis. *Dis Esophagus* 2017, **30**, 1-7.

[16] Runge TM, Eluri S, Cotton CC, *et al*. Outcomes of esophageal dilation in eosinophilic esophagitis: safety, efficacy, and persistence of the fibrostenotic phenotype. *Am J Gastroenterol* 2016, **111**, 206-213.

[17] Friedlander JA, DeBoer EM, Soden JS, *et al*. Unsedated transnasal esophagoscopy for monitoring therapy in pediatric eosinophilic esophagitis. *Gastrointest Endosc* 2016, **83**, 299-306.

[18] Furuta GT, Kagalwalla AF, Lee JJ, et al. The oesophageal string test: a novel, minimally invasive method measures mucosal inflammation in eosinophilic oesophagitis. *Gut* 2013, **62**, 1395-1405.

[19] Katzka DA, Smyrk TC, Alexander JA, et al. Accuracy and safety of the cytosponge for assessing histologic activity in eosinophilic esophagitis: a two-center study. *Am J Gastroenterol* 2017, **112**, 1538-1544.

[20] Tabatabaei N, Kang DK, Kim M, et al. Clinical translation of tethered confocal microscopy capsule for unsedated diagnosis of eosinophilic esophagitis. *Sci Rep* 2018, **8**, 2631.

[21] Nicodème F, Hirano I, Chen J, et al. Esophageal distensibility as a measure of disease severity in patients with eosinophilic esophagitis. *Clin Gastroenterol Hepatol* 2013, **11**, 1101-1107.

[22] Menard-Katcher C, Benitez AJ, Pan Z, et al. Influence of age and eosinophilic esophagitis on esophageal distensibility in a pediatric cohort. *Am J Gastroenterol* 2017, **112**, 1466-1473.

# 第 22 章　胃炎与胃病
## Gastritis and gastropathy

Shishu Sharma　Mike Thomson　著

肖　园　译

要点
- "胃炎"指的是经组织学所确定的胃部炎症，而非内镜术语。
- "胃病"的原因多种多样，既可以是炎症性的，也可以是非炎症性的。儿童中与幽门螺杆菌相关的胃病正在逐渐减少。

得益于全球范围内社会经济状况的变化、诊断技术的改进及有效的治疗方法，幽门螺杆菌相关性胃炎在儿科人群中的患病率正在逐步下降。因此，由其他原因所导致的胃炎和胃病已经变得越来越常见，这些将在本章中进行讨论。

胃炎和胃病这两个术语常常使用不当，并且在使用时容易互相混淆。如果有炎症或存在胃黏膜损伤，应使用"胃炎"一词。而"胃病"指的是胃黏膜病变不伴有炎症或者炎症可忽略不计时。黏膜疾病可进一步定义为伴随着再生的上皮细胞损伤[1]。根据形态学特征或者病因的不同特点，可将胃炎和胃病进行分类（表22-1）。

## 一、感染性胃病

一直以来，幽门螺杆菌是造成儿童胃炎最常见的病因[2]。然而，已经有研究观察到其患病率的稳步下降，这归功于社会经济条件的改善、早期诊断和有效治疗[3]。如此，有关非幽门螺杆菌相关性胃炎的报道正越来越多[4]。除了幽门螺杆菌，另一种螺旋杆菌——人胃螺杆菌（H. heilmanii）（以前称为人胃螺旋菌），也可以引起慢性胃炎[5]。该细菌主要通过猫、狗传染给人类宿主[6, 7]。

胃结核病绝大部分继发于原发性肺结核，不过原发性胃结核也有散发的病例报道[8, 9]。胃结核病

**表 22-1　胃病的分类：胃炎和胃病可以根据形态学特征或病因进行分类 ***

| 细菌性 | 过敏性和嗜酸性 |
|---|---|
| • 幽门螺杆菌 | 淋巴细胞性胃病 |
| • 非幽门螺杆菌属 | • 乳糜泻 |
| • 蜂窝织性 / 化脓性 | 免疫相关性胃病 |
| • 分枝杆菌 | • 自身免疫性胃病 |
| 病毒性 | • 自身免疫性多内分泌腺病 |
| • 巨细胞病毒 | • 移植物抗宿主病 |
| • EB 病毒 | 血管性 |
| • 人疱疹病毒 6 型 | • 亨 - 舒综合征（过敏性紫癜） |
| • 丙肝病毒 | • 门静脉高压性胃病 |
| • 麻疹病毒 | • 胃窦部血管扩张 |
| • 水痘病毒 | 缺血性 |
| • 流感病毒 | • 外伤 |
| 寄生虫性 | • 脱垂 |
| • 贾第鞭毛虫 | • 烧伤 |
| • 蛔虫 | • 脓毒血症 |
| • 隐孢子虫 | • 低血容量 |
| • 弓形虫 | • 可卡因 |
| • 利什曼原虫 | 其他 |
| 真菌性 | • 胶原性 |
| 螺旋体性 | • 尿毒症性胃病 |
| 肉芽肿性胃病 | • 增生性胃病 |
| 非感染性 | |
| • 克罗恩病 | |
| • 结节病 | |
| 传染性 | |
| 特发性 | |
| 反应性及药物相关性 | |
| 胃病 | |
| • 非甾体抗炎药 | |
| • 铁剂 | |
| • 阿仑膦酸盐（双膦酸盐） | |
| • 磷酸钠 | |
| • 酒精 | |
| • 胆汁反流 | |
| • 化学腐蚀性 | |
| • 辐射 | |
| • 应激和运动 | |

*. 译者注：此为翻译版本，内容及分类方式可能与国内有出入，仅供参考

可以表现为不明原因的发热 [10]、胃流出道梗阻 [11]、良性的消化性溃疡 [12]、胃穿孔 [13] 甚至是胃癌 [14]。病变主要出现在胃窦和幽门前区。在内镜下，胃结核可表现为单发、多发的溃疡性病变，也可以表现为肥厚的结节性病变或者幽门狭窄。

巨细胞病毒（CMV）感染性胃炎主要但不只见于免疫低下的儿童 [15]。该病毒感染也和儿童时期的梅内特里耶病（又称肥厚性胃病）的发病相关 [16]。CMV 感染性胃炎在内镜下主要表现为胃底和胃体受累，可以观察到这些部分的黏膜充血、胃体皱襞肥厚巨大伴有多发的糜烂和溃疡 [17]。自病变部位活检取材并进行 PCR 检测 CMV 的 DNA，这不仅比血清学抗体检测的敏感性会更高，而且有助于病变的定位 [18, 19]。尽管该病通常在 1～2 个月内出现自发缓解，但是对于高风险患儿而言，早期检测确诊和启动抗病毒治疗能够减少发病率和病死率 [20]。

能够造成胃炎的其他病毒还包括 EB 病毒、疱疹病毒、丙肝病毒、麻疹病毒、水痘病毒和流感病毒。尤其是甲型流感病毒，会引起出血性弥漫性胃炎。

两种最常见的、与寄生虫相关的胃炎分别是由贾第鞭毛虫和蛔虫感染所致。贾第鞭毛虫相关的胃炎通常与导致胃酸分泌过少的疾病有关，例如胆汁反流、萎缩性胃炎、部分胃切除术或者使用质子泵抑制药（PPI）治疗。在上述情况下，并不需要特异性的治疗，只是通过暂停使用 PPI 来降低胃内的 pH，就可以去除贾第鞭毛虫在胃内的定植 [21]。

在免疫低下的患儿中，还可以见到其他寄生虫所引起的胃炎，例如隐孢子虫、弓形虫和利什曼原虫 [22-24]。

真菌性胃炎可见于生长迟缓、烧伤或者伴发免疫缺陷的患儿。引起感染的主要病原是念珠

菌、曲霉菌、组织胞浆菌和毛霉菌。

化脓性胃炎是由于细菌感染胃黏膜下层所导致，主要累及免疫缺陷患儿，尽管该病罕见，但病情进展迅速，常导致组织坏疽/坏死或气肿[25-28]。主要的致病菌为 α 和 β 溶血性链球菌。其他的病菌，如肺炎球菌、大肠埃希菌、金黄色葡萄球菌、变形杆菌和威氏梭菌也可能与此病有关。积极使用抗生素是最主要的治疗，极少数病例需要进行胃切除。

## 二、反应性胃病

反应性胃病或 C 型胃炎是北美地区胃活检中最常见的组织学发现[29]。在内镜观察下，反应性胃病目前尚无特殊表现。而在组织学上，该病的特征为小隐窝增生、水肿和平滑肌增生，固有层中可出现浅表毛细血管充血但是无明显的其他炎性表现[30, 31]。该病主要与胆汁、非甾体抗炎药（NSAID）、腐蚀剂和其他一些药物的长期刺激有关。

需要重视的是急性出血糜烂性胃病，该病通常在各类刺激物造成胃黏膜损害的不久后便发生。造成胃黏膜损害的因素有：刺激物的直接损伤、胃黏膜血流明显减少致局部保护性的屏障功能受损或者病毒感染（甲流病毒，少见情况）。内镜下可表现为胃部多发性的瘀斑和糜烂[32]。与应激相关的病损（柯林溃疡）大都出现在胃底和胃体，而与酒精和非甾体抗炎药相关的病损常常是广泛分布的[33]。

应激所诱发的胃炎（又称应激相关糜烂综合征）和大范围的烧伤、头颅损伤、脓毒血症、外伤及多系统器官功能衰竭有明显关联。在一项队列研究中，对入住儿童重症监护病房的 1006 名连续的患儿进行了统计，其中 10.2% 的患儿出现了上消化道出血，而 1.6% 的患儿出现了上消化道大出血[34]。对于入住重症监护病房的成人而言，已经有清晰的指南来预防应激相关性的损伤，不过对儿科患者而言，目前还没有这样的标准化指南用以指导相关的预防治疗[35]。

十二指肠胃反流（duodenogastric reflux，DGR）可以导致胆汁相关性胃病。该病通常由原发性胃肠动力性疾病所引起，也可继发于胃、十二指肠或者胆囊的手术之后[36]。相关的治疗措施有限，可以使用的药物有熊去氧胆酸、硫糖铝和考来烯胺。熊去氧胆酸能有效地减轻疼痛、恶心和呕吐的症状[37]。然而，目前的证据提示该药并不能实现内镜下和组织学的缓解；此外，硫糖铝能够起到改善组织学表现的作用[38]，而考来烯胺通过结合胆汁酸也有一定的疗效。

因腐蚀性物质的意外摄入而导致的胃病是世界各地儿童的常见问题[39]。在对 156 例摄入腐蚀性物质的患儿病例进行总结后发现，11% 的患儿同时存在食管和胃部的灼伤，9% 的患儿仅存在胃部灼伤[40]。相对于碱性固体物，摄入腐蚀性的液体物质后，更容易造成胃损伤[41]。北美儿科胃肠病、肝病和营养学会（NASPGHAN）已经发布了针对儿童人群的腐蚀性异物摄入的诊治指南[42]。

造成胃病的其他原因在表 22-1 中亦有所总结。

## 结论

儿童胃病的病因不同于成人，因此需要一个量身定制的诊断方法。内镜检查和组织病理学在明确病因、病变部位和损伤程度方面起着至关重要的作用。随着幽门螺杆菌的流行率的下降，人们越来越重视胃病的其他原因。在 ICU 环境下，以及在诱发应激的手术中，如大型骨科手术，需要制订一个可接受的儿科指南，通常在这些情况下应用质子泵抑制药预防应激性胃病是有指征的。

## 参考文献

[1] Glickman JN, Antonioli DA. Gastritis. *Gastrointest Endosc Clin North Am* 2001, **11**, 717-740.

[2] Drumm B, Sherman P, Cutz E, Karmali M. Association of Campylobacter pylori on the gastric mucosa with antral gastritis in children. *N Engl J Med* 1987, **316**, 1557-1561.

[3] Genta RM, Lash RH. Helicobacter pylorinegative gastritis: seek, yet ye shall not always find. *Am J Surg Pathol* 2010, **34**, e25-e34.

[4] Elitsur Y, Lawrence Z. Non-Helicobacter pylori related duodenal ulcer disease in children. *Helicobacter* 2001, **6**, 239-243.

[5] Oliva MM, Lazenby AJ, Perman JA. Gastritis associated with Gastrospirillum hominis in children. Comparison with Helicobacter pylori and review of the literature. *Mod Pathol* 1993, **6**, 513-515.

[6] Thomson MA, Storey P, Greer R, Cleghorn GJ. Canine-human transmission of Gastrospirillum hominis. *Lancet* 1994, **344**, 1097-1098.

[7] Lavelle JP, Landas S, Mitros FA, Conklin JL. Acute gastritis associated with spiral organisms from cats. *Dig Dis Sci* 1994, **39**, 744-750.

[8] Subei I, Attar B, Schmitt G, Levendoglu H. Primary gastric tuberculosis: a case report and literature review. *Am J Gastroenterol* 1987, **82**, 769-772.

[9] Brody JM, Miller DK, Zeman RK, *et al*. Gastric tuberculosis: a manifestation of acquired immunodeficiency syndrome. *Radiology* 1986, **159**, 347-348.

[10] Salpeter SR, Shapiro RM, Gasman JD. Gastric tuberculosis presenting as fever of unknown origin. *West J Med* 1991, **155**, 412-413.

[11] Gupta B, Mathew S, Bhalla S. Pyloric obstruction due to gastric tuberculosis - an endoscopic diagnosis. *Postgrad Med J* 1990, **66**, 63-65.

[12] Rathnaraj S, Singh SK, Verghese M. Gastric tuberculosis presenting with hematemesis. *Indian J Gastroenterol* 1997, **16**, 110-111.

[13] Sharma BC, Prasad H, Bhasin DK, Singh K. Gastroduodenal tuberculosis presenting with massive hematemesis in a pregnant woman. *J Clin Gastroenterol* 2000, **30**, 336.

[14] Khan FY, AlAni A, Al-Rikabi A, Mizrakhshi A, Osman ME. Primary gastric fundus tuberculosis in immunocompetent patient: a case report and literature review. *Braz J Infect Dis* 2008, **12**, 453-455.

[15] Hinnant KL, Rotterdam HZ, Bell ET, Tapper ML. Cytomegalovirus infection of the alimentary tract: a clinicopathological correlation. *Am J Gastroenterol* 1986, **81**, 944-950.

[16] Hoffer V, Finkelstein Y, Balter J, Feinmesser M, Garty BZ. Ganciclovir treatment in Menetrier's disease. *Acta Paediatr* 2003, **92**, 983-985.

[17] Emory TS, Gostout CJ, Carpenter HA. *Atlas of Gastrointestinal Endoscopy & Endoscopic Biopsies*. American Registry of Pathology, Washington, DC, 2000.

[18] Andrade J de S, Bambirra EA, Lima GF, Moreira EF, de Oliveira CA. Gastric cytomegalic inclusion bodies diagnosed by histologic examination of endoscopic biopsies in patients with gastric ulcer. *Am J Clin Pathol* 1983, **79**, 493-496.

[19] Bonnet F, Neau D, Viallard JF, *et al*. Clinical and laboratory findings of cytomegalovirus infection in 115 hospitalized nonimmunocompromised adults. *Ann Med Intern* 2001, **152**, 227-235.

[20] Goodrich JM, Mori M, Gleaves CA, *et al*. Early treatment with ganciclovir to prevent cytomegalovirus disease after allogeneic bone marrow transplantation. *N Engl J Med* 1991, **325**, 1601-1607.

[21] Reynaert H, Fernandes E, Bourgain C, Smekens L, Devis G. Proton-pump inhibition and gastric giardiasis: a causal or casual association? *J Gastroenterol* 1995, **30**, 775-778.

[22] Lumadue JA, Manabe YC, Moore RD, Belitsos PC, Sears CL, Clark DP. A clinicopathologic analysis of AIDS-related cryptosporidiosis. *AIDS* 1998, **12**, 2459-2466.

[23] Kofman E, Khorsandi A, Sarlin J, Adhami K. Gastric toxoplasmosis: case report and review of the literature. *Am J Gastroenterol* 1996, **91**, 2436-2438.

[24] Laguna F, García-Samaniego J, Soriano V, *et al*. Gastrointestinal leishmaniasis in human immunodeficiency virus-infected patients: report of five cases and review. *Clin Infect Dis* 1994, **19**, 48-53.

[25] Kussin SZ, Henry C, Navarro C, Stenson W, Clain DJ. Gas within the wall of the stomach report of a case and review of the literature. *Dig Dis Sci* 1982, **27**, 949-954.

[26] Panieri E, Krige J. Phlegmonous gastritis. *Dig Surg* 1997, **14**, 210.

[27] Mittleman RE, Suarez RV. Phlegmonous gastritis associated with the acquired immunodeficiency syndrome/pre-acquired immunodeficiency syndrome. *Arch Pathol Lab Med* 1985, **109**, 765-767.

[28] Miller AI, Smith B, Rogers AI. Phlegmonous gastritis.

*Gastroenterology* 1975, **68**, 231-238.

[29] Carpenter HA, Talley NJ. Gastroscopy is incomplete without biopsy: clinical relevance of distinguishing gastropathy from gastritis. *Gastroenterology* 1995, **108**, 917-924.

[30] Appelman HD. Gastritis: terminology, etiology, and clinicopathological correlations: another biased view. *Hum Pathol* 1994, **25**, 1006-1019.

[31] Dixon MF, O'Connor HJ, Axon AT, King RF, Johnston D. Reflux gastritis: distinct histopathological entity? *J Clin Pathol* 1986, **39**, 524-530.

[32] Sloan JM. Acute haemorrhagic gastritis and acute infective gastritis, gastritis caused by physical agents and corrosive, uremic gastritis. In: Whitehead R (ed.). *Gatrointestinal and Oesophageal Pathology*. Churchill Livingstone, Edinburgh, 1989, p. 385.

[33] Sugawa C, Lucas CE, Rosenberg BF, Riddle JM, Walt AJ. Differential topography of acute erosive gastritis due to trauma or sepsis, ethanol and aspirin. *Gastrointest Endosc* 1973, **19**, 127-130.

[34] Chaibou M, Tucci M, Dugas MA, Farrell CA, Proulx F, Lacroix J. Clinically significant upper gastrointestinal bleeding acquired in a pediatric intensive care unit: a prospective study. *Pediatrics* 1998, **102**, 933-938.

[35] Spirt MJ, Stanley S. Update on stress ulcer prophylaxis in critically ill patients. *Crit Care Nurse* 2006, **26**, 18-20.

[36] Bonavina L, Incarbone R, Segalin A, Chella B, Peracchia A. Duodeno-gastro-esophageal reflux after gastric surgery: surgical therapy and outcome in 42 consecutive patients. *Hepatogastroenterology* 1999, **46**, 92-96.

[37] Stefaniwsky AB, Tint GS, Speck J, Shefer S, Salen G. Ursodeoxycholic acid treatament of bile reflux gastritis. *Gastroenerology* 1985, **89**,1000-1004.

[38] Buch KL, Weinstein WM, Hill TA, *et al*. Sucralfate therapy in patients with symptoms of alklaine reflux gastritis. A randomized, double-blind study. *Am J Med* 1985, **79**, 49-54.

[39] Buntain WL, Cain WC. Caustic injuries to the esophagus: a pediatric overview. *South Med J* 1981, **74**, 590-593.

[40] Previtera C, Giusti F, Guglielmi M. Predictive value of visible lesions (cheeks, lips, oropharynx) in suspected caustic ingestion: may endoscopy reasonably be omitted in completely negative pediatric patients? *Pediatr Emerg Care* 1990, **6**, 176-178.

[41] Weigert A. Caustic ingestion in children. *Contin Educ Anaesth Crit Care Pain* 2005, **5**, 5-8.

[42] Kramer RE, Lerner DG, Lin T, *et al*. Management of ingested foreign bodies in children: a clinical report of the NASPGHAN Endoscopy Committee. *J Pediatr Gastroenterol Nutr* 2015, **60**, 562-574.

# 第23章 乳糜泻

## Celiac disease

Alina Popp　Vasile Daniel Balaba　Markku Mäki　著
肖　园　译

要点

- 当内镜下肉眼观察到十二指肠黏膜呈现马赛克样外观，即所谓的十二指肠皱襞呈"扇贝"征和锯齿样外观时，需要怀疑存在乳糜泻。

- 自十二指肠远端至第二部分（降部）至少取4块组织活检，从十二指肠第一部分（球部）至少取2块组织活检，并在胃镜室做好相应的标注。

- 如果tTG IgA超过正常上限10倍以上，抗肌内膜IgA呈阳性，且患者有症状，则可能不需要进一步通过内镜来确认乳糜泻的相关镜下表现，也不需要HLA DQ2和（或）DQ8阳性。

乳糜泻（celiac disease，CD）是一种与免疫相关的系统性疾病，在遗传易感性的背景下，由环境致病因素（例如麸质的摄入）所诱发和驱动。由于此病的自身免疫损伤主要发生在小肠，导致小肠出现麸质诱发和麸质依赖的特征性病理变化——绒毛萎缩和隐窝增生，因此通过内镜对十二指肠黏膜进行检查和活检是诊断该病的重要措施之一。

在过去，人们使用Margot Shiner空肠活检管及Watson & Crosby胶囊盲目地对小肠黏膜进行活检[1]。而现在，我们有机会利用新的内镜技术手段——注水放大、色素内镜、放大或共聚焦激光显微内镜，去观察绒毛表面，在获得初步的视觉诊断后，有针对性地对病变组织进行活检取材，随后进行组织病理学评估。对于成人CD，小肠标本的组织病理学评估是目前诊断的金标准，然而对儿科患者，当满足特定的条件时，可以不依赖于活检而做出CD的诊断。这些特定的条件是：患儿的临床症状可以用CD解释，血清转谷氨酰胺酶2抗体（transglutaminase 2 antibody，TG2-ab）滴度超过正常上限的10倍以上，肌内膜抗体阳性，以及携带人类白细胞抗原

（human leukocyte antigen，HLA）DQ2 或 者 DQ8 分子[2]。

在本章节中，我们将讨论利用内镜观察小肠进行 CD 诊断的优缺点，以及活检标本取材和阅片过程中的固有缺陷。

# 一、视觉诊断，活检标本取材、处理和组织病理学

近些年来，对于有症状的患儿，尽管可以采用非活检的策略，但消化内镜仍然是大多数疑似 CD 患儿的基础检查。这些患儿可以没有症状，或者症状隐匿，表现为无明显症状的吸收不良或胃肠道外的表现，还有一些患儿可能是高危家系中的健康人群。在成人中，内镜也可以作为发现病例的一种工具，不过它在儿童乳糜泻中的作用仅仅是通过黏膜取样以获取活检标本进行诊断。在成人 CD 中，内镜检查有如下特征：黏膜马赛克征、扇贝征、血管纹理显现或者十二指肠皱襞减少。儿童 CD 中也会出现相同的特征，不过这些内镜表现的诊断敏感性较低[3,4]。

多年来，借助先进的技术，内镜下十二指肠黏膜的可视化模式已经得到改善，所以目前可以近距离观察绒毛形态，图 23-1A 和 B 是内镜下注水放大后观察十二指肠绒毛的图像，分别对应于正常的绒毛形态和 CD 患儿粗钝扁平的绒毛形态，在组织病理上分别对应正常的黏膜（图 23-1C）及次全绒毛萎缩（图 23-1E），这也是 CD 累及部位的特征性病理改变。现今，内镜医师可以实时、清楚地观察到绒毛萎缩并进行诊断，对病理结果进一步地确认、纠正，甚至有时候内镜医师的观察可以取代病理学家的工作。尽管如此，内镜还不能够评估隐窝增生，因此可能错过早期

病变，此时的十二指肠绒毛看上去仍然是高大的正常外观（图 23-1A 和 D）。通过利用注水放大进行针对性的定向活检，组织标本切片在高倍显微镜的观察下，黏膜组织也呈现出从正常到"平坦"的连续性改变（图 23-1A 至 D）。即使当黏膜在视觉评估上被认为是"正常"时（图 23-1A 和 B），隐窝增生可能也已经发生。随着病情进展，后期隐窝增生越来越明显，绒毛开始逐渐融合、扭曲而成低平的绒毛嵴（图 23-1C），最终在黏膜连续性病理改变的终末期，形成了所谓麸质诱发的"扁平"的特征性病变（图 23-1D）。在观察到的低绒毛嵴处进行的活检取材，如果切片时存在切向错误，那么组织病理上会呈现出人为造成的高绒毛假象，从而评估为 Marsh 0 级或 1 级正常黏膜，而实际上可能是 Marsh 3b 级或 3c 级[5]（图 23-1E）。内镜下形态学观察指标与适当的形态测量评估指标之间是否有关联，该类型的研究目前还相当缺乏。

麸质所诱导的十二指肠黏膜病变可以呈现为斑片状分布，这取决于麸质摄入的时间和量。针对这种情况，像色素内镜这种新的技术就有了用武之地，医师可以利用它对患病的黏膜进行靶向活检。在常规诊所中，诊断是根据在最严重的病变处所取活检结果而定的。

目前，使用新一代的内镜技术对小肠绒毛进行观察还没有广泛开展，并且由于缺少对照研究，仍然需要进行活检并开展传统的组织病理学评估。有关 CD 的相关指南推荐多点活检的策略：取十二指肠球部 2 处和十二指肠远端 4 处。但这些指南建议在常规的临床实践中并未得到严格执行[6-9]，其主要原因在于多点活检明显延长了整个内镜检查的操作时间[8,10]。因此，有建议采用多次咬合活检技术，但针对成人的一项研究证明还是采用单次咬合活检更好：单次咬合活检

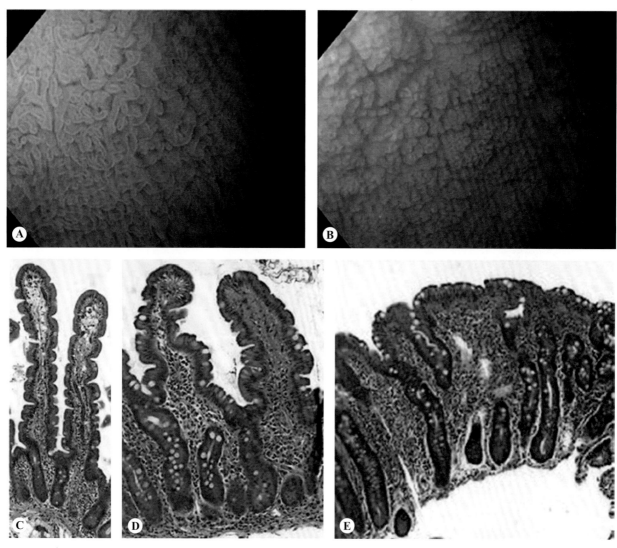

▲ 图 23-1    A. 内镜注水检查，健康人正常的十二指肠黏膜和绒毛（**Marsh 0 级**）；B. 内镜注水检查，乳糜泻（CD）患儿的十二指肠黏膜：绒毛变钝，次全萎缩（**Marsh 3b 或 3c 级**）；C. 图 A 的组织学外观：高绒毛和较少的隐窝，绒毛高度（**villus height，VH**）与隐窝深度（**crypt depth，CrD**）的比值为 **3.15**；D. 内镜下外观与图 A 类似有完整绒毛的标本，其组织学表现：绒毛看起来很高，但有明显的隐窝增生，**VH ∶ CrD** 为 **1.57**，代表 **Marsh 3a 级**的病变黏膜；E. 典型的乳糜泻组织学表现：隐窝增生明显，**VH ∶ CrD** 为 **0.2**，代表 **Marsh 3c 级**的病变黏膜

能够获得更高比例的定向良好的十二指肠活检标本 [11]。如前所述，活检标本的方位和正确垂直切割至关重要，因为如果仅在横截面上切割隐窝，则既不能给出形态测量结果也无法进行 Marsh 分类。

建议在内镜检查室内将取得的活检组织定位于醋酸纤维膜上 [12]，但同样，不能盲目地将活检组织压在滤膜上，否则会导致组织固定方向混乱；将活检组织正确定向是必须的（图 23-2）。重新切片通常也是需要的，有利于找到具有一定数量的、代表性的完整绒毛—隐窝单元，用以进行评估。所以活检组织应该分开包埋，不要放在同样的石蜡块中。

传统观点认为十二指肠球部的活检会受到较多混杂因素的影响，例如胃酸损伤、胃上皮化生、布伦纳腺或者淋巴滤泡，将导致难以解释的

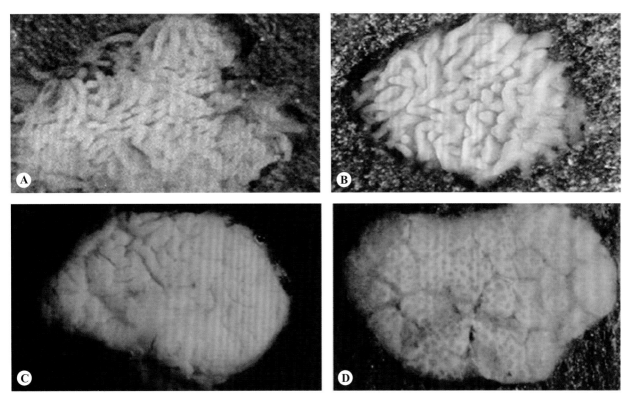

▲ 图 23-2 **A.** 十二指肠活检标本，在滤纸上以底部展开、绒毛向上的方向固定；活检组织在固定液中，利用显微镜检查观察组织在液下的表现；小肠绒毛纤细高大，多为叶状，但也有指状；此为正常黏膜表现；**B.** 小肠绒毛仍然是指状的，而且很高，不过绒毛嵴也很高；绒毛和嵴都加厚，这是病变早期的表现，组织病理学也显示隐窝增生；**C.** 当疾病继续进展，绒毛逐渐融合并卷曲成较低的绒毛嵴，这是比较明确的病变黏膜的表现；如果低绒毛嵴的切片方向错误，将会导致假象，即"高绒毛"的组织学表现；**D.** 由麸质诱导的乳糜泻，其典型表现为黏膜表明即可看见隐窝开口，呈现出经典的"扁平化"的病损特征

病理结果，不推荐在此处活检[13]。目前的一些指南推荐从十二指肠近端和球部黏膜活检，从而可以诊断超短段 CD[14]。然而，一项来自于儿科 CD 的研究结果提示来自于球部的组织标本通常质量较差、体积过小或者存在较多布伦纳腺，这对诊断带来干扰。而且其他的一些形态学改变，甚至是隐窝增生，在非乳糜泻患儿的十二指肠球部也常常见到，这就导致了诊断的假阳性[15]；对于这些情况而言，评估靶向 TG2 的 IgA 在球部黏膜上皮下的沉积会是确诊 CD 的有力工具[15]。进行活检时，球部标本和十二指肠远端的活检标本应该分别放进不同的固定瓶中。

## 二、未来的小儿乳糜泻内镜检查

活检数量不足、质量差、定位不良、疾病呈斑片样分布、对球部标本的小心谨慎、内镜标志物敏感性较低，更重要的是，不同病理医师之间观察结果的异质性大[16]，尽管已经花了很多精力去克服每个方面，但这些缺点仍然给内镜在 CD 常规诊断的应用蒙上了阴影。非内镜非活检诊断 CD 的趋势正在流行，因此未来内镜检查用于 CD 可能会限定于某些特定病例。一项使用麸质诱导的黏膜损伤作为主要效果的临床药物试验研究，会有助于未来在儿童中的应用[17]。使用新一代的内镜技术对十二指肠黏膜进行评估，去探讨内镜下观察到的特征与组织病理之间的关系、是否可以决定病变程度及能否评估病变黏膜的比例，还值得未来进一步的研究。

## 参考文献

[1] Paveley WF. From Aretaeus to Crosby: a history of coeliac disease. *BMJ* 1988, **297**, 1646-1649.

[2] Husby S, Koletzko S, Korponay-Szabó IR. ESPGHAN Working Group on Coeliac Disease Diagnosis; ESPGHAN Gastroenterology Committee; European Society for Pediatric Gastroenterology, Hepatology, and Nutrition. European Society for Pediatric Gastroenterology, Hepatology, and Nutrition guidelines for the diagnosis of coeliac disease. *J Pediatr Gastroenterol Nutr* 2012, **54**, 572-573.

[3] Ravelli MA, Tobanelli P, Minelli L, Villanacci V, Cestari R. Endoscopic features of celiac disease in children. *Gastrointest Endosc* 2001, **54**, 736-742.

[4] Ozçay F, Demir H, Saltik IN. Low sensitivity of endoscopic markers in children with celiac disease. *Gastrointest Endosc* 2002, **56**, 321.

[5] Taavela J, Koskinen O, Huhtala H, *et al*. Validation of morphometric analyses of small-intestinal biopsy readouts in celiac disease. *PloS One* 2013, **8**, e76163.

[6] Wallach T, Genta RM, Lebwohl B, Green PH, Reilly NR. Adherence to celiac disease and eosinophilic esophagitis biopsy guidelines is poor in children. *J Pediatr Gastroenterol Nutr* 2017, **65**, 64-68.

[7] Ofei S, Boyle B, Ediger T, Hill I. Adherence to endoscopy biopsy guidelines for celiac disease: a pediatric institutional analysis. *J Pediatr Gastroenterol Nutr* 2015, **61**, 440-444.

[8] Rostami-Nejad M, Villanacci V, Hogg-Kollars S, *et al*. Endoscopic and histological pitfalls in the diagnosis of celiac disease: a multicentre study assessing the current practice. *Rev Esp Enferm Dig* 2013, **105**, 326-333.

[9] Lebwohl B, Genta RM, Kapel RC, *et al*. Procedure volume influences adherence to celiac disease guidelines. *Eur J Gastroenterol Hepatol* 2013, **25**, 1273-1278.

[10] Lebwohl B, Kapel RC, Neugut AI, Green PH, Genta RM. Adherence to biopsy guidelines increases celiac disease diagnosis. *Gastrointest Endosc* 2011, **74**, 103-109.

[11] Latorre M, Lagana SM, Freedberg DE, *et al*. Endoscopic biopsy technique in the diagnosis of celiac disease: one bite or two? *Gastrointest Endosc* 2015, **81**, 1228-1233.

[12] Ravelli A, Villanacci V. Tricks of the trade: how to avoid histological pitfalls in celiac disease. *Pathol Res Pract* 2012, **208**, 197-202.

[13] Gonzalez S, Gupta A, Cheng J, *et al*. Prospective study of the role of duodenal bulb biopsies in the diagnosis of celiac disease. *Gastrointest Endosc* 2010, **72**, 758-765.

[14] Mooney PD, Kurien M, Evans KE, *et al*. Clinical and immunologic features of ultra-short celiac disease. *Gastroenterology* 2016, **150**, 1125-1134.

[15] Taavela J, Popp A, Korponay-Szabó IR, *et al*. A prospective study on the usefulness of duodenal bulb biopsies in celiac disease diagnosis in children: urging ution. *Am J Gastroenterol* 2016, **111**, 124-133.

[16] Werkstetter K, Korponay-Szabó IR, Popp A, *et al*. Accuracy in diagnosis of celiac disease without biopsies in clinical practice. *Gastroenterology* 2017, **153**, 924-993.

[17] Mäki M. Celiac disease treatment: glutenfree diet and beyond. *J Pediatr Gastroenterol Nutr* 2014, **59**, S15-S17.

# 第24章 内镜检查在小儿炎性肠病诊疗中的作用及评分体系

## Role of endoscopy in inflammatory bowel disease including scoring systems

Salvatore Oliva    Mike Thomson    David Wilson    Dan Turner    著

淮漫修    徐雷鸣    译

**要点**

- 胃镜检查术（esophagogastroduodenoscopy，EGD）有助于判定炎性肠病（inflammatory bowel disease，IBD）累及的部位，且有助于判定部分病例的分型。所有病例在进行初次评估时，均应进行 EGD 检查。

- 胃炎在溃疡性结肠炎（ulcerative colitis，UC）及克罗恩病（Crohn's disease，CD）中均可发生。

- 插镜至末端回肠（terminal ileal，TI）对于 IBD 分型的判定非常重要。在部分病例中，TI 可能是唯一受累部位。

- 在必要时，可应用无线视频胶囊内镜进行全肠道水平的内镜下评估及小肠镜下组织活检。

- 在近年克罗恩病管理指南中，更加重视黏膜愈合。因为黏膜愈合的发生往往滞后于临床症状的缓解，但内镜检查的频率及对其的依赖性可能会提高黏膜愈合的诊断概率。

- 相比于反复的内镜检查，小儿溃疡性结肠炎活动指数（pediatric ulcerative colitis activity index，PUCAI）似乎足以对患儿的疾病管理方式的变化作出决策。

- 可以利用已经验证的成人评分系统协助减少在疾病描述过程中发生的观察者偏倚，但这些在小儿 IBD 中尚无充分证据。

- 在肠镜检查中，应针对 TI 进行多点活检，并对结肠进行至少 4 个部位的活检。

人们普遍认为，内镜检查作为 IBD 患者不同管理阶段的重要手段，已经彻底改变了 IBD 患者的诊疗方法。在过去的几十年中，胃肠道（gastrointestinal，GI）内镜检查在小儿内镜检查技术的发展和儿科专用设备的可用性方面取得了重大突破，从而能够对儿童的胃肠道进行全面检查。

在报告内镜观察下的疾病活动情况时，应对各个节段中的所有异常进行准确描述。然而，由于不同操作者之间的差异，内镜下疾病活动的评分正在成为临床试验和临床实践中的重要终点。评分系统的更广泛应用和新评分系统的开发将有助于儿科 IBD 患者的管理。

## 一、诊断

内镜检查仍然是成人和小儿 IBD 的基本诊断工具。回肠结肠镜检查（ileocolonoscopy，IC）应包括完整的结肠镜检查，并始终提倡插镜至回肠 [1]。乙状结肠镜检查和部分结肠镜检查不足以探查病变范围并作出明确诊断。存在中毒性巨结肠时，应推迟回结肠内镜检查；而存在急重性结肠炎时，可以考虑由专家进行乙状结肠镜检查或部分 / 全部回结肠镜检查。

基于强有力的临床证据，波尔图标准和 ESPGHAN 儿科内镜检查指南都指出，无论是否存在上消化道症状，都应在疾病初步评估时对所有 IBD 患儿进行上消化道内镜检查 [2]。最新的欧洲儿科胃肠病学、肝病学和营养学会（ESPGHAN）/ 欧洲胃肠道内镜学会（ESGE）指南也建议应对 IBD 患儿进行内镜检查 [1]。正如欧洲克罗恩病和结肠炎组织（ECCO）的 IBD 组织病理学指南中所述，应从结肠的至少四个部位（盲肠、横结肠、乙状结肠、直肠）和末端回肠进行多点活检，将各个肠段的组织分瓶保存，并立即予甲醛溶液固定，同时注明相应的临床信息 [3]。多点活检意味着每个肠段至少取 2 个代表性样本，包括肉眼观察正常的肠段。波尔图标准还提倡对所有 IBD 患儿的食管、胃和十二指肠进行多点活检，无论其是否有上消化道症状 [2]。

必须对疑似 IBD 的患儿进行明确的诊断，因此，我们提倡进行全面的检查评估。对于转移至儿科 IBD 病房但未满足波尔图标准下行内镜检查的患儿，尤其是对于那些尚未完成全回肠结肠镜检查的患儿，应择期进行内镜下的诊断评估。如果在第一次内镜检查后已开始规范治疗，且患儿病情得到明显改善，则可以推迟内镜检查直至病情完全满足波尔图标准。内镜检查结果可能会在短时间内发生变化。当结肠镜检查仅显示非特异性病变时，由于内镜下所见病变与病理学诊断的不一致，应再次进行内镜检查来明确疾病。

## 二、监测

对于小儿 IBD 来说，内镜重新评估的有效性因疾病类型、严重程度、复发风险和疾病进展风险而有所差异。一般来说，当考虑对 IBD 患儿的诊疗模式进行重大调整时，应重新进行内镜评估。事实上，在儿童 IBD 中，内镜检查后 42% 的患儿经历了疾病管理方式的调整 [4]。然而，对于小儿 IBD 来说（尤其是 UC 患儿），尚无明确研究证实回肠结肠镜检查后进行定期内镜评估是否恰当，其诊断及临床评估价值存在很大争议。事实上，在 CD 患儿中，基于内镜检查结果而导致的治疗方式改变比 UC 更频繁 [5]。临床判断与小儿溃疡性结肠炎活动指数（PUCAI）已被证实足以评估 UC 患儿的疾病活动情况。PUCAI<10 与黏膜愈合密切相关，在预测临床重要结果方面不逊于内镜评估 [6, 7]。内镜下疾病表现有时会落后于临床症状改善，因此，仅仅依赖内镜诊断可能导致临床医师低估患儿对治疗的反应 [8]。

在小儿 UC 的诊治中，将内镜评估作为唯一的评估疾病活动性、对治疗的反应或疾病复发的唯一手段似乎是不合理的。尽管内镜检查仍被认为是评估 IBD 疾病活动的标准，且可用于黏膜愈合的评估，但其具有侵入性且成本较高[9]。然而，在进行诊疗模式调整（升级或降级治疗策略）之前，均应进行内镜评估以诊断并发症（消化道狭窄、不典型增生等），并排除是否合并其他疾病，例如，缺血性肠病和罕见感染(巨细胞病毒等)[10]。

艰难梭菌感染导致的肠炎通常不存在典型的假膜，因此，仅通过内镜进行评估可能会误诊为活动性肠炎[11, 12]。此外，考虑到穿孔等严重并发症的发生风险，不建议在严重结肠炎中进行全回肠结肠镜检查[13]。

对于经历过结肠切除术的患儿，当临床怀疑储袋炎时，应通过肠镜及组织活检对储袋状况进行评估。肠易激综合征的临床特征是大便频率增加和肠胃痉挛，而患儿的内镜下表现和组织学检查正常[14]。

CD 术后内镜检查的益处尚未在儿童患者中进行前瞻性评估。一项来自澳大利亚的研究表明，手术后 6 个月时接受结肠检查以调整治疗方案的成年患者在术后 18 个月内复发率降低[15]。这些数据或许可以推断出，儿童患者也可能需要采用类似的方案来监测术后复发，旨在确定预防复发的治疗方案[16]。

利用内镜评估疾病活动时，应对消化道各个节段中所有异常进行准确描述[17]；然而，由于不同操作者的评判标准存在差异，内镜下疾病活动评分正在成为临床实践中的一个重要终点[18-20]。尽管已有针对成人 IBD 黏膜愈合的内镜评分系统，但对于小儿 IBD 的临床药物治疗效果尚未有成熟的评估手段。随着研究人员越来越多地将儿童患者纳入具有内镜评估终点（例如，黏膜愈合）的研究，切实有效的评分系统将变得至关重要。在小儿 IBD 病程的早期阶段，内镜检查时发现肠道炎症的分布和严重程度可能存在较大差异，这样的疾病表现形式在成人 IBD 中不太常

见。因此，用于成人的评分系统可能不太适用于儿童。

尽管存在上述局限性，但使用内镜评分系统可以帮助报告内镜检查结果，并可以轻松比较患儿当前和既往内镜检查结果。在允许的情况下，建议在临床实践中使用内镜评分系统。然而，临床医师对 IBD 患儿内镜下疾病活动的记录与判断仍然是主观的。出于这个原因，如果不使用内镜评分系统，对每个肠段中病变情况的报告就显得尤为重要：炎症的范围和部位；肠道受累的连续性或跳跃性；是否存在红斑；血管纹理模糊或缺失；是否存在出血（接触性或自发性）；是否存在黏膜糜烂或溃疡（浅表溃疡或深溃疡）；是否存在狭窄或瘘管。此外，在进行内镜随访时，重要的是要注意评估此次检查结果与既往检查结果之间的变化。

评分系统的更广泛应用和新评分的开发将有助于药物疗效之间的比较，并有助于优化小儿 IBD 患者的管理目标与策略。

## 三、评分系统

### （一）溃疡性结肠炎

目前，尚无经过论证的小儿 UC 内镜下疾病活动评分系统。近年来，已经开发出的几种 UC 内镜下疾病评分系统多被用作临床试验结果的评估。这些评分系统几乎没有在成人 UC 患者中得到严格验证，并且缺乏内镜评估 UC 疾病活动的参考标准。一些评分指标是临床综合评分的一部分（例如，Mayo 评分和溃疡性结肠炎疾病活动指数）。内镜下疾病活动度（缓解、轻度、中度和重度疾病）的定义及检测或判定方式尚未得到严格验证。此外，内镜检查结果和组织学评估结果有时并非完全一致。大多数评分系统只纳入了

直肠及乙状结肠黏膜的病变情况，未考虑余下结直肠是否存在病变，并且不考虑病变分布的节段差异性。

尽管评分和定义相对简单，但临床医师对于检查结果的判定差异仍然是当前评分系统的主要弱点。此外，一些评分系统包括黏膜脆性，是否能进行准确评分取决于临床医师对黏膜脆性在定义和解释上的变化。

### 1. Mayo 评分

Mayo 评分是一种综合评分，包括评估疾病活动的临床和内镜下表现。Mayo 评分包含 4 个变量，分别为大便频率、直肠出血、医师的整体评估和内镜检查中直肠及乙状结肠黏膜的变化。内镜下表现有四个分级，分别对应不同的疾病活动度（0- 正常 / 非活动性疾病；1- 轻度疾病活动：黏膜红斑，血管纹理减少，轻度脆性；2- 中度疾病活动：明显红斑，血管纹理消失，脆性大、黏膜糜烂；3- 重度疾病活动：自发性出血、溃疡）。尽管该评分在 1987 年推出之前并未得到验证，但它已被广泛接受，并在几个具有里程碑意义的试验中使用[21]。

Mayo 评分的 1 分和 2 分均包含对黏膜脆性的判定，但两者对应的疾病状态不同。这导致观察者间的结果有明显的差异。Mayo 评分的优势在于其在临床试验中的使用频率和易用性。它的弱点在于缺乏有效验证。Mayo 评分不能区分深部和浅表溃疡，并且评分仅反映了病变最严重的肠段，而没有涉及任何黏膜炎症的程度或分布，也并未规定内镜的最小插入长度[22]。

在对英夫利昔单抗治疗小儿 UC 的临床试验中，证明了 PUCAI 和 Mayo 评分之间的合理一致性（κ = 0.58；0.26 ~ 0.89）[7]。

### 2. 溃疡性结肠炎内镜严重程度指数（UCEIS）

UCEIS 是得到验证的前瞻性评分系统[23, 24]。

UCEIS 围绕三个因素进行回归建模：血管纹理模式、出血和黏膜糜烂 / 溃疡。将 UCEIS 评分得到的严重程度与整体内镜下判定的严重程度进行比较，以评价该评分系统的可靠性。因为有分析显示，黏膜脆性会造成明显的观察者偏差，因此该因素未被纳入该评分系统。在随后的验证研究中，UCEIS 显示了良好的观察者间和观察者内的可靠性。UCEIS 与全部和部分 Mayo 评分及基于视觉模拟量表的内镜严重程度具有良好的相关性。事实上，UCEIS 目前是评估成人 UC 内镜下严重程度最常用的工具。然而，需要进一步的研究来确定 UCEIS 评分中各个分项的评分的诊断阈值和临床相关性，并更深入地探索其对肠道炎症程度变化的敏感性[25]。有趣的是，除内镜检查出血的描述外，其余已知临床检查及检验结果对 UCEIS 评分的影响不大。

### 3. 溃疡性结肠炎结肠镜检查严重程度指数（UCCIS）

UCCIS 是前瞻性指标，包括对 4 个黏膜变量的评估：血管纹理模式；黏膜颗粒样改变；出血 / 黏膜脆性；全结肠的 5 个肠段中出现溃疡的情况[24, 26]。盲肠 / 升结肠的观察者间差异较远端肠段更为显著，而出血和脆性在降结肠和乙状结肠段中仅显示出中度相关性。UCCIS 与 UC 疾病活动的临床指征和实验室参数有良好的相关性。该指数尚未在包含活动受限患者的多中心国际研究中得到验证，病情缓解以及轻度、中度和重度疾病的临界值也尚未确定。

## （二）克罗恩病

### 1. 克罗恩病内镜严重程度指数（CDEIS）

CDEIS 最初由炎症性消化疾病治疗研究组（GETAID）开发[27]。该指数对每个肠段（直肠、乙状结肠和左结肠、横结肠、右结肠和回肠）中存在的浅表或深部溃疡进行评分。使用两种视觉模拟量表（visual-analogue scales，VAS）评估受影响的溃疡区域。

CDEIS 评分是评估 CD 内镜下疾病活动的金标准，具有高度可重复性，并对内镜下黏膜外观和愈合具有高度敏感性[28]。不论是对于成人患者还是儿童患者，CDEIS 评分对于定义内镜下疾病表现对治疗的反应、内镜下疾病缓解或黏膜愈合的临界值没有明确的定义，也没有长期临床数据支持，但它依然是临床试验中评估内镜下疾病活动最常用的工具。CDEIS 评分的应用也存在限制，它是一个复杂的工具，需要培训和经验才能使用，主要用于临床试验[29]。

2. 简化的 CD 内镜评分（SES-CD）

SES-CD 的开发是为了在不丧失精度和可重复性的基础上简化 CDEIS 评分[30]。SES-CD 与

CDEIS 评分密切相关（Spearman 等级相关系数 0.938，$P<0.0001$）。近期对于 SES-CD 的更新内容是：①溃疡定义的变化（口疮性溃疡、大溃疡和特大溃疡）；②建立狭窄的功能定义，而不是溃疡性或非溃疡性狭窄；③使用李克特量表替代 VAS 量表评估受病变累及范围和溃疡面积。该评分有两个主要局限性：一是在区分非活动以及轻度、中度或重度内镜下疾病活动时，缺乏临界值；二是缺乏观察者间的协议，具有主观性。

3. Rutgeerts 评分

Rutgeerts 评分用于评估回结肠切除吻合术后的新末端回肠的疾病活动情况。尽管尚无完整地前瞻性验证，但已证明在回结肠切除术后 12 个月内的无症状患者中，Rutgeerts 评分的严重程度可预测临床复发的风险（低风险，0 或 1 级；高风险，3 或 4 级）[16]。

# 参考文献

[1] Thomson M, Tringali A, Landi R, et al. Pediatric gastrointestinal endoscopy: European Society of Pediatric Gastroenterology Hepatology and Nutrition (ESPGHAN) and European Society of Gastrointestinal Endoscopy (ESGE) guidelines. *J Pediatr Gastroenterol Nutr* 2017, **64**, 133-153.

[2] Levine A, Koletzko S, Turner D, et al. ESPGHAN Revised Porto Criteria for the diagnosis of inflammatory bowel disease in children and adolescents. *J Pediatr Gastroenterol Nutr* 2014, **58**, 795-806.

[3] Magro F, Langner C, Driessen A, et al. European consensus on the histopathology of inflammatory bowel disease. *J Crohns Colitis* 2013, **7**, 827-851.

[4] Thakkar K, Lucia CJ, Ferry GD, et al. Repeat endoscopy affects patient management in pediatric inflammatory bowel disease. *Am J Gastroenterol* 2009, **104**, 722-727.

[5] Ho GT, Mowat C, Goddard CJ, et al. Predicting the outcome of severe ulcerative colitis: development of a novel risk score to aid early selection of patients for second-line medical therapy or surgery. *Aliment Pharmacol Ther* 2004, **19**, 1079-1087.

[6] Schechter A, Griffiths C, Gana JC, et al. Early endoscopic, laboratory and clinical predictors of poor disease course in paediatric ulcerative colitis. *Gut* 2015, **64**, 580-588.

[7] Turner D, Griffiths AM, Veerman G, et al. Endoscopic and clinical variables that predict sustained remission in children with ulcerative colitis treated with infliximab. *Clin Gastroenterol Hepatol* 2013, **11**, 1460-1465.

[8] Beattie RM, Nicholls SW, Domizio P, Williams CB, Walker-Smith JA. Endoscopic assessment of the colonic response to corticosteroids in children with ulcerative colitis. *J Pediatr Gastroenterol Nutr* 1996, **22**, 373-379.

[9] Fefferman DS, Farrell RJ. Endoscopy in inflammatory bowel disease: indications, surveillance, and use in clinical practice. *Clin Gastroenterol Hepatol* 2005, **3**, 11-24.

[10] Turner D, Levine A, Escher JC, et al. Management of pediatric ulcerative colitis: joint ECCO and ESPGHAN evidence-based consensus guidelines. *J Pediatr Gastroenterol Nutr* 2012, **55**, 340-361.

[11] Issa M, Vijayapal A, Graham MB, et al. Impact of clostridium difficile on inflammatory bowel disease. *Clin Gastroenterol Hepatol* 2007, **5**, 345-351.

[12] Rahier JF, Magro F, Abreu C, et al. Second European evidence-based consensus on the prevention, diagnosis and management of opportunistic infections in inflammatory

bowel disease. *J Crohns Colitis* 2014, **8**, 443-468.

[13] Turner D, Travis SP, Griffiths AM, *et al*. Consensus for managing acute severe ulcerative colitis in children: a systematic review and joint statement from ECCO, ESPGHAN, and the Porto IBD Working Group of ESPGHAN. *Am J Gastroenterol* 2011, **106**, 574-588.

[14] Shen B, Achkar JP, Lashner BA, *et al*. Irritable pouch syndrome: a new category of diagnosis for symptomatic patients with ileal pouch-anal anastomosis. *Am J Gastroenterol* 2002, **97**, 972-977.

[15] De Cruz P, Kamm MA, Hamilton AL, *et al*. Crohn's disease management after intestinal resection: a randomised trial. *Lancet* 2015, **385**,1406-1417.

[16] Rutgeerts P, Geboes K, Vantrappen G, Kerremans R Coenegrachts JL, Coremans G. Natural history of recurrent Crohn's disease at the ileocolonic anastomosis after curative surgery. *Gut* 1984, **25**, 665-672.

[17] Annese V, Daperno M, Rutter MD, *et al*. European evidence-based consensus for endoscopy in inflammatory bowel disease. *J Crohns Colitis* 2013, **7**, 982-1018.

[18] Dulai PS, Levesque BG, Feagan BG, D'Haens G, Sandborn WJ. Assessment of mucosal healing in inflammatory bowel disease: review. *Gastrointest Endosc* 2015, **82**, 246-255.

[19] Samaan MA, Mosli MH, Sandborn WJ, *et al*. A systematic review of the measurement of endoscopic healing in ulcerative colitis clinical trials: recommendations and implications for future research. *Inflamm Bowel Dis* 2014, **20**, 1465-1471.

[20] Khanna, R., Khanna R, Bouguen G, *et al*. A systematic review of measurement of endoscopic disease activity and mucosal healing in Crohn's disease: recommendations for clinical trial design. *Inflamm Bowel Dis* 2014, **20**, 1850-1861.

[21] Schroeder KW, Tremaine WJ, Ilstrup DM. Coated oral 5-aminosalicylic acid therapy for mildly to moderately active ulcerative colitis. A randomized study. *N Engl J Med* 1987, **317**, 1625-1629.

[22] Mazzuoli S, Guglielmi FW, Antonelli E, Salemme M, Bassotti G, Villanacci V. Definition and evaluation of mucosal healing in clinical practice. *Dig Liver Dis* 2013, **45**, 969-977.

[23] Travis SP, Schnell D, Krzeski P, *et al*. Developing an instrument to assess the endoscopic severity of ulcerative colitis: the Ulcerative Colitis Endoscopic Index of Severity (UCEIS). *Gut* 2012, **61**, 535-542.

[24] Samuel S, Bruining DH, Loftus EV Jr, *et al*. Validation of the ulcerative colitis colonoscopic index of severity and its correlation with disease activity measures. *Clin Gastroenterol Hepatol* 2013, **11**, 49-54.

[25] Vuitton L, Peyrin-Biroulet L, Colombel JF, *et al*. Defining endoscopic response and remission in ulcerative colitis clinical trials: an international consensus. *Aliment Pharmacol Ther* 2017, **45**, 801-813.

[26] Thia KT, Loftus EV Jr, Pardi DS, *et al*. Measurement of disease activity in ulcerative colitis: interobserver agreement and predictors of severity. *Inflamm Bowel Dis* 2011, **17**, 1257-1264.

[27] Mary JY, Modigliani R. Development and validation of an endoscopic index of the severity for Crohn's disease: a prospective multicentre study. Groupe d'Etudes Therapeutiques des Affections Inflammatoires du Tube Digestif (GETAID). *Gut* 1989, **30**, 983-989.

[28] Rutgeerts P, Diamond RH, Bala M, *et al*. Scheduled maintenance treatment with infliximab is superior t o episodic treatment for the healing of mucosal ulceration associated with Crohn's disease. *Gastrointest Endosc* 2006, **63**, 433-442.

[29] Sanborn WJ, Feagan BG, Hanauer SB, *et al*. A review of activity indices and efficacy endpoints for clinical trials of medical therapy in adults with Cr ohn's disease. *Gastroenterology* 2002, **122**, 512-530.

[30] Daperno M, d'Haens G, van Assche G, *et al*. Development and validation of a new, simplified endoscopic activity score for Crohn's disease: the SES-CD. *Gastrointest Endosc* 2004, **60**, 505-512.

# 第四篇　小儿治疗性内镜检查
## Therapeutic Pediatric Endoscopy

# 第 25 章　食管狭窄的内镜治疗
## Endoscopic management of esophageal strictures

Michael Manfredi　Frederick Gottrand　Luigi Dall'Oglio　Mike Thomson　George Gershman
Antonio Quiros　Thierry Lamireau　著
李　泽　张　毅　译

要点
- 不同病因的食管狭窄及其不同的治疗。
- 如何扩张，如何避免狭窄复发。
- 如何避免并发症及其处理。

## 一、狭窄表现

先天性食管狭窄（congenital esophageal strictures，CES）是由食管壁畸形导致食管腔狭窄引起的[1,2]，分为四种类型：膜型；网状或横膈型（web or diaphragm，MD）；肌肉纤维增厚型（fibromuscular stenosis，FMS）；以及气管支气管残留型（tracheobronchial remnants，TBR）。先天性食管狭窄也可能表现为进食半流质食物甚至是液体时出现进行性吞咽困难，以及食物嵌塞。反流和吸入等症状经常出现，导致在进食过程中咳嗽、呼吸困难或窒息。小婴儿可能会发生喂养困难或窒息。对比食管造影显示不同长度的狭窄，大部分位于食管远端。内镜可以确认狭窄，可能会很

紧，阻碍内镜的通过。胸部 CT 也可能有帮助。

后天性食管狭窄大多继发于食管闭锁的手术治疗，在某些类型中高达 80% 的病例术后会出现狭窄[3,4]。吻合口狭窄的病理生理因素包括长期食管闭锁导致高张力食管吻合、缺血、两层缝合、使用丝线缝合、吻合口瘘和胃食管反流。长间隙食管闭锁的儿童尤其容易发生吻合口狭窄的风险，有时还有用于食管成形术的结肠段狭窄的风险。狭窄通常是在这些儿童随访时进行的系统对比食管造影中诊断出来的。如果在术后早期出现喂养困难的情况下也可考虑有狭窄，小婴儿会有反流和拒食。它可能与异物吸入有关，导致进食时出现咳嗽、呼吸窘迫或窒息。当无法进食时，必须通过胃造口术提供营养。随着固体食物

逐渐增加时，喂养困难更加明显，年龄较大的儿童会出现呕吐、进食半流质食物时出现吞咽困难，肉类等固体食物有嵌塞。食管造影可证实吻合口处有狭窄。

误服腐蚀性物质可导致严重的烧灼伤，2级或3级食管腐蚀性病变的儿童通常会发展成多部位或长条的狭窄[5]。误食纽扣电池会导致严重的食管溃疡，有时还会导致狭窄。这些狭窄通常是在这些儿童随访期间进行的系统性的对比食管造影中诊断出来的。这一点在第26章中有更详细的论述。

自从现在质子泵抑制药被广泛用于治疗胃食管反流，消化道狭窄已经变得罕见，但是有脑瘫的儿童可能还会发生[6]。嗜酸性食管炎可导致需要扩张的食管狭窄。与皮肤病相关的食管受累也可导致狭窄，比如营养不良型大疱性表皮松解症或史-约（Stevens-Johnson）综合征。

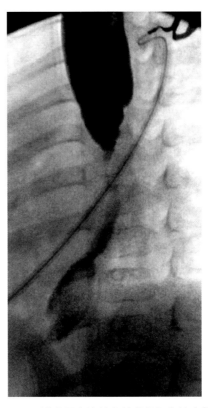

▲ 图 25-1 继发于腐蚀性食管炎的复杂性食管狭窄

## 二、分类

从特征描述和治疗方法来分，食管狭窄可以分为两种结构类型：单纯性和复杂性。较短（＜2cm）、局灶性、无角度、允许内镜通过的狭窄可称为单纯性狭窄。这种类型的狭窄易于通过内镜（TTS）行气囊扩张治疗。复杂性狭窄是指有角度的、较长（＞2cm）、不规则且管腔非常狭小的狭窄（图25-1）。复杂性狭窄更多见于有误服腐蚀性物质、吻合口狭窄、射频消融后和胸部放射治疗的儿童。

ESPGHAN-ESGE 儿科内镜诊治指南对难治性和复发性食管狭窄的定义如下：难治性狭窄是"在最多5次扩张疗程（最长间隔4周）后，仍无法成功修复解剖学问题，来获得符合年龄喂养的可能"；复发性狭窄是"能够达到符合年龄的

食管喂养的直径要求，但令人满意的管腔不能维持4周"[7-9]。

## 三、诊断

食管狭窄的评价和分级需要多种方法。影像学检查提供关于狭窄的形状、位置、长度、残腔直径，以及相关异常的信息，而内镜检查则明确狭窄的病因：CES 要与消化性食管炎、嗜酸性食管炎或腐蚀性食管炎比较，以及进行快速的内镜治疗。然而，即使是高分辨率 CT 对诊断食管壁 TBR 也不够敏感，也不能在内镜或手术治疗前将 TBR 与 FMS 区分开来。

随着超声内镜（EUS）的出现，FMS 和 TBR 的明确诊断成为可能（图25-2）[10-13]。高频 EUS（15～30MHz）微型探头的分辨率可以区分软骨组织、液性病变、增厚的肌层或外部"压迫"的

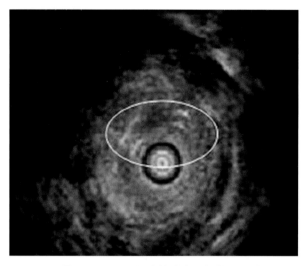

▲ 图 25-2　先天性食管狭窄伴气管残留物

血管结构，这对指导治疗非常有帮助。此外，EUS 有助于评估嗜酸性食管炎患儿黏膜下瘢痕形成的严重程度。它也可帮助识别嗜酸性食管炎和明显瘢痕形成的患儿，这些人可能扩张后穿孔的风险更大（见第 21 章）。

## 四、鉴别诊断

类似吞咽困难、反流、喂养困难，甚至食物嵌塞等症状，即使在没有狭窄的情况下，也可能是由多种食管疾病引起的。

胃食管反流常常是造成喂养困难的原因。自从质子泵抑制药广泛使用以来，反流性食管炎等并发症变得罕见，消化性狭窄也是例外。然而，在食管闭锁术后和脑瘫儿童中可能会遇到这种情况。

在持续出现胃食管反流、进食困难或食物嵌塞的特应性儿童，必须考虑到嗜酸性食管炎[14]。内镜检查可以显示白色点状渗出、斑块和纵行沟槽样改变。可通过黏膜中见大量嗜酸性粒细胞来确诊。

感染性食管炎可发生在原发性或继发性免疫

缺陷综合征的病例中。吞咽困难和喂养困难通常与吞咽疼痛有关。内镜检查显示炎性黏膜，活检显示微生物。

贲门失弛缓症是一种罕见的情况，很难与远端食管狭窄相鉴别。它可单独出现或与干燥（Sjögren）综合征、三 A 综合征（失弛缓症—无泪—肾上腺功能不全）、家族性自主神经功能障碍和 Ondine 综合征相关。儿童表现为进食固体或液体食物时出现进行性吞咽困难，反流、呕吐和体重减轻。夜间咳嗽、慢性支气管病变和吸入性肺炎等呼吸道症状常见于幼儿，导致延误诊断[15]。食管造影显示食管扩张，末端狭窄。食管测压显示食管主体运动障碍或运动迟缓，食管下括约肌压力增加与松弛障碍相关（见第 27 章）。

在食管闭锁术后的儿童中，食管的运动障碍是持续存在的，这可能是在没有吻合口狭窄的情况下，发生吞咽困难和食物嵌塞的原因。其他食管运动功能障碍可在罕见情况下发生，如糖尿病神经病变、硬皮病和克氏锥虫感染。食管肿瘤，如平滑肌瘤，在儿童中很少见。

## 五、治疗

### （一）探条扩张

探条扩张器有两种类型：导丝引导和非导丝引导。导丝引导型的是由聚氯乙烯制成的锥形—圆柱形软管，中央有个通道来容纳导丝。这些扩张器有可变长度的锥形部分，也有用于透视引导的不透射线标记（例如：Savary-Gilliard® 扩张器、Cook Medical、Eder-Puestow 或 American Dilators and SafeGuide®）。无导丝的钨扩张器用于在患者处于直立体位时靠重力辅助插入。常用的两种无导丝探条扩张器是 Hurst 和 Maloney 扩张器。Hurst 扩张器的尖端是圆钝的，而 Maloney 扩张器的尖端是锥形的。这两种扩张器都是为在家自行扩张而设计的。另一种机械扩张器是为胃造口术患者设计的 Tucker 扩张器，该扩张器可以留在患者体内进行周期性的连续扩张[9, 16-21]。

机械扩张的基本技术包括将探条穿过狭窄处，这会在狭窄区域产生纵向剪切力和径向力。机械扩张术的目的是通过连续逐渐增大的探条扩张器穿过狭窄部位。虽然透视可以帮助确认探条扩张器的位置和进展，但这不是必须的。对于复杂的狭窄，一般建议使用透视检查。机械扩张术需要训练探条通过狭窄处时阻力的感觉。我们的目标是感受阻力并且用最小的力量通过狭窄。一旦达到这一目的，一般建议单次治疗不超过 3 个连续直径型号的扩张器，每个增量为 1mm，总增量不超过 3mm。这种方法被称为机械扩张的"3法则"。

## （二）气囊扩张

气囊扩张器在狭窄的整个长度上提供相同的径向力。它们被设计成在有或没有导丝的情况下通过内镜。通过内镜扩张，内镜医师可以在扩张过程中和扩张后立即直观地看到狭窄。然而，通过内镜气囊扩张需要工作钳道≥ 2.8mm 的内镜。

这对 10kg 以下的婴儿来说可能是个问题。在这种情况下，一根 0.035mm 或更小的导丝可以通过活检钳道进入胃内，通过"交换"技术，在拔出内镜时将导丝留在原位，或在透视引导下进入胃内，然后气囊通过导丝进入。

气囊扩张的第一步是估计狭窄的大小。操作的金标准是气囊直径比狭窄直径大 1～3mm。也有一种解释为狭窄直径的 3 倍，即 3mm 的狭窄不应该扩张超过 9mm。在内镜和（或）透视引导下，气囊的中间部分位于狭窄的中心。在气囊扩张器中引入水溶性造影剂，并使用透视技术，可以观察到狭窄段腰部的消失，这是扩张成功的标志（图25-3）。在复杂狭窄的情况下，透视有助于将导丝和气囊安全地穿过狭窄。扩张后透视下的即时食管造影对发现和处理早期食管瘘是有用的[9, 16-21]。

## （三）辅助治疗

### 1. 病灶内注射类固醇激素

尽管内镜下注射类固醇激素作为食管狭窄气囊扩张的辅助治疗已有半个多世纪的历史，但现有的数据和建议仍然存在争议。潜在的益处与类固醇的几个生物学特性有关：干扰胶原合成、减轻纤维化和慢性瘢痕形成过程[22, 23]。

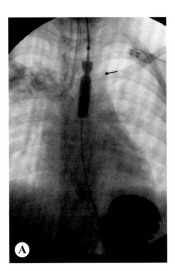
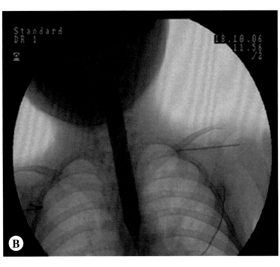

◀ 图 25-3　**A.** 气囊腰部的透视外观，箭显示气囊被食管狭窄夹住；**B.** 腰部狭窄的消失

病灶内注射的类固醇激素首选醋酸曲安奈德或曲安奈德（10～40mg/ml 溶液）。也会使用倍他米松和地塞米松制剂。

病灶内注射技术并不规范，尤其是在儿科。目前，ESPGHAN-ESGE 儿科胃肠内镜检查指南不支持常规使用病变内注射类固醇激素治疗儿童顽固性食管狭窄[9]。

### 2. 丝裂霉素 C

丝裂霉素 C，一种抗纤维化药，已被建议作为治疗食管狭窄的辅助治疗[24-29]。丝裂霉素 C 主要用于局部使用，但也有报道注射丝裂霉素 C[27]。丝裂霉素 C 的局部应用的方法有很多种：在狭窄处用棉球或棉片浸泡局部敷贴，通过注射针注射到患处，或使用喷雾导管局部喷洒。这些研究中使用的丝裂霉素 C 的剂量也是不同的，为 0.004～1mg/ml。笔者使用 0.5～1.0mg/ml，在 1～3 个不同的区域，用覆盖在内镜顶端的塑料套保护正常组织远离浸泡过的棉片，同时用活检钳将棉片固定在适当的位置[24, 25]。

在 30 例腐蚀性狭窄患儿中，我们评估比较了丝裂霉素 C 单药治疗与扩张治疗的疗效[23]。虽然这项研究非盲法，而且似乎也不是随机的，但丝裂霉素 C 组在吞咽困难评分方面有显著改善（P=0.005），并且两次扩张的中位间隔时间延长[26]。

在另一项回顾性研究中，我们对 21 例食管闭锁（esophageal atresia，EA）患儿在内镜扩张的基础上局部应用丝裂霉素 C 预防术后吻合口狭窄复发的疗效进行了分析。其中 11 例儿童在内镜扩张的同时接受丝裂霉素 C 治疗[29]。作者证明，与对照组只用反复扩张食管相比，加用丝裂霉素 C 治疗，在解决狭窄方面没有临床获益。丝裂霉素 C 存在继发恶性肿瘤的潜在风险，因此建议在应用丝裂霉素 C 的部位长期随访并进行食管活检。

### 3. 切开治疗

据报道，内镜下电灼切开治疗（EIT）作为少数成人治疗难治性狭窄的替代方法。文献报道了各种不同的 EIT 技术。这项技术包括使用针刀在最狭窄的地方切开。通常，在狭窄部位周围会开多个放射状切口（图 25-4）。手术电刀通过产生切割电流进行切割。一种方法是在狭窄处做几个切口，然后用气囊扩张。气囊会沿着切口部位优先撕裂。

一项关于 EIT 治疗难治性吻合口狭窄的大型儿科经验报道了 61% 的成功率。在这项关于 36 个顽固性狭窄的研究中，EIT 前行扩张治疗的中位数是 8 次。在行 EIT 后的两年内，这组患者扩张次数的中位数为 2 次。在同一项研究中，对 22 个非顽固性狭窄进行了 EIT 治疗，成功率为 100%。EIT 前行扩张治疗次数的中位数为 3 次，EIT 后两年内行扩张治疗次数的中位数仅为 1 次。在本研究中，有 3 个穿孔的严重不良事件发生率为 2.3%[30]。

电灼切开治疗有望成为小儿难治性狭窄的一种治疗选择，即使在严重的情况下，在手术治疗前也可以考虑该治疗。并发症的发生率虽然很低，但会很严重，只有经验丰富的医师且外科会

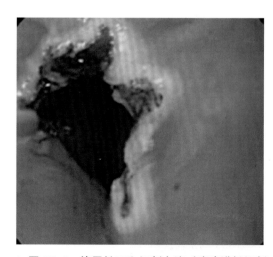

▲ 图 25-4　使用针刀和切割电流对瘢痕进行切割

诊之后才能考虑 EIT。这还需要进一步的前瞻性纵向研究来验证这种治疗方法。

### （四）食管支架置入术

内镜扩张是保守治疗各种原因的食管狭窄的主要方法。然而，尽管多次扩张，一些患者可能会再发或难治性食管狭窄，因此需要进一步治疗[9,31-38]。

尽管临时支架置入术最初是用来缓解恶性食管狭窄引起的吞咽困难的姑息性操作，但成人难治性和复发性良性食管狭窄中，临时支架置入术已越来越多地被用作保守治疗，最近在儿童中也是如此（图25-5）。到目前为止，还没有关于支架置入时机的循证依据，但大多数专家同意，当其他治疗方案失败时，应该考虑支架置入[9]。

食管支架置入术治疗顽固性狭窄的基本原理是，长时间持续的径向压力可以使食管在扩张狭窄的同时保持管腔通畅。支架置入时，瘢痕组织

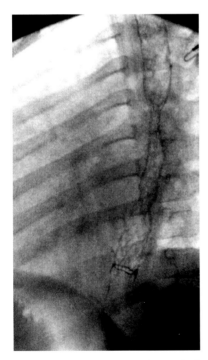

▲ 图 25-5　2 岁男孩因摄入腐蚀性物质引起的复杂性食管狭窄接受了完全覆盖的 GORE® VIABIL® 胆道内假体治疗，并恢复了进食混合食物的能力

可能会发生重塑，这会导致持续的管腔通畅，降低狭窄复发的风险。

多种类型的支架可从不同制造商处购得。这些设备在材料（金属、塑料或可生物降解聚合物）、管腔直径和灵活性方面有所不同，并且具有相同的概念设计：对食管壁施加离心力，同时允许食物进入支架管腔。

不幸的是，由于市面上缺乏为小儿科患者设计的合适大小的食管支架，因此在儿童中只有报道使用气道或胆道支架[31]。目前，市面上可买到的食管支架主要有三种：自膨式金属支架（SEMS）、自膨式塑料支架（SEPS）和生物可降解支架（BDS）。

1. 自膨式金属支架

自膨胀金属支架由编织或激光切割的金属网筒组成，它们施加自体扩张力，直到达到其最大固定直径。所有的 SEMS 都是由镍钛诺制成的，这是一种具有独特的形状记忆和超弹特性的镍钛合金。为了防止组织通过支架网向内生长，可以用塑料膜或硅胶完全或部分覆盖 SEMS。在完全覆盖的 SEMS（FCSEMS）中，支架的整个长度被覆盖，而在部分覆盖的 SEMS（PCSEMS）中，支架的近端和远端没有覆盖。部分或完全覆盖的 SEMS 目前被推荐用于缓解恶性吞咽困难；只有完全覆盖的支架设计才能在长时间支架置入后安全的移除[38]。

自膨式金属支架可以在内镜和（或）透视下引导放置。在内镜和（或）透视下评估狭窄的长度和程度之后，在内镜下置入导丝，在导丝上推进 SEMS 输送系统，然后在连续透视下在狭窄处释放。为了引导支架的精确放置，狭窄管的近端和远端应该用不透射线的标记物（放置在患者皮肤上的金属或塑料不透射线带、内镜下止血夹定位或黏膜下注射不透射线的药剂）做适当的标记。

为了降低支架移动的风险，支架长度应比狭窄处长 4cm。

ESGE 建议，对于成人难治性良性食管狭窄的治疗，与 PCSEMS 相比，应该更优先选择 FCSEMS，因为它们嵌入性差，并且容易移除。事实上，食管黏膜对裸露金属网状物的反应性组织增生可能会妨碍支架的安全取出。

2. 自膨式塑料支架

自膨式塑料支架是由一个编织的聚酯纤维骨架构成，骨架上完全覆盖着一层硅胶膜。在支架的中间和两端放置不透射线的标记，以帮助透视下引导输送。为了降低移动的风险，SEPS 的近端被设计成更宽的边缘。

与 SEMS 相比，完整的有机硅胶膜覆盖可以防止肉芽组织通过 SEPS 生长，即使在放置了几个月后也很容易移除[9, 38]。

3. 可降解生物支架

可降解生物支架是由合成聚合物（通常是聚二氧六环酮）组成的生物材料制成的，这些聚合物没有毒性（包括致癌性、免疫原性、致畸性），可完全被人体降解或吸收，因此不需要移除。

聚二氧六环酮 BDS 可持续 3 周左右，在 11～12 周内开始降解。与 SEPS 相比，BDS 是射线可透过的，但在两端和中间有不透射线的标记，在插入之前需要组装并加装到输送系统上。放置技巧类似于前面针对 SEMS 和 SEPS 描述的技术。

与 SEMS 和 SEPS 相比，理论上的优势在于 BDS 不需要移除。

4. 动态支架

Dynamic Stent®（DS）由一根不同尺寸的硅胶管组成，同轴安装在鼻胃管上。与先前描述的支架的主要区别在于，食物是在支架和食管壁之间通过，而不是在支架的管腔内通过。支架设计的这一新概念源于发明者 30 年的经验。自 1988 年

以来，Bambino Gesù 儿童医院的消化外科和内镜中心已经手工制作了 DS，使用增大尺寸的硅胶管彼此同轴重叠来塑造支架，直到达到所需的尺寸（7mm、9mm 或 12.7mm 外径）（图 25-6）。为了确保支架在狭窄处的正确定位，该装置安装在鼻胃管上（图 25-7）。DS 目前正在进行欧洲 CE 医疗器械审批流程；商业版本将在未来几年内上市[36]。

放置方法与之前的支架类似。根据狭窄大小定制的支架通过口腔插入，并在内镜和透视的引导下，沿着通过狭窄的导丝前进（皮肤标记和支架两端的不透射线标记物被用作参考点）。支架的鼻胃管向后通过鼻咽部和鼻腔，然后外固定。DS 应该保持至少 8 周，但根据患者的耐受性，建议延长时间（可最多 6 个月）以获得更好的效果。事实上，食物在食管壁和支架之间通过，没有组织反应和支架嵌入的风险[9, 31-38]。

5. 结局

ESGE 成人食管支架置入术临床指南建议对于难治性良性食管狭窄的患者考虑临时支架置入。虽然只有 SEPS 在成人中获得了正式批准，但指南并没有推荐某一特定类型的可扩张支架（SEMS、SEPS、BDS），因为没有一种支

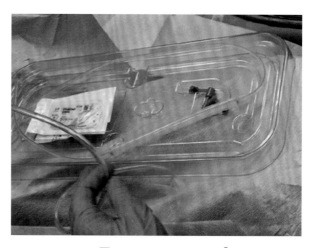

▲ 图 25-6　**Dynamic Stent®**

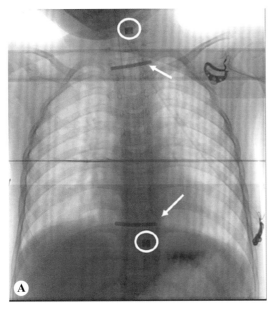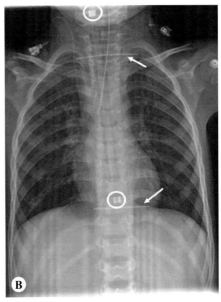

▲ 图 25-7　**A.** 将 **Dynamic Stent**® 安装在正确的位置，这两个不透射线的条（箭）位于狭窄的近端和远端的水平，动态支架的两个不透射线的末端在圆圈内；**B.** 同一患者局部 **Dynamic Stent**® 支架近端脱位，这两个不透射线的条（箭）位于狭窄的近端和远端的水平，动态支架的两个不透射线的末端在圆圈内，在这个位置，支架的喉部压迫会引起呼吸窘迫

架被证明优于任何其他支架。然而，ESGE 建议 FCSEMS 比 PCSEMS 更可取，因为它们缺乏嵌入性，并且易移除。此外，虽然没有研究比较不同方法的支架置入的持续时间，但 ESGE 指南建议支架放置至少 6~8 周，不超过 12 周，以最大限度地提高成功率，并将增生性组织反应和支架嵌入的风险降至最低。

总体而言，儿科关于解决狭窄的数据稀少且参差不齐，报道的成功率为 26%~86%。在 Manfredi 等的一项研究中，24 名患有食管闭锁的儿童总共接受了 41 次支架置入治疗（SEPS 14 次，FCSEMS 27 次），在支架移除后 30 天和 90 天的成功率分别为 39% 和 26%。支架置入的平均持续时间为 9.7 天（2~30 天）。在这项研究中，作者报道了食管支架置入术是一种安全且有效的方法来闭合食管穿孔，尤其是扩张后的穿孔[30]。Best 等在一系列以幼儿为主的研究中（平均年龄 1 岁）报道，在所有 7 名患儿中使用气道 FCSEMS 的食管支架置入治疗都是成功的（5 例食管闭锁，1 例电池摄入，1 例严重先天性心脏畸形）[37]。Lange 等发表了他们在 11 名患有不同原因食管狭窄的儿童中使用 FCSEMS（胆道、支气管和结肠支架）的经验，支架置入的中位持续时间为 29 天（17~91 天）。6 名儿童（55%）在没有任何进一步干预的情况下成功治疗，2 名儿童在支架取出后需要一次扩张，2 名儿童没有好转，需要手术[38]。最近 ESPGHAN-ESGE 儿科胃肠内镜指南建议临时支架置入（或局部应用丝裂霉素 C）用于治疗儿童难治性食管狭窄[9]。

关于动态支架，Bambino Gesù 儿童医院的研究小组报道，在一组大多数患有腐蚀性狭窄的 79 名儿童中，总体成功率为 89%。所有儿童支架置入后均接受大剂量全身类固醇激素治疗 [ 地塞米松 2mg/(kg·d)，连用 3 天 ][36]。

# 参考文献

[1] Michaud L, Coutenier F, Podevin G, et al. Characteristics and management of congenital esophageal stenosis: findings from a multicenter study. Orphanet J Rare Dis 2013, 8, 186.

[2] Nihoul-Fékété C, De Backer A, Lortat-Jacob S, Pellerin D. Congenital esophageal stenosis: a review of 20 cases. Pediatr Surg Int 1987, 2, 86-92.

[3] Pinheiro PF, Simões e Silva AC, Pereira RM. Current knowledge on esophageal atresia. World J Gastroenterol 2012, 18, 3662-3672.

[4] Baird R, Laberge JM, Lévesque D. Anastomotic stricture after esophageal atresia repair: a critical review of recent literature. Eur J Pediatr Surg 2013, 23, 204-213.

[5] de Jong AL, Macdonald R, Ein S, Forte V, Turner A. Corrosive esophagitis in children: a 30-year review. Int J Pediatr Otorhinolaryngol 2001, 57, 203-211.

[6] Pearson EG, Downey EC, Barnhart DC, et al. Reflux esophageal stricture - a review of 30 years' experience in children. J Pediatr Surg 2010, 45, 2356-2360.

[7] Lew RJ, Kochman ML. A review of endoscopic methods of esophageal dilation. J Clin Gastroenterol 2002, 35, 117-126.

[8] Shah JN. Benign refractory esophageal strictures: widening the endoscopist's role. Gastrointest Endosc 2006, 63, 164-167.

[9] Thomson M, Tringali A, Dumonceau JM, et al. Paediatric gastrointestinal endoscopy: European Society for Paediatric Gastroenterology Hepatology and Nutrition and European Society of Gastrointestinal Endoscopy Guidelines. J Pediatr Gastroenterol Nutr 2017, 64, 133-153.

[10] Quiros JA, Urayama S. EUS in the diagnosis and management of esophageal pathology in children. Gastrointest Endosc 2004, 59, 144.

[11] Quiros JA, Hirose S, Patino M, Lee H. Esophageal tracheobronchial remnant, endoscopic ultrasound diagnosis, and surgical management. J Pediatr Gastroenterol Nutr 2013, 56, e14.

[12] Dall'Oglio L, Caldaro T, Foschia F, et al. Endoscopic management of esophageal stenosis in children: new and traditional treatments. World J Gastrointest Endosc 2016, 8, 212-219.

[13] Usui N, Kamata S, Kawahara H, et al. Usefulness of endoscopic ultrasonography in the diagnosis of congenital esophageal stenosis. J Pediatr Surg 2002, 37, 1744-1746.

[14] Liacouras CA, Furuta GT, Hirano I, et al. Eosinophilic esophagitis: updated consensus recommendations for children and adults. J Allergy Clin Immunol 2011, 128, 3-20.

[15] Hallal C, Kieling CO, Nunes DL, et al. Diagnosis, misdiagnosis, and associated diseases of achalasia in children and adolescents: a twelve-year single center experience. Pediatr Surg Int 2012, 28, 1211-1217.

[16] Siddiqui UD, Banerjee S, Barth B, et al. Tools for endoscopic stricture dilation. Gastrointest Endosc 2013, 78, 391-404.

[17] Manfredi MA. Endoscopic management of anastomotic esophageal strictures secondary to esophageal atresia. Gastrointest Endosc Clin North Am 2016, 26, 201-219.

[18] Siersema PD, de Wijkerslooth LR. Dilation of refractory benign esophageal strictures. Gastrointest Endosc 2009, 70, 1000-1012.

[19] Manfredi MA. Endoscopic management of anastomotic esophageal strictures secondary to esophageal atresia. Gastrointest Endosc Clin North Am 2016, 26, 201-219.

[20] Tambucci R, Angelino G, De Angelis P, et al. Anastomotic strictures after esophageal atresia repair: incidence, investigations, and management, including treatment of refractory and recurrent strictures. Front Pediatr 2017, 5, 120.

[21] Michaud L, Gottrand F. Anastomotic strictures: conservative treatment. J Pediatr Gastroenterol Nutr 2011, 52, S18-S19.

[22] Berenson GA, Wyllie R, Caulfield M, Steffen R. Intralesional steroids in the treatment of refractory esophageal strictures. J Pediatr Gastroenterol Nutr 1994, 18, 250-252.

[23] Kochhar R, Ray JD, Sriram PV, Singh K. Intralesional steroids augment the effects of endoscopic dilation in corrosive esophageal strictures. Gastrointest Endosc 1999, 49, 509-513.

[24] Afsal N, Lloyd-Thomas A, Albert D, Thomson M. A child with oesophageal strictures. Lancet 2002, 359, 1032.

[25] Rosseneau S, Yerushalmi B, Ibaguen-Secchia E, et al. Topical application of Mitomycin C in esophageal strictures. J Pediatr Gastroenterol Nutr 2007, 44(3), 336-341.

[26] Uhlen S, Fayoux P, Vachin F, et al. Mitomycin C: an alternative conservative treatment for refractory esophageal stricture in children? Endoscopy 2006, 38, 404-407.

[27] Spier BJ, Sawma VA, Gopal DV, Reichelderfer M. Intralesional mitomycin C: successful treatment for benign recalcitrant esophageal stricture. Gastrointest Endosc 2009, 69, 152-153.

[28] Berger M, Ure B, Lacher M. Mitomycin C in the therapy of recurrent esophageal strictures: hype or hope? Eur J Pediatr Surg 2012, 22, 109-116.

[29] Chapuy L, Pomerleau M, Faure C. Topical mitomycin-C application in recurrent esophageal strictures after surgical repair of esophageal atresia. J Pediatr Gastroenterol Nutr 2014, 59, 608-611.

[30] Manfredi MA, Clark SJ, Medford S, et al. Endoscopic electrocautery incisional therapy as a treatment for refractory benign pediatric esophageal strictures. J Pediatr Gastroenterol Nutr 2018, 67, 464-468.

[31] Kramer RE, Quiros JA. Esophageal stents for severe strictures in young children: experience, benefits, and risk. *Curr Gastroenterol Rep* 2010, **12**, 203-210.

[32] Spaander MC, Baron TH, Siersema PD, *et al*. Esophageal stenting for benign and malignant disease: European Society of Gastrointestinal Endoscopy (ESGE) Clinical Guideline. *Endoscopy* 2016, **48**, 939-948.

[33] Varadarajulu S, Banerjee S, Barth B, *et al*. Enteral stents. *Gastrointest Endosc* 2011, **74**, 455-464.

[34] Tokar JL, Banerjee S, Barth BA, *et al*. Drug-eluting/ biodegradable stents. *Gastrointest Endosc* 2011, **74**, 954-958.

[35] De Peppo F, Zaccara A, Dall'Oglio L, *et al*. Stenting for caustic strictures: esophageal replacement replaced. *J Pediatr Surg* 1998, **33**, 54-57.

[36] Foschia F, De Angelis P, Torroni F, *et al*. Custom dynamic stent for esophageal strictures in children. *J Pediatr Surg* 2011, **46**, 848-853.

[37] Best C, Sudel B, Foker JE, Krosch TC, Dietz C, Khan KM. Esophageal stenting in children: indications, application, effectiveness, and complications. *Gastrointest Endosc* 2009, **70**, 1248-1253.

[38] Lange B, Kubiak R, Wessel LM, Kähler G. Use of fully covered self-expandable metal stents for benign esophageal disorders in children. *J Laparoendosc Adv Surg Tech A* 2015, **25**, 335-341.

# 第26章　腐蚀性食管炎的内镜下诊疗
## Endoscopic management of caustic ingestion

Erasmo Miele　Samy Cadranel　著

熊　杰　许树长　译

要点

- 黏膜损伤在摄入腐蚀性物质后数分钟内就会开始。
- 摄入碱性物质造成食管穿孔的风险更大。
- 内镜检查最好在摄入腐蚀性物质后6～12h内进行，如果超过48h会增加食管穿孔的风险。
- 目前已经提出了许多方法来预防食管狭窄的发生，包括催吐、口服液体稀释、中和剂、抗酸药、抗生素，以及全身使用皮质类固醇激素，但是关于最佳的治疗策略仍然存在争议。
- 如果出现狭窄，应使用气囊或探条进行扩张。
- 若需要重复扩张（超过两次），则扩张后需要局部应用丝裂霉素C来抗纤维化。
- 腐蚀性物质的摄入增加了癌症形成（腺癌和鳞癌）的风险，发病率在2%～8%。部分学者建议此类患者在20岁后进行内镜随访。

腐蚀剂的摄入会引起包括坏死在内的严重食管和胃部病变，甚至发生危及生命的急性并发症[1]。相比于成年人和青少年自行服用腐蚀性物质，6岁以下的儿童（2岁为发病高峰年龄）通常是无意中少量摄入腐蚀性物质引起轻度的浅表病变[2]。工业化国家实施的预防措施已经显著减少了腐蚀性损伤，而许多发展中国家尚未实现这一目标[3]。

## 一、流行病学

儿童误食腐蚀性物质仍然是一个世界性的问题，每年每10万名儿童中有5～518名儿童发生[3]，英格兰和威尔士每年报告的病例数超40 000[4]。2014年，美国毒物控制中心协会的年度报告表明儿童5岁前会接触超过100万种物质，腐蚀性物质占所有接触物质的50%，男孩比女孩接触机会更高，比例为 1.3∶1。然而，25 例死亡病例中只有 1 例是因腐蚀剂次氯酸钠引起[5]。

## 二、病理生理学

病变的严重程度取决于腐蚀性物质的类型、数量、浓度和与黏膜接触的时间[6]。强碱（pH＞11）通过引起组织液化性坏死导致损伤，这一过程涉及脂肪皂化和蛋白质溶解。细胞坏死发生于细胞膜的乳化和破坏。这会导致腐蚀性物质有更强的组织渗透，更有可能发生穿孔。碱的吸收导致血管血栓形成，阻止血液流向已经受损的组织[7]。碱的表面张力更高，与食管组织的接触时间更长。此外，胃和十二指肠也可能受到影响[8]。

酸对组织的损伤方式为凝固性坏死。凝固组织会防止腐蚀剂进一步扩散，从而降低全层损伤的发生。其较低的表面张力和保护性食管焦痂的形成使酸快速通过食管而不会造成太大损伤，反而对胃的影响更为严重[9]。黏膜损伤在食入腐蚀性物质后几分钟内开始，以小血管血栓形成继发的坏死和充血出血为特征。黏膜损伤会持续 4～7 天，引起黏膜脱落、细菌感染、肉芽组织形成和胶原沉积。愈合过程通常在食入后三周开始。到第 3 周时，瘢痕会收缩，并可能持续数月，直至形成狭窄。

## 三、临床表现

腐蚀性物质的食入会导致口腔黏膜灼伤，包括嘴唇或舌头红斑和水肿、白斑或溃疡[10]。最常见的症状是吞咽困难、流涎、拒食、胸骨后痛、腹痛和呕吐。症状轻微并不能排除相关损伤的存在，但相关症状的数量增加可能与严重程度相关[7]。儿童很少出现呼吸道症状，如呼吸急促或缺氧，严重时会出现血流动力学不稳定和（或）循环衰竭，然而这些症状都不能准确预测食管损伤[11]。一旦出现脓毒血症的相关症状表明患者出现食管穿孔，需要紧急外科清创和（或）食管切除术[10]。

## 四、评估和管理

怀疑食入腐蚀性物质需要立即前往最近的医疗机构就诊，详细记录病史和确认食入物质的性质，最好是由看护孩子的人带上装有食入物的容器。如果对于是否食入有疑问，在没有口腔损伤且患儿无症状的情况下，定期随访就可以了[12]。在进行进一步检查之前，有症状的儿童应禁食禁水，仅通过静脉维持摄入；如果有穿孔迹象，应使用广谱抗生素，对于疑似菌血症、吸入性肺炎的患儿，可根据经验使用抗生素[13]。需要进一步完善胸部和腹部 X 线片，以及血气分析、血常规、血凝常规及溶血性指标等[14]。每名被怀疑有腐蚀性食管损伤的症状 / 体征（如口腔病变、呕吐、流涎、吞咽困难、吐血、呼吸困难、腹痛等）的儿童都需要尽早完善上消化道内镜检查（UGE）以确定是否存在消化道病变[12]。

## 五、内镜检查

内镜检查应在最初 24h 内进行，最好在食入后的 6～12h 内进行，以便在稳定儿童的同时及早观察到严重并发症。过早的内镜检查可能无法显示烧伤的程度，而 48h 后行内镜检查会增加穿孔的风险。上消化道内镜检查需要在手术室内进行，在全身麻醉和保护气道的情况下，尽量减少空气注入[10]，并要小心谨慎避免盲目进镜。如果无法获得足够的视野或检测到严重的环绕食管的损伤，应终止内镜检查[3]。要仔细检查食管、胃和十二指肠，以确定组织损伤的程度和级别（表26-1，图 26-1 至图 26-4）。同时，对于食管损伤严重、食管狭窄风险高的患儿，需要放置鼻胃管以保障肠内进食和食管腔通畅[10, 12, 14]。

## 六、治疗

大多数轻度损伤（0～Ⅱa 级）的儿童需要在医院接受观察，直到完全耐受口服喂养。较严重损伤(Ⅱb 和Ⅲ级）的患儿需要在首次住院的 2～4周评估食管狭窄的可能性。高达 1/4 的患儿最初可能需要口服或经鼻胃管进食流质饮食[15]，并防止呕吐。如果怀疑有穿孔，则不应给予任何口服药物[12]。

虽然催吐药、口服稀释剂、中和剂、抗酸药、抗生素、全身用皮质类固醇激素等多种治疗方法已被提出用于预防食管狭窄，但最佳的管理策略仍存在争议[16, 17]。

禁止使用催吐药，或者使用稀释或中和腐蚀

表 26-1 腐蚀性食管炎的内镜下分类

| 等 级 | 特 征 |
| --- | --- |
| 0 级 | 正常黏膜 |
| Ⅰ 级 | 浅表黏膜水肿和红斑 |
| Ⅱ 级 | 黏膜和黏膜下溃疡 |
| Ⅱ a 级 | 表面溃疡、糜烂、渗出物 |
| Ⅱ b 级 | 深部离散性或环状溃疡 |
| Ⅲ 级 | 透壁溃疡伴坏死 |
| Ⅲ a 级 | 局灶性坏死 |
| Ⅲ b 级 | 广泛性坏死 |
| Ⅳ 级 | 穿孔 |

物质的液体诱导呕吐，因为呕吐会使食管进一步接触腐蚀性物质[10]。尽管临床证据不支持[19]，但是临床经常在急性期使用广谱抗生素。这是因为动物实验显示，急性期食管肉芽增多，细菌会侵入受损黏膜[18]。应用皮质类固醇激素来减少有Ⅱ级或Ⅲ级损伤的儿童、成人、家兔的成纤维细胞增殖，以预防狭窄的形成[10, 19-21]。虽然皮质类固醇激素在 Meta 分析中没有显示出任何益处，但最

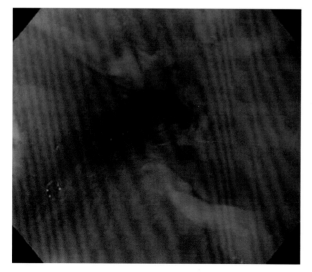

▲ 图 26-1 Ⅰ级腐蚀性食管炎，伴有弥漫性红斑和轻微黏膜脱落

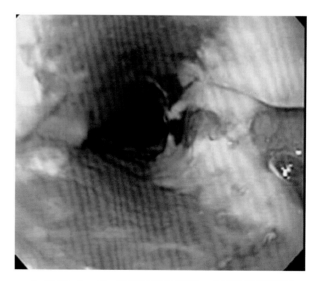

▲ 图 26-2 Ⅱa 级腐蚀性食管炎：广泛的黏膜脱落

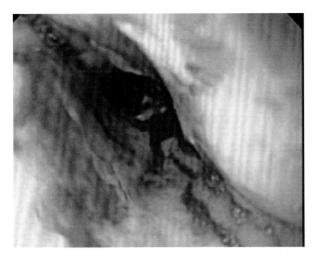

▲ 图 26-3 Ⅱb 级腐蚀性食管炎：多发性溃疡

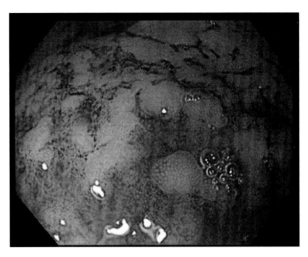

▲ 图 26-4 腐蚀性胃炎

近的指南建议在腐蚀性食管炎早期的Ⅱb 食管炎中短期（3 天）使用大剂量静脉注射地塞米松 [1g/（1.73m$^2$·d）][12, 22]。在其他级别的食管炎中则没有证据表明使用皮质类固醇有益（Ⅰ、Ⅱa、Ⅲ）[12]。虽然还没有证据表明质子泵抑制药能有效保护食管黏膜并减少狭窄的形成，但目前仍然广泛使用质子泵抑制药 [3]。

## 七、长期并发症

食管狭窄（图 26-5）是腐蚀性食管炎的主要并发症，其风险在Ⅱb 级病变中高达 77%，在Ⅲ级患儿中可能达到 100%[1]。狭窄的形成可能发生在早期（腐蚀物质摄入 3 周后），通常 80% 的患儿在 8 周后出现狭窄（图 26-6）[7]。

一旦出现狭窄，就需要反复扩张食管。可以使用以下几种方法，包括填充水银的探条、顺行 Maloney 扩张器或逆行 Tucker 扩张器，以及具有导丝或穿过扩张器的固定细绳的扩张器 [1]。而在儿童患者中，已成功应用内镜下的气囊扩张手段 [23]。

在扩张期结束后，可局部应用丝裂霉素（将

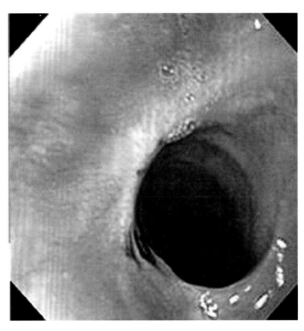

▲ 图 26-5 摄入碱液后食管狭窄

0.4mg 丝裂霉素溶于 1ml 媒介溶液中局部维持 4min），丝裂霉素是一种具有抗肿瘤和抗增殖特性的抗生素，也可抑制 RNA 和蛋白质合成。其可能是减少所需扩张次数和将食管瘢痕稳定在可接受直径的一种有希望的策略 [24]。

不幸的是，有些儿童患者需要手术治疗。内镜检查发现广泛坏死和有穿孔证据是立即外科治疗的适应证。如果证实广泛坏死或有长期且严重

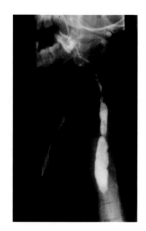

▲ 图 26-6　腐蚀性食管炎 8 周后出现多发性食管狭窄

的狭窄，则可能需要食管切除术、食管胃切除术或胃切除术。食管的重建则可通过小肠或结肠代食管和胃代食管实现[1]。

摄入强碱会增加癌形成（腺癌和鳞状细胞癌）的风险，发病率为 2%～8%[25]。然而，是否需要定期监测腐蚀性食管炎后食管结构异常的发展是有争议的。有人建议，初次摄入后，20 岁或以上的患者应考虑定期进行内镜检查[26]。

# 参考文献

[1] Elshabrawi M, A-Kader HH. Caustic ingestion in children. *Expert Rev Gastroenterol Hepatol* 2011, **5**, 637-645.

[2] Hockenberry MJ, Wilson D. *Wong's Nursing Care of Infants and Children Multimedia Enhanced Version*, 9th edn. Elsevier, Mosby, 2013.

[3] Arnold M, Numanoglu A. Caustic ingestion in children - a review. *Semin Pediatr Surg* 2017, **26**, 95-104.

[4] Stiff G, Alwafi A, Rees B, Lari J. Corrosive injuries of the oesophagus and stomach: experience in management at a regional paediatric centre. *Ann R Coll Surg Engl* 1996, **78**, 119-123.

[5] Mowry JB, Spyker DA, Brooks DE, McMillan N, Schauben J. 2014 Annual Report of the American Association of Poison Control Centers' National Poison Data System (NPDS): 32nd annual report. *Clin Toxicol* 2015, **53**, 962-1147.

[6] Osman M, Russell J, Shukla D, Moghadamfalahi M, Granger DN. Responses of the murine esophageal microcirculation to acute exposure to alkali, acid, or hypochlorite. *J Pediatr Surg* 2008, **43**, 1672-1678.

[7] Kay M, Wyllie R. Caustic ingestions in children. *Curr Opin Pediatr* 2009, **2**, 651-654.

[8] Karagiozoglou-Lampoudi T, Agakidis CH, Chryssostomidou S, Arvanitidis K, Tsepis K. Conservative management of caustic substance ingestion in a pediatric department setting, short-term and long-term outcome. *Dis Esophagus* 2011, **24**, 86-91.

[9] Park KS. Evaluation and management of caustic injuries from ingestion of acid or alkaline substances. *Clin Endosc* 2014, **47**, 301-307.

[10] Kurowski JA, Kay M. Caustic ingestions and foreign bodies ingestions in pediatric patients. *Pediatr Clin North Am* 2017, **64**, 507-524.

[11] Dogan Y, Erkan T, Cokugras FC, Kutlu T. Caustic gastroesophageal lesions in childhood: an analysis of 473 cases. *Clin Pediatr* 2006, **45**, 435-438.

[12] Thomson M, Tringali A, Dumonceau JM, *et al.* Paediatric gastrointestinal endoscopy: European Society for Paediatric Gastroenterology Hepatology and Nutrition and European Society of Gastrointestinal Endoscopy Guidelines. *J Pediatr Gastroenterol Nutr* 2017, **64**, 133-153.

[13] Contini S, Scarpignato C. Caustic injury of the upper gastrointestinal tract: a comprehensive review. *World J Gastroenterol* 2013, **19**, 3918-3930.

[14] Zargar SA, Kochhar R, Mehta S, Mehta SK. The role of fiberoptic endoscopy in the management of corrosive ingestion and modified endoscopic classification of burns. *Gastrointest Endosc* 1991, **37**, 165-169.

[15] Sánchez-Ramírez CA, Larrosa-Haro A, Vásquez Garibay EM, Larios-Arceo F. Caustic ingestion and oesophageal damage in children: clinical spectrum and feeding practices. *J Paediatr Child Health* 2011, **47**, 378-380.

[16] Uygun I. Caustic oesophagitis in children: prevalence, the corrosive agents involved, and management from primary care through to surgery. *Curr Opin Otolaryngol Head Neck Surg* 2015, **23**, 423-432.

[17] Krey H. On the treatment of corrosive lesions in the oesophagus; an experimental study. *Acta Otolaryngol Suppl* 1952, **102**, 1-49.

[18] Shub MD. Therapy of caustic ingestion: new treatment considerations. *Curr Opin Pediatr* 2015, **27**, 609-613.

[19] Bautista A, Varela R, Villanueva A, Estevez E, Tojo R, Cadranel S. Effects of prednisolone and dexamethasone in children with alkali burns of the oesophagus. *Eur J Pediatr Surg* 1996, **6**, 198-203.

[20] Bautista A, Tojo R, Varela R, Estevez E, Villanueva A, Cadranel S. Effects of prednisolone and dexamethasone

on alkali burns of the esophagus in rabbit. *J Pediatr Gastroenterol Nutr* 1996, **22**, 275-283.

[21] Usta M, Erkan T, Cokugras FC, *et al*. High doses of methylprednisolone in the management of caustic esophageal burns. *Pediatrics* 2014, **133**, E1518-E1524.

[22] Fulton JA, Hoffman RS. Steroids in second degree caustic burns of the esophagus: a systematic pooled analysis of fifty years of human data: 1956-2006. *Clin Toxicol* 2007, **45**, 402-408.

[23] Sato Y, Frey EE, Smith WL, Pringle KC, Soper RT, Franken EA Jr. Balloon dilatation of esophageal stenosis in children. *Am J Roentgenol* 1988, **150**, 639-642.

[24] Afzal NA, Albert D, Thomas AL, Thomson M. A child with oesophageal strictures. *Lancet* 2002, **359**, 1032.

[25] Ti TK. Esophageal carcinoma associated with corrosive injury: prevention and treatment by esophageal resection. *Br J Surg* 1983, **70**, 223-225.

[26] Isolauri J, Markkula H. Lye ingestion and carcinoma of the esophagus. *Acta Chir Scand* 1989, **155**, 269-271.

# 第27章 贲门失弛缓症的治疗

## Pneumatic balloon dilation and peroral endoscopic myotomy for achalasia

Valerio Balassone　Mike Thomson　George Gershman　著

徐晓玥　周平红　译

要点

- 确诊贲门失弛缓症后,可选择的治疗方式有很多种。治疗的目的是降低食管下段括约肌(lower esophageal sphincter, LES)的压力,增加食管的蠕动,减轻胸痛、吞咽困难、吞咽疼痛等痉挛相关的症状。

- 由于药物治疗如钙通道阻滞药,肉毒素的注射治疗疗效持续时间短,有一定的不良反应,很少应用于治疗儿童贲门失弛缓症。

- 气囊扩张仍是首选的治疗方式。三次气囊扩张失败后可考虑行腹腔镜 Heller 肌切开术(Laparoscopic Heller's myotomy, LHM)。

- 近年来,经口内镜肌切开术(peroral endoscopic myotomy, POEM)已发展成为一种成熟的治疗成年人贲门失弛缓症的手术方式,其在儿童患者中的应用也在不断积累经验。

- 无论是气囊扩张还是 POEM,其作用原理均是机械性地破坏 LES,都有可能引起胃食管反流病(gastroesophageal reflux disease, GERD)。

贲门失弛缓症是一种以 LES 松弛障碍为特征的疾病。LES 区域压力升高、食管蠕动消失导致食物不能正常进入胃内,使得患者身体虚弱。儿童贲门失弛缓症通常在 7—15 岁时被确诊,其发病率为每年 0.1~0.18/10 万[1]。贲门失弛缓症的病因至今不明,研究认为它是一种自身免疫介导

的疾病,可能与病毒感染、基因遗传易感相关[2]。贲门失弛缓症同时合并无泪、肾上腺皮质功能不全,则为三 A 综合征;贲门失弛缓症还有可能与唐氏综合征有关[3]。主要症状包括呕吐或反流(80%),吞咽困难(75%),体重减轻或发育迟缓(64%);胸痛也是比较常见的症状。症状的严重

程度可以采用 Eckardt 评分系统。与成人不同的是，儿童多表现为呼吸道症状如慢性咳嗽、夜间咳嗽，也可出现反复误吸、巨食管引起的气管压迫。婴儿在贲门失弛缓症的早期阶段可出现拒绝进食，生长发育弛缓[4]。

目前贲门失弛缓症的治疗方式有药物治疗、内镜下治疗及手术治疗。

## 一、贲门失弛缓症的诊断及治疗

对于疑似贲门失弛缓症的患者应详细询问病史，完善胃镜检查和食管造影，有助于除外流出道梗阻、嗜酸性食管炎或良性食管狭窄。诊断的金标准是高分辨率压力测定（high-resolution manometry，HRM），根据芝加哥分类（Chicago classification，CC）将疾病分为三种亚型及另一组食管痉挛性疾病[5]。

芝加哥分类需要几个参数，其中完整松弛压（integrated relaxation pressure，IRP）是最重要的。这是一个复杂的指标，取决于 LES 松弛的充分性、膈肌的收缩及远端食管收缩的模式和时间。在贲门失弛缓症的每个亚型中都存在 IRP > 15mmHg。在 I 型贲门失弛缓症（图 27-1A）中，

食管体部的增压可以忽略不计，无超过 30mmHg 等压线的远端食管蠕动。在 II 型贲门失弛缓症（图 27-1B）中，从食管上括约肌（UES）到食管胃交界处（EGJ）的 30mmHg 等压线之间的带状模式可以明显看出，全段食管加压。III 型贲门失弛缓症（图 27-1C）的特征是食管远端痉挛性收缩，有或没有部分食管体部的加压。

食管痉挛性疾病（spastic esophageal disorder，SED）包括痉挛型贲门失弛缓症（III 型）、弥漫性食管痉挛（diffuse esophageal spasm，DES）和胡桃夹 / 手提钻食管（JH）。I 型和 II 型贲门失弛缓症的治疗主要是以解除 LES 松弛障碍为主，SED 的治疗可能仍需对食管体部的痉挛进行辅助治疗。

近期 Van Lennep 等更新了一种儿童失弛缓症的管理流程（图 27-2）[6]。

## 二、治疗选择

目前贲门失弛缓症的治疗方法多种多样，目的是降低 LES 压力，改善食管清除率，减少与痉挛相关的症状（如胸痛）。由于疗效持续时间短及不良反应[7, 8]，钙通道阻滞药或肉毒素注射等

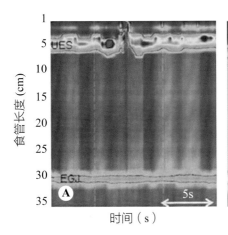

▲ 图 27-1 贲门失弛缓症亚型
A. I 型；B. II 型；C. III 型

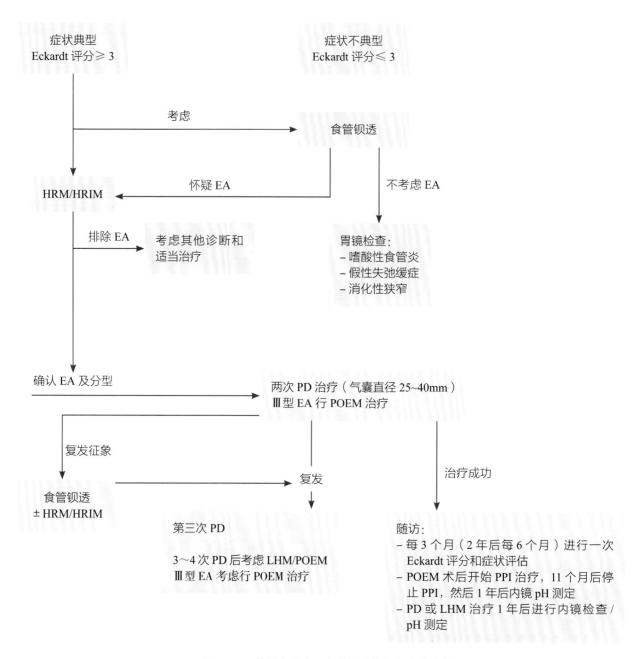

▲ 图 27-2　基于专家意见和共识的诊断和治疗流程

EA. 贲门失弛缓症；HRM. 高分辨率压力测定；HRIM. 高分辨率阻抗压力测定；LHM. 腹腔镜 Heller 肌切开术；PD. 气囊扩张术；POEM. 经口内镜肌切开术；PPI. 质子泵抑制药（资料来源：Van Lennep et al.[6]）

药物治疗很少用于儿科人群。常用的治疗方式包括气囊扩张器（pneumatic dilation，PD）和腹腔镜 Heller 肌切开术（LHM）。近年来，经口内镜肌切开术（POEM）已成为治疗成人贲门失弛缓症的主要手术方式，但其在儿童患者中的治疗经验有限。由于机械性的破坏 LES，任何贲门失弛缓症干预后都有可能发生 GERD。

## （一）气囊扩张器

在儿童中 PD 的应用相对少见，其工作原理是破坏 LES 环形肌纤维。肌肉破裂的程度与压力、扩张器直径和扩张时间有关。一般来说，大气囊的压力高、扩张持续时间的延长会增加穿孔的风险。迟发性穿孔与食管黏膜进行性缺血性坏死有关，术后即刻的胸腹部 X 线片及具有水溶性对比剂的食管造影有可能出现假阴性结果。

目前有两种 PD 技术：一种是传统的透视引导技术，另一种是内镜引导 PD，后者尚未应用于儿童患者。

在扩张前，患儿应做好充分的准备，扩张食管管腔中食物的潴留可能会引发误吸。为了减小误吸的风险，建议患儿术前 24h 流质饮食及夜间禁食。

气囊扩张非常痛苦，因此需要深度镇静或无肌肉松弛药的全身麻醉。

手术步骤：两种方法的初始步骤相似。

① 从扩张的食管中完全吸净残余的液体和固体食物。

② 将内镜推进至胃体中部。

③ 通过活检通道将导丝插入胃窦。

④ "交换"程序：慢慢向前推导丝，同时同步向后拉内镜，直到完全从口腔中取出。

在透视引导技术中还涉及一些额外的步骤。Rigiflex®30mm 直径的扩张器（Boston Scientific，Boston，MA）（图 27-3）通过向气囊中注入少量稀释后的水溶性对比剂，手动分散并完全抽吸来启动。将润滑好的扩张器插入口中，在透视下缓慢地沿导丝进入食管，直到气囊中间的两个不透光的标记穿过横膈。

然后，将扩张器缓慢向后拉，直到标记出现在横膈上方 1cm 处。将扩张器紧靠咬口，固定气囊的位置，防止气囊移位到胃中。

在充气过程中，LES 中的高压区会产生沙漏状图像。一旦气囊内的压力达到 7～12psi（约 48.26～82.74kPa），这种所谓的"腰部"就会消失。

目前的数据支持渐进的扩张方法。建议大

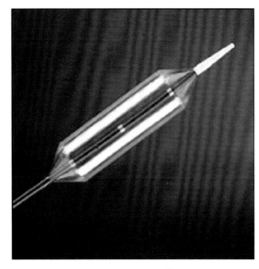

▲ 图 27-3　**Rigiflex® 扩张器**

多数患儿初始使用 30mm 气囊进行扩张，然后在 4～6 周内进行症状和客观评估。如果患儿仍有症状，可以使用下一个尺寸的扩张器。研究证实，直径 35mm 的扩张器对 8 岁及以上儿童安全、有效[9]。

对于扩张的持续时间目前还没有共识。较长时间的扩张会增加食管黏膜的缺血及其继发穿孔的风险。

内镜引导技术避免了辐射暴露。这项技术需要一些额外的步骤。

① 在 Rigiflex 气囊扩张器的中间部分用一个较明显的色彩进行标记。

② 将气囊沿导丝置入胃部。

③ 重新插入内镜以控制气囊在食管中的位置。

④ 将气囊拉回到食管中，直到在胃食管交界处看到标记点。

⑤ 将气囊充气至 12psi（约 82.74kPa），并保持，直到食管下括约肌出现缺血环。

请注意，这项技术在儿童中的应用尚未得到验证。

为除外食管穿孔的发生，术后必须仔细观察

至少 6h，可进行胸部 X 线片和食管造影。即使没有明确的纵隔气肿或穿孔的影像学表现，若患者出现持续性胸痛超过 1h、发热等症状，应被视为并发症的危险信号和治疗指征。

大多数成人和儿童在首次扩张后症状立即改善。为了持续缓解症状，通常需要多次扩张。据报道，在儿科人群中，多次 PD 的有效性为 60%～90%。贲门失弛缓症 Ⅱ 型的扩张效果更好[10]。

根据一些成人研究，随访期间需要再次治疗的重要预测因素包括发病年龄小、贲门失弛缓症 Ⅱ 型、PD 治疗后 3 个月出现 LES 高压及 PD 扩张过程中气囊"腰部"的不完全消失。

不同研究报道了不同的结局指标用来评估疗效，包括 Eckardt 评分<3，是否需要重复扩张或临床医师的主观评估[11-13]。一些研究发现 PD 是治疗贲门失弛缓症的一种有效且安全的首选治疗方法，可能使患儿免于手术[14]。另一方面，反复多次 PD 导致的严重纤维化则与外科手术及 POEM 的失败、并发症的增加有关[15]。PD 操作时间短，具有一定的经济效益。

食管穿孔是 PD 的主要并发症，近 15 年来，所报道的发生率低于 2%。使用广谱抗生素、质子泵抑制药、禁食和肠外营养对穿孔进行非手术治疗非常有效，手术相关的并发症较少[16]。

在三次 PD 治疗失败后，应考虑行腹腔镜 Heller 肌切开术。

## （二）经口内镜肌切开术

2008 年，Inoue 在日本推出经口内镜肌切开术（POEM），用于治疗非乙状结肠型贲门失弛缓症。随后，该术式的适应证被扩展到痉挛性食管疾病和乙状结肠型食管[17]。

手术步骤（图 27-4 至图 27-8）包括：①黏膜切开；②建立黏膜下隧道至 EGJ，以保护黏膜层免受热损伤；③在隧道内进行肌切开；④使用标准金属夹闭合黏膜切口。一般来说，可以在食管前壁（2 点钟）或后壁（5 点钟）创建隧道。在 POEM 或 LHM 术后复发的病例中，为避免初次肌切开引起的纤维化，术者可在两种不同的隧道方向之间进行选择[18]。由于没有抗反流瓣阀，POEM 和 PD 后 GERD 的发生率高于 LHM。因此，需要对接受 POEM 或 PD 治疗的患儿进行 pH 阻抗监测和内镜检查，并进行规律随访。另一方面，与 LHM 相比，因为没有抗反流屏障影响食管的清除，POEM 术后复发症状的处理通常更容易。因此，许多儿外科医师在贲门失弛缓症患儿的治疗中首选不带抗反流的 Heller 手术，而仅在对质子泵抑制药治疗无反应的 GERD 患儿中进行第二次抗反流手术。

POEM 治疗成人贲门失弛缓症的中期疗效结果非常令人满意；98% 的患者术后 Eckardt 评分<3 分，住院时间一般在 3～4 天。然而，在儿科人群中的数据有限，全世界只有不到 100 名儿童接受了 POEM 治疗[19-22]。尽管如此，该术式治疗儿童贲门失弛缓症亦是安全的。最常见的并发症是黏膜穿孔，发生率约 3%，通常在内镜检查或食管造影术后第 2 天出现。

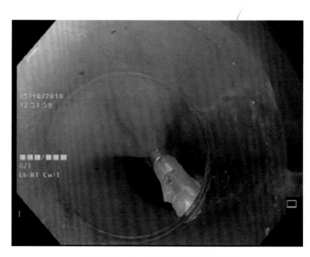

▲ 图 27-4　黏膜下注射亚甲蓝

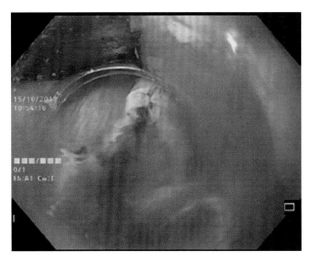

▲ 图 27-5 纵行切开黏膜

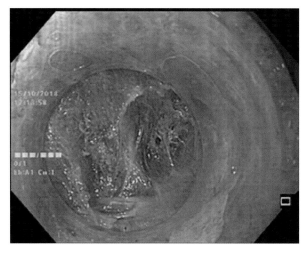

▲ 图 27-6 黏膜下层隧道建立的初始阶段

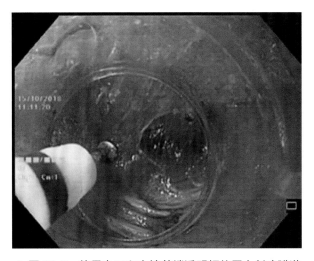

▲ 图 27-7 使用电刀和内镜前端透明帽的压力创建隧道

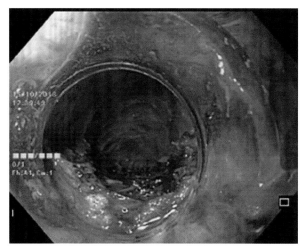

▲ 图 27-8 隧道建立后环形肌肉显露

黏膜穿孔通常采用保守治疗的措施，包括长期禁食、抗生素的应用、内镜治疗。需要减压的二氧化碳性气腹/纵隔气肿、胸腔积液和黏膜下出血也被报道为主要不良事件。POEM 术后无死亡或急诊手术的报道[14]。

# 参考文献

[1] Smits M, van Lennep M, Vrijlandt R, *et al*. Pediatric achalasia in the Netherlands: incidence, clinical course, and quality of life. *J Pediatr* 2016, **169**, 110-115e3.

[2] Eckardt AJ, Eckardt VF. Current clinical approach to achalasia. *World J Gastroenterol* 2009, **15**, 3969-3975.

[3] Viegelmann G, Low Y, Sriram B, Chu HP. Achalasia and Down syndrome: a unique association not to be missed. *Singapore Med J* 2014, **55**, e107-e108.

[4] Myers NA, Jolley SG, Taylor R. Achalasia of the cardia in children: a worldwide survey. *J Pediatr Surg* 1994, **29**, 1375-1379.

[5] Roman S, Gyawali CP, Xiao Y, Pandolfino JE, Kahrilas PJ.

The Chicago classification of motility disorders: an update. *Gastrointest Endosc Clin North Am* 2014, **24**, 545-561.

[6] van Lennep M, van Wijk MP, Omari TI, Benninga MA, Singendonk MM. Clinical management of pediatric achalasia. *Expert Rev Gastroenterol Hepatol* 2018, **12**, 391-404.

[7] Hurwitz M, Bahar RJ, Ament ME, *et al*. Evaluation of the use of botulinum toxin in children with achalasia. *J Pediatr Gastroenterol Nutr* 2000, **30**, 509-514.

[8] Maksimak M, Perlmutter DH, Winter HS. The use of nifedipine for the treatment of achalasia in children. *J Pediatr Gastroenterol Nutr* 1986, **5**, 883-886.

[9] Babu R, Grier D, Cusick E, Spicer RD. Pneumatic dilatation for childhood achalasia. *Pediatr Surg Int* 2001, **17**, 505-507.

[10] Vaezi MF, Pandolfino JE, Vela MF. ACG Clinical Guideline: diagnosis and management of achalasia. *Am J Gastroenterol* 2013, **108**, 1238-1249.

[11] Perisic VN, Scepanovic D, Radlovic N. Nonoperative treatment of achalasia. *J Pediatr Gastroenterol Nutr* 1996, **22**, 45-47.

[12] Khan AA, Shah SW, Alam A, Butt AK, Shafqat F. Efficacy of rigiflex balloon dilatation in 12 children with achalasia: a 6-month prospective study showing weight gain and symptomatic improvement. *Dis Esophagus* 2002, **15**, 167-170.

[13] Pastor AC, Mills J, Marcon MA, Himidan S, Kim PC. A single center 26-year experience with treatment of esophageal achalasia: is there an optimal method? *J Pediatr Surg* 2009, **44**, 1349-1354.

[14] Zaheed Hussain S, Thomas R, Tolia V. A review of achalasia in 33 children. *Dig Dis Sci* 2002, **47**, 2538-2543.

[15] Haito-Chavez Y, Inoue H, Beard KW, *et al*. Comprehensive analysis of adverse events associated with per oral endoscopic myotomy in 1826 patients: an international multicenter study. *Am J Gastroenterol* 2017, **112**, 1267-1276.

[16] Gershman G, Ament ME, Vargas J. Frequency and medical management of esophageal perforation after pneumatic dilatation in achalasia. *J Pediatr Gastrolenterol Nutr* 1997, **25**, 548-553.

[17] Bechara R, Ikeda H, Inoue H. Peroral endoscopic myotomy: an evolving treatment for achalasia. *Nat Rev Gastroenterol Hepatol* 2015, **12**, 410-426.

[18] Ngamruengphong S, Inoue H, Ujiki MB, *et al*. Efficacy and safety of peroral endoscopic myotomy for treatment of achalasia after failed heller myotomy. *Clin Gastroenterol Hepatol* 2017, **15**, 1531-1537e3.

[19] Chen WF, Li QL, Zhou PH, *et al*. Long-term outcomes of peroral endoscopic myotomy for achalasia in pediatric patients: a prospective, single-center study. *Gastrointest Endosc* 2015, **81**, 91-100.

[20] Caldaro T, Familiari P, Romeo EF, *et al*. Treatment of esophageal achalasia in children: today and tomorrow. *J Pediatr Surg* 2015, **50**, 726-730.

[21] Kethman WC, Thorson CM, Sinclair TJ, Berquist WE, Chao SD, Wall JK. Initial experience with peroral endoscopic myotomy for treatment of achalasia in children. *J Pediatr Surg* 2018, **53**, 1532-1536.

[22] Li QL, Zhou PH. Perspective on peroral endoscopic myotomy for achalasia: Zhongshan experience. *Gut Liver* 2015, **9**, 152-158.

# 第 28 章　胃食管反流病的内镜治疗
## Endoscopic approaches to the treatment of gastroesophageal reflux disease

Mike Thomson　Chris Fraser　著

陈　晔　许树长　译

要点

- 经口无切口胃底折叠术在过去 10 年及现今都在不断的演化，且已被证实在成人及部分儿童中适用。
- 二氧化碳充气可避免副作用的发生，而不应使用空气。
- 一年内客观疗效与 pH 研究及经标准化验证评分系统评价的生活质量显示，在儿童中中期预后良好。
- 在英国的日间手术中，这一方法较腹腔镜甚至开放式胃底折叠术更受欢迎。
- 目前这项技术对患者身材及体重有所限制。
- 这项技术显然需要进一步评估，但初步研究令人鼓舞。

## 一、胃食管反流病的内镜下治疗技术

胃食管反流病（gastroesophageal reflux disease，GERD）是一种与多种并发症相关的症状性反流，可能引起发育不良，难治性哮喘、咳嗽误吸、急性危及生命事件、呼吸暂停、慢性中耳炎、鼻窦炎、呕血、贫血、食管狭窄和巴雷特食管等。对

126 例 GERD 儿童进行随访显示，婴儿期 10 个月以内有 55% 无症状，而 18 个月内则达到了 81%。而在出生后前 2 年内具有持续症状（＞90 天）的患儿则更可能在 9 岁左右出现并发症状。

胃食管反流病的治疗目的是在预防并发症的同时达到缓解症状。通过药物治疗无法控制的患儿可能患有持续性严重食管炎或长期依赖抗反流

药物治疗。在这种情况下，可能需要抗反流手术治疗。GERD 的手术原理是重建抗反流屏障，虽然具体的有效性目前尚不明确。开放式 Nissen 胃底折叠术至今一直是首选的治疗方法，但它是侵入性的，存在一定的并发症与死亡率。近年来，腹腔镜胃底折叠术开始流行，总的来说也替代了开放式 Nissen 手术的操作，但其是否具有更加优越的疗效及其安全性尚未获得证明。但腹腔镜手术的美容效果更优越，在成人研究中并发症也更少见，成功率也比较高。因此留给儿科开放式抗反流手术的空间也越来越小了。

目前已有三种内镜下治疗技术运用于治疗儿童 GERD。具体如下。

## （一）内镜下缝合设备

腔内胃折叠术是将 EndoCinch® 缝合器连接在内镜（胃镜）先端，用三对缝线在胃食管结合部以下制作三个胃内折叠。折叠可以是横向或纵向的，取决于术者个人偏好。作者更倾向在食管胃结合部以下 1.5cm 制作两个横向折叠，在食管胃结合部以下 0.5cm 处制作一个折叠，我们认为这种方式可能比其他方式更为优越（图 28-1 至图 28-4）。

腔内折叠术在成人目前常规作为日间手术。初步研究表明它快速、无创、有效、安全。在成人的研究结果与成人腹腔镜胃底折叠术效果相当，被认为是比开放式 Nissen 胃底折叠术更易于接受的方法。

最近，作者报道了在 17 名儿童难治性或不依赖质子泵抑制药（>12 个月）的 GERD 患儿中使用 EndoCinch 进行治疗 [ 男性 8 名，中位年龄 12.9 岁（6.1—17.7 岁），中位体重 45kg（16.5～75kg）]。所有患儿在术后显示出症状的程度、频率及经验证的反流相关生活质量评分

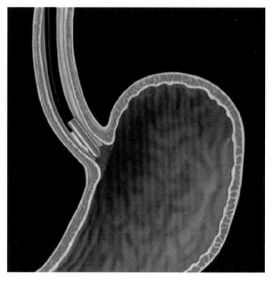

▲ 图 28-1 EndoCinch 安装在内镜先端

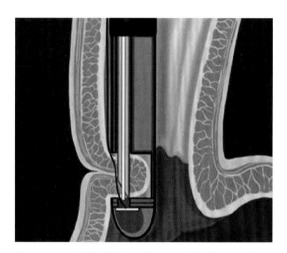

▲ 图 28-2 应用吸引获取全层组织，然后用针线进行缝合

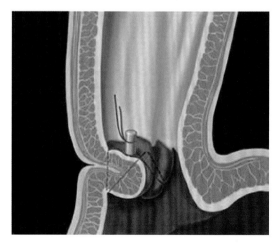

▲ 图 28-3 内镜下胃折叠术，这张图显示了使用 EndoCinch 缝合器进行锯齿形缝合的模式

的改善（*P*＜0.0001）（图 28-5）。在 36 个月的中位随访期内，17 名患儿中有 11 名未出现症状也不需要继续服用抗反流药。在 12 个月的随访中，接受 pH 研究的 9 名患儿中有 8 名所有 pH 参数均有所改善并恢复正常 [ 反流指数从 16.6%

（0.9%～67%）下降到 2.5%（0.7%～15.7%），*P*＜0.0001）]（图 28-5）。

对于效果持续的时间目前仍在评估中，尚具争议，且在成人的研究中并没有特别令人印象深刻。推测儿童疗效和持续时间优越的原因可能与

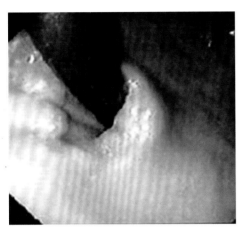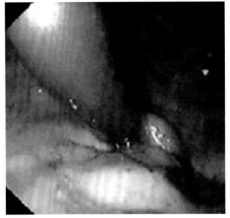

▲ 图 28-4　一儿童使用 EndoCinch 缝合严重反流后胃食管交界部改善松弛的情况（倒镜）

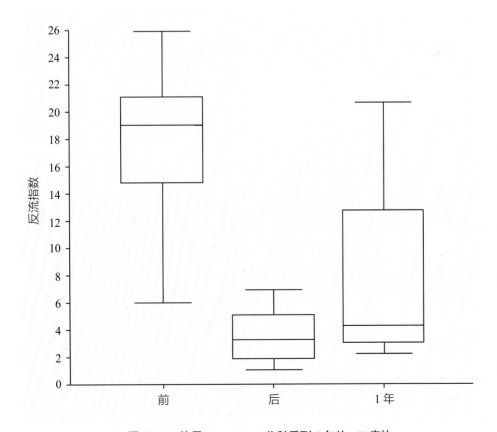

▲ 图 28-5　使用 EndoCinch 儿科系列 1 年的 pH 疗效

以下有关：三对缝合线相较两对缝合线更彻底；在全身麻醉配合下减少移动或干呕的前提下术者可以花费更多时间和精力照看患儿；最后是相较成人，儿童食管相对较薄，就可以进行较深的缝合。已有数据可以证实 EndoCinch 术后的中期预后是成功的，这点可以从反流相关生活质量评分及术后大部分患儿停止服用 PPI 看出。这虽是一个比较小型的研究，但很值得关注（图 28-6）。

尽管目前尚缺乏对于缝合线的随访研究，但 Liu 等在人体和猪进行的超声内镜研究中，对 EndoCinch 术后猪模型进行了尸体研究的观察。他们认为组织对异物进行了重塑，导致食管环形肌肥厚，这可能是手术成功的原因所在。

然而，EndoCinch 并没有一直保持其最初的热度，最近被新一代的内镜下经口胃全层折叠术所取代。

最新出现的下一代技术是由 Ndo-Surgical 公司开发的全层折叠器（Full-Thickness Plicator®）。这是可以在直视下放置的新生儿尺寸的内镜，通过外径＞20mm 的专门设计的内镜输送系统来进行内镜输送。两者都可以后弯，以便观察到器械

钳口张开的情况，然后将吻合钉插入胃底组织内，将胃壁收入钳子内再闭合钳口。这样全层折叠就可以通过关闭钳口来进行浆膜层与浆膜层的折叠（图 28-7 至图 28-9）。一项小型多中心成人研究显示这一方法疗效可观，也可减少 PPI 的使用，但将其应用于儿童之前需要进一步研究——这一设备由于其较大的外径而受到大小和年龄的限制。

经口无切口胃底折叠术（transoral incisionless fundoplication，TIF）旨在通过缩小裂孔疝、增加

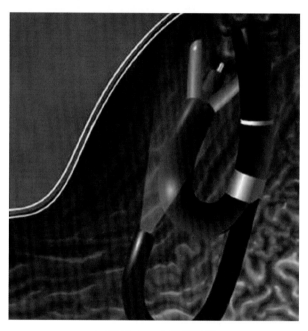

▲ 图 28-7 全层折叠器

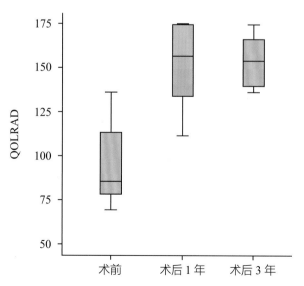

▲ 图 28-6 QOLRAD 评分在 EndoCinch 胃折叠术后 1 年及 3 年显著改善

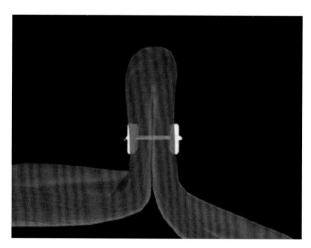

▲ 图 28-8 全层折叠器的应用

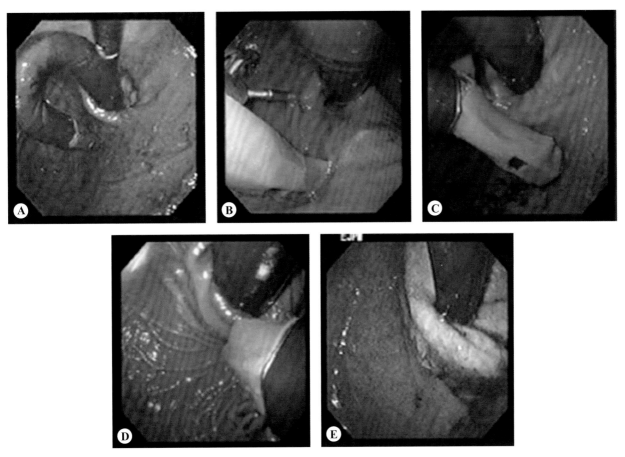

▲ 图 28-9　倒镜下看全层折叠器各阶段情况

A.折叠器与胃镜倒镜后到达胃食管交界处；B.机械臂张开，组织牵引器推至浆膜层；C.胃壁反向牵拉；D.进行全层折叠；E.机械臂关闭，单个预装植入器植入

LES 静息压、缩小贲门和重建 His 角来恢复胃食管交界处的抗反流能力。

## （二）EsophyX®

该设备是与全层折叠器技术类似的替代品，但又并不完全相同。新型经口无切口胃底折叠术（transoral incisionless fundoplication，TIF）® 使用了 EsophyX（Texas Laparoscopic Consultants），它是模仿抗反流手术，采用定制的多固件传送器进行单设备植入（图 28-10 和图 28-11），构建胃底前壁部分折叠术。

TIF 在第 1、2 及 3 年的临床结果显示，其在缓解胃灼热和反流、减少 PPI 的每日用量、食管内胃酸暴露正常化以及减少近端反流的情况都具有效果。基于 1 年的结果，2007 年 9 月 FDA 批准了 EsophyX 用于治疗胃食管反流病和小食管裂孔疝（直径＜2cm）。

TIF 术已被证明在成人中是安全的。TIF 术后的不良事件是轻度和短暂的，包括肌肉和骨骼疼痛、上腹痛、恶心和吞咽困难，以及长达 1 周的继发性咽痛。在全世界迄今为止报道的 3000 例案例中仅有 3 个食管穿孔。长期随访中没有受试者出现慢性吞咽困难、腹胀或腹泻。

一项可行性研究于 2008 年 12 月开始，它是适当培训后在设备二次迭代中使用 EsophyX 设备，称为 TIF2 操作。它对 12 名儿童进行了可行

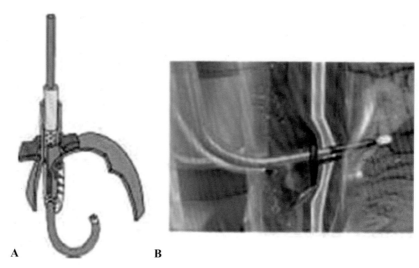

▲ 图 28-10　**Esophy** 装置远端（**A**）及 **SerosaFuse** 紧固器（**B**）；瓣膜通过螺旋牵引器的帮助将组织牵拉入装置；然后组织模型在牵拉收回的组织上闭合，紧固器打开；紧固器由针芯上滑动的推动器提供

经许可引自 Jobe BA, O'Rourke RW, McMahon BP, et al. Transoral endoscopic fundoplication in the treatment of gastroesophageal reflux disease: the anatomic and physiologic basis for reconstruction of the esophagogastric junction using a novel device. Ann Surg, 2008, 248: 69-76.

性研究，8 名男性，中位年龄为 12.25 岁（8～18 岁），中位体重 38.2kg（26～91kg），GERD 症状的中位持续时间为 45 个月（24～70 个月），所有受试者接受 GERD 药物治疗超过 6 个月。TIF2 术前无治疗中位反流指数为 11.4%（6%～48%）。食管裂孔疝占 17%（2/12）。中位手术时间为 42min（25～94min）。3 名受试者出现了不良反应，包括轻度或中度咽部刺激和上腹痛。其中 2 名受试者出现胸骨后疼痛，胸部 CT 发现纵隔积气但吞钡无渗漏，其中 1 人出现伴有胸痛的发热并按纵隔炎可能进行治疗，在静脉输注抗生素 5d 后出院回家。术中使用二氧化碳充气吸收速度更快，也没有围术期的纵隔气体泄漏。

在 6 个月的随访中，所有受试者（$n=10$）停用质子泵抑制药，80% 无症状，70% 反流指数正常化或临床上显著降低（仅 10% 的时间 pH＜4）。这项可行性研究的结果表明，TIF 操作可行、安全（使用 $CO_2$ 充气），在临床治疗儿童胃食管反流病中有效。目前研究还在进行中。此外，手术时间、住院天数和成本效益见图 28-12 至图 28-14。

## （三）射频能量传输（Stretta® 系统）

Stretta 系统有两部分——导管和控制模块。Stretta 导管是一种灵活、手持、单个患者使用的设备，它的射频能量由控制模块产生（图 28-15）。它由患者口腔内插入至食管胃结合部。将气囊充气并将针状电极插入组织内。射频能量通过电极传递产热并在食管下括约肌和贲门部肌肉灼烧形成创伤。由于这些病变愈合后组织收缩，可减少反流发作并改善症状。Stretta 控制模块在射频的同时向医师提供有关治疗温度、组织阻抗值、通过时间、导管位置测量和覆盖率的反馈。

这种治疗方法在 1999 年已开始在成人中使用。并发症很少见，已报道的有伴有胃轻瘫、食管穿孔的溃疡性食管炎和 1 例手术后误吸的病例。一项开放标签试验报告了短期（1 年）研究

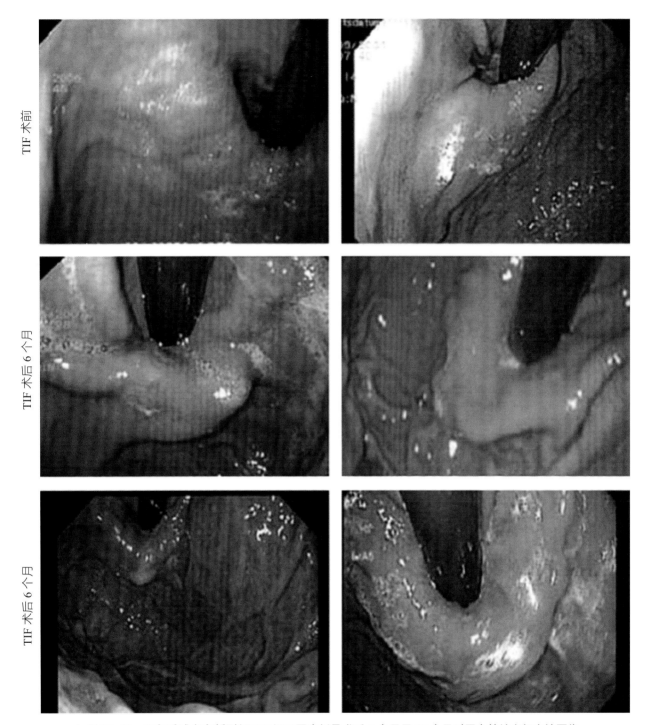

TIF 术前

TIF 术后 6 个月

TIF 术后 6 个月

▲ 图 28-11  两名受试者在新型径口无切口胃底折叠术后 6 个月及 12 个月时胃食管结合部内镜图像

引自 Cadiere GB, Buset M, Muls V, et al. Antireflux transoral incisionless fundoplication using EsophyX: 12-month results of a prospective multicenter study. World J Surg 2008, 32, 1676-1688, with kind permission from Springer Science+Business Media B.V.

成功的情况。在一项前瞻性研究（非随机对照试验）中，包含 75 名接受腹腔镜胃底折叠术患者（49 岁 ±14 岁，44% 男性，56% 女性）和 65 名

使用 Stretta 患者（年龄 46±12 岁，42% 男性，58% 女性），6 个月时 58% Stretta 患者停用 PPI，而有 31% 的人显著减少了他们 PPI 剂量。相较之

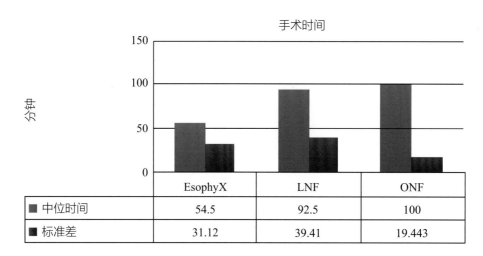

▲ 图 28-12　内镜下与腔镜下、开放式胃底折叠术手术时间比较

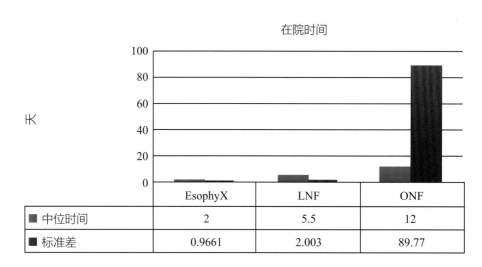

▲ 图 28-13　内镜下与腔镜下、开放式胃底折叠术住院天数比较

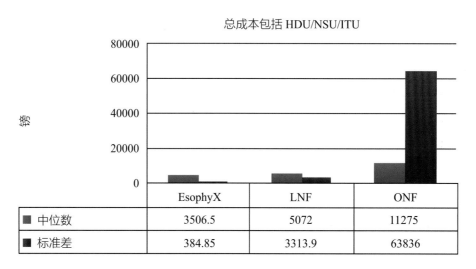

▲ 图 28-14　内镜下与腔镜下、开放式胃底折叠术总费用比较（英镑）

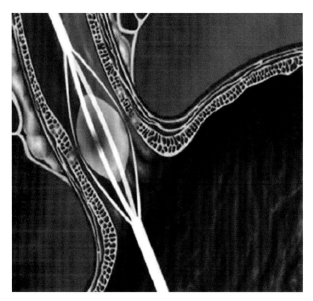

▲ 图 28-15 **Stretta** 系统，用气囊通过针状电极向黏膜传输射频能量

下，97% 的腹腔镜胃底折叠术患者停用了 PPI。长期接受 Stretta 的患者的随访则显示治疗 2 年后，56% 的人停止使用所有抗胃酸分泌药物。

这种治疗方法已在一项针对 8 名儿童，随访期为 5~15 个月的非对照研究中报道。据报道，8 名儿童中有 6 名有所改善，该队列包括 3 名神经受损儿童，他们也同时进行了经皮内镜胃造口术。其中 1 人出现术后误吸但得到了有效的治疗。在 2 例失败病例中，一人仍有 PPI 依赖，另一人成功进行了 Nissen 胃底折叠术。

儿科胃肠病学家在使用这种治疗形式时可能会很谨慎，因为对 70 岁的老人使用热能治疗与在儿童身上使用热能治疗不同，后者可能会在长期内产生未知的后果。随着这项技术的更新和更安全的迭代，儿科也还在进行许多研究，这些研究可能会在适当的时候提供积极的结果。

## 二、胃食管生物聚合物注射

在 Enteryx®（Boston Scientific）术中，液体聚合物通过内镜用针状导管注入食管下括约肌。注射后，聚合物能固化成海绵状的永久性植入物。这样可以通过支持和提高其弹性改善胃食管结合部，从而降低胃食管反流程度（图 28-16）。

在一项针对 144 名患者的国际开放标签临床试验中，科恩系数显示有 84% 的受试者在 1 年时，72% 受试者在 2 年时 PPI 使用量下降超过 50%，有 67% 的患者完全不需用药。在一项前瞻性随机试验中，在 51 名依赖 PPI 持续治疗的患者中进行腔内胃折叠术（EndoCinch）与 Enteryx 的比较。在 6 个月时，EndoCinch 治疗的患者 26 人中有 20 人（77%），Enteryx 治疗的 23 名患者中有 20 人（87%，$P$=0.365）可以停止 PPI 治疗或将剂量减少 50% 以上。两组中约有 25% 的患者需要再治疗以达到控制症状的目的。迄今为止，估计已有 3800 名患者接受了 Enteryx 设备的治疗，该设备于 2003 年获得 FDA 批准。

迄今为止，尚无关于其在儿科中使用的公开记录。然而，FDA 和波士顿科学公司向医疗保健专业人员和患者通报了使用 Enteryx 治疗的患者

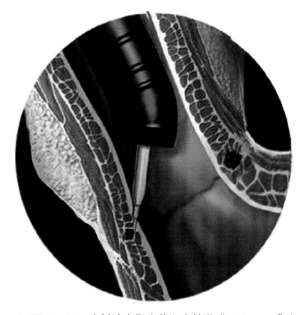

▲ 图 28-16 注射液态聚合物入食管黏膜，**Enteryx®** 术

发生的严重不良事件，包括死亡的情况。根据提交给 FDA 的报告，患者出现了食管瘘、肿胀和溃疡等情况。一名老年女性患者在聚合物注射入主动脉后，主动脉破裂，导致其失血过多而死亡。

2005 年 9 月 23 日，波士顿科学公司下令从商业分销中召回所有 Enteryx 程序套件和 Enteryx 注射器单包。公司召回通知称部分医师注射该物质时不慎刺破食管壁，导致不良事件。此外，波士顿科学公司在出现了超过 24 个问题报告后暂停了 Enteryx 设备的销售。该通知于 2005 年 9 月 19 日这一周发布在公司网站上。

## 结论

最有希望的结果似乎是使用缝合装置进行全层折叠的中期疗效，可以增加食管腹腔内部分（最有可能深入折叠至膈脚及食管全层的方法，即出现解剖结构的实际变化），并提高了内部括约肌长度和静息压。未来超声内镜可能会为这项技术提供更可控和更复杂的方法。

## 拓展阅读

[1] Cadière GB, Rajan A, Germay O, Himpens J. Endoluminal fundoplication by a transoral device for the treatment of GERD: a feasibility study. *Surg Endosc* 2008, **22**, 333-342.

[2] Cadière GB, Van Sante N, Graves JE, Gawlicka AK, Rajan A. Two-year results of a feasibility study on antireflux transoral incisionless fundoplication (TIF) using EsophyX. *Surg Endosc* 2009, **23**, 957-964.

[3] Cohen LB, Johnson DA, Ganz RA, et al. Enteryx implantation for GERD: expanded multicenter trial results and interim postapproval follow-up to 24 months. *Gastrointest Endosc* 2005, **61**, 650-658.

[4] Festen C. Paraesophageal hernia: a major complication of Nissen's fundoplication. *J Pediatr Surg* 1981, **16**, 496-499.

[5] Filipi CJ, Lehman GA, Rothstein RI, et al. Transoral, flexible endoscopic suturing for treatment of GERD: a multicenter trial. *Gastrointest Endosc* 2001, **53**, 416-422.

[6] Gotley DC, Smithers BM, Rhodes M, Menzies B, Branicki FJ, Nathanson L. Laparoscopic Nissen fundoplication - 200 consecutive cases. *Gut* 1996, **38**, 487-491.

[7] Hyams JS, Ricci A Jr, Leichtner AM. Clinical and laboratory correlates of esophagitis in young children. *J Pediatr Gastroenterol Nutr* 1988, **7**, 52-56.

[8] Islam S, Geiger JD, Coran AG, Teitelbaum DH. Use of radiofrequency ablation of the lower esophageal sphincter to treat recurrent gastroesophageal reflux disease. *J Pediatr Surg* 2004, **39**, 282-286.

[9] Jobe BA, O'Rourke RW, McMahon BP, et al. Transoral endoscopic fundoplication in the treatment of gastroesophageal reflux disease: the anatomic and physiologic basis for reconstruction of the esophagogastric junction using a novel device. *Ann Surg* 2008, **248**, 69-76.

[10] Liu DC, Somme S, Mavrelis PG, et al. Stretta as the initial antireflux procedure in children. *J Pediatr Surg* 2005, **40**, 148-151.

[11] Liu JJ, Glickman JN, Carr-Locke DL, Brooks DC, Saltzman JR. Gastroesophageal junction smooth muscle remodeling after endoluminal gastroplication. *Am J Gastroenterol* 2004, **99**, 1895-1901.

[12] Mahmood Z, McMahon BP, Arfin Q, et al. Endocinch therapy for gastro-oesophageal reflux disease: a one-year prospective follow-up. *Gut* 2003, **52**, 34-39.

[13] Mahmood Z, Byrne PJ, McMahon BP, et al. Comparison of transesophageal endoscopic plication (TEP) with laparoscopic Nissen fundoplication (LNF) in the treatment of uncomplicated reflux disease. *Am J Gastroenterol* 2006, **101**, 431-436.

[14] Martin AJ, Pratt N, Kennedy JD, et al. Natural history and familial relationships of infant spilling to 9 years of age. *Pediatrics* 2002, **109**, 1061-1067.

[15] Mattioli G, Repetto P, Carlini C, et al. Laparoscopic vs open approach for the treatment of gastroesophageal reflux in children. *Surg Endosc* 2002, **16**, 750-752.

[16] Park P, Kjellin T, Kadirkamanathan S, Appleyard M. Results of endoscopic gastroplasty for gastrooesophageal reflux disease. *Gastrointest Endosc* 2001, **53**, AB115.

[17] Pleskow D, Rothstein R, Lo S, et al. Endoscopic full-thickness plication for the treatment of GERD: a multicenter trial. *Gastrointest Endosc* 2004, **59**, 163-171.

[18] Raijman I, Ben-Menachem T, Reddy G, Weiland S. Symptomatic response to endoluminal gastroplication (ELGP) in patients with gastroesophageal reflux disease (GERD): a multicentre experience. *Gastrointest Endosc* 2001, **53**, AB74.

[19] Repici A, Fumagalli U, Malesci A, Barbera R, Gambaro

C, Rosati R. Endoluminal fundoplication (ELF) for GERD using EsophyX: a 12-month follow-up in a singlecenter experience. *J Gastrointest Surg* 2010, **14**, 1-6.

[20] Richards WO, Scholz S, Khaitan L, Sharp KW, Holzman MD. Initial experience with the stretta procedure for the treatment of gastroesophageal reflux disease. *J Laparoendosc Adv Surg Tech A* 2001, **11**, 267-273.

[21] Richards WO, Houston HL, Torquati A, *et al.* Paradigm shift in the management of gastroesophageal reflux disease. *Ann Surg* 2003, **237**, 638-647.

[22] Rudolph CD, Mazur LJ, Liptak GS, *et al.* Guidelines for evaluation and treatment of gastroesophageal reflux in infants and children: recommendations of the North American Society for Pediatric Gastroenterology and Nutrition. *J Pediatr Gastroenterol Nutr* 2001, **32**, S1-S31.

[23] Shepherd RW, Wren J, Evans S, Lander M, Ong TH. Gastroesophageal reflux in children. Clinical profile, course and outcome with active therapy in 126 cases. *Clin Pediatr* 1987, **26**, 55-60.

[24] Swain CP, Kadirkamanathan SS, Gong F, *et al.* Knot tying at flexible endoscopy. *Gastrointest Endosc* 1994, **40**, 722-729.

[25] Swain P, Park PO, Mills T. Bard EndoCinch: the device, the technique, and pre-clinical studies. *Gastrointest Endosc Clin North Am* 2003, **13**, 75-88.

[26] Swain P, Park PO. Endoscopic suturing. *Best Pract Res Clin Gastroenterol* 2004, **18**, 37-47.

[27] Thiny MT, Shaheen NJ. Is Stretta ready for primetime? *Gastroenterology* 2002, **123**, 643- 644.

[28] Thomson, M. Disorders of the oesophagus and stomach in infants. *Baillière's Clin Gastroenterol* 1997, **11**, 547-571.

[29] Thomson M, Frischer-Ravens A, Hall S, Afzal N, Ashwood P, Swain CP. Endoluminal gastroplication in children with significant gastro-oesophageal reflux disease. *Gut* 2004, **53**, 1745-1750.

[30] Thomson M, Antao B, Hall S, *et al.* Mediumterm outcome of endoluminal gastroplication with the Endocinch device in children. *J Pediatr Gastroenterol Nutr* 2008, **46**, 172-177.

[31] Torquati A, Houston HL, Kaiser J, Holzman MD, Richards WO. Long-term follow-up study of the Stretta procedure for the treatment of gastroesophageal reflux disease. *Surg Endosc* 2004, **18**, 1475-1479.

[32] Veit F, Schwagten K, Auldist AW, Beasley SW. Trends in the use of fundoplication in children with gastro-oesophageal reflux. *J Paediatr Child Health* 1995, **31**, 121-126.

[33] Velanovich V, Ben-Menachem T, Goel S. Case-control comparison of endoscopic gastroplication with laparoscopic fundoplication in the management of gastroesophageal reflux disease: early symptomatic outcomes. *Surg Laparosc Endosc Percutan Tech* 2002, **12**, 219-223.

[34] Watson DI. Endoscopic antireflux surgery: are we there yet? *World J Surg* 2008, **32**, 1578-1580.

# 第 29 章　食入异物

## Foreign body ingestion

Raoul Furlano　George Gershman　Jenifer R. Lightdale　著

邓朝晖　译

---

**要点**

- 误食扣式电池需要急诊内镜和包括胸部 X 线片在内的检查。
- 误食一块以上的磁铁时，如条件允许，诊断后的 24h 内内镜去除。
- 一旦异物通过了食管，是否取出的指征取决于它的大小、圆钝还是锋利。
- 如果直径＞2.5cm 或长度＞6cm 的大的或长的物体不能通过幽门或停留于胃内时，需将其取出。
- 食物团块嵌塞在食管时，患儿如果出现流涎或颈部疼痛的症状，是急诊内镜取出的指征。
- 如果孩子出现食物团块嵌塞在食管但流涎的情况不严重，内镜取出异物可暂缓作为备选，给时间让食物团块嵌塞情况自行消失。
- 最佳的抓取锋利异物的工具包括抓取钳、抓取网和息肉圈套器。建议小儿内镜检查装置中保留存放这些工具的"异物抓取盒"。

---

内镜是儿童上消化道异物取出的常见又有效的方法。大部分误食异物发生在小年龄段幼儿，6 月龄至 6 岁的发病率为高峰[1]。与成年人相比，大多儿童误食的异物为在家中的普通物品，包括硬币、玩具、珠宝、磁铁和电池。其中 80% 以上无须任何干预自行顺利通过胃肠道排出体外[2, 3]。

异物取出指征取决于患儿的年龄和体型，异物的种类和形状、异物所在的位置，以及临床表现和误服后的时长。硬币是全世界儿童最普遍误食的异物[4, 5]。一般来说，直径＞2.5cm 的硬币更可能发生嵌塞，尤其是对于 5 岁以下小儿。约 30% 的患儿，可自行清除硬币[6]。多达 60% 的患儿可在内镜检查取出硬币前，自行清除在食管下段的硬币[7, 8]。

区分硬币和扣式电池是至关重要的，因为后者有很大可能出现黏膜损伤和穿孔。现代的电池生产追求大直径高电压锂电池，它们在家庭生活中无处不在，这就增加了处理扣式电池误服后的紧迫性，尤其是在食管中的扣式电池。

## 一、诊断评估

当看到或怀疑误食硬币或其他异物的儿童，应当进行放射线检查以评估是否存在食管嵌塞[1, 9]。不可将硬币及圆形的电池混淆，侧位影像学有助于区分两者。当影像学评估怀疑异物为硬币时，边缘必须清晰可见，不能有"双环征"，因为"双环征"提示扣式电池的可能更大。

可通过放射片初步诊断，明确异物的位置、大小、形状，以及误服异物的数量，并有助于排除异物吸入气道[1, 9]。放射片可描述大多数不透射线的异物，但可能对透射线的异物并没有什么作用，比如鱼骨头、木头、塑料和薄金属片[1, 9]。

除了目标异物的定位，还要评估有无纵隔及腹腔的游离气体。不常规进行造影检查，因为这会增加误吸的风险。尽管磁共振成像（MRI）可以用来描绘异物，但未必可行。因此大多数指南建议将计算机断层扫描（CT）作为二线方案，尤其是当异物是不透射线时，需要了解该异物的位置以助判断是否可以内镜下取出异物[10-12]。

当然，许多尖锐的异物，尤其是像鱼骨这样非常细的东西，任何摄片都看不到，所以即便放射学检查没有阳性结果，当高度怀疑异物存在时仍应行内镜检查。如果无症状患儿选择观察而不是内镜去除异物，要密切连续监测腹部 X 线片。未行内镜检查或未找到异物的患儿在离院后如有腹痛、呕吐、持续体温升高、呕血或黑粪应立刻就诊并告知医师相关病史[6, 13]。

据报道，儿童误服异物后排出体外的平均时间为 3.6 天，而尖锐物体从误食到穿孔的中位数时间为 10.4 天[14]。如果连续 X 线检查发现不透射线的异物 3 天内没有进展，或者患儿出现症状，可能更适合手术取出异物[14, 15]。

## 二、食管异物嵌塞

相比其他更远端位置的消化道异物，无论是钝的或者尖锐的食管异物嵌塞，都需要更紧急的干预。与误食异物相关的症状包括呕吐、流涎、吞咽困难、吞咽痛、哽噎感，以及咳嗽、喘息和窒息等呼吸系统症状[16]。其中任何一种症状都提示可能出现了食管异物嵌塞，患儿会处于较高的误吸风险，需要紧急取出异物。尽管大多数患儿无任何症状，但所有的食管异物包括食管食物嵌塞，都应该紧急取出（扣式锂电池或尖锐物体在 2h 内取出；其他异物应 24h 内取出），以免发生明显的食管损伤或糜烂入纵隔[10-12]。

## 三、胃和小肠内异物

吞食尖锐物体的频率和类型在很大程度上取决于文化因素。食管鱼刺最常发生在亚洲和地中海地区，因为这些地区的人们习惯于在年幼时就开始吃鱼[17]。

尽管纸尿裤的问世在全球范围内大大降低了误食别针的发生率[14]，但在使用别针固定衣服或宗教服装的族裔群体中，误食别针仍普遍存在[18, 19]。

误食牙签在老年人群中更普遍，但有时也会发生在幼儿身上[20, 21]。

如果尖锐异物嵌塞于食管内，患儿可能会有明显的症状，包括疼痛、吞咽困难、吞咽痛和流涎等。然而，迟发的肠道穿孔、突出腔外、脓肿、腹膜炎、瘘管形成、阑尾炎，以及肝脏、膀胱、心脏和肺部穿透及颈总动脉的破裂，都曾发生在误食尖锐异物后几周仍无症状的患儿身上 [12, 19, 20, 22–27]。

误食尖锐异物的严重并发症，包括需要紧急手术甚至死亡，这在食入异物 48h 后出现症状 [28] 或吞咽透射线异物导致延误诊断的患儿中发生率更高 [21, 29]。在异物通过十二指肠之前，及时考虑到异物摄入和及时内镜取出异物是避免这些悲剧结果的最好方法。

异物如果通过了食管，是否取出该异物的适应证将取决于它的大小、形状是圆钝还是锋利。不能自行通过幽门而滞留在胃里的大的或长的异物应当取出。最近的共识指南建议，如果钝性异物直径 > 2.5cm 或长度 > 6cm 或患儿有症状，应当将胃或十二指肠内的异物取出。否则，胃内的钝性异物可进行择期治疗，除非患儿出现症状或者 4 周仍未自行排出体外。相反，胃或十二指肠近端尖锐的物体应立即移除（在 2h 内），以减少它们达到内镜无法达到的位置和使远端小肠穿孔的机会 [10–12]。

### （一）电池

有些异物的误食情况特殊。例如，圆柱形电池通常不会像扣式电池那样释放电流，但仍有可能泄漏腐蚀性液体，尤其是当外壳损坏时 [30]。一般建议紧急内镜取出（< 24h）嵌顿在食管里的圆柱形电池。如果是胃内单一电池，适合门诊监测随访 [10–12]。也有报道过误服多个电池，通常发生于企图自杀的青少年，需要适当的管理与选择性内镜下取出异物 [31]。

### （二）磁铁

还有个特殊情况是食入多个不同吸力的磁铁，或食入磁铁与另一个金属物。这样可能会导致两物相互吸引后将一部分肠壁夹在中间造成伤害。两者之间产生的压力可导致肠壁坏死，形成瘘口、穿孔、梗阻、肠扭转或腹膜炎 [32–35]。近年来，随着玩具和其他小型物品中钕或稀土磁铁的日益流行，误食磁铁的情况逐渐增多。这些磁铁的吸引力是传统磁铁的 5 倍多，而且比传统磁铁更容易引起胃肠道损伤。虽然同样的潜在的伤害和管理原则适用于非钕磁铁，但磁力降低使相对风险显著减少。

应立即取出内镜可及范围内的所有磁铁。对于已经超过内镜可到达范围的，建议密切观察，监测中发现位置无进展时需要外科会诊 [10–12]。

### （三）毒品包

在毒品走私猖獗的地区，青少年也可能牵涉进所谓的"人肉包装"。非法毒品被装进乳胶安全套、气球或塑料里，然后吞入体内再运输 [36]。这些包装的破损或泄漏很可能有致命危险，因此不应尝试内镜下取出 [10, 11]。

## 四、食团嵌塞

儿童食团嵌塞提示可能存在潜在的食管疾病，如嗜酸性食管炎、消化道本身或外源引起的狭窄、贲门失弛缓症，以及其他动力障碍 [37–41]。因此，相对于其他部位的消化道异物，内镜医师在取出食团后应进行食管黏膜活检 [10–12]。另一方面，对潜在狭窄的扩张治疗和其他个体化治疗方案的制订最好是在获得活检结果以后再择期进行。如果嵌塞已经发生一段时间，应避免局部的扩张治疗，因为此时消化道黏膜的急性炎症反应会导致增加穿孔的风险 [12]。

流涎或颈部疼痛是食团嵌塞食管行紧急内镜取出的指征。如果患儿能耐受增多的分泌物，内镜可推迟，可考虑急诊（< 24h）内镜取出，允

许择期进行是为了给自发清除提供时间[10-12]。

虽然有必要观察远端食管以明确远端食管无狭窄，但异物取出的方法可以包括分段取出、吸引和（或）将大食团缓慢推入胃内[10-12]。使用胰高血糖素松弛食管下段括约肌以加速自发性清除可能无效，尤其是在患有嗜酸性食管炎的儿童[12, 42, 43]。

## 五、异物取出的设备及管理

对异物的最佳内镜处理取决于异物的位置和类型。异物取出的成功率取决于内镜医师的经验和设备的选择[1]。尖锐异物的最佳抓取工具包括取出钳、取出网和息肉圈套器[44]。对于小儿内镜室而言，保留一个"异物取出箱"是个很好的做法，它可以收纳各种工具，而且可以很容易地就运送到内镜操作室。事实上，儿童可能误食的异物种类繁多，内镜医师在首次尝试取异物后又换其他不同的工具再次尝试取异物的情况很常见。如果可能，内镜医师应在内镜开始前，先测试所选择的器械是否可以抓住异物。

当然，在某种程度上，孩子的娇小体型会限制一些设备的使用，尤其是小型内镜。举个例子，6mm胃镜的通道是2mm，只能容纳小号息肉取出网（直径20mm）、息肉圈套器或Dormia篮装置[45, 46]。已经开发了许多特殊异物取出的工具，尤其是网或者篮非常实用，还有不同大小尺寸可选择。一般来说，用鼠齿钳取出长、细和（或）锋利的物体比较容易[46]。对于较长的尖锐物体如牙签，息肉圈套器也是一个不错的选择，它还能用于关闭胃内打开的别针。如果物体的尖端是向头的，在取出前，用鼠齿钳将物体推入胃内并将尖端向尾侧旋转可能是最安全的。

表29-1所列设备大多适用于小儿内镜的工作通道。

**表29-1 与小儿内镜兼容的设备（2mm通道）**

- 小活检钳
- 小息肉圈套器
- 儿科 Roth 网
- 小鳄口钳
- 小鼠齿钳
- 小注射针
- 小 APC 探针
- 双叉抓取钳

## 参考文献

[1] Ikenberry SO, Jue TL, Anderson MA, *et al*. Management of ingested foreign bodies and food impactions. *Gastrointest Endosc* 2011, **73**, 1085-1091.

[2] Chu KM, Choi HK, Tuen HH, Law SY, Branicki FJ, Wong J. A prospective randomized trial comparing the use of the flexible gastroscope versus the bronchoscope in the management of foreign body ingestion. *Gastrointest Endosc* 1998, **47**, 23-27.

[3] Kim JK, Kim SS, Kim JI, *et al*. Management of foreign bodies in the gastrointestinal tract: an analysis of 104 cases in children. *Endoscopy* 1999, **31**, 302-304.

[4] Denney W, Ahmad N, Dillard B, Nowicki MJ. Children will eat the strangest things: a 10-year retrospective analysis of foreign body and caustic ingestions from a single academic center. *Pediatr Emerg Care* 2012, **28**, 731-734.

[5] Chen X, Milkovich S, Stool D, van As AB, Reilly J, Rider G. Pediatric coin ingestion and aspiration. *Int J Pediatr Otorhinolaryngol* 2006, **70**, 325-329.

[6] Gregori D, Scarinzi C, Morra B, *et al*. Ingested foreign bodies causing complications and requiring hospitalization in European children: results from the ESFBI study. *Pediatr Int* 2010, **52**, 26-32.

[7] Farmakakis T, Dessypris N, Alexe DM, *et al*. Magnitude and object-specific hazards of aspiration and ingestion injuries among children in Greece. *Int J Pediatr Otorhinolaryngol* 2007, **71**, 317-324.

[8] Braumann C, Goette O, Menenakos C, Ordemann J, Jacobi CA. Laparoscopic removal of ingested pin penetrating the gastric wall in an immunosuppressed patient. *Surg Endosc* 2004, **18**, 870.

[9] Guelfguat M, Kaplinskiy V, Reddy SH, DiPoce J. Clinical guidelines for imaging and reporting ingested foreign bodies. *Am J Roentgenol* 2014, **203**, 37-53.

[10] Thomson M, Tringali A, Dumonceau JM, *et al*. Paediatric gastrointestinal endoscopy: European Society for Paediatric Gastroenterolgy Hepatology and Nutrition and European Society of Gastrointestinal Endoscopy Guidelines. *J Pediatr Gastroenterol Nutr* 2017, **64**, 133-153.

[11] Tringali A, Thomson M, Dumonceau JM, *et al*. Pediatric gastrointestinal endoscopy: European Society of Gastrointestinal Endoscopy (ESGE) and European Society for Paediatric Gastroenterology Hepatology and Nutrition (ESPGHAN) guideline executive summary. *Endoscopy* 2017, **49**, 83-91.

[12] Kramer RE, Lerner DG, Lin T, *et al*. Management of ingested foreign bodies in children: a clinical report of the NASPGHAN Endoscopy Committee. *J Pediatr Gastroenterol Nutr* 2015, **60**, 562-574.

[13] Ingraham CR, Mannelli L, Robinson JD, Linnau KF. Radiology of foreign bodies: how do we image them? *Emerg Radiol* 2015, **22**, 425-430.

[14] Paul RI, Christoffel KK, Binns HJ, Jaffe DM. Foreign body ingestions in children: risk of complication varies with site of initial health care contact. *Pediatric Practice Research Group. Pediatrics* 1993, **91**, 121-127.

[15] Rodríguez-Hermosa JI, Codina-Cazador A, Sirvent JM, Martín A, Gironès J, Garsot E. Surgically treated perforations of the gastrointestinal tract caused by ingested foreign bodies. *Colorectal Dis* 2008, **10**, 701-707.

[16] Jayachandra S, Eslick GD. A systematic review of paediatric foreign body ingestion: presentation, complications, and management. *Int J Pediatr Otorhinolaryngol* 2013, **77**, 311-317.

[17] Reilly BK, Stool D, Chen X, Rider G, Stool SE, Reilly JS. Foreign body injury in children in the twentieth century: a modern comparison to the Jackson collection. *Int J Pediatr Otorhinolaryngol* 2003, **67**, S171-S174.

[18] Aydogdu S, Arikan C, Cakir M, *et al*. Foreign body ingestion in Turkish children. *Turk J Pediatr* 2009, **51**, 127-312.

[19] Türkyilmaz Z, Karabulut R, Sönmez K, Basaklar AC, Kale N. A new method for the removal of safety pins ingested by children. *Ann Acad Med Singapore* 2007, **36**, 206-207.

[20] Akcam M, Kockar C, Tola HT, Duman L, Gündüz M. Endoscopic removal of an ingested pin migrated into the liver and affixed by its head to the duodenum. *Gastrointest Endosc* 2009, **69**, 82-84.

[21] Hameed K HM, Rehman S. Management of foreign bodies in the upper gastrointestinal tract with flexible endoscope. *J Postgrad Med Institute (Peshwar-Pakistan)* 2011, **25**, 433-435.

[22] Braumann C, Goette O, Menenakos C, Ordemann J, Jacobi CA. Laparoscopic removal of ingested pin penetrating the gastric wall in an immunosuppressed patient. *Surg Endosc* 2004, **18**, 870.

[23] Mehran A, Podkameni D, Rosenthal R, Szomstein S. Gastric perforation secondary to ingestion of a sharp foreign body. *J Soc Laparoendosc Surgeons* 2005, **9**, 91-93.

[24] Goh BK, Chow PK, Quah HM, *et al*. Perforation of the gastrointestinal tract secondary to ingestion of foreign bodies. *World J Surg* 2006, **30**, 372-377.

[25] Garcia-Segui A, Bercowsky E, Gómez-Fernández I, Gibernau R, Gascón Mir M. Late migration of a toothpick into the bladder: initial presentation with urosepsis and hydronephrosis. *Arch Esp Urol* 2012, **65**, 626-629.

[26] Karadayi S, Sahin E, Nadir A, Kaptanoglu M. Wandering pins: case report. *Cumhuriyet Med J* 2009, **31**, 300-302.

[27] Sai Prasad TR, Low Y, Tan CE, Jacobsen AS. Swallowed foreign bodies in children: report of four unusual cases. *Ann Acad Med Singapore* 2006, **35**, 49-53.

[28] Palta R, Sahota A, Bemarki A, Salama P, Simpson N, Laine L. Foreign-body ingestion: characteristics and outcomes in a lower socioeconomic population with predominantly intentional ingestion. *Gastrointest Endosc* 2009, **69**, 426-433.

[29] Tokar B, Cevik AA, Ilhan H. Ingested gastrointestinal foreign bodies: predisposing factors for complications in children having surgical or endoscopic removal. *Pediatr Surg Int* 2007, **23**, 135-139.

[30] Litovitz T, Schmitz BF. Ingestion of cylindrical and button batteries: an analysis of 2382 cases. *Pediatrics* 1992, **89**, 747-757.

[31] Sahn B, Mamula P, Ford CA. Review of foreign body ingestion and esophageal food impaction management in adolescents. *J Adolesc Health* 2014, **55**, 260-266.

[32] McCormick S, Brennan P, Yassa J, Shawis R. Children and mini-magnets: an almost fatal attraction. *Emerg Med J* 2002, **19**, 71-73.

[33] Dutta S, Barzin A. Multiple magnet ingestion as a source of severe gastrointestinal complications requiring surgical intervention. *Arch Pedatr Adolesc Med* 2008, **162**, 123-125.

[34] Centers for Disease C and Prevention. Gastrointestinal injuries from magnet ingestion in children - United States, 2003-2006. *Morb Mortal Wkly Rep* 2006, **55**, 1296-1300.

[35] Kay M, Wyllie R. Pediatric foreign bodies and their management. *Curr Gastroenterol Rep* 2005, **7**, 212-218.

[36] Beno S, Calello D, Baluffi A, Henretig FM. Pediatric body packing: drug smuggling reaches a new low. *Pediatr Emerg Care* 2005, **21**, 744-746.

[37] Longstreth GF, Longstreth KJ, Yao JF. Esophageal food impaction: epidemiology and therapy. A retrospective, observational study. *Gastrointest Endosc* 2001, **3**, 193-198.

[38] Byrne KR, Panagiotakis PH, Hilden K, Thomas KL, Peterson KA, Fang JC. Retrospective analysis of esophageal

food impaction: differences in etiology by age and gender. *Dig Dis Sci* 2007, **52**, 717-721.

[39] Cheung KM, Oliver MR, Cameron DJ, Catto-Smith AG, Chow CW. Esophageal eosinophilia in children with dysphagia. *J Pediatr Gastroenterol Nutr* 2003, **37**, 498-503.

[40] Lao J, Bostwick HE, Berezin S, Halata MS, Newman LJ, Medow MS. Esophageal food impaction in children. *Pediatr Emerg Care* 2003, **19**, 402-407.

[41] Hurtado CW, Furuta GT, Kramer RE. Etiology of esophageal food impactions in children. *J Pediatr Gastroenterol Nutr* 2011, **52**, 43-46.

[42] Weant KA, Weant MP. Safety and efficacy of glucagon for the relief of acute esophageal food impaction. *Am J Health Syst Pharm* 2012, **69**, 573-577.

[43] Thimmapuram J, Oosterveen S, Grim R. Use of glucagon in relieving esophageal food bolus impaction in the era of eosinophilic esophageal infiltration. *Dysphagia* 2013, **28**, 12-16.

[44] Chaves DM, Ishioka S, Félix VN, Sakai P, Gama-Rodrigues JJ. Removal of a foreign body from the upper gastrointestinal tract with a flexible endoscope: a prospective study. *Endoscopy* 2004, **36**, 887-892.

[45] Chu KM, Choi HK, Tuen HH, Law SY, Branicki FJ, Wong J. A prospective randomized trial comparing the use of the flexible gastroscope versus the bronchoscope in the management of foreign body ingestion. *Gastrointest Endosc* 1998, **47**, 23-27.

[46] Kim JK, Kim SS, Kim JI, *et al*. Management of foreign bodies in the gastrointestinal tract: an analysis of 104 cases in children. *Endoscopy* 1999, **31**, 302-304.

# 第30章　非静脉曲张的内镜下止血
## Non-variceal endoscopic hemostasis

George Gershman　Jorge H. Vargas　Mike Thomson　著

丁　强　刘　梅　译

要点

- 正确估计出血的严重程度、儿童急诊内镜检查的时机及对儿科内镜医师进行高质量培训，是成功治疗儿童急性胃肠道出血的关键。
- 多种内镜设备和方法，可用于非静脉曲张出血的内镜止血。

儿童急性胃肠道出血（acute gastrointestinal bleeding，AGIB）是临床常见急症，即使在发达国家也具有相当高的发病率和死亡率。最近对美国 47 家儿科三级医疗中心住院患儿的 AGIB 回顾性分析显示（数据来自儿科医院信息系统），主要诊断和次要诊断为 AGIB 的儿童死亡率分别接近 0.4% 和 3%。低估入院时出血的严重程度、内镜检查不及时、缺乏接受过内镜治疗培训的专家及对复发性出血风险的错误估计是影响儿童 AGIB 死亡率的主要因素。

为了解决以上问题，应用 Sheffield 评分系统筛选出可能从急诊内镜检查和内镜治疗止血中受益的儿童。该评价系统通过将以下四类临床相关特征的数值相加得出分数。

- 病史（黑粪——1 分，大量呕血——1 分）。

- 临床评估（心率超过平均年龄心率值>20/min——1 分，毛细血管再充盈时间>2s——4 分）。
- 实验室检查结果（血红蛋白下降>20g/L——3 分）。
- 治疗和复苏（需要大剂量补液——3 分，需要输血：血红蛋白下降>20g/L——6 分，需要其他血液制品——4 分）。

需要干预的临界值为 8 分，其阳性预测值和阴性预测值分别约 91% 和 89%。Sheffield 评分系统将 AGIB 儿童分为三类：①对出血不受控制而需要扩容的儿童立即进行干预；②12h 内对评分达到阈值但体征平稳的儿童进行内镜干预；③对于临床出血风险评分未达到干预阈值且 AGIB 似乎已停止的儿童，可进行或不进行内镜检查。

缺乏儿童内镜止血的设备和专家是另一个困难。发展 AGIB "超级中心" 或与擅长内镜止血的成人消化专家合作可能是解决问题的办法。由于医院政策、医疗系统类型（公立与私立）的差异，以及部分成人科消化内镜医师对涉足儿科领域缺乏热情，两种办法各有利弊。

已经证明，24h 内的早期内镜检查可以减少输血、再出血（RB）和外科手术机会。此外，依据 Forrest 分类（F）的内镜下活动性或复发性出血的内镜特征，评估再出血风险的概率从而判断是否需要内镜下止血和住院治疗。

- 患儿出现喷血（F1a 型）或渗血（F1b 型）（图 30-1）则出血概率为 50%～100%。
- 如果发现可见的裸露血管（F2a 型）或血凝块（F2b 型）（图 30-2），则出血概率＜50%。
- 扁平黑斑（F2c 型）（图 30-3）或基底干净（F3 型）（图 30-4）的溃疡病例中出血概率＜10%。

除了 Forrest 分类，其他可以预测消化性溃疡不良后果和（或）内镜治疗失败的内镜特征包括溃疡直径＞2cm、可见大的裸露血管、胃腔中存在血液及溃疡位于十二指肠后壁或胃小弯近端。以上情况在儿童患者中是否适用还需要进一步的研究证实。

## 一、一般性考虑

由于儿童非静脉曲张 AGIB 发病率低而且缺乏儿童病例研究，儿科消化专家往往遵循成人指南的建议。非静脉曲张 AGIB 诊断和处理的主要依据是美国胃肠病学会和欧洲胃肠内镜学会的指南。

儿科临床实践可接受以下建议。

- 立即评估急性 AGIB 患儿的血流动力学状态，如果存在血流动力学不稳定，则立即使用晶体进行初始血容量补充。
- 限制性红细胞输血策略，目标血红蛋白为 70～90g/L。
- 对于接受内镜治疗的患儿或未接受内镜止血的 F2b 型溃疡患儿，静脉注射大剂量质子泵抑制药 72h。
- 避免常规使用鼻胃或口胃抽吸 / 灌洗。

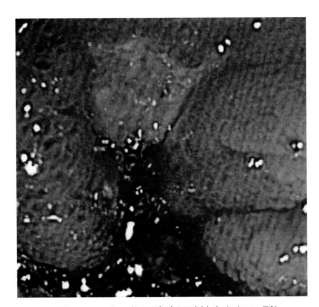

▲ 图 30-1　十二指肠溃疡活动性出血（**F1b 型**）

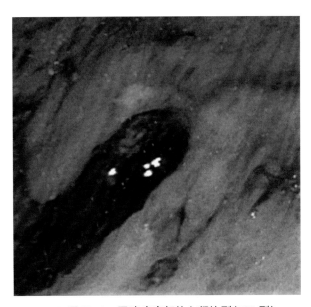

▲ 图 30-2　胃溃疡底部的血凝块型（**F2b 型**）

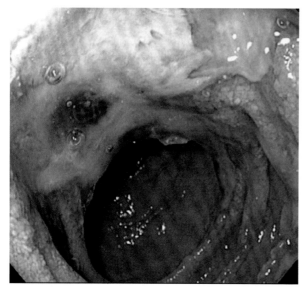

▲ 图 30-3　十二指肠溃疡基底的扁平黑斑（F2c 型）

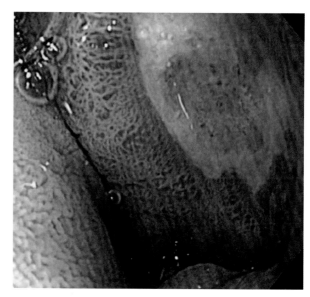

▲ 图 30-4　十二指肠溃疡底部洁净（F3 型）

- 对于严重或持续出血的患儿，在上消化道内镜检查前 30～120min 静脉注射红霉素 3mg/kg，最大剂量为 250mg。
- F1a 型、F1b 型和 F2a 型溃疡应进行内镜治疗。
- F2b 型溃疡可考虑内镜下去除血凝块。
- F2c 型和 F3 型溃疡应避免内镜治疗。
- 避免使用肾上腺素注射液作为内镜下单一的治疗方法。
- 避免常规二次内镜检查，除非在初次内镜止血后有再出血的临床证据。

## 二、内镜的选择

　　活动性出血期间的内镜检查有一定困难，因为能见度差并且需要去除大量血液并同时进行止血操作和病灶的冲洗。因此，如果患儿体型允许，则双通道治疗性内镜更为方便，否则可选择成人的上消化道内镜用于 10kg 以上的儿童。儿童的上消化道内镜的吸引有限，仅供幼儿使用，≤ 6mm 的细长内镜用于新生儿和婴儿。

## 三、内镜止血技术

　　内镜止血方法可分为以下三类：非热凝止血、机械性压迫止血和热凝止血。

### （一）肾上腺素注射疗法

　　生理盐水配制的肾上腺素（1∶10 000）是一种血管收缩药，通常用于儿童非静脉曲张出血的止血。可使用 23G 或 25G 注射针注入出血部位（两种注射针都适用于 2.8mm 和 2mm 活检孔道的内镜）。在注射针插入活检孔道之前进行预充（肾上腺素），以防止空气栓塞。目前，特别是在出血性溃疡患儿中（F1a 型、F1b 型和 F2a 型），建议将肾上腺素溶液注射与热凝或机械性压迫止血方法联合使用。已有儿童病例数据报道显示，急性非静脉曲张性上消化道出血患儿行肾上腺素单药治疗后的再出血率很高（40%），这也说明多种方法联用的必要。

　　肾上腺素溶液注射的适应证：出血性溃疡；出血性动静脉畸形；息肉切除术后出血。

可根据出血的具体原因调整注射方法，例如，有可见血管的出血性溃疡需要在溃疡周边四象限注射，通常每个部位 0.5～1ml，然后直接注射到出血血管中。而动静脉畸形或息肉切除术后息肉底部的出血首先应该对准出血点进行注射。肾上腺素溶液注射总量不应超过 16ml（推荐的成人剂量）。在我们的实践中很少每次注射超过 4ml，以避免局部缺血或穿孔。

### （二）内镜下止血粉和凝胶

止血药的局部应用是一种新型的、非创伤性的、非常有效的内镜止血方法，在过去 10 年中它在成人消化内科被迅速普及。尽管有传统的内镜止血方法，但当止血效果不佳时，它可作为局部或弥漫性病变主要的或抢救性的治疗。有三种药在美国有售。

1. Hemospray®（Cook Medical，Bloomington，IN，USA）是一种无机、不可吸收的纳米化合物，通过导管插入内镜工作孔道中而喷洒。借助二氧化碳罐加压将粉末输送到出血区域。它可以吸收水分形成一个黏性屏障，从而达到止血效果。Hemospray 通过标准的 10French 导管输送，每次爆发释放 1～5g 粉末。为防止导管凝结，建议将导管与出血灶保持 2～3cm 的距离。现有数据显示立即止血率为 92%，7 天再出血率接近 21%。

2. EndoClot®（EndoClot Plus Inc.，Santa Clara，CA，USA）多糖止血系统是另一种输送止血粉末的非接触式内镜设备。它由改性聚合物颗粒组成，可吸收血液中的水分。这种脱水过程会增加血小板、红细胞和凝血蛋白（凝血酶、纤维蛋白原等）的浓度，从而快速形成止血层。

3. Ankaferd Blood Stopper（Ankaferd Health Products，Istanbul，Turkey）是一种 100ml 的草本提取物，由 5 种不同的植物组成。它可能是通过形成一个红细胞聚集网来起作用。

4. Purastat（这是最近才被允许的第四种药）是一种凝胶，适用于点状出血，并且具有良好的视野，不会因喷洒导致视野被遮挡。

### （三）止血夹

金属止血夹在控制消化性溃疡基底部、迪氏病、马洛里 - 魏斯撕裂和息肉切除部位血管的活动性出血方面非常有效。可反复开闭最多 5 次的一次性预装可旋转双臂夹，目前已在市场上销售（图 30-5）。

使用标准夹取装置必须选用 2.8mm 活检孔道的内镜，该装置由金属线圈护套内的金属导丝组成，金属线圈护套表面由 2.2mm Teflon® 导管覆盖。而在没有 Teflon 导管的情况下应用 ResolutionClip®（Boston Scientific）可以适应更小工作孔道（2.2mm）的内镜。

成功应用金属夹的关键点包括：①出血点可见度好；②将夹子精确定位在目标病灶上；③释放前完全打开夹子；④夹子的最小开口要超出内镜顶端；⑤释放前将夹子嵌入组织时避免过度用力；⑥必要时使用多个夹子。

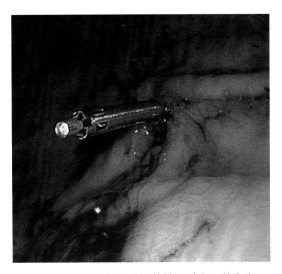

▲ 图 30-5 一次性预装可旋转双臂夹：单个夹子

十二指肠球后壁或十二指肠上角的大溃疡出血时使用金属止血夹比较困难。将患者转为俯卧位或仰卧位并使用双通道治疗性内镜可以改善出血部位的视野和操控性，以确保夹子很好释放。

出血性溃疡或迪氏病的首次止血率可分别为 84%～100%。与夹子止血相关的并发症非常罕见。

### （四）内镜吻合夹

自 2007 年以来，成人消化科医师已成功使用内镜吻合夹（OTSC）进行内镜止血和闭合穿孔（图 30-6 和图 30-7）。

结合其姊妹设备，可以对下消化道进行全层切除。它有三种不同的尺寸可供选择：11mm、12mm 和 14mm，帽盖深度为 3mm 或 6mm，用于在接近过程中抓握更多或更少的组织。OTSC 安装在内镜的前端上，带有一个类似于用于食管静脉曲张结扎的透明帽。它可以与诸如"双臂钳"之类的辅助工具结合使用，帮助夹子释放之前充分地接触组织边缘。

该设备安装在镜身外，由内镜外通道控制。中央双臂钳用以抓取所选组织，然后抽吸 5s 直到视野消失，类似于静脉曲张结扎，然后在体外转动把手，捕获夹的钳口被释放闭合。

### （五）热凝止血

可进行热凝止血的非静脉曲张出血包括：有出血或不出血的可见血管的溃疡；有黏附血凝块的溃疡；马洛里 - 魏斯撕裂伴活动性出血；血管畸形，例如迪氏病；息肉切除术后出血。

目前在儿科临床实践中使用三种类型的热凝装置。

1. 双极或多极热器件

由两个探头（双极 - 双极探头也称为"金"探头组成，其内有注射针，可以在出血点周围四象限注射肾上腺素，在"金"探头接触到血管之前实现止血）或 4～6 个（多极）有源电极并入热探头。该系统的优点是：①无须接负极板；②机械压迫出血血管；③接触面积大；④将探头拉回活检孔道后，组织黏附到探头和再出血的风险低；⑤热凝固深度更浅；⑥探头切线方向可以有效凝血，对十二指肠溃疡出血的止血效果好；⑦可以通过热探头进行冲洗；⑧小型（2.2mm）和大型（3.2mm）双极或多极探头在市场上有售，大探头可以更好地压迫出血血管，电凝深度也更深。

电凝深度与功率设置有关，中低挡设置（15～25W）更适合深度凝固，提高功率设置会增加水分蒸发，从而降低凝结程度。

2. 计算机控制的热探头（加热探头）

该设备通过将能量脉冲传递到由低热容量金属外壳包围的硅夹上产生和控制高达 250℃ 的热量，而组织中没有任何电流，并且配备有三喷射

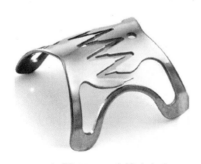

▲ 图 30-6　内镜吻合夹

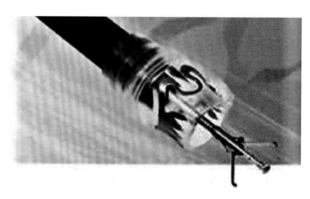

▲ 图 30-7　递送系统

水系统。

金属外壳在不到 0.2s 内升温到指定温度，并在不到 0.5s 内冷却下来。计算机控制输送到组织的温度和总能量。内镜医师在 5～30J 内调整向出血灶输送的能量。

加热探头的优点包括：①避免探头与组织的直接接触；②不黏附组织；③自动控制输送到组织的能量；④凝固深度可调。

与任何其他类型的热止血设备比较，双极/多极和加热探头在儿科患者中的使用频率更高。市售的双极/多极和加热探头很容易进入 2.8mm 内镜活检孔道。在实验模型中，这两种方法都可以提供足够的热量使宽达 2mm 的肠系膜上动脉发生凝固。

### 3. 氩等离子体凝固术（APC）

等离子体凝固是惰性气体（氩气最便宜）电离的结果，它填充了电极和目标组织之间的一个小间隙。当高频电流产生足够的电场强度时，就会发生氩气离子化。

电离的氩气传导电流并沿同一路径流动，释放的能量在没有碳化和蒸发的情况下诱导组织干燥和凝结，从而防止深层组织破坏。凝固深度与功率设置和应用时间成正比，但几乎从不超过 3mm。将探头在一个部位保持 5s 可产生 2～3mm 的凝固深度，功率设置为 30～60W。

APC 凝血的优点是：①与双极或多极探头相比，凝血区域更大；②组织破坏深度浅。

由于组织和探头之间的直接接触，该过程存在穿孔的风险，并且由于氩气的积聚可以导致胃和肠管膨胀。薄（1.5mm）探头是市售的，适用于小口径儿科内镜，因此在新生儿和婴儿中也可以应用 APC。

在成人中描述了两种类型的并发症：由于探头与黏膜直接接触和氩气穿过受损黏膜而导致的穿孔或黏膜下气肿。

### 4. 热凝止血的相关技术问题

内镜下可使用的不同热凝附件的详细信息前面部分已有描述。

手术前，儿童消化科医师应熟悉可用的设备、止血器材的正确设置，以及选择不同类型出血病变的最佳治疗方法。

胃或十二指肠非静脉曲张病变的出血可能来自可见血管（静脉或动脉）。在内镜检查时，可以见到不出血血管在溃疡底部呈金字塔状突起，如观察到明显的搏动性出血，毫无疑问是动脉出血，需要立即进行内镜干预。首先将双极探头或加热探头压在出血血管上，下一步如果使用加热探头，给予 4 个 30J 脉冲，如果使用双极或多极探头，将功率为 50W 的发生器调整为 15～20W，然后给予 8～10s 脉冲。

重复操作直到血管变平并且出血停止。止血过程中往往视野差，尤其是出血灶位于十二指肠。治疗性内镜可以有效地进行冲洗和强力吸引。

如果在出血部位有较大的血凝块止血也比较困难。在尝试去除黏附的血凝块以显露出血血管之前，必须权衡出血恶化的风险和可能的益处。首先需要仔细清洗血液和松散的纤维蛋白，直到溃疡边缘变得可见。然后在血凝块周边注射肾上腺素溶液，以降低血凝块脱落时出血的风险，并显露血凝块下面裸露的血管进行止血。需要强调的是，这种操作风险极高，需要经验丰富的内镜医师和强有力的团队支持。

如果看到暂未出血的血管，则可以更好地评估病变，更精确地止血。

血管发育不良者应调整功率设置以避免穿孔，优选 APC。

## 拓展阅读

[1] Attard TM, Miller M, Pant C, Kumar A, Thomson M. Mortality associated with gastrointestinal bleeding in children: a retrospective cohort study. *World J Gastroenterol* 2017, **23**, 1608-1617.

[2] Baracat F, Moura E, Bernardo W, *et al*. Endoscopic hemostasis for peptic ulcer bleeding: systematic review and meta-analyses of randomized control trials. *Surg Endosc* 2016, **30**, 2155-2168.

[3] hiu PW. Second-look endoscopy in acute non-variceal gastrointestinal bleeding. *Best Pract Res Clin Gastroenterol* 2013, **27**, 905-911.

[4] Emura T, Hosoda K, Harai S, *et al*. Dieulafoy lesion in a two-year-old boy: a case report. *J Med Case Rep* 2016, **10**, 293.

[5] Garber A, Jang S. Novel therapeutic strategies in the management of non-variceal upper gastrointestinal bleeding. *Clin Endosc* 2016, **49**, 421-424.

[6] Ghassemi KA, Jensen DM. What does lesion blood flow tell us about risk stratification and successful management of non-varicieal UGI bleeding? *Curr Gastroenterol Rep* 2017, **19**, 17.

[7] Giles H, Lal D, Gerred S, *et al*. Efficacy and safety of TC-325 m (hemospray TM) for non-variceal for upper non-variceal gastrointestinal bleeding in Middlemore hospital: the early New Zealand experience. *N Z Med J* 2016, **129**, 38-43.

[8] Goenka MK, Rai VK, Goenka U, *et al*. Endoscopic management of gastrointestinal leaks and bleeding with over-the-scope clip: a prospective study. *Clin Endosc* 2017, **50**, 58-63.

[9] Gralneck IM, Dumonceau J-M, Kuipers EJ, *et al*. Diagnosis and management of nonvariceal upper gastrointestinal hemorrhage: European Society of Gastrointestinal Endoscopy (ESGE) Guideline. *Endoscopy* 2015, **47**, a1-a46.

[10] Grassia R, Campone P, Iiritano E, *et al*. Non-variceal upper gastrointestinal bleeding: rescue treatment with a modified cyanoacrylate. *World J Gastroenterol* 2016, **22**, 10609-10616.

[11] Guo SB, Gong AX, Leng J, *et al*. Application of endoscopic hemoclips for non-variceal bleeding in the upper gastrointestinal tract. *World J Gastroenterol* 2009, **15**, 4322-4326.

[12] Kay MH, Wyllie R. Therapeutic endoscopy for nonvaricial gastrointestinal bleeding. *J Pediatr Gastroenterol Nutr* 2007, **45**, 157-171.

[13] Kawamura T, Yasuda K, Morikawa S. Current status of endoscopic management for non-variceal upper gastrointestinal bleeding. *Dig Endosc* 2010, **22**, S26-S30.

[14] Kim SY, Hyun JJ, Jung SW, Lee SW. Management of non-variceal upper gastrointestinal bleeding. *Clin Endosc* 2012, **45**, 220-223.

[15] Krishnan A, Velayutham V, Satyanesan J, *et al*. Role of endoscopic band ligation in non-variceal upper gastrointestinal bleeding. *Trop Gastroenterol* 2013, **34**, 91-94.

[16] Laine L, Jensen DM. Management of patients with ulcer bleeding. *Am J Gastroenterol* 2012, **107**, 345-360.

[17] Nojkov B, Cappell MS. Distinctive aspects of peptic ulcer disease, Dieulafoy's lesion and Mallory-Weiss syndrome in patients with advanced alcoholic liver disease or cirrhosis. *World J Gastroenterol* 2016, **22**, 446-466.

[18] Pagnelli M, Alvarez F, Halac U. Use of hemospray for non-variceal esophageal bleeding in an infant. *J Hepatol* 2014, **61**, 712-713.

[19] Thomson M, Belsha D. Endoscopic management of acute gastrointestinal bleeding in children: time for a radical re-think. *J Pediatr Surg* 2016, **51**, 206-210.

[20] Thomson MA, Leton N, Belsha D. Acute upper gastrointestinal bleeding in childhood: development of the Sheffield scoring system to predict need for endoscopic therapy. *J Pediatr Gastroenterol Nutr* 2015, **60**, 632-636.

[21] Ünal F, Cakir F, Baran M, *et al*. Application of endoscopic hemoclips for non-variceal upper gastrointestinal bleeding in children. *Turk J Gastroenterol* 2014, **25**, 147-151.

[22] Wedi E, Fischer A, Hochberger J, *et al*. Multicenter evaluation of first line endoscopic treatment with the OTSC in acute non-variceal gastrointestinal bleeding and comparison with the Rockall cohort: the FLETRock study. *Surg Endosc* 2018, **32**, 307-314.

[23] Wedi E, Gonzalez S, Menke D, *et al*. One hundred and one over-the-scope-clip applications, for severe gastrointestinal bleeding, leaks and fistulas. *World J Gastroenterol* 2016, **22**, 1844-1853.

# 第 31 章　静脉曲张内镜下止血
## Variceal endoscopic hemostasis

Patrick McKiernan　Lauren Johanson　Mike Thomson　著
丁　强　刘　梅　译

要点

- 目前，英国和欧洲使用三级分类系统，并已被证明具有很好的可重复性。

- 儿童高危静脉曲张包括以下情况：3 级食管静脉曲张、2 级食管静脉曲张伴红色征和（或）贲门 / 胃底静脉曲张。

- 套扎优于硬化疗法。

- ESPGHAN-ESGE 指南指出，如果儿童需要持续的循环支持、已知食管静脉曲张或出现大量呕血或黑粪，则应在急性上消化道出血后 12h 内进行内镜检查。

- 在成功治疗急性静脉曲张出血后，建议在出院前复查内镜。

- 超声内镜（EUS）可能有助于在胃底进行组织胶硬化治疗。

- 组织胶注射的主要限制不是对儿童造成栓塞或局部并发症，而是对内镜本身的活检孔道造成损害。

- 一级预防性静脉曲张治疗疗效尚未得到证实，但在儿童可能是可取的。

## 一、门静脉高压症和静脉曲张形成

门静脉高压定义为肝静脉压力梯度（hepatic venous pressure gradient，HVPG）>5mmHg。它是由门静脉血流增加和（或）门静脉阻力增加引起的。儿童门静脉高压症主要由肝脏疾病引起，但也有窦前性门静脉高压包括肝外门静脉阻塞（extrahepatic protal vein obstruction，EHPVO）或先天性肝纤维化[1]。当 HVPG>10mmHg 时，可能会形成食管静脉曲张，当 HVPG>12mmHg 时可能会发生出血。虽然在有专科医疗护理的情况下首次出血后的死亡率很低（＜1%）[2]，但复发性静脉曲张出血的死亡率高达 8%[3]。因此，一旦静脉曲张出血则建议早期进行肝移植治疗。

## 二、静脉曲张的诊断、分类和风险分层

上消化道内镜检查仍然是诊断食管静脉曲张的重要方法（图 31-1）。门静脉高压症的管理目前尚没有基于证据的儿科指南，因此第一次内镜检查的时间是有争议的。在笔者所在中心，脾大的进展是有临床意义的门静脉高压症指征。在内镜检查时，除了红色征外，还应记录静脉曲张的大小和分布。

目前，英国和欧洲使用三级分类系统（表 31-1）。这已被证明具有很好的可重复性[4]。

一项回顾性研究表明，儿童的高危静脉曲张包括：3 级食管静脉曲张、2 级食管静脉曲张伴红色征和（或）贲门处的胃静脉曲张[5]。

## 三、一级预防

关于儿童静脉曲张出血一级预防的研究不多。迄今为止，已有一项随机对照研究观察了硬化疗法[6]。Duché 等证明有经验医师对 36 名因胆道闭锁导致高风险静脉曲张的儿童进行一级预防是安全的[7]，并且许多非对照研究表明静脉曲张内镜结扎术（EVL）是安全有效的。由于缺乏现有技术有效性和安全性的明确证据，2015 年一些专家提出不建议对儿童进行常规一级预防[8]。

### （一）急性出血

初始治疗应根据各中心的常规方案来进行，通常包括使用奥曲肽和抗生素。治疗性内镜应在全身麻醉下进行，一旦患者血流动力学稳定，应尽快进行。ESPGHAN-ESGE 的指南建议，如果儿童需要持续循环支持、已知有食管静脉曲张或出现大量呕血或黑粪，则应在急性上消化道出血后 12h 内进行内镜检查[9]。如果持续出血，应立即进行内镜检查，如果发现静脉曲张出血，应首先进行治疗。如果没有发现明确出血点，只要不存在其他潜在的出血灶并且有高风险静脉曲张存在，也应该进行内镜治疗。

内镜硬化疗法已被广泛使用，选择哪一种硬化剂似乎并不重要，目前使用较多的是 5% 乙醇胺油酸盐。通过内镜活检孔道使用一次性注射针进行注射，可以应用于最小工作孔道 2.2mm 的内镜。注射从胃食管交界处上方开始，可以是静脉

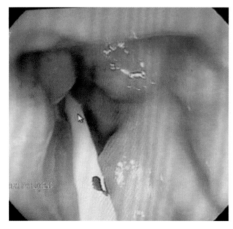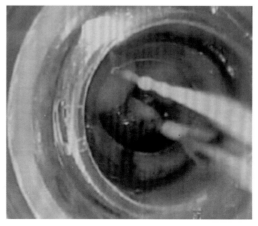

◀ 图 31-1　结扎前后的大食管静脉曲张

表 31-1　食管静脉曲张分类系统

| Ⅰ级 | 小而无扭曲的静脉曲张 |
|---|---|
| Ⅱ级 | 扭曲的静脉曲张但小于远端食管半径的 1/3 |
| Ⅲ级 | 大而扭曲的静脉曲张覆盖＞1/3 的远端食管半径 |

内或静脉曲张旁注射。应对同一水平面的所有曲张静脉都进行注射治疗，每次注射使用 1～3ml 硬化剂，然后如有必要，对肛侧 3～5cm 内的所有曲张静脉重复注射。每次使用的硬化剂不应超过 10～15ml，具体剂量取决于患儿的体重。距离胃食管交界处 5cm 以上的静脉曲张不应进行治疗，除非有活动性出血。

超声内镜可能有助于在胃底使用组织胶进行硬化治疗（图 31-2）。它提供了胃肠壁和供血血管的实时图像，协助治疗以减少静脉曲张复发。硬化治疗后，多普勒可用于确认静脉曲张消融。

硬化治疗非常有效，可控制 90% 病例的急性出血。急诊硬化治疗后并发症的发生率会更高，大约为 18%[10]，包括食管溃疡、出血、纵隔炎、食管穿孔、乳糜胸、气胸和狭窄形成。手术死亡

率约为 1%。

食管静脉曲张内镜套扎术于 1989 年首次在人体中报道。这种技术使用带有预拉伸橡皮圈的透明帽连接到内镜的前部。曲张静脉被直接吸入透明帽内，橡皮圈在曲张静脉底部释放（图 31-3）。结扎曲张静脉可治疗急性出血。在接下来的几天里，黏膜和黏膜下层出现缺血性坏死，环脱落，留下黏膜浅层溃疡。上皮化发生在 2～3 周内，黏膜下血管层在 8 周内被成熟的瘢痕组织取代[11]。

套扎前应进行内镜检查找到出血点并记录与胃食管交界处的距离，以防止错误的套扎。套扎装置被安装到内镜上，确保牢固贴合，然后再插入内镜至胃食管交界处。将套扎器放到最远端的曲张静脉处并进行抽吸（图 31-3）。当曲张静脉充满透明帽时，绊线被拉动，内镜被拉回。必须小心，尤其是在幼儿中，不要将食管壁吸入透明帽内。剩下的套扎环向上套扎食管下段 5～6cm 的曲张静脉。每个节段最多可以使用 10 个套扎环，但我们通常将其限制为 4 个，因为更多的话通常会让患儿有不适感。一些制造商会插入

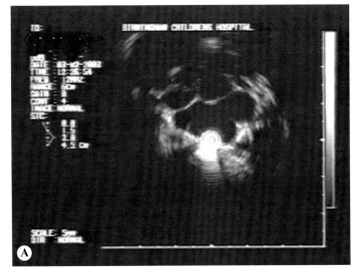 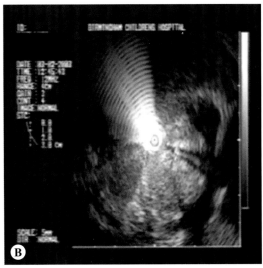

▲ 图 31-2　A. EUS 示静脉曲张预注射；B. EUS 示静脉曲张和注射针

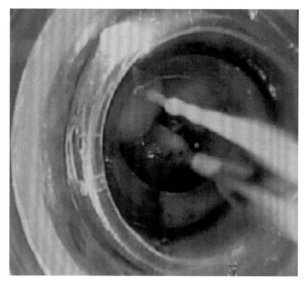

▲ 图 31-3　静脉曲张被套扎

一条彩色套扎环，在剩余最后一个套扎环时提醒术者。患者对 EVL 的耐受性比硬化疗法好[12]；10%~15% 的儿童主诉短暂的胸骨后疼痛，但儿科文献中没有报道食管狭窄。

　　急性出血时首选 EVL，其主要优点是，一旦结扎住出血点，可以立即控制出血并改善视野清晰度。EVL 可用于体重<10kg 的儿童，只要安装套扎器的内镜可以通过咽部。但不是所有儿童都可以通过，所以只能使用硬化疗法。

　　内镜治疗后，患儿应禁食至少 2h，并应停止固体喂养，直到可以耐受流食为止。硫糖铝应连续服用 5 天，因为可以降低早期再出血的风险[13]。质子泵抑制药和抗生素可能不会影响再出血率。偶尔可以使用止血夹，但不推荐常规使用[14]。据报道，Kasai 术后也可行静脉曲张套扎[15]。

## （二）Hemospray®

　　止血喷雾是一种简单的技术，其粉末通过内镜孔道喷洒到出血灶，形成物理性止血屏障。这对治疗弥漫性门静脉高压性胃病有效。静脉曲张活动性出血时也可以应用，短期效果良好。虽然这不是一种确切的治疗方法，但是在没有经验丰富的内镜医师时，这种方法比较安全且易于操作[16]（见第 30 章）。

## （三）自膨胀金属支架

　　这项技术最近已在成人病例中被用于治疗顽固性出血。支架释放在食管下段，可以内镜直视下释放也可以不在内镜直视下释放，并且一旦可以经口操作时应立即置入支架进行止血[17]。支架可以放置 14 天，同时进行病因治疗，然后经内镜取出。目前还没有儿童病例报道，但可以作为一种补充选择。

# 四、二级预防

　　儿童静脉曲张首次出血后，再出血率高达 80%[18, 19]，因此所有人都应接受二级预防。在基础肝病代偿的情况下，往往需要内镜检查，但也可以选择许多其他方法。

　　如果条件许可，EVL 是首选的内镜治疗方法，比硬化疗法更安全、更有效[12, 20-22]。应每 2~4 周进行一次 EVL，直至静脉曲张消失。建议每隔 6~12 个月进行一次内镜随访，并尽可能处理复发的静脉曲张。EVL 治疗比较安全，可以按日间病例处理。

# 五、胃静脉曲张

　　Sarin 分类用于描述胃静脉曲张的位置[23]。1 型胃食管静脉曲张（GEV）是指食管曲张静脉沿小弯延伸至胃食管交界处下方 2~5cm；2 型是指曲张静脉延续超出胃食管交界处，沿大弯延伸到胃底（图31-4）。1型孤立性胃静脉曲张（IGV）是指孤立的胃底曲张静脉，而2型IGV是指在胃其他部位或十二指肠第一部的异位静脉曲张。

尽管与食管静脉曲张相比，胃静脉曲张出血的可能性较小，但一旦出血，患儿的死亡率和再出血率较高[24]。2型GEV出血率最高，IGV患儿出血的死亡率最高[25]。

传统的套扎或硬化剂注射对胃静脉曲张出血是无效的。在成人病例中，内镜下注射氰基丙烯酸酯（CYA）是胃静脉曲张出血急性和序贯治疗的一线方法[26, 27]。CYA是一种组织黏合剂，与血液接触后会迅速硬化，静脉内注射会导致静脉曲张快速闭塞（图31-2）。

手术前，内镜先端涂抹硅油，内镜孔道用油预充，以减少组织胶黏附和损坏内镜的风险。根据产品的不同，注射针使用无菌水或生理盐水进行灌注。氰基丙烯酸酯按0.5～1ml等分后直接注入静脉曲张，注射时间取决于使用的药剂及是否已稀释。常规可使用钝头探头探查来确认曲张静

脉是否闭塞。现在如果条件许可，首选EUS来确认（图31-2）。一项对21名活动性胃静脉曲张出血儿童的案例研究显示，首次止血率为96%[28]。氰基丙烯酸酯可成功用于体重＜10kg的婴儿[29]。

注射这种组织胶的主要限制不是对患儿造成栓塞或局部并发症，而是对内镜本身的活检孔道造成损害。如果注射针有任何胶水泄漏，则会堵塞内镜孔道，从而使内镜完全无法使用，这要求操作者必须非常小心。因此，导管的先端不会通过活检孔道取出，而是在取出前用剪刀剪断，以防止在取出导管时组织胶意外挤到孔道中（图31-5）。

有小样本病例报道，在急性出血时将凝血酶注射到胃曲张静脉中，但这不是常规操作。在接受过凝血酶注射的成年患者中，高达92%的病例在急性期止血是成功的。患者通常接受1～4次凝血酶治疗，可以根除静脉曲张的总剂量平均约为10ml。用于重组的干凝血酶可以保存在内镜中心冰箱中以供急性使用，操作与其他注射技术相同。

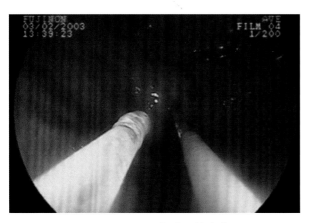

▲ 图31-4 EUS探头和静脉曲张

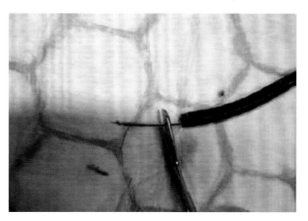

▲ 图31-5 注射胶水后且在取出前切断导管，以保护内镜活检孔道

# 参考文献

[1] Grammatikopoulos T, McKiernan PJ, Dhawan A. Portal hypertension and its management in children. *Arch Dis Child* 2018, **103**, 186-191.

[2] Shneider BL, de Ville de Goyet JV, Leung DH, *et al.* Primary prophylaxis of variceal bleeding in children and the role of mesorex bypass: summary of the Baveno VI Pediatric Satellite Symposium. *Hepatology* 2016, **63**, 1368-1380.

[3] Molleston JP. Variceal bleeding in children. *J Pediatr Gastroenterol Nutr* 2003, **37**, 538-545.

[4] D'Antiga L, Betalli P, De AP, *et al.* Interobserver agreement on endoscopic classification of oesophageal varices in children. *J Pediatr Gastroenterol Nutr* 2015, **61**, 176-181.

[5] Duché M, Ducot B, Ackermann O, *et al.* Experience with endoscopic management of high-risk gastroesophageal varices, with and without bleeding, in children with biliary atresia. *Gastroenterology* 2013, **145**, 801-807.

[6] Gonçalves M, Cardoso S, Maksoud J. Prophylactic sclerotherapy in children with eosophageal varices: long-term results of a controlled prospective randomized trial. *J Paediatr Surg* 2000, **35**, 401-405.

[7] Duché M, Ducot B, Ackermann O, Guerin F, Jacquemin E, Bernard O. Portal hypertension in children: high-risk varices, primary prophylaxis and consequences of bleeding. *J Hepatol* 2017, **66**, 320-327.

[8] Shneider BL, de Ville de Goyet J, Leung DH, *et al.* Primary prophylaxis of variceal bleeding in children and the role of MesoRex Bypass: summary of the Baveno VI Pediatric Satellite Symposium. *Hepatology* 2016, **63**, 1368-1380.

[9] Tringali A, Thomson M, Dumonceau J-M, *et al.* Pediatric gastrointestinal endoscopy: European Society of Gastrointestinal Endoscopy (ESGE) and European Society for Paediatric Gastroenterology Hepatology and Nutrition (ESPGHAN) Guideline executive summary. *Endoscopy* 2017, **49**, 83-91.

[10] Kim SJ, Seak Hee O, Jin Min J, Kyung Mo K. Experiences with endoscopic interventions for variceal bleeding in children with portal hypertension: a single center study. *Paediatr Gastroenterol Hepatol Nutr* 2013, **16**, 248-253.

[11] Stiegmann GV, Sun JH, Hammond WS. Results of experimental endoscopic eosphageal varix ligation. *Am Surg* 1988, **4**, 10-108.

[12] de Franchis R, Primignani M. Endoscopic treatments for portal hypertension. *Seminar Liv Dis* 1999, **19**, 439-455.

[13] Burroughs AK, McCormick PA. Prevention of variceal rebleeding. *Gastroenterol Clin North Am* 1992, **21**, 119-147.

[14] Ohnuma N, Takahashi H, Tanabe M, Yoshida H, Iwai J, Muramatsu T. Endoscopic variceal ligation using a clipping apparatus in children with portal hypertension. *Endoscopy* 1997, **29**, 86-90.

[15] Sasaki T, Hasegawa T, Nakajima K, *et al.* Endoscopic variceal ligation in the management of gastroesophageal varices in postoperative biliary atresia. *J Pediatr Surg* 1998, **33**, 1628-1632.

[16] Ibrahim M, El-Mikkawy A, Abdalla H, Mostafa I, Deviere J. Management of acute variceal bleeding using hemostatic powder. *United European Gastroenterol J* 2015, **3**, 277-283.

[17] Hogan BJ, O'Beirne JP. Role of selfexpanding metal stents in the management of variceal haemorrhage: hype or hope? *World J Gastrointest Endosc* 2016, **8**, 23-29.

[18] Alvarez F, Bernard O, Brunelle F, Hadchouel P, Odievre, Alagille D. Portal obstruction in children. I. Clinical investigation and hemorrhage risk. *J Pediatr* 1983, **103**, 696-702.

[19] Howard ER, Stringer MD, Mowat AP. Assessment of injection sclerotherapy in the management of 152 children with oesophageal varices. *Br J Surg* 1988, **75**, 404-408.

[20] Gimson AE, Ramage JK, Panos MZ, *et al.* Randomised trial of variceal banding ligation versus injection sclerotherapy for bleeding oesophageal varices. *Lancet* 1993, **342**, 391-394.

[21] Jalan R, Hayes PC. UK guidelines on the management of variceal haemorrhage in cirrhotic patients. *Gut* 2000, **46**, III1-III15.

[22] Laine L, Cook D. Endoscopic ligation compared with sclerotherapy for treatment of esophageal variceal bleeding. A metaanalysis. *Ann Intern Med* 1995, **123**, 280-287.

[23] Sarin SK, Lahoti D, Saxena SP, Murthy NS, Makwana UK. Prevalence, classification and natural history of gastric varices: a long term follow-up study in 568 portal hypertension patients. *Hepatology* 1992, **16**, 1343-1349.

[24] Sarin SK, Kumar A. Gastric varices: profile, classification, and management. *Am J Gastroenterol* 1989, **84**, 1244-1249.

[25] Gimson AES, Westaby D, Williams R. Endoscopic sclerotherapy in the management of gastric variceal haemorrhage. *J Hepatol* 1991, **13**, 274-278.

[26] Rengstoff D, Binmoeller K. A pilot study of 2-octyl cyanoacrylate injection for treatment of gastric fundal varices in humans. *Gastrointest Endosc* 2004, **59**, 553-558.

[27] Weilert, F, Binmoellar, K. Endoscopic management of gastric variceal bleeding. *Gastroenterol Clin North Am* 2014, **43**, 807-818.

[28] Oh SH, Kim SJ, Rhee WK, Kim KM. Endoscopic cyanoacrylate injection for the treatment of gastric varices in children. *World J Gastroenterol* 2015, **21**, 2719-2724.

[29] Rivet C, Robles-Medrandra C, Dumortier J, Le Gall C, Ponchon T, Lachaux A. Endoscopic treatment of gastroesophageal varices in young infants with cyanoacrylate glue: a pilot study. *Gastrointest Endosc* 2009, **69**, 1034–1038.

# 第 32 章　不明原因消化道出血的内镜下处理
## Endoscopic approach to obscure gastrointestinal bleeding lesions

Natalia Nedelkopoulou　Sara Isoldi　Dalia Belsha　Mike Thomson　著

丁　强　刘　梅　译

**要点**

- 胶囊内镜可以检查中段小肠。
- 小肠镜可以对隐匿性 / 不明原因小肠出血进行内镜治疗。
- CT 平扫、CT 血管造影、磁共振血管造影、标准血管造影等影像学检查有助于诊断。

影像学、麻醉和内镜检查的进步使儿科消化专家能够安全有效地对儿童进行内镜诊断和治疗，现在已是临床常规操作[1]。这无疑有助于我们更好地认识和治疗儿科消化系统疾病，并且发现新疾病，如嗜酸性食管炎。过去几年中，全球儿科消化病学会和内镜培训中心一直致力于为培训师和学员引入标准化课程[2, 3]。

尽管取得了这些进展，但如果内镜检查希望看到法特壶腹和回盲瓣之间的这一部分肠段，即使是经验丰富的儿科消化专家也会觉得是很严峻的挑战，对医疗资源的合理配置同样构成挑战。根据患儿表现和临床专业知识，检查儿童不明原因胃肠道（GI）出血的病因需要符合成本—效益的方法[4]。

## 一、分类

在内镜下通过胃镜检查术（EGD）、结肠镜检查和小肠放射影像评估后未能确定胃肠道出血的来源被定义为不明原因的消化道出血（OGIB）[5]。儿科患者的胃肠道出血表现为呕血、呕吐咖啡渣样物、便血或黑粪。胃肠道出血进一步分为持续出血和既往出血，持续出血的诊断阳性率最高[4, 6]。美国胃肠病学协会将隐匿性 GI 出血定义为在患者或临床医师判断没有明显出血证据的情况下，首次表现为隐血试验（FOBT）阳性和（或）缺铁性贫血[7]。赫拉克利特说：“如果你没有预料到意外，那么当它到来时你就不会认出它。”表 32-1 儿童 OGIB 的鉴别诊断。

表 32-1　儿童不明原因消化道出血的主要原因

| 食管 | • 食管炎<br>• 食管糜烂<br>• 静脉曲张 |
| --- | --- |
| 胃 | • 血管发育不良 / 血管畸形<br>• 迪氏病<br>• 胃窦血管扩张症（GAVE）<br>• 胃重复囊肿<br>• 卡梅伦病变<br>• 门静脉高压性胃病 |
| 十二指肠 | • 乳糜泻<br>• 血管发育不良 / 血管畸形<br>• 胆道出血（结石，外伤）<br>• 十二指肠 / 壶腹部肿瘤<br>• 主动脉肠瘘<br>• 胰腺动脉瘤 |
| 空肠 / 回肠 | • 息肉病<br>• 克罗恩病<br>• 非甾体抗炎药性肠病<br>• 梅克尔憩室<br>• 小肠重复畸型<br>• 血管发育不良 / 血管畸形<br>• 原发性肿瘤 / 转移<br>• 门静脉高压性小肠病<br>• 感染（如结核） |
| 结肠 | • 血管发育不良 / 血管畸形<br>• 门静脉高压性结肠病 |
| 其他 | • 血管性血友病<br>• 遗传性毛细血管扩张症<br>• 蓝色橡皮疱痣综合征<br>• 淀粉样变性<br>• 弹力纤维性假黄瘤<br>• 埃勒斯 – 当洛斯综合征<br>• 憩室<br>• 异位胃黏膜<br>• 辐射<br>• 奥斯勒 – 韦伯 – 朗迪病<br>• 艾滋病相关性卡波西肉瘤<br>• 普卢默 – 文森综合征<br>• 恶性萎缩性丘疹病 |

## 二、不明原因消化道出血的评估和处理

美国胃肠内镜学会（ASGE）和美国胃肠病学协会（AGA）建议在评估 OGIB 患者时应重复进行 EGD 和结肠镜检查。由于各种原因，第一次内镜检查时经常遗漏病灶，例如肠道准备不佳、血液残留或病灶没有活动性出血。据报道，重复 EGD 的诊断阳性率高达 29%，而重复结肠镜检查的诊断阳性率高达 6%[8, 9]。在进行任何内镜评估或干预之前，最重要的是首先稳定活动性出血患儿的病情。

### 胶囊内镜检查

胶囊内镜检查（CE）于 2000 年首次被报道（见第 15 章），从那时起，它作为一种微创且安全的小肠检查方法获得了广泛的认可。对 22 840 例胶囊内镜检查的 Meta 分析显示，OGIB 是最常见的适应证[10]，据报道，检测 OGIB 来源的诊断阳性率高达 80%，与隐匿性出血相比，诊断阳性率更高[11-13]。同时还提出，在 OGIB 的早期阶段进行 CE 检查可提高诊断率[14]。

有五种不同的胶囊可用（Medtronic PillCam、Olympus EndoCapsule、IntroMedic Mirocam、Capsovision CapsoCam、Jinshan Science OMOM 胶囊），但大多数 OGIB 研究都是使用 PillCam[4, 15] 进行的。

2009 年，FDA 批准将 CE 用于 2 岁或以上的儿童，但在笔者所在中心和其他文献中，CE 已在特定的病例中安全使用，即使在年幼的儿童中也是如此[16-18]。年龄较大的儿童可自行吞下胶囊，而年幼的儿童则通过内镜将其放入十二指肠。

由于胶囊内镜检查优于其他诊断方式，美

国胃肠病学会临床指南建议首先考虑 CE 以确定 OGIB 的来源[19]。然而，它仍有一定局限性，主要是无法活检和进行内镜治疗。据报道，OGIB 成人胶囊内镜检查时其滞留率为 1.4%，并且在腹部手术、腹部放射治疗或伴有小肠受累的克罗恩病后，胶囊内镜滞留的风险更高[10]。已有可溶性测试胶囊，但对儿童的价值有限[20]。

迄今为止，对于哪些药物和肠道准备可以提高可视化质量、诊断率和完成率尚未达成共识，但一项系统评价和 Meta 分析表明，聚乙二醇和二甲硅油的组合可能是 CE 前的小肠准备最佳方案[21]。

几项成人研究在 OGIB 中比较了 CE 与小肠镜检查（推进式、单气囊、双气囊）（见第 15 章）的结果，推荐的方式是在小肠镜检查之前先进行 CE，如果 CE 显示需要活检或内镜干预，再进行小肠镜检查[22-26]。一项针对 36 名儿童的回顾性研究比较了 CE 和双气囊小肠镜（DBE）的诊断准确性和一致性，结果表明 CE 对 DBE 和组织学检查结果具有极好的阴性预测价值，但其特异性低，而 DBE 的敏感性和特异性均很好[27]。总体而言，CE 和小肠镜检查在 OGIB 的诊断和治疗过程中是可以互补的。

## 三、小肠镜检查的诊断和治疗方法

### （一）双气囊小肠镜

自 Yamamoto 等首次在 2001 年报道双气囊小肠镜（DBE）以来[28]，当成人和儿童患者 GI 病灶部位超出常规内镜检查范围时，DBE 已成为常规内镜检查方法的重要补充。DBE 需要更长的内镜，分别从口腔和肛门进镜，可以观察整个小肠，同时还可以获得活检组织和进行内镜治疗。

DBE 的镜身长 200cm，套管长 145cm[28]。

在过去的 10 年中，关于 DBE 在儿童患者使用的安全性和有效性的证据逐渐增多[29-32]。在日本，对 10 名 OGIB 儿童患者进行了 DBE 检查，诊断阳性率为 70%[33]。我们之前报道了对 16 名 OGIB 儿童患者诊治的经验，他们接受了 30 次 DBE 检查，发现了溃疡、息肉、静脉曲张、狭窄和血管发育不良。内镜治疗包括应用氩等离子凝固术和金属夹、注射肾上腺素和使用常规内镜进行套扎治疗。根据操作难度不同和是否进行治疗干预，检查时间为 45～275min（中位数 92.5min）。OGIB 的诊断阳性率为 50%，治疗有效率为 43%[34]。

Luo 等的团队报道了单气囊小肠镜检查（SBE）在儿童小肠出血应用的安全性和有效性。检查结果包括非特异性炎症、过敏性紫癜、克罗恩病、梅克尔憩室和波伊茨 – 耶格综合征[35]。在另一项研究中，对 22 名 OGIB 儿童进行了 CE 和 SBE 研究，诊断阳性率为 95%，其中 82% 的病例在治疗后出血完全停止[36]。

迄今为止，只有成人研究比较了 SBE 与 DBE，但结果相互矛盾。一些研究结果认为 SBE 的阳性检出率高，经口进镜平均检查时间短[37,38]；然而，最近的一项 Meta 分析结果显示两种小肠镜检查之间没有统计学差异[39]。

### （二）推进式小肠镜

可以通过使用带有套管的肠镜或可变硬度结肠镜来尽可能增加插入小肠的深度。现有的关于推进式小肠镜检查在儿童患者中的安全性和有效性的证据仍然有限。

### （三）术中小肠镜检查

这种内镜检查方法是在术中切开中段小肠，小肠镜通过切开的小肠进入，更容易顺行和逆行从而完成全小肠的检查。我们报道了 1 名患有 OGIB 的 5 岁女孩的病例，她被诊断为特发性小肠横膈症，我们成功进行了根治性 DBE 治疗并针对她的小肠病灶的微创肠道手术。胶囊内镜检查发现她在整个中段小肠有多个狭窄，通过小肠镜切开回肠末端的隔膜状狭窄，然后手术切除一段末端回肠。腹腔镜辅助小肠镜检查也已成功用于 1 名患儿的 APC 治疗小肠蓝色橡胶疱痣综合征病变。

## （四）核素扫描和其他方法

在活动性消化道出血的情况下，可以考虑使用其他成像方式来检测出血的来源。已有报道使用 $^{99m}TC$ 标记的红细胞对 8 月龄的婴儿进行胃肠道出血核素扫描[40]。由于吸收的辐射剂量较低[41]，因此在儿童病例中是首选，前提是出血速率 > $0.1 \sim 0.4 ml/min$。对于非活动性出血病变，血管造影可以加入到检查计划中，多项研究表明 CT 血管造影可以帮助制订合适的 OGIB 患儿治疗和血管内干预计划[42-44]。尽管在儿童 OGIB 小肠评估中 MR 显影已在很大程度上被 CE 取代，但最近一项针对 25 名 OGIB 儿童的前瞻性研究表明，CT 血管造影仍然是一种安全且准确的成像方式，敏感性和特异性为 86% 和 100%[45]，特别是在没有 CE 的中心，应该作为检查手段，平扫 CT 也可用于检测病变，例如胃重复囊肿。

## 结论

总之，儿童 OGIB 具有一定的发病率和死亡率，需要根据患儿的症状和儿科消化病学团队的专业知识采取具有成本效益的方法。图 32-1 显示了用于治疗儿童 OGIB 的建议。在治疗 OGIB 患儿时，儿科消化病学家必须熟悉每种诊断性内镜的诊断率和成像方式的局限性。

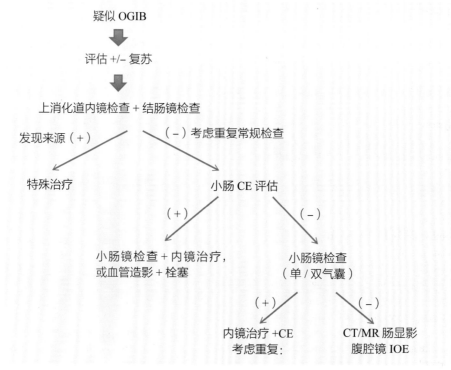

▲ 图 32-1  儿童不明原因的消化道出血的治疗流程

CE. 胶囊内镜检查；CT. 计算机断层扫描；IOE. 术中小肠镜检查；MR. 磁共振

## 参考文献

[1] Friedt M, Welsch S. An update on pediatric endoscopy. *Eur J Med Res* 2013, **18**, 24.

[2] Thomson M, Elawad M, Barth B, *et al*. Worldwide strategy for implementation of paediatric endoscopy: report of the FISPGHAN Working Group. *J Pediatr Gastroenterol Nutr* 2012 **55**, 636-639.

[3] Thomson M, Heuschkel R, Donaldson N, *et al*. Acquisition of competence in paediatric ileocolonoscopy with virtual endoscopy training. *J Pediatr Gastroenterol Nutr* 2006, **43**, 699-701.

[4] Pasha SF, Leighton JA. Detection of suspected small bowel bleeding: challenges and controversies. *Expert Rev Gastroenterol Hepatol* 2016, **10**, 1235-1244.

[5] Raju GS, Gerson L, Das A, *et al*. American Gastroenterological Association (AGA) Institute technical review on obscure gastrointestinal bleeding. *Gastroenterology* 2007, **133**, 1697-1717.

[6] Singh V, Alexander JA. The evaluation and management of obscure and occult gastrointestinal bleeding. *Abdom Imaging* 2009, **34**, 311-319.

[7] Raju GS, Gerson L, Das A, *et al*. American Gastroenterological Association (AGA) Institute medical position statement on obscure gastrointestinal bleeding. *Gastroenterology* 2007, **133**, 1694-1696.

[8] Zuckerman GR, Prakash C, Askin MP, Lewis BS. AGA technical review on the evaluation and management of occult and obscure gastrointestinal bleeding. *Gastroenterology* 2000, **118**, 201-221.

[9] Leighton JA, Goldstein J, Hirota W, *et al*. Obscure gastrointestinal bleeding. *Gastrointest Endosc* 2003, **58**, 650-655.

[10] Liao Z, Gao R, Xu C, *et al*. Indications and detection, completion, and retention rates of small-bowel capsule endoscopy: a systematic review. *Gastrointest Endosc* 2010, **71**, 280-286.

[11] Carey EJ, Leighton JA, Heigh RI, *et al*. A single-center experience of 260 consecutive patients undergoing capsule endoscopy for obscure gastrointestinal bleeding. *Am J Gastroenterol* 2007, **102**, 89-95.

[12] Flemming J, Cameron S. Small bowel capsule endoscopy: indications, results, and clinical benefit in a University environment. *Medicine* 2018, **97**, e0148.

[13] Hadithi M, Heine GD, Jacobs MAJ, *et al*. A prospective study comparing video capsule endoscopy with double-balloon enteroscopy in patients with obscure gastrointestinal bleeding. *Am J Gastroenterol* 2006, **101**, 52-57.

[14] Pennazio M, Santucci R, Rondonotti E, *et al*. Outcome of patients with obscure gastrointestinal bleeding after capsule endoscopy: report of 100 consecutive cases. *Gastroenterology* 2004, **126**, 643-653.

[15] Bandorski D, Kurniawan N, Baltes P, *et al*. Contraindications for video capsule endoscopy. *World J Gastroenterol* 2016, **22**, 9898-9908.

[16] Nuutinen H, Kolho KL, Salminen P, *et al*. Capsule endoscopy in pediatric patients: technique and results in our first 100 consecutive children. *Scand J Gastroenterol* 2011, **46**, 1138-1143.

[17] Oikawa-Kawamoto M, Sogo T, Yamaguchi T, *et al*. Safety and utility of capsule endoscopy for infants and young children. *World J Gastroenterol* 2013, **19**, 8342-8348.

[18] van der Reijden SM, van Wijk MP, Jacobs MAJ, *et al*. Video capsule endoscopy to diagnose primary intestinal lymphangiectasia in a 14-month-old child. *J Pediatr Gastroenterol Nutr* 2017, **64**, e161.

[19] Gerson LB, Fidler JL, Cave DR, *et al*. ACG Clinical guideline: diagnosis and management of small bowel bleeding. *Am J Gastroenterol* 2015, **110**, 1265-1287.

[20] Tokuhara D, Watanabe K, Cho Y, *et al*. Patency capsule tolerability in school-aged children. *Digestion* 2017, **96**, 46-51.

[21] Kotwal VS, Attar BM, Gupta S, *et al*. Should bowel preparation, antifoaming agents, or prokinetics be used before video capsule endoscopy? A systematic review and meta-analysis. *Eur J Gastroenterol Hepatol* 2014, **26**, 137-145.

[22] Nakamura M, Niwa Y, Ohmiya N, *et al*. Preliminary comparison of capsule endoscopy and double-balloon enteroscopy in patients with suspected small-bowel bleeding. *Endoscopy* 2006, **38**, 59-66.

[23] Otani K, Watanabe T, Shimada S, *et al*. Clinical utility of capsule endoscopy and double-balloon enteroscopy in the management of obscure gastrointestinal bleeding. *Digestion* 2018, **97**, 52-58.

[24] Teshima CW, Kuipers EJ, van Zanten SV, *et al*. Double balloon enteroscopy and capsule endoscopy for obscure gastrointestinal bleeding: an updated meta-analysis. *J Gastroenterol Hepatol* 2011, **26**, 796-801.

[25] Okamoto J, Tominaga K, Sugimori S, *et al*. Comparison of risk factors between small intestinal ulcerative and vascular lesions in occult versus overt obscure gastrointestinal bleeding. *Dig Dis Sci* 2016, **61**, 533-541.

[26] Segarajasingam DS, Hanley SC, Barkun AN, *et al*. Randomized controlled trial comparing outcomes of video capsule endoscopy with push enteroscopy in obscure gastrointestinal bleeding. *Can J Gastroenterol Hepatol* 2015, **29**, 85-90.

[27] Danialifar TF, Naon H, Liu QY. Comparison of diagnostic accuracy and concordance of video capsule endoscopy and double balloon enteroscopy in children. *J Pediatr Gastroenterol Nutr* 2016, **62**, 824-827.

[28] Yamamoto H, Sekine Y, Sato Y, *et al*. Total enteroscopy with a nonsurgical steerable double-balloon method. *Gastrointest*

*Endosc* 2001, **53**, 216-220.

[29] Blanco-Velasco G, Hernandez-Mondragon OV, Blancas-Valencia JM, *et al*. Safety and efficacy of small bowel polypectomy using a balloon-assisted enteroscope in pediatric patients with Peutz-Jeghers syndrome. *Rev Gastroenterol Mex* 2018, **83**, 234-237.

[30] Geng LL, Chen PY, Wu Q, *et al*. Bleeding Meckel's diverticulum in children: the diagnostic value of double-balloon enteroscopy. *Gastroenterol Res Pract* 2017, **2017**, 7940851.

[31] Yokoyama K, Yano T, Kumagai H, *et al*. Double-balloon enteroscopy for pediatric patients: evaluation of safety and efficacy in 257 cases. *J Pediatr Gastroenterol Nutr* 2016, **63**, 34-40.

[32] Leung YK. Double balloon endoscopy in pediatric patients. *Gastrointest Endosc* 2007, **66**, S54-S56.

[33] Nishimura N, Yamamoto H, Yano T, *et al*. Safety and efficacy of double-balloon enteroscopy in pediatric patients. *Gastrointest Endosc* 2010, **71**, 287-294.

[34] Urs AN, Martinelli M, Rao P, *et al*. Diagnostic and therapeutic utility of double-balloon enteroscopy in children. *J Pediatr Gastroenterol Nutr* 2014, **58**, 204-212.

[35] Luo YH, You JY, Liu L, *et al*. [Clinical application of single-balloon enteroscopy in childrenwith small intestinal bleeding]. *Zhongguo Dang Dai Er Ke Za Zhi* 2013, **15**, 546-549.

[36] Oliva S, Pennazio M, Cohen SA, *et al*. Capsule endoscopy followed by single balloon enteroscopy in children with obscure gastrointestinal bleeding: a combined approach. *Dig Liver Dis* 2015, **47**, 125-130.

[37] Lu Z, Qi Y, Weng J, et al. Efficacy and safety of single-balloon versus double-balloon enteroscopy: a single-center retrospective analysis. *Med Sci Monit* 2017, **23**, 1933-1939.

[38] Lenz P, Roggel M, Domagk D. Double- vs. single-balloon enteroscopy: single center experience with emphasis on procedural performance. *Int J Colorectal Dis* 2013, **28**, 1239-4126.

[39] Lipka S, Rabbanifard R, Kumar A, *et al*. Single versus double balloon enteroscopy for small bowel diagnostics: a systematic review and meta-analysis. *J Clin Gastroenterol* 2015, **49**, 177-184.

[40] Hsiao YH, Wei CH, Chang SW, *et al*. Juvenile polyposis syndrome: an unusual case report of anemia and gastrointestinal bleeding in young infant. *Medicine* 2016, **95**, e4550.

[41] Fahey FH, Treves ST, Adelstein SJ. Minimizing and communicating radiation risk in pediatric nuclear medicine. *J Nucl Med Technol* 2012, **40**, 13-24.

[42] Parra DA, Chavhan GB, Shammas A, *et al*. Computed tomography angiography in acute gastrointestinal and intra-abdominal bleeding in children: preliminary experience. *Can Assoc Radiol J* 2013, **64**, 345-350.

[43] Ninomiya IS, Steimberg C, Udaquiola J, *et al*. [Intestinal venous vascular malformation: unusual etiology of gastrointestinal bleeding in pediatrics. Case report]. *Arch Argent Pediatr* 2016, **114**, e159-e162.

[44] Komarnicka J, Brzewski M, Banaszkiewicz A, *et al*. Computed tomography (CT) angiography in pre-embolization assessment of location of gastrointestinal bleeding in paediatric patient with granulomatosis with polyangiitis (Wegener's Granulomatosis) - case report. *Pol J Radiol* 2017, **82**, 589-592.

[45] Casciani E, Nardo GD, Chin S, *et al*. MR enterography in paediatric patients with obscuregastrointestinal bleeding. *Eur J Radiol* 2017, **93**, 209-216.

# 第 33 章  经皮内镜胃造口术
## Percutaneous endoscopic gastrostomy

Natalie Bhesania  Mike Thomson  Marsha Kay  著

陶怡菁  王 莹  颜伟慧  译

要点

• PEG 管置入不会增加胃食管反流。

1980 年，Ponsky、Gauderer 和 Izant 首次报道了在儿科患者中实施经皮内镜胃造口术（percutaneous endoscopic gastrostomy，PEG）。PEG 管置入最初是在儿科患者中报道的，随后在成人中推广，再被重新引入儿童使用。虽然最初由外科医师发明，但现在更多是由成人和小儿内镜医师进行操作。尽管在适应证和操作技术方面和成人患者有许多相似之处，但儿科患者在适应证、局限性和操作技术方面也有其特点。

## 一、适应证

PEG 手术适用于需要胃造口管但不需要开腹手术的患儿，并且可用于新生儿，已有报道 PEG 管成功用于体重小至2.5kg 的患儿。PEG 手术的适应证非常广泛，可用于需要给药、营养支持、胃减压。重要的是要认识到 PEG 管置入不会造成或加重胃食管反流。对于同时接受胃底折叠术、幽门成形术或幽门肌切开术的患儿，PEG 并不优于外科胃造口术。当然，PEG 也不会影响随后的胃底折叠术、幽门成形术或幽门肌切开术的进行。

与外科胃造口术相比，PEG 管的优点在于手术时间缩短、成本降低、切口更小、住院时间短及术后并发症少，包括伤口感染、伤口裂开、肠梗阻、疼痛、肺不张和活动能力受损。是否进行 PEG 置管应该基于患儿的治疗需要，并且需进行多学科评估。

## 二、禁忌证

PEG 管放置的绝对禁忌证不多。生命体征不稳定、无法纠正的凝血功能障碍、INR＞1.5（正常值 0.9～1.3）的出血性疾病、PTT＞50s（正常值 23～32.4s）和（或）血小板计数＜$50 \times 10^9$/L [正常值（150～450）$\times 10^9$/L]、腹水、腹膜炎、门静脉高压伴胃底静脉曲张，以及咽部或食管梗阻患者。在手术过程中，如果发现以下情况，建议不要继续尝试操作：内镜光源无法透出腹壁、内镜中无法识别手指指示的穿刺点，或者怀疑胃前壁与腹壁不直接接触（如两者之间存在结肠或其他腹部器官）。

在以下临床情况的患儿中，PEG 的放置需要慎重考虑：腹膜透析、脊柱侧弯或脊柱异常、体型小、脑室腹腔（VP）分流术、既往有腹部手术史－尤其是胃手术、先天性异常－如内脏反位、肝大、脾大或其他腹部肿块、喉部或气管狭窄、气管受损或存在通气问题。若置管前存在 VP 分流管或腹膜透析管，则实施 PEG 后感染性并发症（包括真菌性腹膜炎）的概率增高，与预后不良相关。和所有内镜操作一样，患儿的生命体征必须稳定，在操作过程中气道管理和保护也非常重要，若手术不能按照期望的方向进行，内镜医师应选择终止手术。

## 三、确定 PEG 手术和术前评估

术前评估的项目因不同医疗中心而异，但全面的病史询问和体格检查始终是评估的第一步。需要仔细评估和确定是否需要同时进行抗反流手术，并在手术前确认患儿可耐受胃内喂养。根据临床情况，术前可能需要进行额外的检查，包括 24h pH 监测、上消化道造影及消化道动力检测，帮助确定是否需要同时进行抗反流手术。

常被人误解的是 PEG 管放置会导致胃食管反流（gastroesophageal reflux，GER）。然而，与实施 PEG 相比，开放胃造口术术后更容易引起严重 GER（OR 6～7∶1）。潜在的影响因素包括开放胃造口术造成 His 角度改变和降低的食管下括约肌（lower esophageal sphincter，LES）压力。

在笔者的医疗中心，PEG 手术前的标准评估包括了上消化道造影，以排除旋转不良并确定是否有部分的胃暴露于胸廓下方，这样确保适合放置 PEG。此外，在手术之前，如果病情允许，可考虑在门诊尝试经鼻胃管进行 10 天的喂养测试。如果患者不能耐受鼻胃管喂养，也需要进一步评估和考虑同时进行抗反流手术。

在比较不同的胃造口管放置技术时，最近对 18 岁以下儿科患者进行的一项回顾性研究发现，和其他方式的胃造口术（PEG、透视引导、腹腔镜胃造口和腹腔镜辅助 PEG 管放置）相比，开放式 Stamm 胃造口术轻微并发症的发生率更高，包括造口管移位、急诊就医率和 30 天内再手术率。

在决定放置 PEG 时需要着重考虑以下三条：① PEG 管无法防治吞咽困难患儿在继续口服喂养时发生误吸；②如果胃完全位于胸廓内，则不太可能通过 PEG 方式成功置入胃造口管；③ PEG 管可拔出。

## 四、技巧

### （一）操作人员

在大多数儿科中心，由两名医师共同进行 PEG 操作；一名医师负责操作胃镜，另一名医师负责穿刺腹壁并将导丝送入胃腔内。在笔者的中心，由两名儿科消化医师或儿外科医师完成 PEG 操作。在一些中心，手术可能由介入放射科医师完成。PEG 置管是一种先进的内镜手术，相关并发症的发生率较高，操作医师必须能够识别手术进行得是否规范，并在必要时进行快速调整或决定终止手术。

## （二）患者准备

PEG 手术可以在手术室、内镜室或床边进行。鉴于需要患者合作，并且防止儿科患者感到不适，PEG 手术在笔者机构的手术室中进行，并由儿科麻醉师提供全身麻醉。也有一些中心使用清醒镇静或"深度"镇静。据报道，即使在患有潜在先天性心脏病的儿童中，深度镇静也能成功置入 PEG 管。

患儿手术前常规禁食，并根据过敏情况接受单次剂量的广谱头孢菌素或替代抗生素，减少伤口感染。患儿取仰卧位，床头放平，如果没有插管，则床头稍微抬高，以减少误吸的风险。按照标准手术程序对腹部消毒铺巾。

## （三）PEG 穿刺操作流程

PEG 操作开始前先对口腔、食管和胃黏膜进行彻底的内镜检查，无须常规对幽门进行插管。检查过程中注意抽吸残留的分泌物以避免术中和（或）术后误吸。接下来，胃内充气以使胃壁上移贴向腹壁，应避免过度充气至压平胃襞或导致可见的腹胀，因为这可能会引起小肠扩张并干扰手指下压后胃凹陷的辨识。调暗房间灯光，在腹壁上找到内镜发出的光线最亮的部位，在该位置施加手指压力，可在内镜下看到触诊产生的胃壁凹痕，并由第二位医师标记该部位（图 33-1）。

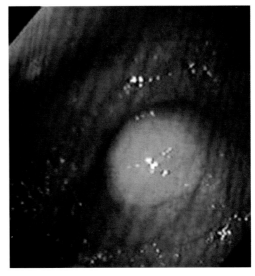

▲ 图 33-1　胃前壁可见的手指压迹

指示部位即为该操作的"标准穿刺点"。它应该离肋缘至少 2cm，因为管子离肋骨太近会引起明显的疼痛。有关一些"操作技巧"，请参见表 33-1。

无菌准备完成后，进行局部麻醉。圈套器通过活检通道推进放置在穿刺点附近，将连接到注射器的 25G 或 22G 针头推进穿过胃壁，同时轻轻回抽注射器。当针尖穿刺进入内镜视野后，注射器才能回抽出空气，就确认了安全的穿刺位置，这被称为"安全通道"技术（图 33-2）。

拔针时在穿刺点周围皮下注射 1% 利多卡因做局部麻醉，并在入口处做一个 0.5～1cm 的切口。该切口的大小应适合插入的 PEG 管直径，过

表 33-1　操作技巧

- 最好能够快速地完成手术；一旦开始内镜操作，通常有经验的团队能在 10min 以内完成；手术时间延长一般与过度充气有关，不仅胃压迹识别困难，还可能使小肠和结肠因胀气而挤入胃壁和腹壁之间，导致相应的并发症
- 如果定位不顺利，则不应放置 PEG 管；套管针和胃前壁之间可能有器官存在，如肝脏、肠道、肠系膜等；若未刺破肝脏，在移除穿刺导管 / 套管针且未放置 PEG 的情况下，这些并发症通常是自限性的
- 如果发生大出血或发现粪便漏出，则需要请外科会诊
- 当面对解剖异常的患者（心脏手术患者、脊柱侧弯患者等）时，PEG 可能需要放置在非标准位置（如内脏反位患者的右侧腹部），操作技术则类似于标准程序；避免教条的选择"标准"位置（比如肋弓之间左侧 1/3 位置），而应根据个体患者选择最佳位置

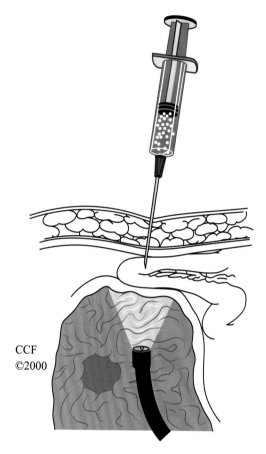

CCF
©2000

▲ 图 33-2　安全通道建立的示意

在这种情况下，前胃壁和前腹壁之间存在肠襻；这可以通过注射器回抽发现气泡，同时内镜医师不会从胃腔看到注射针；这时针管组件应该被移除并重新定位到另一个位置，或者转为开放性胃造口术

小的切口会增加术后伤口感染的风险，因为扩张器强行拉过腹壁会损伤 PEG 管周围的组织。

在内镜直视下，针—套管组件通过切口插入胃中，圈套器固定套管外周后，移除针头。环形导丝穿过套管送入胃腔，圈套从套管上松开并套住导丝（图 33-3）。

将导丝、圈套器和内镜一起退出患儿体外，并且将导丝从圈套器和内镜上脱离。将拖出患儿口腔的导丝连接到 PEG 管的锥形扩张段，方法是将导丝形成的大环插入到 PEG 管的小线圈中，再将 PEG 管穿过导丝形成的大环，然后拉紧到位。对造口管锥形端进行润滑，并连续拉动腹壁处的

导丝外露部分，将扩张段和造口管从切口拉出，继续拉造口管直到内垫紧贴胃黏膜（图 33-4）。

当导丝导管形成的结到达腹壁时可能会有一些阻力，这时，在稳定牵引的情况下，将导丝进行圆周旋转会有助于拉出管子。应避免过度牵拉，尤其是对于身材矮小、营养不良或免疫低下的患者，因为有报道称导管被完全拉出腹壁。

切断导丝，在 PEG 管上安装外部固定装置使它松散地接触皮肤。PEG 管被切割成适于护理的长度，再次插入内镜以确认内垫固定胃壁的正确定位。根据需要调整外垫，以达到适当的张力。外部固定需要和皮肤之间留出一小块空间，以适应术后立即出现的组织肿胀。在腹部入口部位覆盖涂抹带有碘消毒剂的无菌敷料。

PEG 管可在 6～24h 内使用。PEG 置入后是否早期开始喂养与并发症发生率增加无关，但可能与胃残留量增加有关。我们通常在开始配方奶喂养之前用透明液体（例如，平衡电解质溶液）开始喂养。根据患儿的个体耐受性增加喂养量。

如果发现或发生以下任何一种情况，应考虑中止手术：未能确定良好的胃壁压迹、安全通道过长且胃内看不到针尖、注射器针尖没有在胃内被发现但抽吸出气泡、胃静脉曲张或明显溃疡、在手术过程中内镜或腹壁发现粪便漏出。

## 五、术后管理

窦道愈合后，PEG 管可以更换为常规胃造口管或"纽扣"式造口管。通常等待两个月以上使管道完全成熟，也有文献报道两周内因意外脱落而更换。

PEG 管更换有两种方法：牵拉或内镜。采用牵拉法撤管会给患者带来应激，引起一定程度的疼痛及较小概率的并发症，包括胃壁撕裂和消化

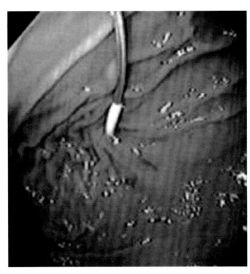

▲ 图 33-3 通过套管放置蓝色导丝，穿过套管的引导丝应足够长，以便用内镜钳或圈套器抓住

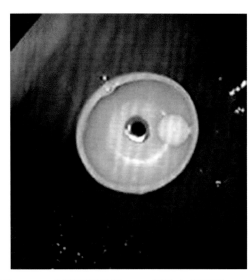

▲ 图 33-4 内镜下胃前壁 PEG 管的内部视图；PEG 管有一个不可降解的圆盘，作为内部垫片

液外渗。因此，如果选择这种方法，口服咪达唑仑和泰诺®，以及充分润滑胃造口是非常有益的。在笔者的实践中，更喜欢内镜下更换，将 PEG 管在皮肤正上方从外部切开，使用鳄钳或小圈套器取回带有垫片的残留装置。不需对残留装置进行切割再取出，因为有报道显示切割后未取出的残留装置会造成各种并发症，包括肠梗阻、嵌塞、穿孔，以及因垫片迁移到食管而发生气管食管瘘等。

换管后应通过胃镜确认替换管到达胃内，如果胃内未见替换管，说明可能导管穿入腹腔或腹壁和胃之间的肠襻，此时需要进行外科会诊。

如果选择纽扣式胃造口管替换 PEG 管，需要测量腹壁—胃通道的长度。纽扣式胃造口管有多种长度（0.8～6.5cm）和直径（12～24Fr），具体取决于品牌。纽扣式胃造口管固定后，需要每4～6个月更换一次。随着时间的推移，纽扣的尺寸，尤其是长度，应根据患儿体重和腹壁—胃通道的长度进行调整，以避免引起胃溃疡和（或）包埋综合征，这点在 PEG 术后早期体重快速增加的营养不良患儿中尤为重要。

## 六、并发症

PEG 的并发症可分为是轻型和重型、早期和晚期。文献报道的发生率为 4%～44%，跨度较大，但大部分在 10%～15%。重型并发症在 PEG 放置后 6～12 个月内的发生率为 1%～10%。很多并发症可以通过适当应用抗生素、良好的技术，以及操作医师适时地终止手术或改为开放性胃造口术来预防。有时，由于患儿的解剖结构或潜在疾病，并发症是不可避免的，这应该在手术之前向患儿父母进行告知。

一些可能发展为重型并发症的轻型并发症包括蜂窝织炎、单纯性气腹、造口管断裂、GER、造口部位的肉芽组织增生和疼痛。重型并发症包括胃小肠内瘘、胃结肠内瘘、胃结肠皮肤瘘、肝损伤、十二指肠血肿、复杂性气腹、误吸、腹膜炎、导管并发症（如移位、包埋综合征，图 33-5）部分胃壁分离、未及时处理的导管/垫片嵌塞、导管移位引起的肠套叠、VP 分流继发感染、胃或肠穿孔、胃或肠扭转，甚至死亡。

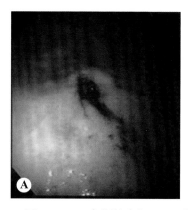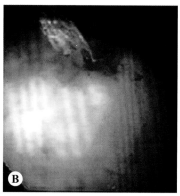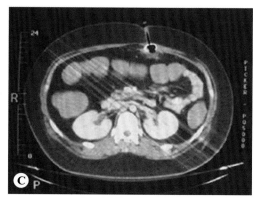

▲ 图 33-5　**A.** 包埋综合征，**PEG** 管内部垫片不在胃腔内，但可以看出有垫片的轮廓位于胃壁内；**B. PEG** 管位于胃壁内，但造口依然通畅，通过注射少量盐水可以观察到；**C.** 腹部 **CT** 扫描显示包埋综合征患者胃造口管的胃外位置
资料来源：George Gershman，MD

晚期并发症包括胃—结肠瘘、胃—回肠瘘、导管移位 / 包埋综合征 / 部分胃壁分离、胃溃疡、蜂窝织炎、筋膜炎、胃或肠穿孔、导管移位或其他导管相关并发症、气管食管瘘（导管拔除后），以及主动脉穿孔（采用切割法取出的方式）。与开放式胃造口术相比，儿童 PEG 置管不会增加再手术率，但这不包括因初次操作时未发现肠穿孔而导致的再次手术。

Fortunato 等在比较了 PEG 放置后儿科患者的轻型和重型并发症发生率，报道显示 4% 的患儿在出院前和 20% 的患儿在出院后出现轻型并发症，最常见的术后轻型并发症是伤口感染；重型并发症发生率不到 1%，包括胃壁分离和胃结肠瘘。

最近一篇文章报道了 106 名 NICU 新生儿在床边操作 PEG 置管，并发症总体发生率为 8.4%，其中 1.8% 为重型并发症。该研究的重型并发症包括 1 例 PEG 管内部垫片移位和 1 例导管滑脱。这篇报道的结论为：对于有置管指征的新生儿，床边放置 PEG 是安全的。

一旦不再需要肠内通路，就可以移除胃造口管或纽扣，并且可以让胃造口处在几周内自行关闭。5%～30% 的病例会出现慢性胃皮肤瘘管，特别是使用胃造口管持续时间较长的患者。在这种情况下，我们使用内镜下夹闭黏膜、纤维蛋白胶注射或手术闭合造口管。

## 七、PEG 技术的新用途

勇于创新的儿科、成人内镜医师和外科医师进一步改进了 PEG 技术。已有成人文献报道，利用改进后的 PEG 技术，可以将导管直接放置在空肠（DPEJ 或 PEJ），用于恶性小肠梗阻患者的空肠喂养和减压。此外，可以将 PEG 置于盲肠（PEC）中进行顺行结肠灌肠。由于设备和尺寸限制，DPEJ 技术目前在幼儿中的适用性有限，但已报道成功应用于一小部分儿科患者。如果有更大病例数的报道来佐证 PEC 置管有效，可能会越来越多地用于治疗因神经系统异常或发育异常导致慢性便秘的儿童。

## 结论

PEG 越来越多地用于儿科患者，放置 PEG 管不会增加术后胃食管反流的发生，也不会干扰随后进行的胃部手术。PEG 放置是一种先进的内镜手术，其并发症发生率高于一般开腹的胃造口术。考虑到体型、解剖学及预期使用持续时间有所不同，在儿童中放置 PEG 时，需要将应用于成人的标准技术进行修正。

## 拓展阅读

[1] Avitsland TL, Kristensen C, Emblem R, Veenstra M, Mala T, Bjornland K. Percutaneous endoscopic gastrostomy in children: a safe technique with major symptom relief and high parental satisfaction. *J Pediatr Gastroenterol Nutr* 2006, **43**, 624-628.

[2] Belsha D, Thomson M, Dass D, Lindley R, Marven S. Assessment of the safety and efficacy of percutaneous laparoscopic endoscopic jejunostomy. *J Pediatr Surg* 2016, **51**, 513-518.

[3] Chaer RA, Rekkas D, Trevino J, Brown R, Espat J. Intrahepatic placement of a PEG tube. *Gastrointest Endosc* 2003, **57**, 763-765.

[4] Chang WK, McClave SA, Yu CY, Huang HH, Chao YC. Positioning a safe gastric puncture point before percutaneous endoscopic gastrostomy. *Int J Clin Pract* 2007, **61**, 1121-1125.

[5] DeLegge MH. Percutaneous endoscopic gastrostomy. *Am J Gastroenterol* 2007, **102**, 2620.

[6] Ebina K, Kato S, Abukawa D, Nakagawa H. Endoscopic hemostasis of bleeding duodenal ulcer in a child with Henoch-Schonlein purpura. *J Pediatr* 1997, **131**, 934-936.

[7] El-Matary W. Percutaneous endoscopic gastrostomy in children. *Can J Gastroenterol* 2008, **22**, 993-998.

[8] Fortunato JE, Troy AL, Cuffari C, *et al*. Outcome after percutaneous endoscopic gastrostomy in children and young adults. *J Pediatr Gastroenterol Nutr* 2010, **50**, 390-393.

[9] Fröhlich T, Richter M, Carbon R, Barth B, Köhler H. Review article: percutaneous endoscopic gastrostomy in infants and children. *Aliment Pharmacol Ther* 2010, **31**, 788-801.

[10] Gauderer MWL, Ponsky JL, Izant RJ. Gastrostomy without laparotomy: a percutaneous endoscopic technique. *J Pediatr Surg* 1980, **15**, 872-875.

[11] George DE, Dokler M. Percutaneous endoscopic gastrostomy in children. *Tech Gastrointest Endosc* 2002, **4**, 201-206.

[12] Heuschkel RB, Gottrand F, Devarajan K, *et al*. ESPGHAN position paper on management of percutaneous endoscopic gastrostomy in children and adolescents. *J Pediatr Gastroenterol Nutr* 2015, **60**, 131-141

[13] Lalanne A, Gottrand F, Salleron J, *et al*. Longterm outcome of children receiving percutaneous endoscopic gastrostomy feeding. *J Pediatr Gastroenterol Nutr* 2014, **59**, 172-176.

[14] McCarter TL, Condon SC, Aguilar RC, Gibson DJ, Chen YK. Randomized prospective trial of early versus delayed feeding after percutaneous endoscopic gastrostomy placement. *Am J Gastroenterol* 1998, **93**, 419-421.

[15] McSweeney ME, Jiang H, Deutsch AJ, Atmadja M, Lightdale JR. Long-term outcomes of infants and children undergoing percutaneous endoscopy gastrostomy tube placement. *J Pediatr Gastroenterol Nutr* 2013, **57**, 663-667.

[16] McSweeney ME, Smithers CJ. Advances in pediatric gastrostomy placement. *Gastrointest Endosc Clin North Am* 2016, **26**, 169-185.

[17] Minar P, Garland J, Martinez A, Werlin S. Safety of percutaneous endoscopic gastrostomy in medically complicated infants. *J Pediatr Gastroenterol Nutr* 2011, **53**, 293-295.

[18] Panigrahi H, Shreeve DR, Tan WC, Prudham R, Kaufman R. Role of antibiotic prophylaxis for wound infection in percutaneous endoscopic gastrostomy (PEG): result of a prospective double-blind randomized trial. *J Hosp Infect* 2002, **50**, 312-315.

[19] Schrag SP, Sharma R, Jaik NP, *et al*. Complications related to percutaneous endoscopic gastrostomy (PEG) tubes. A comprehensive clinical review. *J Gastrointestin Liver Dis* 2007, **16**, 407-418.

[20] Segal D, Michaud L, Guimber D, Ganga-Zandzou PS, Turck D, Gottrand F. Late-onset complications of percutaneous endoscopic gastrostomy in children. *J Pediatr Gastroenterol Nutr* 2001, **33**, 495-500.

[21] Srinivasan R, Fisher RS. Early initiation of post-PEG feeding: do published recommendations affect clinical practice? *Dig Dis Sci* 2000, **45**, 2065-2068.

[22] Sulkowski JP, de Roo AC, Nielsen J, *et al*. A comparison of pediatric gastrostomy tube placement techniques. *Pediatr Surg Int* 2016, **32**, 269-275.

[23] Taylor AL, Carroll TA, Jakubowski J, O'Reilly G.

Percutaneous endoscopic gastrostomy in patients with ventriculoperitoneal shunts. *Br J Surg* 2001, **88**, 724-727.

[24] Valusek PA, St. Peter SD, Keckler SJ, *et al.* Does an upper gastrointestinal study change operative management for gastroesophageal reflux? *J Pediatr Surg* 2010, **45**, 1169-1172.

[25] Vervloessem D, van Leersum F, Boer D, *et al.* Percutaneous endoscopic gastrostomy (PEG) in children is not a minor procedure: risk factors for major complications. *Semin Pediatr Surg* 2009, **18**, 93-97.

[26] Virnig DJ, Frech EJ, DeLegge MH, Fang JC. Direct percutaneous endoscopic jejunostomy: a case series in pediatric patients. *Gastrointest Endosc* 2008, **67**, 984-987.

[27] Wollman B, d'Agostino HB. Percutaneous radiologic and endoscopic gastrostomy: a 3-year institutional analysis of procedure performance. *Am J Roentgenol* 1997, **169**, 1551-1553.

[28] Wyllie R. Changing the tube: a pediatrician's guide. *Curr Opin Pediatr* 2004, **16**, 542-544.

# 第 34 章 简易经皮内镜胃造口术
## Single-stage percutaneous endoscopic gastrostomy

Andreia Nita  Jorge Amil-Dias  Arun Urs  Mike Thomson  Prithviraj Rao  著

张含花  方  莹  译

要点

- 简易经皮内镜胃造口术（percutaneous endoscopic gastrostomy，PEG）只需要进行一次手术。
- 内镜充气时注入二氧化碳比空气更好。简易 PEG 和传统 PEG 安全性和并发症发生率基本相似。由于 PEG 导管不经口咽，口周感染率及术后喂养不耐受发生率较低，且不容易发生脱管。

简易 PEG 是对现有技术的一种新的改良。胃造口术的标准程序分两步进行，待 PEG 管放置 6～8 周，即瘘口成熟后将 PEG 管更换为 PEG 纽扣装置。

因此在某些病例中提出传统 PEG 的新替代方法：内镜一步法手术插入扁平导管纽扣装置，允许放入的气囊持续保持。

## 一、适应证

简易 PEG 的适应证为麻醉风险较高且存在长期喂养问题、需要长期或终身肠内营养支持的患儿，如神经功能受损儿童。

## 二、禁忌证

与标准 PEG 的禁忌证相同（见第 33 章）。相对禁忌证：由于幼儿（10kg）表面积过小，胃固定术穿刺针在造口部位周围进行三角定位不易操作。

## 三、简易 PEG 的优势

简易 PEG 的纽扣装置不需要二次手术进行放置。对患儿来说有以下好处：不需要额外的麻醉过程或住院，外观上比长管装置更美观（有利于融入社会），耐用，器械更换间隔时间明显延长[1]。该手术对麻醉风险较高的患儿具有特殊的优势，因为它只需要一次麻醉和一次内镜介入治疗，内镜治疗和相关的医疗费用相对减少。

研究表明，简易 PEG 和传统 PEG 具有相似的安全性和并发症发生率[1-5]，简易 PEG 纽扣装置带来的好处更多：口周感染率较低，PEG 导管不经口咽，术后喂养不耐受[1]较少见，脱管风险较低[3]（表 34-1）。简易 PEG 亦适用于需要胃空肠喂养的情况。

表 34-1　简易 PEG 的优势

| 患儿方面 | 医疗系统方面 |
| --- | --- |
| ① 仅需一次手术及麻醉<br>② 减少换管的次数<br>③ 延长更换的间期<br>④ 美观<br>⑤ 口周感染率低<br>⑥ 脱管风险低<br>⑦ 术后喂养不耐受发生率低 | ① 成本效益<br>② 安全<br>③ 技术快捷 |
| • 需要长期到终身肠内营养的患者<br>• 麻醉风险高的患者<br>• 已发表的关于儿童经验的文献有限 | |

## 四、缺点

虽然最近的 ESPGHAN 关于儿童 PEG 管理的立场文件呈列了 PEG 的优点，但它承认，目前已发表的关于儿童经验的文献依然有限[6]。

## 五、技巧

### （一）人员

手术过程需要两名医师。一名负责内镜检查，另一名负责无菌条件下的腹部操作。

### （二）流程

1. 定位

患儿取仰卧位，插入内镜至胃体，注气使胃腔充分膨胀。利用透光点和压痕来确定 PEG 的位置，定于锁骨中线与左肋缘交点与脐连线的中内 1/3 交界处。内镜医师通过胃前壁的压迹确定 PEG 的位置（图 34-1），助手应清楚地看到同一位置的胃镜光源的透光点（图 34-2）。

2. 标记位点

三个标记应围绕 PEG 定位点作三角形，每个标记与 PEG 定位点距离均为 2cm（图 34-3）。

3. 进行胃壁固定术

(1) 将带生理盐水的注射器固定于胃固定针上（图 34-4），将针插入三个标记点的其中一个（图 34-5）。回抽有气体时提示进入胃部。

(2) 取下缝合线（图 34-6）。去掉注射器。

(3) 在针上弯曲锁紧带（图 34-7）。通过外套管推入内芯，将 T 形固定器卸下。

(4) 拔除固定针，将 T 形固定器拉至胃黏膜（图 34-8）。

(5) 滑动并关闭缝合锁（图 34-9）。

(6) 对其他两个标记点重复上述步骤，固定装置应放置在三角形的角上（图 34-10 及图 34-11），将胃壁固定在前腹壁。

4. 创建造口道

(1) 确定 PEG 放置管位置在胃固定术三角的中心。

(2) 麻醉 PEG 放置管部位（图 34-12）。

(3) 制作小（直径<0.5cm）而深的切口（图 34-13）。

(4) 插入套管针（图 34-14）。

(5) 推进导丝，拔除套管针，保留安全环（图 34-15 至图 34-17）。

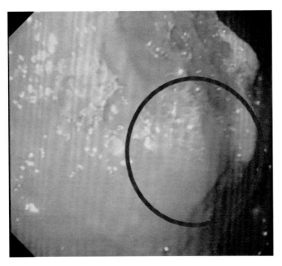

▲ 图 34-1 胃内压迹

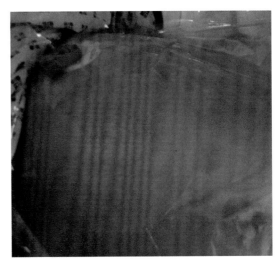

▲ 图 34-2 透光点（腹壁）

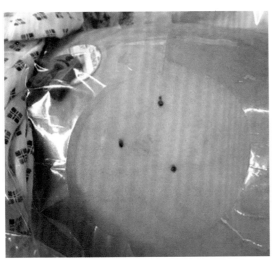

▲ 图 34-3 标记位点

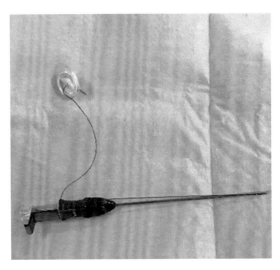

▲ 图 34-4 T 形固定装置

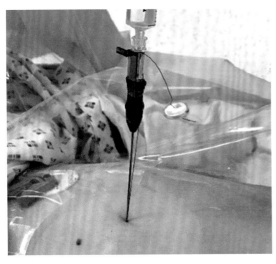

▲ 图 34-5 插入胃固定针

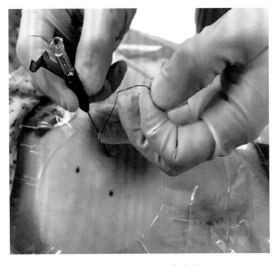

▲ 图 34-6 取下缝合线

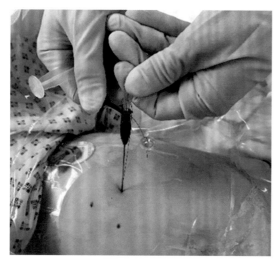

▲ 图 34-7　弯曲锁紧带，推入内芯

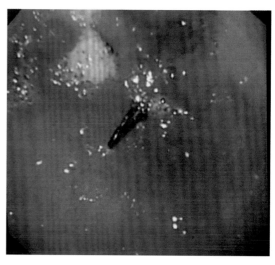

▲ 图 34-8　将 T 形固定器拉至胃黏膜

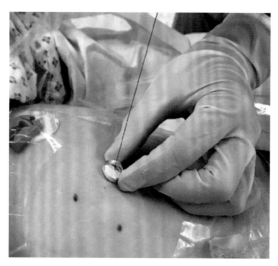

▲ 图 34-9　滑动并关闭缝合锁

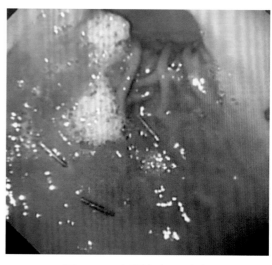

▲ 图 34-10　胃固定术（胃腔内视）

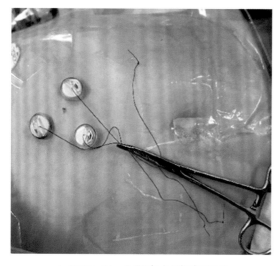

▲ 图 34-11　胃固定术（腹壁视图）

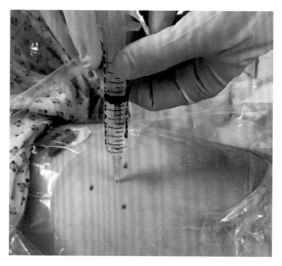

▲ 图 34-12　局部麻醉

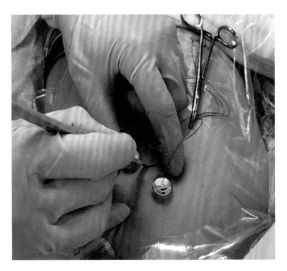

▲ 图 34-13　切口

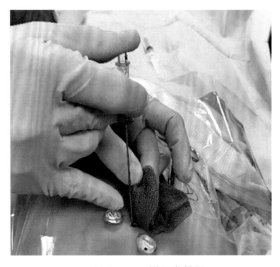

▲ 图 34-14　插入套管针

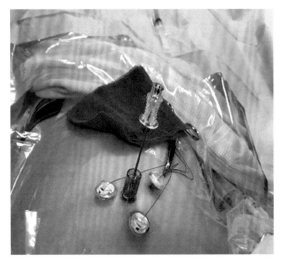

▲ 图 34-15　推进安全环

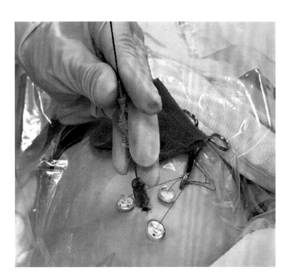

▲ 图 34-16　插入导丝的同时拔除套管针

5. 扩张造口道并测量造口长度

(1) 沿着导丝推进扩张器，顺时针及逆时针旋转扩张器将造口道扩张到所需的大小，同时保证可在胃腔内直视整个过程（图 34-18 和图 34-19）。

(2) 导丝就位后，取出扩张器，将测量装置沿导丝方向推进（图 34-20）。

(3) 给测量器的气囊充气，牵引时将圆盘滑至腹壁，测量长度。给气囊放气，取下测量装置，但保留导丝（图 34-21）。

(4) 再次沿导丝推进扩张器，以同样的动作

继续扩张，直到达到合适的直径（12～16Fr）（图 34-22 和图 34-23）。

(5) 旋转扩张器中心部分，从扩张器上释放剥离鞘（图 34-24 和图 34-25）。

(6) 移除扩张器和导丝，将剥离鞘留在造口道内（图 34-26）。

6. 放置纽扣

(1) 通过剥离鞘推进合适大小的纽扣，同时将鞘剥离至皮肤水平（图 34-27 至图 34-29）。

(2) 当纽扣在腹部时，将鞘完全剥开并取出（图 34-30 至图 34-35）。

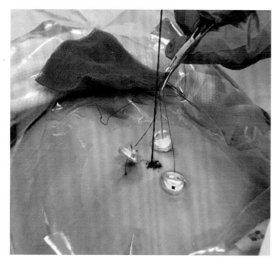

▲ 图 34-17　插入导丝的同时拔除套管针

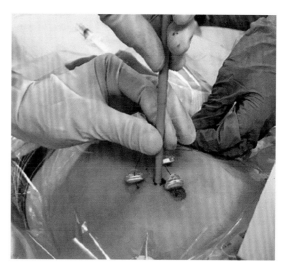

▲ 图 34-18　扩张造口道

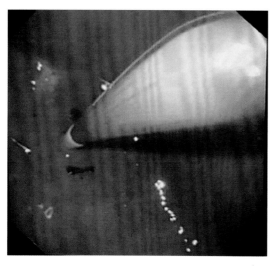

▲ 图 34-19　扩张器内镜视野

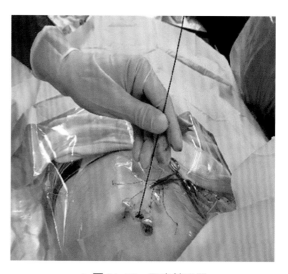

▲ 图 34-20　取出扩张器

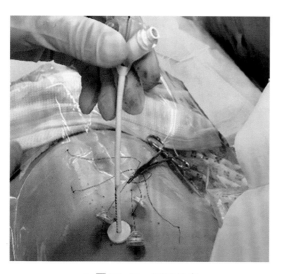

▲ 图 34-21　测量长度

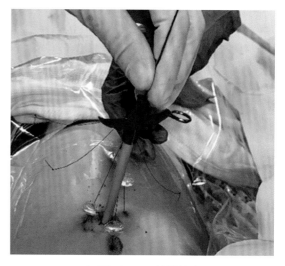

▲ 图 34-22　继续扩张

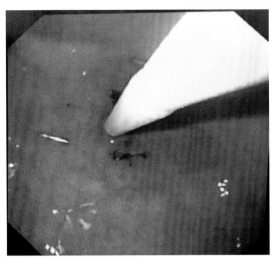

▲ 图 34-23 保持内镜视野

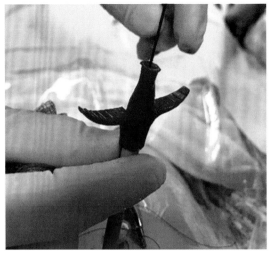

▲ 图 34-24 旋转扩张器中心部位，释放剥离鞘

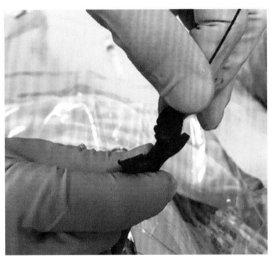

▲ 图 34-25 旋转扩张器中心部位，释放剥离鞘

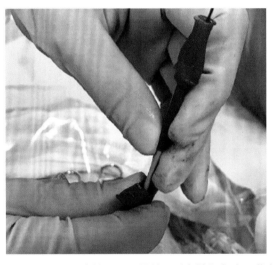

▲ 图 34-26 拔除扩张器和导丝，剥离鞘留在造口道内

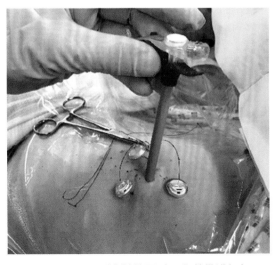

▲ 图 34-27 剥离鞘的同时，向前推进纽扣

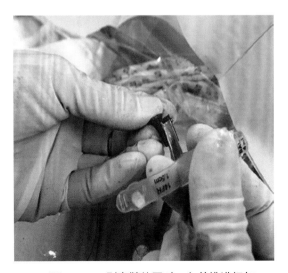

▲ 图 34-28 剥离鞘的同时，向前推进纽扣

(3) 按照工具说明，给气囊充气。

在完成所有步骤后，确认气囊放置在由 3 个 T 形固定器（胃腔内视野）和 3 个缝合锁（腹壁视野）形成的三角形中心的纽扣处（图 34-36 和图 34-37）。

## 六、术后管理

- 每天都应该检查瘘口和胃固定术区域，是否出现感染迹象。

- 根据经典 PEG 方法开始肠内营养。
- 缝线可留待吸收或拆除，但不得早于术后两周。

## 七、并发症

并发症与标准 PEG 相同，但气腹的发病率稍高（见第 33 章）。

如不再需要肠内营养支持，可以在门诊或家中移除 PEG 纽扣装置，胃造口处可以自行关闭。

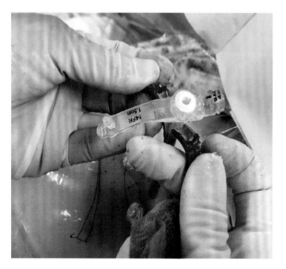

▲ 图 34-29　将鞘剥离至皮肤水平

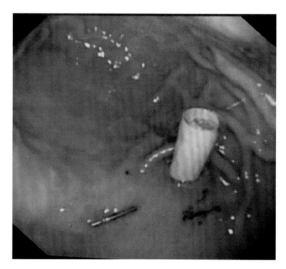

▲ 图 34-30　剥离鞘时露出的纽扣内镜视野

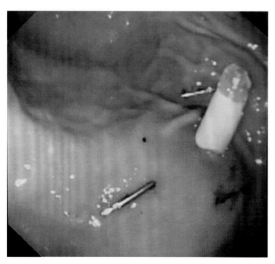

▲ 图 34-31　剥离鞘时露出的纽扣内镜视野

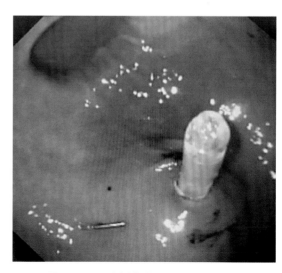

▲ 图 34-32　剥离鞘时露出的纽扣内镜视野

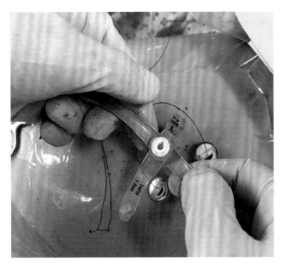

▲ 图 34-33 将鞘向下剥离至皮肤并取出

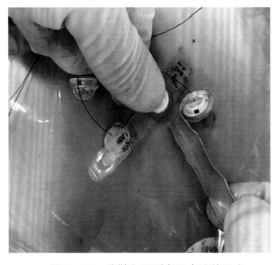

▲ 图 34-34 将鞘向下剥离至皮肤并取出

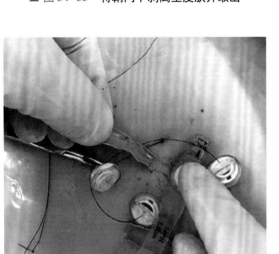

▲ 图 34-35 将鞘向下剥离至皮肤并取出

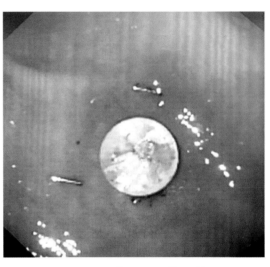

▲ 图 34-36 简易 PEG 的胃腔视野

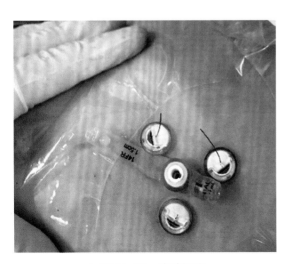

▲ 图 34-37 腹壁视野

## 八、实用技巧

- 根据个体解剖情况选择最佳位置。
- 确保三角点之间至少有 1cm 的距离，另外从胃造口点到胃固定术针点还有 1cm 的距离。
- 在局麻针的辅助下，确保胃造口位置正确。使用局麻药注射器可最大限度地降低插入结肠（腹壁和胃之间）的风险。当注射器进入胃时，在胃内看到针之前，如果注意到注射器内有气泡，则插入结肠的可能性会增加。

- 当扩张器进入胃时，轻轻地"拉"胃固定术缝合线（即将胃壁拉向腹壁）。过度的拉力可能会导致缝线断裂或促使 T 形固定器损伤胃黏膜。
- 在胃造口后，$CO_2$ 更容易弥散进入腹膜腔，故使用 $CO_2$ 代替空气。
- 住院患者使用 Tegaderm® 或类似的装置固定胃造口后 72h 内，以最大限度地减少胃皮口的移动，并减少"Y"道形成而渗漏的风险。

## 九、材料

本章所述的操作是使用 Halyard® 胃造口喂养管导入器套件进行的。

## 十、知情同意

照片中所示患儿的母亲同意进行手术，并同意以教育为目的拍摄和使用照片。

## 参考文献

[1] Jacob A, Delesalle D, Coopman S, et al. Safety of the one-step percutaneous endoscopic gastrostomy button in children. J Pediatr 2015, **166**, 1526-1528.

[2] Novotny NM, Vegeler RC, Breckler FD, Rescorla FJ. Percutaneous endoscopic gastrostomy buttons in children: superior to tubes. J Pediatr Surg 2009, **44**, 1193-1196.

[3] Michaud L, Robert-Dehault A, Coopman S, Guimber D, Turck D, Gottrand F. One-step percutaneous gastrojejunostomy in early infancy. J Pediatr Gastroenterol Nutr 2012, **54**, 20-21.

[4] Gothberg G, Bjornsson S. One-step insertion of low-profile gastrostomy in pediatric patients vs pull percutaneous endoscopic gastrostomy: retrospective analysis of outcomes. J Parenter Enteral Nutr 2016, **40**, 423-430.

[5] Evans JS, Thorne M, Taufiq S, George DE. Should single-stage PEG buttons become the procedure of choice for PEG placement in children? Gastrointest Endosc 2006, **64**, 320-324.

[6] Heuschkel RB, Gottrand F, Devarajan K, et al. ESPGHAN position paper on management of percutaneous endoscopic gastrostomy in children and adolescents. J Pediatr Gastroenterol Nutr 2015, **60**, 131-141.

# 第 35 章 小儿腹腔镜辅助下直接经皮空肠造口术

## Pediatric laparoscopic-assisted direct percutaneous jejunostomy

Mike Thomson Jonathan Goring Richard Lindley Sean Marven 著

曹 毅 王 莹 颜伟慧 译

**要点**

- 内镜医师和腹腔镜外科医师的紧密合作是成功关键。
- 肠旋转不良可引起肠扭转，属于禁忌证。
- 在十二指肠空肠曲远端实施标准的"拖出式"胃穿刺造口术式。
- 理想情况下，腹腔镜医师夹闭空肠近端，内镜医师使用二氧化碳充气——两者防止小肠过度膨胀而影响腹腔镜视野。
- PEJ 与 PEG 在初次穿刺 3 个月左右可通过内镜更换为气囊。

人工肠内营养支持对于不能经口喂养的患儿极为重要，如上消化道动力障碍、胃食管反流病（gastroesophageal reflux disease，GERD）、生长障碍（faltering growth，FG）、复发性肺炎及经口摄入困难的患儿。经皮内镜胃造口术（percutaneous gastrostomy，PEG）管喂养对严重的 GERD 和（或）胃排空延迟和（或）胃窦-幽门运动障碍的患儿可能不适用。

幽门后喂养在某些情况下对于避免肠外营养需求可能是必需的，尤其是对神经受损的儿童。当需要长期应用幽门后喂养时，与经皮胃造口-空肠管置入术（percutaneous gastrostomy with jejunal extension，PEGJ）相比，直接空肠造口术管（direct jejunostomy tube）是更为稳定、安全的通路，发生导管堵塞、移位的并发症少有报道，从而减少了透视或内镜下的置换及干预。经鼻空肠管经常会移位和（或）无意中被拉出。PEGJ 往往需要在 X 线下更换导管，可以通过用内镜夹固定导管末端以减少辐射量。

曾经有多种尝试直接行空肠造口术，分别通过 Roux-en-Y 肠襻或直接行外科空肠造口术，两种方式均存在严重并发症，因此基本上已经淘汰了。

近期发展了一种类似 PEG 的新技术，但它需要腹腔镜医师和内镜医师的协同工作。

插入内镜（双通道治疗性胃镜或可调节硬度儿童结肠镜可深入空肠，故通常作为首选），外科医师一旦确定十二指肠空肠曲后，将腹腔镜的

光线调暗，有利于发现内镜顶端光线（图 35-1）。先前已用一把软钳（腹腔镜 Johan 钳）于该区域远端夹闭（图 35-2）以防止远端小肠扩张造成腹腔镜的视野模糊。套管针穿透前腹壁的同时，内镜固定住目标小肠襻（图 35-3）。与 PEG 技术一样，导丝穿过套管针后由活检钳抓住（图 35-4），然后将 PEJ 管通过患儿口腔进入后将其拉出，使小肠固定于前腹壁（图 35-5）。按照标准的 PEG，3 个月后可以通过内镜将 PEJ 替换为气囊式空肠造口管。

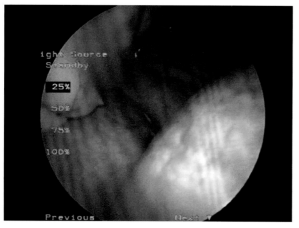

▲ 图 35-1 腔镜下可见内镜光源透过小肠壁（注意：腹腔镜的亮度应调低以方便识别）

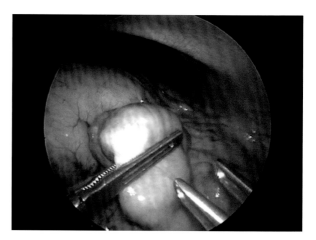

▲ 图 35-2 使用 Johan 钳封闭内镜远端的空肠，以利于充气扩张近端肠腔及减少远端气体的通过

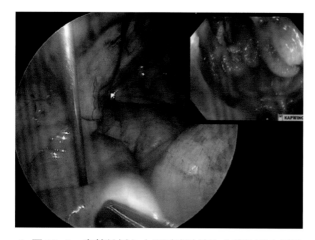

▲ 图 35-3 套管针插入小肠时腹腔镜和内镜的同步视野

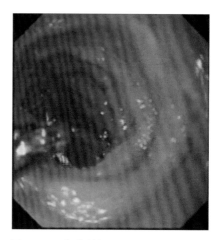

▲ 图 35-4 在内镜视野下用活检钳钳住导丝

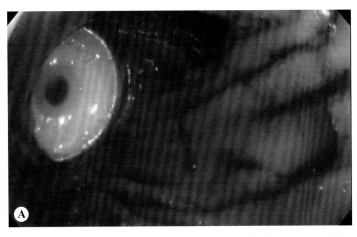 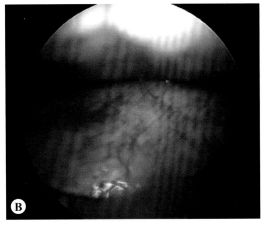

▲ 图 35-5 **PEJ** 置入，内镜视野（**A**）和腹腔镜视野（**B**）下见 **PEG** 垫片靠近空肠黏膜，并使空肠管壁贴近前腹壁

## 结论

这是一个外科 – 内镜医师互相配合的理想案例，对于以前主要靠手术解决来说是明显的进步。更多经验将使这项技术逐步完善。

## 拓展阅读

[1] Allen JW, Ali A, Wo J, et al. Totally laparoscopic feeding jejunostomy. *Surg Endosc* 2002, **16**, 1802-1805.

[2] Belsha D, Thomson M, Dass D. Assessment of the safety and efficacy of percutaneous laparoscopic endoscopic jejunostomy (PLEJ). *J Pediatr Surg* 2016, **1**, 513-518.

[3] Bobowicz M, Makarewicz W, Polec T, et al. Totally laparoscopic feeding jejunostomy-a technique modification. *Videosurg Miniinvas Tech (Wideochir Inne Tech Maloinwazyjne)* 2011, **6**, 256-620.

[4] Bueno JT, Schattner MA, Barrera R, et al. Endoscopic placement of direct percutaneous jejunostomy tubes in patients with complications aft er esophagectomy. *Gastrointest Endosc* 2003, **57**, 536-540.

[5] Denzer U, Lohse AW, Kanzler S, et al. Minilaparoscopically guided percutaneous gastrostomy and jejunostomy. *Gastrointest Endosc* 2003, **58**, 434-438.

[6] Egnell C, Eksborg S, Grahnquist L. Jejunostromy enteral feeding in children: outcome and safety. *J Parenter Enteral Nutr* 2014, **38**, 631-636.

[7] Freeman C, Delegge MH. Small bowel endoscopic enteral access. *Curr Opin Gastroenterol* 2009, **25**, 155-159.

[8] Gilchrist BF, Luks FI, DeLuca FG, et al. A modified feeding Roux-en-Y jejunostomy in the neurologically damaged child. *J Pediatr Surg* 1997, **32**, 588-589.

[9] Mellert J, Naruhn MB, Grund KE, et al. Direct endoscopic percutaneous jejunostomy (EPJ). Clinical results. *Surg Endosc* 1994, **8**, 867-869.

[10] Michaud L, Robert-Dehault A, Coopman S, et al. One-step percutaneous gastrojejunostomy in early infancy. *J Pediatr Gastroenterol Nutr* 2012, **54**, 820-821.

[11] Mohiuddin SS, Anderson CE. A novel application for single-incision laparoscopic surgery (SILS): SIL jejunostomy feeding tube placement. *Surg Endosc* 2011, **25**, 323-327.

[12] Moran GW, Fisher NC. Direct percutaneous endoscopic jejunostomy: high completion rates with selective use of a long drainage access needle. *Diagn Ther Endosc* 2009, **2009**, 520879.

[13] Neuman HB, Phillips JD. Laparoscopic Rouxen-Y feeding jejunostomy: a new minimally invasive surgical procedure for permanent feeding access in children with gastric dysfunction. *J Laparoendosc Adv Surg Tech A* 2005, **15**, 71-74.

[14] Rumalla A, Baron TH. Results of direct percutaneous endoscopic jejunostomy, an alternative method for providing jejunal feeding. *Mayo Clin Proc* 2000, **75**, 807-810.

[15] Shike M, Latkany L, Gerdes H, et al. Direct percutaneous endoscopic jejunostomies for enteral feeding. *Gastrointest Endosc* 1996, **44**, 536-540.

[16] Smith D, Souc P. Complications of long-term jejunostomy in children. *J Pediatr Surg* 1996, **3**, 787-790.

[17] Taylor JA, Ryckman FC. Management of small bowel volvulus around feeding Roux-en-Y limbs. *Pediatr Surg Int* 2010, **26**, 439-442.

[18] Varadarajulu S, Delegge MH. Use of a 19-gauge injection needle as a guide for direct percutaneous endoscopic jejunostomy tube placement. *Gastrointest Endosc* 2003, **57**, 942-945.

[19] Virnig DJ, Frech EJ, Delegge MH, *et al*. Direct percutaneous endoscopic jejunostomy: a case series in pediatric patients. *Gastrointest Endosc* 2008, **67**, 984-987.

[20] Wolfsen H, Kozarek R, Ball TJ, *et al*. Tube dysfunction following percutaneous endoscopic gastrostomy and jejunostomy. *Gastrointest Endosc* 1990, **36**, 261-263.

[21] Zhu Y, Shi L, Tang H, *et al*. Current considerations in direct percutaneous endoscopic jejunostomy. *Can J Gastroenterol* 2012, **26**, 92-96.

# 第 36 章　鼻空肠管和胃空肠管的留置

## Naso-jejunal and Gastro-jejunal tube placement

George Gershman　著

冯海霞　王　莹　颜伟慧　译

要点

- 通过留置鼻空肠管（naso-jejunal tube，NJ）或者胃空肠管（gastro-jejunal tube，GJ），可以给胃食管反流和（或）胃瘫患儿提供安全的肠内营养支持。
- 通过放射学和内镜放置是同样有效的。
- 管子的末端有一根线，内镜医师可以在内镜下借助内镜夹将其固定至小肠的适当位置。

　　鼻十二指肠或鼻空肠管喂养常短期应用于严重胃食管反流、胃瘫、急性胰腺炎患者的营养支持，或作为一个过渡，用于术前营养治疗或对重症监护室的危重儿童进行营养支持。

　　如果盲插法或透视引导法（使用不透射线的导管）均失败，则可通过内镜进行置管。

　　选择合适的导管，在导管的末端用丝线缝合一个小环。在内镜辅助下，将导管通过鼻腔插入胃内。然后我们会发现导管要么沿着胃大弯朝向胃窦方向要么盘绕在胃体内。如果盘在胃体，需要将导管往回拉，直到我们可以清楚地看到其末端。

　　下一步，用一次性预装载可旋转双头止血夹夹住丝线环，并将丝线环拉回活检通道，直到导管末端接近内镜的末端，然后，以标准方式操作内镜通过幽门进入十二指肠远端或空肠近端。将止血夹向前推进几厘米，并固定在黏膜上，防止在退出过程中导管意外滑出（图 36-1）。最后，以旋转的方式将内镜拉回胃部，以减少镜身与鼻饲管之间的摩擦。将多余的鼻饲管慢慢回拉，在胃里留下一个小环。术后行腹部平片确认鼻饲管是否位于合适位置。

　　上述类似的技术也可以用于已经有胃造口的儿童置入胃十二指肠管或胃空肠管。唯一的区别是将导管先通过现成的胃造口放入胃内。

　　另外，鼻空肠的放置可以通过导丝法进行。首先，将内镜插至十二指肠远端或空肠近端。然后，将一根经润滑带有聚四氟乙烯涂层的导丝送

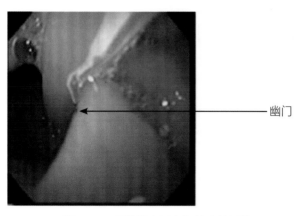

▲ 图 36-1　喂养管穿过幽门的内镜图像

＿＿＿＿ 幽门

入内镜的活检通道，并在直接观察的情况下推进到内镜尖端以外，直到遇到阻力。使用拉推或"交换"技术，慢慢退出内镜的同时将导丝送入远处，使其定位在小肠的一个固定位置。将一根柔软的导管润滑后经鼻子插入口咽，然后用食指或塑料钳从嘴里取出，并将导丝送入导管腔内，向前推进直到可以从鼻腔侧被看见，然后拔除该保护导管。在插入肠内营养管之前，需在透视下调整导丝，以确保其在胃体内没有缠绕或成圈。鼻空肠管经润滑后沿导丝进入十二指肠远端或空肠近端。一旦确定喂养管位于十二指肠远端或空肠近端位置，就将导丝移除。

对于学龄儿童和青少年，可以通过超细的经鼻内镜将导丝送过幽门后。

## 拓展阅读

[1] O'Keefe SJ, Foody W, Grill S. Transnasal endoscopic placement of feeding tubes in the intensive care unit. *J Parenter Enteral Nutr* 2003, **27**(5), 349-354.

[2] Rafferty GP, Tham TCK. Endoscopic placement of enteral feeding tubes. *World J Gastrointest Endosc* 2010, **2**(5), 155-164.

# 第37章 内镜逆行胰胆管造影
## Endoscopic retrograde cholangiopancreatography

Douglas S. Fishman　Paola de Angelis　Luigi Dall'Oglio　Victor Fox　著
邓朝晖　译

要点

- 儿童 ERCP 最好能在操作次数合理的单位开展。
- 除了不明原因的婴儿胆汁淤积和硬化性胆管炎的诊断以外，绝大多数的儿童 ERCP 主要应用于治疗。
- 通常只有 10kg 以下的儿童需要用到儿科专用 ERCP 内镜。
- ERCP 术后胰腺炎的发生率为 2.5%～10%。

近年来，内镜逆行胰胆管造影术（ERCP）代表了一系列更倾向于治疗而非诊断的技术。ERCP 是通过内镜插管大或小乳头进行胆胰管逆行显影。

每年都有数以千计的成人患者接受 ERCP 治疗。在过去，由于儿童胆胰疾病的发病率相对较低，以及小儿外科医师和胃肠科医师在 ERCP 方面缺乏经验，限制了 ERCP 在儿童患者中的应用。近年来小儿胰胆道疾病，特别是慢性胰腺炎的诊断已取得显著进展，此外，胆石症发病率的上升（尤其是肥胖儿童）也增加了对治疗性 ERCP 的需求。

儿童 ERCP 的适应证因地区而异，在西方国家，ERCP 的主要指征是胆总管结石相关疾病（如胆源性胰腺炎）和慢性胰腺炎。在中东，ERCP 常用在继发于镰状细胞性贫血的胆总管结石患儿，而在亚洲，胆总管囊肿的治疗为主要适应证。

在本章中，我们的目标是阐述小儿 ERCP 的关键内容，包括适应证、准备工作、技术要点、疗效，以及与婴幼儿诊断和治疗性 ERCP 相关的不良事件。

## 一、十二指肠镜及附件

十二指肠镜是儿童 ERCP 的标准内镜。在实际操作中，"成人"治疗性十二指肠镜多用于体重在 10kg 以上的儿童，较小的内镜用于体重在 10kg 以下或 12—18 月龄以下的儿童。这更多是由于世界范围内缺乏可用的适合大小和年龄的十二指肠镜所致。表 37-1 列出了市面上和二手市场上可买到的内镜。一些专家主张对年龄较大的儿童使用 11mm 的治疗性十二指肠镜。除了内镜尺寸，工作通道直径稍大的新型号可能允许对这些较小和年轻的患者有一些改进。

最小的十二指肠镜的插入管直径为 7.5mm，工作通道为 2.0mm。这种内镜是专为新生儿和体重<10kg 的婴儿设计的。这种内镜的主要限制是 2mm 通道、三腔或其他功能工具的相对稀缺，设备必须是 5Fr 或更小。使用较小的十二指肠镜的其他困难包括：在通过内镜远端部分时增加阻力，抬钳器不能完全成角度，限制进入主乳头，以及吸力不足。意外热损伤和十二指肠壁穿孔的风险限制了通电手术设备治疗操作的使用。尽管如此，使用 5Fr 装置的括约肌切开术已被报道。

遗憾的是，许多小口径内镜已成为遗留物。全世界的十二指肠镜市场因为碳青霉烯类耐药肠杆菌科（CRE）感染而被影响，尤其是影响十二指肠镜的抬钳器。因为这个原因，市场主要在以下两个方面被影响：①通过引进新的内镜，以致力于减少感染；②主要制造商停止生产和维修老化的内镜。这一结果对儿童 ERCP 来说是一个挑战，因为导致较小的十二指肠镜现在很难找到和维修，但同时需要注意的是，再维修可能存在感染风险。最终，内镜制造商将需要制造出更小的、具有适当的通道尺寸的十二指肠镜，以适应患儿的需要，同时又不影响抬钳器的维修和清洁等相关问题。

类似于内镜本身的挑战是导丝可以通过工作通道。随着 ERCP 的治疗性优于诊断性的趋势，导管、导线等设备应根据具体情况定制。具体附件的选择取决于适应证，例如，胆总管结石或狭窄的处理。

内镜逆行胰胆管造影术是内镜和放射学技术的结合，需要最佳的透视设备和训练有素的放射科医师或放射学技术人员的参与。在 ERCP 失败的情况下，介入放射科医师可以通过经皮肝穿刺胆管造影（PTC）建立胆汁引流。PTC 和 ERCP 交汇技术是治疗胆道梗阻的有效方法。此外，有不同类型的造影剂可供选择，造影剂可用生理盐水稀释，较常用于结石疾病。

### 表 37-1　十二指肠镜：规格

| 制造商及型号 | 插入管（mm） | 工作通道（mm） |
| --- | --- | --- |
| **Fujinon** | | |
| ED-530XT | 13.1 | 4.2 |
| ED-450XL5 | 12.5 | 3.2 |
| **Olympus** | | |
| TJF-Q180V | 11.3 | 4.2 |
| PJF | 7.5 | 2.0 |
| PJF160 | 7.5 | 2.0 |
| TF1T2 | 11.0 | 3.2 |
| TJF-160VR | 12.5 | 4.2 |
| TJF-160F/VF | 11.3 | 4.2 |
| **Pentax** | | |
| ED-34–i10T | 11.6 | 4.2 |
| ED-3490TK | 11.6 | 4.2 |
| 3270/3280K | 10.8 | 3.2 |
| ED-3670TK | 12.1 | 4.8 |
| ED-2330 | | 2.2 |

缩进式产品可在二级市场上获得，但是由于对内镜再处理的担忧，制造商已经撤回内镜或停止对这些内镜的服务

在 20 世纪 70 年代，Kawai 首创了导管内内镜，可直接显示胆道和胰腺。最初的导管内内镜是需要有两个内镜医师的"母子"系统。从那时起，儿童和成人都可以使用单人操作的光纤和数字内镜。被报道的儿童（最小的 18 月龄）诊断和治疗适应证包括结石病、术后并发症和肿瘤评估。导管内内镜也可以通过经皮导管与介入放射学结合使用。

# 二、儿童 ERCP

ERCP 是内镜和放射学技术的结合，需要最佳的透视设备、内镜塔、电刀和其他工具的设置。使用十二指肠镜，常规操作是患者俯卧位，但也可以仰卧位。侧视内镜下食管插管与前视内镜下食管插管不同。这几乎是一种盲插管手法，没有直接的视觉，应避免颈段食管损伤或梨状窦穿孔。

十二指肠镜沿舌中部插入口腔（光源和抬钳器对着右侧唇缝），逆时针旋转内镜，使内镜的远端逐渐偏转至咽后壁并进入食管。食管插管时沿环咽压力略有升高，滑入食管见黏膜、清晰血管形态时阻力减小。试图观察食管腔是适得其反的，可能导致黏膜撕裂。没有阻力就推进内镜直到血管形态消失，进入胃腔，镜头与胃体上段的黏膜紧密贴合。

为了正确的定位，内镜应向后拉，逆时针旋转，同时远端向左偏转。一旦胃体的全景图建立，十二指肠镜向前推进并顺时针旋转。要注意避免滑回胃体，在胃体和胃窦之间的过渡过程中，胃腔可能会消失。除非出现明显的阻力，否则滑动胃黏膜的外观是可靠的。通过抬高十二指肠镜的尖端和（或）轻轻地将内镜向后拉，可重

建胃腔的视野。如果患有"J"形胃或辨别胃窦有困难，可以将患儿的右肩向中线旋转，跟随纵行幽门前褶皱是一个很好的方向，通过幽门伴随着显著减少阻力和黏膜从光滑变成绒毛的天鹅绒外观。

十二指肠降段是通过远端向上偏转、顺时针旋转和推进镜身到达的。这是"长"的位置，轴的大部分沿着胃壁形成一个环。若要将其转换为"短"位，则应顺时针旋转内镜尖端，同时向后拉，这也是大壶腹插管更理想的位置。在婴儿中，由于十二指肠第二部分返回幽门的距离相对较浅，很难将器械定位到"短"位。这种情况下，尽管有一些限制，但有时只能选择"长"的位置：胃和十二指肠过度伸展，重叠的十二指肠镜遮蔽胆总管（使图像模糊），难以控制镜的远端，以及插管或治疗配件的定位。

由于 ERCP 需要透视引导，重要的是要记住儿童暴露于电离辐射的风险增加。我们建议正式或非正式的透视检查培训，以及使用脉冲透视检查限制额外增加的辐射暴露。ESGE/ESPGHAN 还建议调整瞄准以适应儿童较小的体型从而保护辐射敏感器官。记录透视剂量和暴露时间应作为一项质量指标。

小儿内镜逆行胰胆管造影应由有经验的内镜医师在一个有儿童高容量中心进行。ASGE 建议在评估胜任能力之前至少需要完成 200 个诊断性和治疗性 ERCP，NASPGHAN 建议在儿科使用相同数量的 ERCP。成人数据显示，每年进行少于 50 次内镜括约肌切开术的患者不良事件增加，这突出了持续评估的重要性。ERCP 通常需要全身麻醉（GA），ESGE/ESPGHAN 建议青少年采用 GA，但可以考虑对年龄较大的儿童采用深度镇静。

## 三、儿科 ERCP 的不良事件

儿科 ERCP 相关不良事件的总体发生率在 5%～8%，而在成人中报道的发生率则在 1%～13%。除开标准内镜检查外，ERCP 操作中的每一个技术环节都与不良事件相关。

最常报道的不良事件是胰腺炎。基于成人及儿科相关文献，ERCP 术后胰腺炎（post-ERCP pancreatitis，PEP）通常更易发生在反复尝试乳头插管，胰管括约肌切开术，二级和三级胰腺组织分支结构混乱和急性胰腺炎等情况下。曾有报道 PEP 最低发生率在 2.5%，然而通常报道的约 10% 的发生率并不少见，并且在成人或儿科 ERCP 操作者发生率是相近的。可通过精准的选择性插管及限制胰管注射显影来减轻 PEP。非甾体抗炎药（直肠用吲哚美辛）及胰管支架置入术已被证明可降低成人 PEP 的发生率。ESGE/ESPHGAN 强烈推荐非甾体抗炎药运用在 14 岁以上的儿科 ERCP 中。然而，这些措施尽管很常用，却并未在儿科 ERCP 中达成共识。值得注意的是，有报道显示儿童在接受胰管支架置入后增加了 PEP 的发生率。另外，奥曲肽或丝氨酸蛋白酶抑制剂的作用尚不清楚。最后，在 ERCP 操作前后增加水化治疗可能是重要的预防措施。

部分不良事件与内镜下胆管或胰管括约肌切开术密切相关。切开后出血并不常见，并且通常可通过注射或喷洒 1∶10 000 肾上腺素控制出血。使用可抽吸的气囊填塞压迫 3～5min 可用于止血。其他器械包括止血夹及支架（塑料或可膨式全覆膜金属）也可用于止血。但如果内镜治疗无效或出血持续或出血更迅速时，需要血管造影或外科治疗。

另外，与括约肌切开术相关的腹膜后十二指肠穿孔的风险在儿童中有过相关报道。

最后，感染包括胆管炎是 ERCP 中的一个众所周知的风险。存在胆道梗阻包括肿瘤、硬化性胆管炎及肝移植相关狭窄的患者感染风险最高。在这些病例中及胆道梗阻未能得到充分有效引流的患者建议预防性使用抗生素。全身感染通常与 CRE、内镜再干预及十二指肠镜抬钳器问题有关。美国疾病预防控制中心在 2013 年向 FDA 报告了这种担忧。虽然，儿科患者中有 CRE 感染的相关报道，但目前为止在儿童 ERCP 中并未报道。

## 四、胆道疾病 ERCP 诊治指征

ERCP 在儿童的技术成功率很高（＞90%）。儿童 ERCP 的治疗结果及并发症的发生率（2.3%～9.7%）与成人相似，并无操作相关的死亡率。胆道疾病诊断性和治疗性 ERCP 的指征见表 37-2。

### （一）胆道闭锁

胆道闭锁（biliary atresia，BA）发生在出生后前几个月，其定义为肝外胆管的节段性或弥漫性闭塞。闭锁的范围及部位可能不同。早期诊断是 Kasai 肝门肠吻合术成功的关键。以往，10%～20% 的婴儿需要外科手术探查和术中胆道造影来确诊。ERCP 为婴儿及新生儿提供了更优越的胆道可视化诊断，尽管其仍是一种侵入性操作。婴儿的适应证需要进行多学科的评估。近年来，ERCP 已经展示了其在一些疑难病例中对 BA 早期诊断的安全性及有效性。

表 37-3 描述了 ERCP 所发现的 3 种图像类型。1 型是不确定，需在术中确认，而 2 型、3 型则可诊断 BA。伦敦国王学院医院公布的数据显示，

表 37-2　胆道疾病诊断性和治疗性 ERCP 的指征

| 诊断性：临床怀疑或诊断 | 治疗性 |
| --- | --- |
| • 胆道闭锁<br>• 胆总管囊肿<br>• 胆总管结石<br>• 良性和恶性狭窄<br>• 原发性硬化性胆管炎<br>• 术前及术后评估<br>• 肝胆肿瘤<br>• 肝损伤（手术后或外伤性） | • 括约肌切开术<br>• 括约肌成形术<br>• 取石<br>• 狭窄扩张<br>• 支架放置（塑料或 FCMS）<br>• 胆道镜检查<br>• EHL 或激光碎石<br>• 鼻胆管引流 |

EHL. 液电碎石术；FCMS. 全覆膜金属支架

表 37-3　怀疑胆道闭锁婴儿的 ERCP 检查结果

| 1 型 | 胆管树未显影；十二指肠无胆汁；正常胰腺图像（35%） |
| --- | --- |
| 2 型 | 胆总管远端及胆囊混浊；十二指肠无胆汁；正常胰腺图像（35%） |
| 3 型 | 3a：胆囊及胆总管显影，肝门出现胆汁湖<br>3b：左右肝管均出现胆汁湖（30%） |

ERCP 的应用可以避免 40% 的胆汁淤积性黄疸及怀疑 BA 的婴儿进行剖腹探查。在长期随访中，相当比例的婴儿没有肝功能障碍的征象。基于 ERCP 诊断的婴儿胆汁淤积只有 1.6% 的误诊率。两种新方法即腹腔镜胆道造影及磁共振胆道胰造影术（MRCP）是可用的，但需要更多的数据来验证其诊断准确性。我们也使用经皮胆囊造影术来辅助诊断。

## （二）胆总管囊肿

胆总管囊肿（choledochal cysts，CC）是一种胆道畸形，通常与胆胰管汇流异常（anomalous pancreaticobiliary union，ABPU）相关。所谓的"共同长通道"是指壶腹和十二指肠壁外的胆胰管汇合处（图 37-1 和图 37-2）。据报道，80% 以上的病例与此相关。CC 通常在婴儿期或者儿童期被发现，尽管有部分延迟诊断的病例在较大年龄儿童及成人期被报道。Todani 分型是 CC 的标准命名法（表 37-4）。常见的表现包括腹痛，黄疸及急性复发性胰腺炎。相关并发症包括导管内结石、胆石症、肝内脓肿及胆道瘤变。

两种最常见的 CC 外科手术治疗方式是囊肿切除术及肝空肠 Roux-en-Y 吻合术或十二指肠吻合术。ERCP 的诊断作用为确定胆胰管交界处的解剖结构。这些信息可以帮助外科医师评估 CC 切除的远端部分，避免由于保留过长胆总管囊肿的残端所引起的并发症。

许多 CC 患儿存在有导管内结石（胆道或胰腺）。ERCP 结合括约肌切开术在明确外科手术治疗前起到了过渡作用，同时也是肝胆系统减压治疗。胆道支架在治疗中较常用，但是在 ABPU 情况下，根据胆胰管连接角度不同，存在堵塞胰管的可能。

对于小的胆总管壁内囊肿的病例中曾有内镜下囊肿去除术的描述，但是缺乏对儿童使用该方法的远期疗效的报道。在罕见情况下，胆道横纹肌肉瘤可以模拟 CC 的临床和影像学表现。ERCP 结合导管内内镜也可用于诊断目的及定向活检。内镜活检可减少诊断性剖腹手术的需求，并减少

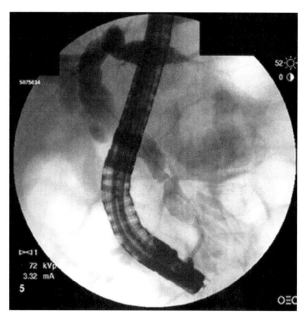

▲ 图 37-1　胆总管囊肿常见的长通道

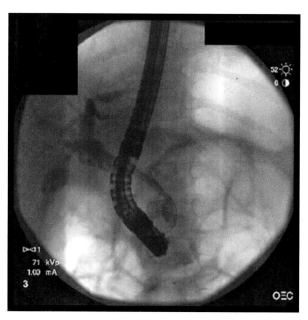

▲ 图 37-2　胆总管囊肿和胆总管膨出的共同长通道

表 37-4　胆总管囊肿 Todani 分型（按病变节段的性状划分）

| 类　型 | 描　述 | 发生率 |
|---|---|---|
| 1 | 1A：肝外胆管节段或弥漫性囊状扩张<br>1B：胆总管节段性扩张（多在远端），在囊肿及胆囊管间有正常胆管<br>1C：胆总管呈梭形扩张 | 80%～90% |
| 2 | 胆总管憩室：胆总管壁孤立性扩张（憩室样扩张） | 2% |
| 3 | 胆总管囊肿：胆总管十二指肠壁内部分孤立性扩张，十二指肠主乳头隆起 | 1.5%～5% |
| 4 | 4a：肝内外胆管多发扩张<br>4b：肝外胆管多发扩张 | 20% |
| 5 | 卡罗利病：肝内胆管多发小扩张 | |

经皮活检相关的肿瘤扩散（图 37-3 和图 37-4）。

## （三）胆总管结石

胆石症在儿童中越来越常见。据报道，在有症状的患儿中有 1/3 患有胆总管结石。在成人中，肥胖及拉丁裔背景越来越被视为儿童胆结石的重要风险因素。镰状细胞病及其他血红蛋白病仍然是儿科重要的危险因素。Issa 等报道了 125 名胆石症患儿，其中有 37% 因为梗阻性黄疸或胆绞痛而接受 ERCP。所有病例均接受了内镜下括约肌切开术及气囊扩张取石术，而无须外科手术探查胆总管。

治疗性 ERCP 结合括约肌切开术及取石术是儿童胆囊切除术后胆总管结石的首选治疗方法。对于胆石症且怀疑胆总管结石的儿童，是否需要在腹腔镜胆囊切除术前行 ERCP 或常规术中胆道造影以减少术前或术后 ERCP 的需要，目前尚无共识意见。然而，越来越多的儿童及成人相关资

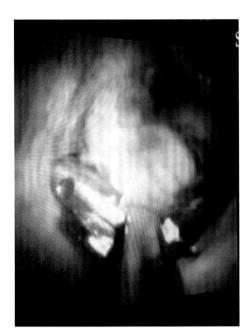

▲ 图 37-3　2 岁横纹肌肉瘤患儿的胆管镜下检查及活检

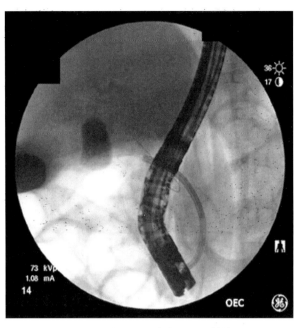

▲ 图 37-4　4 岁横纹肌肉瘤患儿的胆管镜检查透视

料表明，对于胆总管结石患者，最好在住院期间同时进行胆囊切除术。

　　胆总管结石治疗的挑战之一是在内镜检查时确定最可能患有结石的患者。ASGE 此前曾建议对以下患者进行 ERCP：①影像学上可见结石，②总胆红素＞40mg/L，③胆管炎。其他考虑行 ERCP 的情况还包括总胆红素超过 18mg/L 且胆管扩张超过 6mm 的有中等结石可能的患者。但这些标准在小范围的儿童患者中却无法预测胆总管结石，仅结合胆红素可作为预测结石风险的独立危险因素，这在多中心国际儿科 ERCP 数据库程序（PEDI）中也得到了进一步的验证，明确结合胆红素是一个重要的指标。值得注意的是，超过 35% 的患者胆红素正常，强调了这些案例带来的挑战。此外，超过 50% 的胆石性胰腺炎患者在 ERCP 前明确了结石的存在，这表明 MRCP 和内镜超声（EUS）具有互补作用。

　　在实践中，我们对于胆石症、腹部超声或 CT 扫描显示结石或胆总管扩张、胆石性胰腺炎及梗阻性生化标志物升高（结合胆红素和 γ- 谷氨酰基转移酶）的儿童，在胆囊切除术前进行 ERCP。同时对转氨酶或相关实验室检查持续升高、腹痛及影像学提示残留胆总管结石的患者进行术后 ERCP。

## （四）原发性硬化性胆管炎

　　原发性硬化性胆管炎（primary sclerosing cholangitis，PSC）是一种慢性进行性肝病，常与炎性肠病相关，以肝内外胆管持续炎症、闭塞和纤维化为特征。大约 50% 有症状的患者会发展成肝硬化和肝衰竭，需要肝移植。PSC 的特点是出现多个狭窄，将胆管分成正常大小的短段或呈串珠状或珍珠项链状的扩张胆管（图 37-5）。高达 15% 的病例累及胆囊和胆囊管。

　　PSC 会增加恶性肿瘤的风险，尤其是胆管癌。如果 MRCP 的结果不确定，ERCP 可用于怀疑 PSC 的儿童。在一些患儿中，胆汁淤积可继发于显性狭窄，显性狭窄定义为肝外胆道树离散区域的狭窄。肝外胆管显性狭窄发生在 7%～20% 的 PSC 和胆汁淤积症患者。CBD 狭窄是治疗性

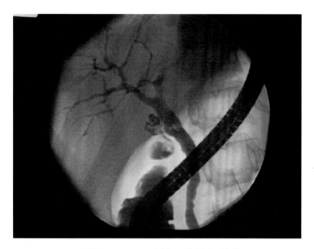

▲ 图 37-5　原发性硬化性胆管炎

ERCP 的指征，与无支架的连续气囊扩张相比，塑料支架的使用存在争议。相比于气囊扩张，支架置入存在更多的感染并发症和不良事件。最近的一项随机对照研究支持单独使用气囊扩张，但 ESGE 建议由内镜医师决定使用哪种方法治疗 PSC。与经皮穿刺技术相比，ERCP 治疗显性狭窄可降低成人的发病率。尽管在成人中有共识，但缺乏评估儿童患者胆管癌刷状细胞学和活检时机的数据。导管内内镜检查提供了另一种方法来调查这些患者不确定的狭窄。

### （五）术后及创伤后胆道疾病

腹腔镜胆囊切除术、肝移植或胆管外伤后的胆漏均可通过 ERCP、ES 和胆道支架置入或鼻胆道引流成功治疗（图 37-6）。胆囊切除术后的 CBD 狭窄可以用塑料支架来治疗。腹部钝性创伤后胆漏的临床表现通常是隐匿和非特异性的。尽管在高危损伤（如超过 4cm 的撕裂伤或延伸到肝门）中使用了放射性同位素闪烁成像，诊断仍然可能会延误几天。早期诊断可降低发病率和住院率。即使支架不能弥补受损胆管之间的间隙，但 ERCP 置入支架有助于及时发现胆管泄漏源，并通过有效降低胆管内的压力使胆管迅速恢复。

在肝移植术后疑似狭窄的患者中，移植后数天内使用胆道支架置入（图 37-7 至图 37-10），我们更常用塑料支架而不是 FCMS，尽管它们已经被用于儿童肝移植受者。管型综合征，即胆泥和碎屑沿导管形成铸型，可能需要内镜进行导管内评估及治疗。

## 五、胰腺疾病行诊断和治疗性 ERCP 的指征

急性复发性及慢性胰腺炎是儿童 ERCP 最常见的适应证。详见表 37-5。

### （一）急性胰腺炎

非侵入性成像，如经腹部超声（US）（对于非肥胖患者）是儿童急性胰腺炎的一线影像学检查，尤其是疑似胆石性胰腺炎。由于 CT 扫描存在放射性，建议仅对临床恶化或诊断不明确的患者进行。MRCP 可诊断胆总管结石，增强 MRCP

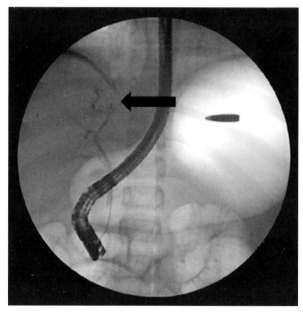

▲ 图 37-6　**14 岁孩子的创伤性胆漏**

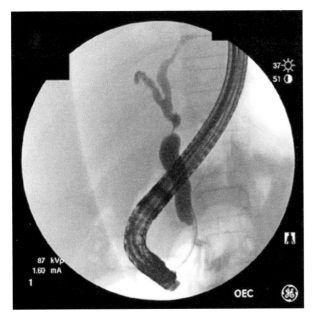

▲ 图 37-7　7 岁肝移植受者吻合口狭窄

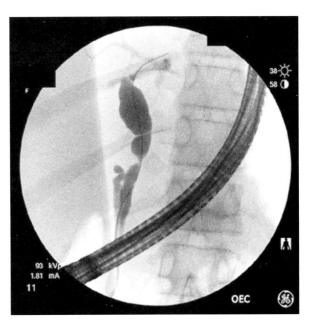

▲ 图 37-8　16 岁肝移植受者急性肝衰竭伴吻合口狭窄

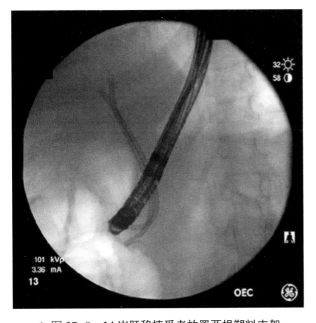

▲ 图 37-9　14 岁肝移植受者放置两根塑料支架

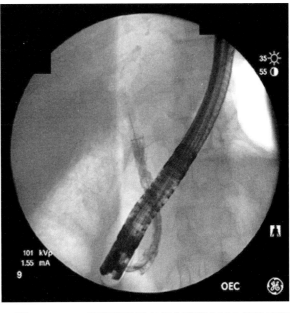

▲ 图 37-10　14 岁肝移植受者经全覆盖金属支架治疗胆管狭窄

可用于胰腺肿瘤的检查，坏死性胰腺炎则无法强化。CT 和 MRCP 都可以明确急性胰腺炎的范围和严重程度，以及后遗症（如急性积液或坏死）。诊断性 ERCP 在很大程度上已被这些影像学检查所取代（表 37-6）。正常的胰腺主胰管直径在

头部为 1.4～2.1mm（成人为 3～4mm），体部为 1.1～1.9mm。

在胰腺炎的急性期，ERCP 仅适用于儿童患者的胆源性胰腺炎、胆总管囊肿，或继发于主乳头附近梗阻的急性胆管炎。对于在 US、MRCP

表 37-5　胰腺疾病行诊断和治疗性 ERCP 的指征

| 诊　断 | 治　疗 |
| --- | --- |
| • 复发性胰腺炎<br>• 慢性胰腺炎<br>• 胰腺肿块<br>• ABPU 的评估<br>• 胰腺分裂 | • 胆源性胰腺炎<br>• 乳头狭窄<br>• 主胰管狭窄<br>• 胰腺分裂<br>• 胰腺假性囊肿<br>• 胰瘘（创伤或手术后）<br>• 狭窄后扩张<br>• 支架置入（塑料或 FCMS）<br>• 内镜下直视导管<br>• EHL 或激光碎石<br>• 鼻胰管引流 |

ABPU. 胆胰管合流异常；EHL. 液电碎石术；FCMS. 全覆盖金属支架

或 EUS 上高度怀疑有梗阻性结石的患者，建议采用治疗性 ERCP 联合胆管括约肌切开术。我们最近的数据表明，在胰腺炎没有发作的情况下，胆石性胰腺炎患者比疑似胆总管结石患者更有可能排出结石。最后，如果影像学提示有新的狭窄或继发性瘘，ERCP 在控制较长时间的胰腺炎发作中也有作用。此外，对创伤性胰腺炎患者进行非括约肌切开的胰管支架置入是有效且可能必要的。

## （二）复发性胰腺炎

分为梗阻性和非梗阻性两种形式，超过 50% 的患者合并 *PRSS1*、*CFTR*、*SPINK1* 或 *CTRC* 基因突变。当 MRCP 检查阴性时，应考虑进行诊断性 MRCP。内镜下活检和刷状细胞学检查也可以作为一种辅助检查。治疗性 ERCP 在急性复发性胰腺炎中的作用仍有争议，但胆管括约肌切开术的应用似乎确实可以改善症状。对于胆管括约肌切开术后并发急性复发性胰腺炎（ARP）的患者，可以尝试带或不带支架的胰管括约肌切开术。对于儿童患者仍需进一步研究以评估括约肌切开术对 ARP 的益处。治疗性 ERCP 适用于复发性非胆源性胰腺炎、主胰管重度扩张、狭窄和结石（所有表现均与慢性胰腺炎一致），以及胰腺分裂等先天性胆胰管结构畸形的儿童。

## （三）胆胰管合流异常

胆胰管合流异常（APBU）是指胆总管与胰管在奥迪括约肌外的汇合。成人共同通道常直径 >15mm，但 1 岁以下儿童正常应直径 <3mm，青少年直径 <5mm。胆胰管合流异常导致胰液

表 37-6　MRCP 和 ERCP 在儿童胰腺疾病中的应用

| 类　别 | 诊断方法 | ERCP 的治疗策略 |
| --- | --- | --- |
| 急性胰腺炎 | MRCP（或 CT 扫描） | 胆源性胰腺炎伴 CBD 扩张：括约肌切开术，取石术，胆管造影 |
| 复发性胰腺炎 | ① MRCP/ 分泌素 MRCP<br>② 当诊断不明或 MRCP 不可用时可考虑 ERCP | 胆胰括约肌切开术、胰管取石术、扩张及胰管支架置入术<br>① 术前处理：内镜下括约肌切开术、扩张术、取石术（治疗儿童胆胰管合流异常）<br>② 内镜下十二指肠乳头括约肌切开术<br>③ 十二指肠重复囊肿的内镜造口术<br>④ 乳头狭窄（原 SOD Ⅰ型） |
| 慢性胰腺炎 | 同复发性胰腺炎 | 内镜括约肌切开术，取石术，引流术和导管内内镜检查 |

CBD. 胆总管；CT. 计算机断层扫描；ERCP. 内镜逆行胰胆管造影术；MRCP. 磁共振胰胆管造影；SOD. 奥迪括约肌功能障碍

和胆汁混合，通常与胆总管囊肿（CC）有关。APBU 被认为是胆管癌和蛋白栓发生的危险因素。APBU 的常见临床表现为慢性腹痛、梗阻性黄疸和（或）复发性胰腺炎。内镜括约肌切开术是一种有效的初始治疗方法，对于 CC 患者外科手术治疗是有效的。而对于无 CC 或圆锥形 CC 的患者，外科手术治疗仍存在争议。

### （四）胰腺分裂

胰腺分裂被认为是最常见的先天性胰腺畸形，在一般人群中它的发病率约为 5%，但大多数无临床症状。它是由于胰腺在胚胎发育期间，腹侧胰管和背侧胰管融合异常所致。最可靠的诊断方法为 ERCP 或促胰液素增强 MRCP。"深"部插管是有帮助的，并且可能还需要促胰液素来识别胰管开口。最近来自 INSPPIRE 联盟的数据表明，胰腺分裂者有 14.5% 发生复发性和慢性胰腺炎，较一般人群发病率更高。

腹侧（主）胰管很短，与它没有连接胰腺体部有关，背侧胰管则负责引流胰腺体尾部的胰液。胰腺分裂（图 37-11）分为完全性胰腺分裂和不完全性胰腺分裂（即腹侧胰管和背侧胰管间存在细的交通支）。当小乳头水肿或狭窄，胰液引流不畅时，则可能诱发胰腺炎。

治疗性 ERCP 包括内镜下副乳头切开（表 37-7），以及在胰腺分裂不全的情况下的主乳头切开和结石清除，以便更好地进行胰腺引流。临时背侧胰管支架植入能有助于缓解复发性胰腺炎和胰腺分裂儿童的症状。实施副乳头切开的主要问题之一是切口的长度（和深度）。两种副乳头切开技术即原始乳头的标准切开刀拉式切开及已植入塑料支架乳头的针状刀切开，具有同等的安全性和有效性。医师的选择取决于内镜下的乳头形态。

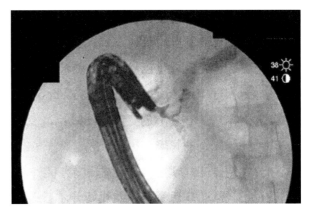

▲ 图 37-11　13 岁儿童患胰腺分裂及囊性纤维化，背侧胰管结石

**表 37-7　胆管括约肌与胰管括约肌切开步骤**

- 主乳头可视
- 胆管和（或）胰管插管和导丝插入
- 胆管和（或）胰管造影模糊
- 括约肌切开的最佳方向：胆道 ES 11—12 点钟，胰腺 ES 1—2 点钟
- 标准插管技术未能成功者，可行针状刀预切开
- 在针刀辅助胆道 ES 之前考虑放置胰腺支架，出血是常见的早期不良事件，乳头狭窄是晚期事件

ES. 内镜括约肌切开

## 六、功能性胆道括约肌紊乱（原奥迪括约肌功能障碍，SOD）

功能性胆道括约肌紊乱（FBSD），以前被称为 SOD，是一种罕见的导致儿童腹痛的原因。它被认为是一种与括约肌收缩异常有关的运动性障碍，而不伴解剖学性梗阻。罗马Ⅳ标准诊断 FBSD 需同时满足 3 项条件：胆源性疼痛；转氨酶升高或胆管扩张；无胆管结石或其他结构异常。FBSD 的支持要素包括淀粉酶或脂肪酶正常、奥迪括约肌测压异常或肝胆显像结果。

以前的Ⅰ型 SOD 现在被认为是由乳头狭窄引起的一个特殊疾病，通常伴随转氨酶和（或）

胰酶升高和导管扩张等异常。乳头狭窄的治疗方法是典型的胆道括约肌切开术。最近一项随机双盲研究 EPISOD（Evaluating Predictors and Interventions in Sphincter of Oddi Dysfunction）不仅引起了既往 SOD 名称的更改，同时也改变了 Ⅱ 型和 Ⅲ 型 SOD 的管理，这项研究评估了 SOD 中括约肌切开术的作用。基于这项试验，与对照组相比，Ⅲ 型 SOD 患者对括约肌切开术没有反应。此外，十二指肠乳头测压结果与患者预后无关。虽然不是 EPISOD 研究的特定目标，但实验室或影像学异常的 Ⅱ 型 SOD 患者并没有获得预期的括约肌切开术获成功。我们不建议对患有 FBSD（以前的 Ⅲ 型 SOD）的儿童进行测压或括约肌切开术。括约肌切开术对患有前 Ⅱ 型 SOD（影像或血液测试异常）的儿童患者的作用需要进一步研究，但其处理原则很可能被视为与 FBSD 一致。如果考虑对这些儿童患者进行括约肌切开，那么对成人可获得的证据进行更广泛的讨论可能是合适的。值得注意的是，与儿童括约肌压力相关的数据是有限的，245 名儿童中只有 65 名达到了压力升高的标准。

### （一）慢性胰腺炎

在至少 70% 的慢性胰腺炎（ARP 中为 48%）的儿童患者中，PRSS1、SPINK1、CFTR 和 CTRC 的基因突变已被发现。目前的经典治疗包括胰管括约肌切开伴胰管支架植入。在波兰的一项大型回顾性研究中，72 名儿童接受了 223 例胰管支架手术，每年胰腺炎的年发作数相对减少。对于胰管结石，可以使用气囊取石或导管内镜配合液电碎石术（EHL）或 YAG- 钬激光碎石。INSPPIRE 联盟报告了 117 名儿科患者，医师评估对 ARP 和 CP 的有效率约为 50%，尤其是对于慢性胰腺炎存在包括结石和狭窄在内的梗阻症状的患者。

### （二）胰腺假性囊肿、坏死和创伤

急性胰腺积液可发展为胰腺假性囊肿。如果存在胰腺坏死，就会变成包裹性坏死（WON）。怀疑胰腺假性囊肿和 WON 的临床证据：持续腹痛，淀粉酶或脂肪酶升高，或急性胰腺炎或创伤发作 4 周后因胆总管远端压迫造成的胆汁淤积。经腹超声可以识别液体积聚，但 MRCP 和 CT 是最佳的诊断手段。假性囊肿常常自发吸收。

干预指征是创伤相关性急性胰腺炎后主胰管破裂的风险增加，急性胰腺炎发病 6 周后出现清晰的大的假性囊肿，以及感染性囊肿。对于胰腺液体积聚的儿童内镜治疗也有所发展，EUS 经胃引流通常是主要治疗方法。ERCP 可能是必要的，但巨大的囊肿可能会导致导管扭曲，也可能导致治疗不当。对于创伤性胰腺炎患者，治疗包括 ERCP，经导丝植入胰腺支架。为避免损伤邻近血管，在 EUS 引导下使用塑料支架或完全覆膜的金属支架可以实现经胃引流（图 37-12）。旧方法治疗液体积聚的复发率大约为 15%，当 WON 持续存在时可考虑手术治疗。

### （三）胰腺炎的超声内镜治疗

多项研究支持 EUS 作为慢性胰腺炎、胰腺假性囊肿引流、胆总管结石、胰腺分裂和十二指肠重复畸形的诊断和治疗具有很高的价值。在这些情况下，超声内镜是 ERCP 的补充，并可以指导治疗。

### （四）十二指肠重复囊肿

十二指肠重复囊肿是急性复发性胰腺炎的一种已知但罕见的病因。它占所有肠道重复畸形的 4%～12%。它通常位于十二指肠的第二部分。重复的十二指肠可以连接到胆道树或从胆道树分离

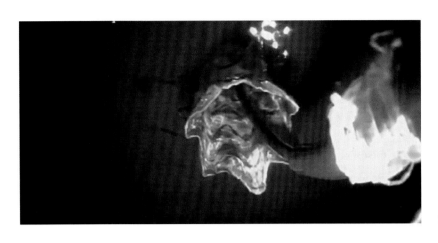

◀ 图 37-12　16 岁儿童胰腺假性囊肿
经胃造口支架植入术

出来。十二指肠重复囊肿的症状和体征是呕吐、慢性腹痛和由于异位胃黏膜溃疡引起的胃肠道出血。

　　十二指肠重复囊肿的诊断是通过超声、磁共振胰胆管成像（MRCP）、内镜直视和超声内镜作出的。超声内镜提供有关十二指肠重复、胆总管结石和胰腺之间关系的重要信息。EUS 有助于做出最佳治疗的决策：手术还是治疗性内镜检查。治疗包括手术切除或内镜下胆总管切开（十二指肠腔内造袋），治疗方式的选择取决于重复病变的位置、类型、大小和超声内镜检查结果。表37-8 总结了重复的内镜治疗。

## 结论

　　内镜逆行胰胆管造影术是一种非常有效的诊断和治疗儿童胰胆管疾病的方法。它由经验丰富的儿科胃肠病专家操作是安全的。治疗性内镜逆行胰胆管造影术可以作为治疗特殊胰胆管疾病的有效方法，也可以作为通向手术的桥梁疗法。

表 37-8　内镜下十二指肠重复造袋术的步骤

| |
| --- |
| • 内镜可视 |
| • EUS：对重复囊肿与十二指肠间共同壁及胆管受累的评估 |
| • ERCP：肝外胆管的可视化 |
| • 内镜下针状或标准括约肌切开十二指肠重复共同壁 |
| • 止血 |

ERCP. 内镜逆行胰胆管造影术；EUS. 超声内镜检查术

## 拓展阅读

[1] Antaki F, Tringali A, Deprez P, et al. A case series of symptomatic intraluminal duodenal duplication cysts: presentation, endoscopic therapy, and long-term outcome. *Gastrointest Endosc* 2008, **67**, 163-168.

[2] Attwell A, Borak G, Hawes R, et al. Endoscopic pancreatic sphincterotomy for pancreas divisum by using a needle-knife or standard pull-type technique: safety and reintervention rates. *Gastrointest Endosc* 2006, **64**, 705-711.

[3] Barange K, Mas E, Railhac N, et al. Endoscopic management of biliary and pancreatic diseases in children. *Arch Pediatr* 2009, **16**, 811-813.

[4] Bogue CO, Murphy AJ, Gerstle JT, *et al*. Risk factors complications, and outcomes of gallstones in children: a single-center review. *J Pediatr Gastroenterol Nutr* 2010, **50**, 303-308.

[5] Brown KO, Goldschmiedt M. Endoscopic therapy of biliary and pancreatic disorders in children. *Endoscopy* 1994, **26**, 719-723.

[6] Buscaglia JM, Kallo AN. Pancreatic sphincterotomy: technique, indications and complications. *World J Gastroenterol* 2007, **13**, 4064-4071.

[7] Canty TG Sr, Weinman D. Treatment of pancreatic duct disruption in children by endoscopically placed stent. *J Pediatr Surg* 2001, **36**, 345-348.

[8] Castagnetti M, Houben C, Patel S. Minimally invasive management of bile leaks after blunt liver trauma in children. *J Pediatr Surg* 2006, **41**, 1539-1544.

[9] Chandrasekhara V, Khashab MA, Muthusamy VR, *et al*. Adverse events associated with ERCP. *Gastrointest Endosc* 2017, **85**, 32-47.

[10] Cheng CL, Fogel EL, Sherman S, *et al*. Diagnostic and therapeutic endoscopic retrograde cholangiopancreatography in children: a large series report. *J Pediatr Gastroenterol Nutr* 2005, **41**, 445-453.

[11] Coehen S, Bacon BR, Berlin JA, *et al*. National Institutes of Health State-of-the-Science Conference Statement: ERCP for diagnosis and therapy. Jan 14-16. *Gastrointest Endosc* 2002, **56**, 803-809.

[12] Cohen S, Kalinin M, Yaron A, *et al*. Endoscopic ultrasonography in pediatric patients with gastrointestinal disorders. *J Pediatr Gastroenterol Nutr* 2008, **46**, 551-554.

[13] Costamagna G, Shah SK, Tringali A. Current management of postoperative complications and benign biliary strictures. *Gastrointest Endosc Clin North Am* 2003, **13**, 635-648.

[14] Cotton PB, Laage NJ. Endoscopic retrograde cholangiopancreatography in children. *Arch Dis Child* 1982, **57**, 131-136.

[15] Cotton PB, Durkalski V, Romagnuolo J, *et al*. Effect of endoscopic sphincterotomy for suspected sphincter of Oddi dysfunction on pain-related disability following cholecystectomy: the EPISOD randomized clinical trial. *JAMA* 2014, **311**, 2101-2109.

[16] Etemad B, Whitcomb DC. Chronic pancreatitis: diagnosis, classification, and new genetic developments. *Gastroenterology* 2001, **120**, 682-707.

[17] Fishman DS, Chumpitazi BP, Raijman I, *et al*. Endoscopic retrograde cholangiography for pediatric choledocholithiasis: assessing the need for endoscopic intervention. *World J Gastrointest Endosc* 2016, **8**, 425-432.

[18] Guelrud M. ERCP and endoscopic sphyncterotomy in infants and children with jaundice due to common bile ducts stones. *Gastrointest Endosc* 1992, **38**, 450-453.

[19] Guelrud M. Endoscopic retrograde cholangiopancreatography. *Gastrointest Endosc Clin North Am* 2001, **11**, 585-601.

[20] Guelrud M, Morera C, Rodriguez M, *et al*. Normal and anomalous pancreaticobiliary union in children and adolescents. *Gastrointest Endosc* 1999, **50**, 189-193.

[21] Guelrud M, Jean D, Mendoza S, *et al*. ERCP in the diagnosis of extrahepatic biliary atresia. *Gastrointest Endosc* 1991, **37**, 522-526.

[22] Hand BH. Anatomy and embriology of the biliary tract and pancreas. In: Sivak MV Jr (ed.). Gastroenterologic Endoscopy, 2nd edn. WB Saunders, Philadelphia, 1995, pp. 862-877.

[23] Harpavat S, Raijman I, Hernandez JA, *et al*. Single-center experience of choledochoscopy in pediatric patients. *Gastrointest Endosc* 2012, **76**, 685-688.

[24] Himes RW, Raijman I, Finegold MJ. Diagnostic and therapeutic role of endoscopic retrograde cholangiopancreatography in biliary rhabdomiosarcoma. *World J Gastroenterol* 2008, **14**, 4823-4825.

[25] Holcomb GW III. Gallbladder disease. In: O'Neil JA Jr, Grosfeld JL, Fonkaslrud EW, *et al* (eds). Principles of Pediatric Surgery. Mosby, St Louis, MO, 2003, pp. 645-646.

[26] Issa H, Al Haddad A, Al Salem AH. Diagnostic and therapeutic ERCP in the pediatric age group. *Pediatr Surg Int* 2007, **23**, 111-116.

[27] Jang JY, Yoon CH, Kim KN. Endoscopic retrograde cholangiopancreatography in pancreatic and biliary tract disease in Korean Children. *World J Gastroenterol* 2010, **16**, 490-495.

[28] Jeffrey GP. Histological and immunohistochemical study of the gallbladder lesion in primary sclerosing cholangitis. *Gut* 1991, **32**, 424-429.

[29] Keil R, Snajdauf J, Stuj J, *et al*. Endoscopic retrograde cholangiopancreatography in infants and children. *Indian J Gastroenterol* 2000, **19**, 1757.

[30] Kumar S, Ooi CY, Werlin S, *et al*. Risk factors associated with pediatric acute recurrent and chronic pancreatitis: lessons from INSPPIRE. *JAMA Pediatr* 2016, **170**, 562-569.

[31] Lin TK, Abu-El-Haija M, Nathan JD, *et al*. Pancreas divisum in pediatric acute recurrent and chronic pancreatitis: report from INSPPIRE. *J Clin Gastroenterol* 2019, **53**, 3232-e238.

[32] Lipsett PA, Segev DL, Colombani PM. Biliary atresia and biliary cyst. *Baillière's Clin Gastroenterol* 1997, **11**, 619-641.

[33] Mah D, Wales P, Niere I, *et al*. Management of suspected common bile duct stones in children: role of selective intraoperative cholangiogram and endoscopic retrograde cholangiopancreatography. *J Pediatr Surg* 2004, **39**, 808-812.

[34] Manfredi R, Lucidi V, Gui B, *et al*. Idiopathic chronic pancreatitis in children: MR cholangiopancreatography after secretin administration. *Radiology* 2002, **224**, 675-682.

[35] Maple JT, Ben-Menachem T, Anderson MA, *et al*.

The role of endoscopy in the evaluation of suspected choledocholithiasis. *Gastrointest Endosc* 2010, **71**, 1-9.

[36] Mehta S, Lopez ME, Chumpitazi BP, *et al*. Clinical characteristics and risk factors for symptomatic pediatric gallbladder disease. *Pediatrics* 2012, **129**, e82-e88.

[37] Michailidis L, Aslam B, Grigorian A, *et al*. The efficacy of endoscopic therapy for pancreas divisum a meta-analysis. *Ann Gastroenterol* 2017, **30**, 550-558.

[38] Motte S. Risk factors for septicaemia following endoscopic biliary stenting. *Gastroenterology* 1991, **101**, 1374-1381.

[39] Mushin K. Balloon dilation compared to stenting of dominant strictures in primary sclerosing cholangitis. *Am J Gastroenterol* 2001, **96**, 1059-1066.

[40] Nathens AB, Curtis JR, Beale RJ, *et al*. Management of the critically ill patient with severe acute pancreatitis. *Crit Care Med* 2004, **32**, 2524-2536.

[41] Newman KD, Powell DM, Holcom GW III. The management of cholidocholithiasis in children in era of laparoscopic cholecystectomy. *J Pediatr Surg* 1997, **32**, 1116-1119.

[42] Norton KI, Glass RB, Kogan D, *et al*. MR cholangiography in the evaluation of neonatal cholestasis: initial results. *Radiology* 2002, **222**, 687-691.

[43] Nose S, Hasegawa T, Soh H, *et al*. Laparoscopic cholecysto-cholangiography as an effective alternative exploratory laparotomy for differentiation of biliary atresia. *Surg Today* 2005, **35**, 925-928.

[44] Oracz G, Pertkiewicz J, Kierkus J, *et al*. Efficiency of pancreatic duct stenting therapy in children with chronic pancreatitis. *Gastrointest Endosc* 2014, **80**, 1022-1029.

[45] Ostroff JW. Post-transplant biliary problems. *Gastrointest Endosc Clin North Am* 2001, **11**, 163-183.

[46] Perrelli L, Nanni L, Costamagna G, *et al*. Endoscopic treatment of chronic idiopathic pancreatitis in children. *J Pediatr Surg* 1996, **31**, 1396-1400.

[47] Pfau PR, Chelimsky GG, Kinnard MF, *et al*. Endoscopic retrograde cholangiopancreatography in children and adolescents. *J Pediatr Gastroenterol Nutr* 2002, **35**, 619-623.

[48] Ponsioen CY, Arnelo U, Bergquist A, *et al*. No superiority of stents vs. balloon dilatation for dominant strictures in patients with primary sclerosing cholangitis. *Gastroenterology* 2018, **155**, 752-759.

[49] Rerknimitr R. Biliary tract complications after orthotopic liver transplantation with choledochocholedochostomy anastomosis: endoscopic findings and results of therapy. *Gastrointest Endosc* 2002, **55**, 224-231.

[50] Rocca R, Castellino F, Daperno M, *et al*. Therapeutic ERCP in pediatric patients. *Dig Liver Dis* 2005, **37**, 357-362.

[51] Saeky I, Takahashi Y, Matsuura T. Successful endoscopic unroofing for a pediatric choledo-chocele. *J Pediatr Surg* 2009, **44**, 1643-1645.

[52] Salemis NS, Liatsos C, Kolios M, *et al*. Recurrent acute pancreatitis secondary to a duodenal duplication cyst in an adult. A case report and literature review. *Can J Gastroenterol* 2009, **23**, 749-752.

[53] Saltzman JR. Endoscopic treatment of pancreas divisum: why, when, and how? *Gastrointest Endosc* 2006, **64**, 712-714.

[54] Schaefer JF, Kirschner HJ, Lichy M, *et al*. Highly resolved free-breathing magnetic resonance cholangiopancreatography in the diagnostic workup of pancreaticobiliary diseases in infants and young children-initial experiences. *J Pediatr Surg* 2006, **41**, 1645-1651.

[55] Screiber RA, Barker CC, Roberts EA. Biliary atresia: the Canadian experience. *J Pediatr* 2007, **151**, 659-665.

[56] Shanmugam NP, Harrison PM, Devlin J, *et al*. Selective use of endoscopic retrograde cholangiopancreatography in the diagnosis of biliary atresia in infants younger than 100 days. *J Pediatr Gastroenterol Nutr* 2009, **49**, 435-441.

[57] Sharma SS, Maharshi S. Endoscopic management of pancreatic pseudocyst in children; a long-term follow up. *J Pediatr Surg* 2008, **43**, 1636-1639.

[58] Singham J, Yoshida EM, Scudamore C. Choledochal cysts. Part 3 of 3: Management. *Can J Surg* 2010, **53**, 51-56.

[59] Suzuki M, Shimizu T, Kud T, *et al*. Non breathhold MRCP in choledochal cyst in children. *J Pediatr Gastroenterol Nutr* 2006, **42**, 539-544.

[60] Tagge EP, Hebra A, Goldberg A, *et al*. Pediatric laparoscopic biliary tract surgery. *Semin Pediatr Surg* 1988, **7**, 202-206.

[61] Tarnasky PR, Palesch YY, Cunningham JT, *et al*. Minimally invasive therapy for choledocolithiasis in children. *Gastrointest Endosc* 1998, **47**, 189-192.

[62] Terui K, Hishiki T, Saito T, *et al*. Pancreas divisum in pancreaticobiliary malfunction in children. *Pediatr Surg Int* 2010, **26**, 419-422.

[63] Terui K, Yoshida H, Kouchi K, *et al*. Endoscopic sphincterotomy is a useful preoperative management for refractory pancreatitis associated with pancreaticobiliary malfunction. *J Pediatr Surg* 2008, **43**, 495-499.

[64] Testoni PA, Mariani A, Curioni S, *et al*. MRCPsecretin test-guided management of idiopathic recurrent pancreatitis: long-term outcomes. *Gastrointest Endosc* 2008, **67**, 1028-1034.

[65] Tipnis NA, Dua KS, Werlin SL. A retrospective assessment of magnetic resonance cholangiopancreatography in children. *J Pediatr Gastroenterol Nutr* 2008, **46**, 59-64.

[66] Todani T, Watanabe Y, Narusue M, *et al*. Congenital bile duct cyst: classification, operative procedures and review of thirtyseven cases including cancer arising from choledocal cyst. *Am J Surg* 1977, **134**, 263-269.

[67] Tringali A, Thomson M, Dumonceau JM, *et al*. Pediatric gastrointestinal endoscopy: European Society for Paediatric Gastrointestinal Endoscopy (ESGE) and European Society of Pediatric Gastroenterology Hepatology and Nutrition (ESPGHAN) guideline

executive summary. *Endoscopy* 2017, **49**, 83-91.

[68] Tröbs RB, Hemminghaus M, Cernaianu G, *et al* Stone-containing periampullary duodenal duplication cyst with aberrant pancreatic duct. *J Pediatr Surg* 2009, **44**, 33-35.

[69] Troendle DM, Fishman DS, Barth BA, *et al.* Therapeutic endoscopic retrograde cholangiopancreatography in pediatric patients with acute recurrent and chronic pancreatitis: data from the INSPPIRE (International Study group of Pediatric Pancreatitis: In search for a cuRE) Study. *Pancreas* 2017, **46**, 764-769.

[70] Varadarajulu S, Wilcox CM, Eloubeidi MA. Impact of EUS in the evaluation of pancreaticobiliary disorders in children. *Gastrointest Endosc* 2005, **62**, 239-244.

[71] Varadarajulu S, Wilcox CM, Hawes RH, *et al.* Technical outcomes and complications of ERCP in children. *Gastrointest Endosc* 2004, **60**, 367-371.

[72] Verting IL, Tabber MM, Taminiau JAJM, *et al.* Is endoscopic retrograde cholangiography valuable and safe in children all ages? *J Pediatr Gastroenterol Nutr* 2009, **48**, 66-71.

[73] Waldhausen JHT. Routine intraoperative cholangiography during laparoscopic cholecistectomy minimized unnecessary endoscopic retrograde cholangiography in children. *J Pediatr Surg* 2001, **36**, 881-884.

[74] Waters GS, Crist DW, Davoudi M, *et al.* Management of choledocholithiasis encountered during laparoscopic cholecystectomy. *Am J Surg* 1996, **62**, 256-258.

# 第38章 胰腺假性囊肿的内镜引流治疗

## Endoscopic drainage of pancreatic pseudocysts

Mike Thomson 著

王 东 译

要点

- EUS 有利于确定经胃壁穿刺引流的适当位置，同时避开胃部血管。
- 插入导丝，用气囊或括约肌切开器加宽原始切口后，可通过内镜放置一根或多根猪尾引流管。
- 特殊的胰腺囊肿切开刀可配合 3.2mm 活检管道的内镜使用，其优势是只需经胃壁穿刺囊肿一次。
- 引流支架将囊液引流至胃内，可自行从囊内排出，也可在引流数周囊壁塌陷后经内镜直视下取出。

## 一、胰腺炎

多篇报道表明，超声内镜检查术（endoscopic ultrasound，EUS）可用于儿童慢性胰腺炎。然而，这个概念早在 1998 年已被应用，在 2005 年则被特别报道应用于胆胰系统紊乱。超声内镜检查指征主要为诊断用途，而非治疗。EUS 引导细针穿刺抽吸术（EUS-guided fine needle aspiration，EUS-FNA）适用于诊断特发性纤维化性胰腺炎，而 EUS 引导 Trucut 活检针穿刺可通过相对微创的方式明确自身免疫性胰腺炎等病因。通过 EUS

能发现儿童患者间歇发作的慢性胰腺炎微结石（见第 16 章）。

## 二、胰腺假性囊肿

胰腺假性囊肿是继发于胰腺损伤之后，可由多种原因引起：创伤性；继发于病因不明的胰腺炎；化学治疗后；继发于各种原因引起的急性胰腺炎。假性囊肿需和恶性囊肿鉴别，但后者在儿童中少见，因此这种区分主要适用于成年患者的诊疗。

胰腺假性囊肿的临床表现可能为淀粉酶或脂肪酶持续升高、慢性疼痛、腹部包块、持续性恶心或呕吐。现有的治疗方案包括：保守治疗；手术治疗；应用奥曲肽或其长效类似物（如兰瑞肽）等抑制分泌（疗效未经证实）；ERCP 治疗。近来，在内镜下可施行经胃入路胰腺囊肿切开术[1]。这类操作可通过超声引导避开胃部血管，提高安全性（图 38-1），也可经胃腔在胃壁突出部位注射肾上腺素后，在注射部位盲穿。前者操作时采用线阵型超声最佳，但在有些情况下环扫型超声也可在儿童病例中采用[2-5]。实际上，在过去 10 年间，EUS 已经被用于胰腺液体积聚的成像和治疗中的操作引导。EUS 安全、有效，同时也是单纯胰腺假性囊肿的一线治疗手段。

未包裹的胰腺坏死曾经是内镜治疗的禁忌证，但多个案例系列表明，此类液体积聚也可通过内镜治疗，其并发症和死亡率低[6]。通常可在毗邻胃小弯或胃大弯的位置找到囊肿，囊肿明显突向胃腔形成外压肿块，因此，征象明显的情况下不需要常规使用 EUS（图 38-2）。

开始可使用内镜切开刀作切口（图 38-3），切口形成后可插入一个括约肌切开刀安全地进行切口扩张。此后，可将直的 ERCP 塑料支架或猪尾支架插入假性囊肿并留在原位（图 38-4）。有报道表明可临时放置自膨胀金属支架[7]。液体将沿着阻力最小的路径流出，同时，假性囊肿与胰管相连的通道将会关闭，防止胰液在囊肿进一步积聚。内镜可进入囊肿，但这不是必须步骤（图 38-5 和图 38-6）。理想情况下，胃壁和囊肿能相互黏附并纤维化，形成窦道，囊肿自然缩小后不再需要支架引流，支架被排出后窦道关闭（图 38-7）。以上是通常的治疗过程。患者的症状得到快速且持续的缓解。由于事先避开了胃部血管，因此并发症不常见。治疗大的和有较多分隔

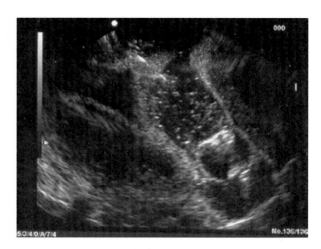

▲ 图 38-1　经胃线阵超声细针穿刺胰腺假性囊肿，上部可见一条白线为穿刺针

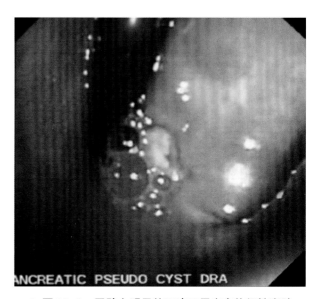

▲ 图 38-2　胃壁上明显的凹痕可用来定位假性囊肿

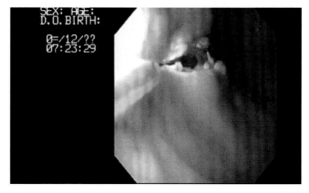

▲ 图 38-3　超声内镜探查到囊肿，明确避开血管的穿刺位置后，使用内镜切开刀切开，换用括约肌切开器（锥形囊肿切开刀最佳）经胃电凝切开建立囊肿入口；可在切开前注射肾上腺素，减少切开过程中的出血

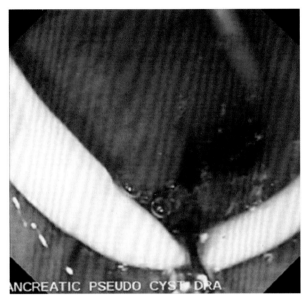

▲ 图 38-4 使用异物钳推送支架 | 猪尾巴（绿）或直的支架 | 通过建好的胃囊肿针道

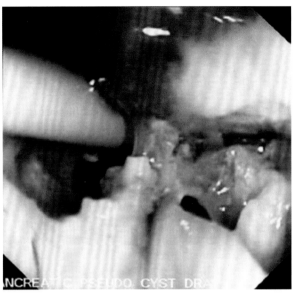

▲ 图 38-5 在内镜下可观察假性囊肿内的支架，必要时可穿刺分隔间的膜

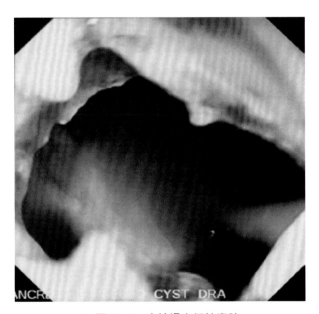

▲ 图 38-6 内镜退出假性囊肿

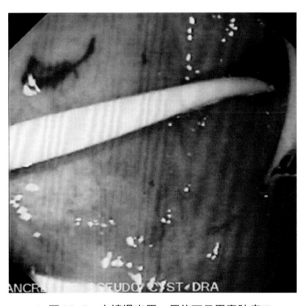

▲ 图 38-7 内镜退出胃，原位可见胃囊肿瘘口

的囊肿时，可联合采用内镜下经十二指肠乳头引流和经胃入路引流[8]。

有研究统计了超声引导引流治疗在儿科患者中的有效性和安全性[9]。近期，引流治疗开始采用新型囊肿切开刀。这类器械帮助实现全程"经内镜"穿刺、导丝插入和支架植入，从而避免由于首次内镜切开刀穿刺引起囊肿快速回缩，胃和囊肿分离，导致术者无法再次插入导丝。目前，囊肿切开刀是一种操作中可供选择的特别配件。

# 参考文献

[1] Gumaste VV, Aron J. Pseudocyst management: endoscopic drainage and other emerging techniques. *J Clin Gastroenterol* 2010, **44**(5), 326-331.

[2] Theodoros D, Nikolaides P, Petousis G. Ultrasoundguided endoscopic transgastric drainage of a post-traumatic pancreatic pseudocyst in a child. *Afr J Paediatr Surg* 2010, **7**(3), 194-196.

[3] Rossini CJ, Moriarty KP, Angelides AG. Hybrid notes: incisionless intragastric stapled cystgastrostomy of a pancreatic pseudocyst. *J Pediatr Surg* 2010, **45**(1), 80-83.

[4] Al-Haddad M, El Hajj II, Eloubeidi MA. Endoscopic ultrasound for the evaluation of cystic lesions of the pancreas. *J Pancreas* 2010, **11**(4), 299-309.

[5] Park DH, Lee SS, Moon SH, *et al*. Endoscopic ultrasound-guided versus conventional transmural drainage for pancreatic pseudocysts: a prospective randomized trial. *Endoscopy* 2009, **41**(10), 842-848.

[6] Galasso D, Voermans RP, Fockens P. Role of endosonography in drainage of fluid collections and other NOTES procedures. *Best Pract Res Clin Gastroenterol* 2009, **23**(5), 781-789.

[7] Belle S, Collet P, Post S, Kaehler G. Temporary cystogastrostomy with self-expanding metallic stents for pancreatic necrosis. *Endoscopy* 2010, **42**(6), 493-495.

[8] Bhasin DK, Rana SS. Combining transpapillary pancreatic duct stenting with endoscopic transmural drainage for pancreatic fluid collections: two heads are better than one! *J Gastroenterol Hepatol* 2010, **25**(3), 433-434.

[9] Jazrawi S, Barth B, Sreenarasimhaiah J. Efficacy of endoscopic ultrasound-guided drainage of pancreatic pseudocysts in a pediatric population. *Dig Dis Sci* 2011, **56**(3), 902-908

# 第 39 章　内镜十二指肠蹼切开术

## Duodenal web division by endoscopy

Mike Thomson　Shishu Sharma　Filippo Torroni　Jonathan Goring　**著**

汪　星　刘海峰 **译**

要点

- 内镜检查前的磁共振胰胆管成像（MRCP），有助于识别胰胆管开口与十二指肠蹼之间的组织解剖结构关系。
- 导丝引导下的气囊扩张相对于内切刀切开或括约肌切开术更可取，因为考虑到胰胆管通道开口可能位于蹼内，盲目切开增加了胰胆管损伤风险。
- 很多患儿在第一个蹼远端存在第二个蹼，因此，在第一个蹼确诊后，内镜进一步的远端探查是非常重要的。
- 如果患儿临床症状持续存在，可能需要反复多次治疗。

先天性十二指肠蹼是造成十二指肠梗阻少见的病因之一，人群中发生率为 1/10 000~40 000。先天性十二指肠蹼被认为是在妊娠第 4—5 周时十二指肠黏膜的腔化不全所致。十二指肠蹼最常见形成的位置在于靠近壶腹部的十二指肠降段。呕吐、腹胀和生长发育受限是先天性十二指肠蹼患者常见的临床症状。既往主要的治疗方法是为外科干预，如十二指肠蹼切除和十二指肠纵切横缝术。目前，现代内镜诊疗技术已经革新十二指肠蹼的治疗方式。

据报道，成功的内镜治疗包括两种方法。诊疗过程中，首先需确认胰胆管开口结构在胚胎学上存在这种固有的先天性缺陷；其次正是这种缺陷可能在数月甚至数年未被明确诊断，因为经过胃消化的软食甚至可以通过最小如针孔样缺损。在内镜检查治疗方面，已经有多种可选择的方法被报道，而且幸运的是，大多数病例的情况，可以内镜治疗避免大的开腹手术。

无论是通过气囊扩张（图 39-1）进行治疗，还是使用陶瓷绝缘头的内切刀（ceramic-tip endo-knife）进行分割治疗，都可能是成功的，更受欢迎、更成功的技术（据报道）是使用双通道"操作内镜"进行操作。这种理想的技术是使用导丝插入可能非常小的缺损小孔（图 39-2），然后将气囊穿过十二指肠蹼并充气回拉十二指肠蹼，这样风兜状十二指肠蹼就被固定在某范围内（图 39-3）。然后可以使用陶瓷绝缘头的内切刀沿 3—8 点钟方向切割十二指肠蹼，从而避免损伤胰胆管壶腹部（图 39-4）；如有必要，可以使用超声内镜或者磁共振胰胆管成像（MRCP）去识别这些结构，同时使用陶瓷绝缘头的内切刀是可以避免气囊破裂。

并非罕见的是，在第一个十二指肠蹼的远端有时会出现第二个不包含任何壶腹部结构的蹼，通常不需要完全切开膜来消除梗阻症状（图 39-5）。术后可以进行床旁放射检查以确定是否有穿孔，术后第二天的淀粉酶检查是判读有无胰腺炎的理想方法。

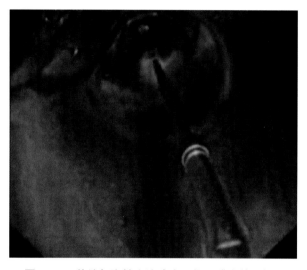

▲ 图 39-1　单纯气囊扩张治疗十二指肠蹼有效，但可能需要不断反复治疗以获得足够的管腔通畅度

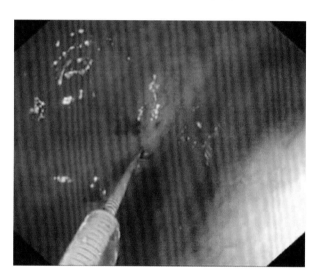

▲ 图 39-2　气囊导丝穿过十二指肠蹼组织中的小开口

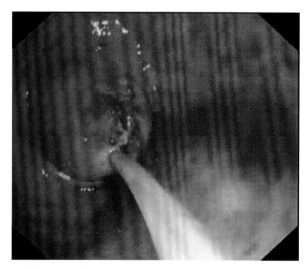

▲ 图 39-3　在十二指肠蹼切开前，气囊充气并慢慢牵引拉向内镜侧以利于蹼固定

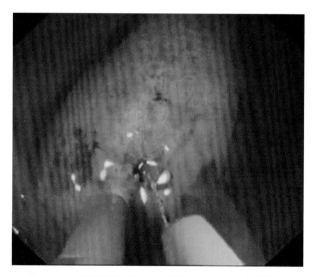

▲ 图 39-4　双通道内镜允许气囊在稳定十二指肠蹼的同时，可以使用内切刀来切割蹼，同时，密切观察避免损伤十二指肠内侧壁的胰胆管壶腹部

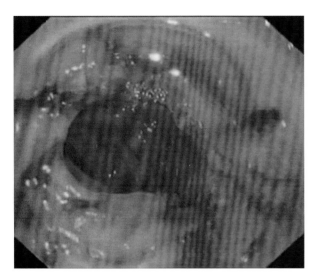

▲ 图 39-5　治疗后完全的腔内通畅

## 拓展阅读

[1] Asabe K, Oka Y, Hoshino S, *et al*. Modification of the endoscopic management of congenital duodenal stenosis. *Turk J Pediatr* 2008, **50**, 182-185.

[2] Barabino A, Gandullia P, Arrigo S, *et al*. Successful endoscopic treatment of a double duodenal web in an infant. *Gastrointestinal Endosc* 2011, **73**, 401-403.

[3] Beeks A, Gosche J, Giles H, *et al*. Endoscopic dilation and partial resection of a duodenal web in an infant. *J Pediatr Gastroenterol Nutr* 2009, **48**, 378-381.

[4] Goring J, Isoldi S, Sharma S, *et al*. Natural Orifice Endoluminal Technique (NOEL) for the management of congenital duodenal membranes. *J Pediatr Surg* 2020, **55**, 282-285.

[5] Kay GA, Lobe TE, Custer MD, *et al*. Endoscopic laser ablation of obstructing congenital duodenal webs in the newborn: a case report of limited success with criteria for patient selection. *J Pediatr Surg* 1992, **27**, 279-281.

[6] Lee SS, Hwang ST, Jang NG, *et al*. A case of congenital duodenal web causing duodenal stenosis in a Down syndrome child: endoscopic resection with an insulated-tip knife. *Gut Liver* 2011, **5**, 105.

[7] Okamatsu T, Arai K, Yatsuzuka M, *et al*. Endoscopic membranectomy for congenital duodenal stenosis in an infant. *J Pediatr Surg* 1989, **24**, 367-368.

# 第 40 章　息肉切除术
## Polypectomy

George Gershman　Mike Thomson　Gabor Veres　著

彭康胜　刘　枫　译

要点

- 熟悉电外科原理和圈套环力学机制，是安全地进行息肉切除术训练的基本要素。
- 良好的肠道准备，是安全成功切除息肉的关键。
- 息肉切除技术的选择，取决于息肉的大小和类型。
- 息肉切除成功的关键因素包括合适的内镜放置位置、线圈温柔地打开，以及圈套器向息肉方向推进同时配合收紧线圈。

## 一、电外科的原理

通过高频（RF）交流电加热受限区域而不刺激神经和肌肉是电切和电凝活体组织的基础。当电流每秒交替高达 100 万次时，电流刺激肌肉和神经膜的时间不够长，从而不会在下一次交替发生之前诱导去极化。电切是通过在接触部位瞬间产生大量热量，使细胞内和细胞外液汽化。

电凝是对组织加热的速度较慢且强度较低，使细胞失水干燥，表现为组织凝固。不同类型高频电流对热相关组织破坏的具体影响见图 40-1 和图 40-2。

影响组织受热程度的因素如下。

- 电压（$V$）是推动电流通过组织所需的力。电压越高，热损伤越深。
- 组织电阻（$R$）或阻抗（交流电）是由组织产生的抵抗电流的力。它与组织电解质的量成正比。在组织加热和干燥时，阻力显著增加。正常的组织电阻是不均匀的，它在血管中最低，在皮肤中最高。
- 时间（$T$）是能量（$E$）调节的重要因素，可以表示如下。

$$E（焦耳）=P（瓦特）\times T$$

组织的热效应会随着时间而增加，尽管该过

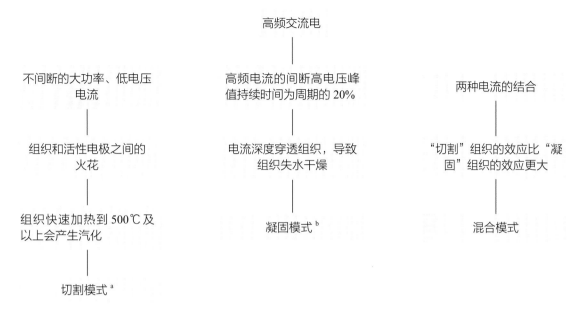

▲ 图 40-1　不同类型的高频交流电和特定的组织反应
a. 低电压电流穿透干燥组织的能力较弱，并且诱导深层组织产生热效应的能力有限
b. 高压凝固电流的峰值可以使电流深度穿透干燥组织从而导致更多组织损伤

程非常复杂。

· 加热导致组织失水从而增加电阻。

· 增加电阻会使电流分布向最低电阻路径转移。

· 电阻的波动会影响发电机产生的输出功率。

· 部分释放的热量会通过血流从高温区域带走。血流的冷却效应解释了为什么同样的能量在缓慢输送时对组织造成的破坏更少。

电流密度是流经特定横截面积的高频电流（$I$）的量度，如下。

$$\frac{I}{a} = \frac{I}{\pi r^2}$$

组织中产生的热量与功率密度（$P$）成正比，表示为电流密度的平方乘以电阻，如下。

$$P = \left(\frac{I}{a}\right)^2 \mathfrak{R} = \frac{I^2}{(\pi r^2)} \times \mathfrak{R}$$

上述方程式显示功率密度与横截面积（$\pi r^2$）的平方成反比关系。这也意味着即使圈套器收紧

的程度很小也会对组织的热效应产生巨大的影响。用 1cm 息肉的切除举例。

如果使用圈套器收紧息肉使其直径减少一半，则圈套环水平的横截面积将仅为 $0.2cm^2$ 左右，仅相当于息肉基底部横截面积的 1/4 和 10cm × 10cm 电极片下的皮肤横截面积的 1/500。

如果通过圈套器施加 0.2A 电流，它会在圈套环、息肉基底部和电极片下皮肤分别产生 $1A/cm^2$、$0.25A/cm^2$ 和 $0.002A/cm^2$ 的电流密度。

功率密度（即实际传递到组织并产生热量的功率）的下降更为明显：从圈套环水平的 $1A/cm^2 \times R$ 下降到息肉底部的 $0.06A/cm^2 \times R$ 和返回电极片下皮肤的 $0.000\ 004A/cm^2 \times R$。与增加电流应用的功率设置和时间相比，通过收紧圈套器缩小横截面积对产热影响最大。因此，利用收紧圈套器可以极大增强热效应的特点，有时可以在切除息肉时使用较低功率的更安全的电凝模式。

熟悉电流密度定律对息肉切除术至关重要。

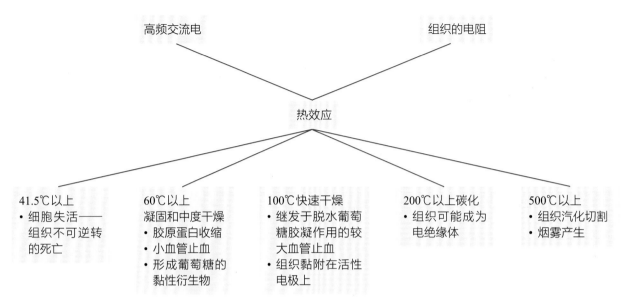

高频交流电　　　　　　　　　　　　　　　组织的电阻

热效应

| 41.5℃以上<br>• 细胞失活——组织不可逆转的死亡 | 60℃以上<br>凝固和中度干燥<br>• 胶原蛋白收缩<br>• 小血管止血<br>• 形成葡萄糖的黏性衍生物 | 100℃快速干燥<br>• 继发于脱水葡萄糖胶凝作用的较大血管止血<br>• 组织黏附在活性电极上 | 200℃以上碳化<br>• 组织可能成为电绝缘体 | 500℃以上<br>• 组织汽化切割<br>• 烟雾产生 |

▲ 图 40-2　与温度相关的组织破坏通常是由高频电流引起的

其中，缩小横截面积是最重要的安全技术，它可以在切割前使息肉的核心血管凝固，并且限制圈套环周围的组织加热区域和肠壁深层的组织破坏。

## 二、圈套环

　　市面上的圈套器因尺寸、线圈的结构、设计、手柄的机械特性和线圈的粗细而异。可重复使用的圈套器在反复使用后通常会失去它们的机械性能，并且末端可能会出现脱落和断裂。一次性圈套器更耐用并且可靠。线圈的粗细和手柄的"造型"会显著影响息肉切除术的效果。粗线圈的圈套器有两个重要的优点：①在没有充分凝血的情况下降低息肉被截断的风险。②与组织的大面积接触可以使凝血更容易。

　　开口直径为 2.5cm 的标准圈套器可用于不同大小的息肉切除。对于直径＜1cm 的息肉，还有一种特殊的小型圈套器或者叫"迷你"圈套器（开口直径为 1cm）。对于内镜医师来说，为常规训练找到一个"最佳"的圈套器是至关重要的，这

可以避免在切割或凝血过程中出现预料不到的"意外"。

　　在息肉切除术前，应该把所选择的圈套器完全打开，然后关闭到只有线圈的尖端在外护套之外，然后在圈套器手柄上标记所谓的闭合点（图40-3）。此做法有两个重要的安全功能：①防止在没有充分凝固的情况下过早切割小的无蒂或有蒂息肉。②提醒内镜医师部分息肉的头部被卡住

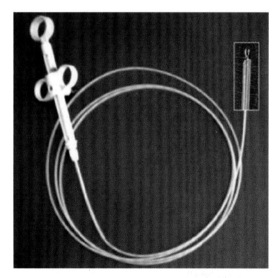

▲ 图 40-3　息肉切除前圈套器准备：在圈套器手柄上标记所谓的闭合点

或可能低估了蒂的大小。

当圈套器完全闭合时，需要检查线圈的尖端缩进外部塑料护套的距离。通常15mm的距离就可以提供足够的挤压压力（图40-4）。如果大息肉的粗蒂没有被充分挤压，就会影响了核心血管的电凝，原因如下：①血管保持开放，血液继续流动，产生冷却效应；②更重要的是横截面积不够窄，无法将电流集中到适当的功率密度以凝固核心血管。

但是使用过大的压力关闭圈套环也会导致在凝固前就过早切割息肉。这两种情况都可能引起大量出血。

## 三、息肉切除术常规

息肉切除术是小儿胃肠道内镜操作中最常见的治疗方法。它既可以是简单的，也可以是复杂的，这取决于息肉的大小、位置，以及个人的经验。无论内镜医师对自己的息肉切除技术多么自信，仍要遵循一个简单的规则：在操作前确保安全。

### （一）安全常规

在息肉切除术前，应例行检查电外科单元的装配和设置是否正确，以避免意外将过多能量传输到组织。脚踏板应放置在内镜医师前面方便使用的位置。还应检查圈套器的开合是否顺畅、手柄是否标记闭合点、线圈的粗细和圈套器关闭时挤压压力是否足够。另外，术前准备一套止血配件在实际操作中是非常实用的，例如套扎环、金属夹和注射肾上腺素的针。

### （二）术前准备和技术

在对有蒂或无蒂息肉或扁平病变进行切除时，良好的肠道准备可以提供清晰的视野，这对

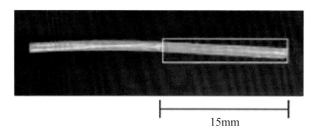

▲ 图 40-4  挤压的压力，将线圈缩回到塑料护套中 **15mm** 可以使息肉基部或蒂部变窄到合适的程度，从而充分收缩血管并产生适当的功率密度

确定圈套环套扎病变的最佳位置至关重要。另外，良好的肠道准备还可以降低意外灼伤或电凝正常黏膜的风险。肠道准备差时，大量粪液或成形粪便会增加遗漏小息肉甚至大息肉的概率，还会导致过度注气和肠道伸展，使肠壁变薄。

患者在术中尤其是圈套器收紧时突然出现苏醒或者活动会使息肉切除术增加难度，但这可以通过充分的镇静来避免。

息肉切除技术主要包括三个重要的部分：①最佳的内镜位置；②在息肉周围放置圈套环；③冷或热圈套息肉切除术。

6点钟的位置是息肉切除的最佳位置。息肉的位置在4—5点钟或7—8点钟是次优的。如果息肉位于9—3点钟的管腔上方，则息肉切除非常困难且不安全。

理想的6点钟位置可以通过顺时针或逆时针旋转镜身和向下偏转内镜末端来完成。在息肉切除之前，必须仔细评估息肉的蒂部大小和位置。一旦调整至息肉的最佳位置并且具有清晰的视野，则将内镜向息肉基底部推进。从内镜末端到息肉的理想距离是1~2cm。如果息肉隐藏在褶皱里，此时可以使用内镜的末端或闭合的圈套器向下按压黏膜皱襞来露出息肉。

所有使用圈套器的操作都应该循序渐进。在使用圈套器准备圈套息肉时，一个很实用的方法是将圈套器打开至刚好足以套住息肉的大小，

因为如果圈套器完全打开会使线圈松软且不易控制。

当无蒂息肉在 6 点钟的位置时，可以在其上方放置一个充分打开的水平方向的线圈，然后通过内镜末端向下偏转来完成圈套。如果打开的线圈在息肉底部形成一个角度，则将内镜的轴朝向息肉旋转，直到它被套住。如果无蒂息肉位于 4—5 点钟或 7—8 点钟，且无法调整至 6 点钟位置，则将内镜稍微远离息肉，然后将圈套器向息肉推进并打开线圈。一旦息肉进入线圈内（图 40-5），朝息肉方向缓慢旋转内镜，使圈套器平面与肠腔轴线对齐。随后慢慢关闭圈套器并将其向前移动，直到它到达息肉的基底部再完全关闭（图 40-6）。

当息肉长度超过 1.5cm 时，使用圈套器反向圈套息肉有时更有效。此方法为将稍微张开的线圈指向息肉头部接触肠壁的区域，当线圈缓慢向前推进时，组织阻力会使线圈产生弯曲效应并促进线圈打开，从而使线圈在肠黏膜和息肉头部之间滑动。同时通过旋转两个旋钮额外顺时针旋转内镜末端，从而调整息肉头部下方线圈的位置。

一旦圈套器定位正确，就可以将其关闭以完成息肉切除。

如果息肉背离内镜的末端，则推进圈套器并慢慢打开，直到线圈的尖端超出息肉的头部，然后将内镜的末端稍微向下偏转，将线圈移动至息肉下方。随后将圈套器向后拉，直到息肉的头部位于线圈内，并且线圈正好位于息肉的头部下方。再逐渐关闭圈套器并将其推向息肉，以避免线圈沿着蒂部滑动。

在线圈闭合过程中，向息肉方向推进圈套器是切除息肉的关键步骤。这样不但可以将息肉锁定在线圈内，还可以精准地控制圈套器。使用标准大小的圈套器去圈套小息肉可能比较具有挑战性，这时可以通过吸气使肠道轻微减压将息肉抬高到线圈上方以助于完成圈套。

对于直径<5mm 的小息肉、直径>15mm 的广基息肉、直径>20mm 的带蒂息肉或者蒂长为 10mm 的息肉，其切除方法是不同的。

欧洲胃肠内镜学会（ESGE）指南推荐冷圈套息肉切除术作为切除直径<5mm 的小息肉的首选技术。另外，小的息肉也可以通过冷活检钳安

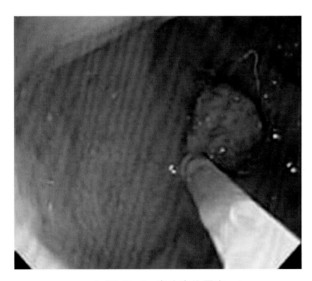

▲ 图 40-5　息肉在线圈内

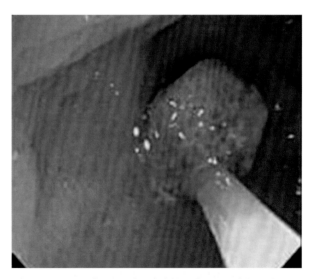

▲ 图 40-6　圈套器此时已经完全关闭了，避免过度用力以防止息肉截断

全切除（避免使用热活检钳，因为存在穿孔的潜在风险）。

以下为两个实用的技巧。

- 如果息肉位于皱襞边缘，将结肠镜的末端定位在距息肉较短距离（<2cm）内，打开活检钳并将其垂直于皱襞，将活检钳推向息肉，然后当息肉在活检钳内时将其关闭。应避免用力将活检钳推向黏膜，因为这样会拉伸组织而导致钳除不充分。

- 如果有小息肉在皱襞之间，将打开的活检钳水平放置于皱襞处，将活检钳向前推进，直至息肉完全在活检钳内时将其关闭并钳除。

另一种方法是将活检钳垂直于肠壁，并将活检钳的下腭定位在息肉的正下方，以避免在闭合钳前抓住邻近的黏膜。

除波伊茨-耶格综合征患者外，小儿很少见大的无蒂息肉。这种息肉通常位于小肠，尤其是空肠。

直径>15mm 的广基息肉可能需要分片切除。在息肉切除术前黏膜下注射肾上腺素（1∶10 000）溶液可降低深部组织损伤的风险。首先在息肉的近端部位进行注射，然后在息肉基底部的远端边缘和外侧进行注射。在3或4个部位注射3～10ml通常就足以在息肉下形成液体"垫"。在黏膜下注射时，针头应沿着切线方向，以尽量减少透壁注射的风险。

分片切除技术是指将息肉分几个部分多次切除，这可以显著减少肠壁全层热损伤和出血的风险。在息肉切除的过程中，应避免使用过度的闭合压力。因为过度的闭合压力，会导致从活性电极到组织的电弧减少，可能会影响电切的启动。另外，过度的闭合压力也会使线圈与组织接触面积减少从而增加电流密度，可能会引起组织过度

干燥，阻止电流流动。

对直径≤15mm 无蒂息肉和直径≤20mm 的短蒂息肉进行整块切除是安全的，但要注意圈套器套住息肉后摆动要轻微，避免摆动幅度过大牵拉肠壁产生同步运动。

切除直径>2cm 的有蒂息肉是具有挑战性的。应注意将线圈正确定位在息肉头部正下方的蒂最窄部分。蒂内部的粗血管需要缓慢电凝干燥，在完全切除前保证血管完全凝固和止血。为了预防头部直径≥2cm 或蒂部直径≥1.0cm 的带蒂息肉出血，ESGE 指南建议注射稀释的肾上腺素和（或）机械止血。此前研究已经表明，使用环套扎或金属夹封闭（图 40-7）效果优于肾上腺素注射。另外，与单独注射相比，机械预防与肾上腺素注射相结合可显著减少息肉切除术后出血的概率。

在大的带蒂息肉切除过程中，有时很难避免息肉与正常黏膜的直接接触。这时应尝试将被套住的息肉尽量保持在靠近肠腔中心的位置，以尽量减少对邻近组织的热损伤。另外，在使用圈套

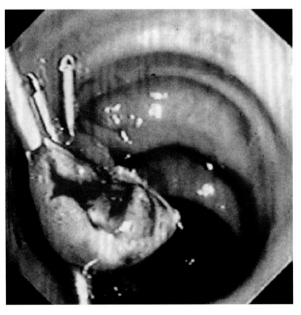

▲ 图 40-7　使用金属夹机械预防出血

器进行操作之前，应仔细检查息肉的长蒂。息肉基底部的位置和长蒂的位置对于选择治疗息肉的最佳方法至关重要。为了圈套住息肉，应将圈套器向前推进到息肉头部的基底，然后慢慢打开线圈，直到线圈张开得足够大可以将息肉套住。

对圈套器的所有操作都应与内镜的左旋或右旋相配合，目的是把息肉放置于 6 点钟位置进行圈套。另外，反向圈套的方法对某些病变可能很实用。对于一些巨大的具有挑战性的病变，可以使用分片切除法。

息肉切除可以在结肠镜进镜或退镜的时候进行，这取决于息肉大小。比较明智的做法是在发现小的无蒂或有蒂息肉后应立即切除，以避免遗漏。对于大的息肉，在检查完整个结肠后再切除会更方便，除非息肉的位置在进镜的时候就非常适合进行切除。在结肠镜检查时，应仔细检查尤其是褶皱里面的结肠黏膜。操作过程中可以旋转内镜末端和镜身，抽吸肠腔内过多的液体，如果肠道迅速从内镜末端滑离，需要重复插入内镜一段距离再进行观察。

息肉切除术后，直径＜10mm 的息肉可以很容易被吸进活检通道，并进入过滤后的息肉吸引器。另外，使用水冲洗和调整内镜末端的吸引孔方向有助于息肉标本的回收。

三脚钳或 Roth 网可用于取出较大的息肉（图40-8）。

当需要回收多个息肉标本时，可以使用尼龙回收网或金属网篮。对于大的息肉，使用圈套器可以非常可靠地将其套住带到直肠。部分特别大的息肉，可能需要用手帮助从直肠回收标本。

息肉切除术后应注意息肉掉落的方向。首选在液体池里寻找"丢失"的息肉。如果息肉不在液体池，可冲洗一些水并观察其流向：如果水倒流表明息肉可能位于内镜末端的远端。

## 四、并发症

息肉切除术后并发症主要有三种，其中最常见的是出血。与成人相比，手术后 2 周内的迟发性出血在小儿中相当罕见。

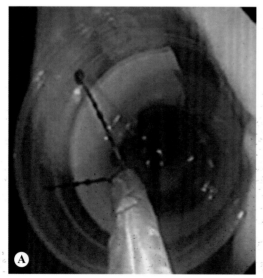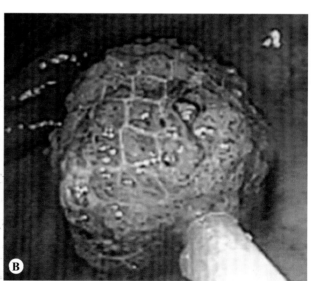

▲ 图 40-8　A. 三脚钳；B. Roth 网

即刻出血在小儿中更为常见，但其发生率低于1%。这可能反映了小儿的息肉通常体积较小，数量较少，且小儿没有高血压、动脉粥样硬化等合并疾病。当出现出血时，通过注射肾上腺素溶液（1：10 000）、双极或氩等离子体凝固术（图40-9）或使用金属夹可以很容易控制息肉切除部位的缓慢渗血。

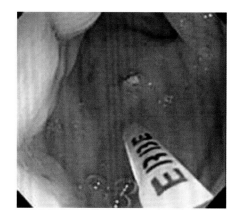

▲ 图40-9　氩等离子体凝固术（APC）止血

# 拓展阅读

[1] Cappell MS, Abdullah M. Management of gastrointestinal bleeding induced by gastrointestinal endoscopy. *Gastrointest Endosc Clin North Am* 2000, **29**, 125-167.

[2] Charotini I, Theodoropaulou A, Vardas E, *et al*. Combination of adrenaline injection and detachable snare application as haemostatic preventive measure before polypectomy of large polyps in children. *Dig Dis Sci* 2007, **52**, 338-339.

[3] Cotton PB, Williams C, Hawes RH, *et al*. *Practical Gastrointestinal Endoscopy. The Fundamentals*, 7th edn. Wiley Blackwell Publishing, Oxford, 2014.

[4] Gershman G, Ament ME. *Practical Pediatric Gastrointestinal Endoscopy*, 2nd edn. Wiley Blackwell Publishing, Oxford, 2012.

[5] Ferlitsch M, Moss A, Hassan C, *et al*. Colorectal polypectomy and endoscopic mucosal resection (EMR): European Society of Gastrointestinal Endoscopy (ESGE) clinical guideline. *Endoscopy* 2017, **49**, 270-297.

[6] Mougenot JF, Vargas J. Colonoscopic polypectomy and endoscopic mucosal resection. In: Winter HS, Murphy MS, Mougenot JF, *et al*. (eds) *Pediatric Gastrointestinal Endoscopy*. BC Decker, Hamilton, 2006, pp. 163-181.

[7] Tappero G, Gaia E, DeFiuli P, *et al*. Cold snare excision of small colorectal polyps. *Gastrointest Endosc* 1992, **38**, 310-313.

[8] Thomson M. Polypectomy. In: Walker WA, Kleinman RE, Goulet OJ, *et al*. (eds) *Pediatric Gastrointestinal Disease. Pathophysiology, Diagnosis and Management*, 6th edn. PMPH, Beijing, 2018, pp. 1874-1875.

[9] Waye JD. New methods of polypectomy. *Gastrointest Endosc Clin North Am* 1997, **7**, 413-422.

[10] Waye JD. Endoscopic mucosal resection of colon polyps. *Gastrointest Endosc Clin North Am* 2001, **11**, 537-548.

# 第 41 章 内镜黏膜切除术
## Endomucosal resection

Mike Thomson　Paul Hurlstone　著
陈　侃　刘　枫　译

要点

- 无蒂病灶可以通过注射混合了亚甲蓝与肾上腺素的组织注射液将病灶抬举，将穿孔风险降至最低。
- "双钳道内镜"可以更容易的抓住病灶。
- 使用 1 个圈套器分片切除是一种理想的息肉切除方式。
- 可以使用如针刀，陶瓷头的刀或钩刀等进行切除。
- 氩等离子体凝固术（argon plasma coagulation，APC）可用于阻止切除术后的血管出血。
- 任何穿孔都可以使用内镜下钛夹夹闭或使用 OTSC 系统。

　　结肠镜下切除方法指的是传统意义上的活检和息肉切除术。内镜黏膜切除术（endoscopic mucosal resection，EMR）尚处于起步阶段，但它可以对选定的浅表肿瘤进行早期有效的治疗，从而避免这些患者进行外科手术。以 EMR 形式出现的新型内镜介入治疗的安全性和有效性仍需要进一步评估。

　　切记，炎症—化生—异常增生—腺癌的序贯并不是成人患者独有的概念，这种病理进展在部分儿童和青少年中也会发生。在更多先进的图像处理技术及硬件支持下，我们能更容易更细致地评估病灶的异型性。

## 一、结肠放大色素内镜

　　放大内镜可将结肠黏膜放大至 150 倍，并提供比老式结肠镜更高的分辨率。目前临床上内镜医师使用的最常见的视觉增强技术便是最大程度结合放大内镜与色素内镜检查。通过这种技术，我们可以更清晰地观察到病灶轮廓和表面的腺管开口模式（表 41-1A 和表 41-1B）。

　　使用这项技术时，需要我们在正常白光结肠

表 41-1A　内镜下病变形态的巴黎分型

| 内镜下表现 | 巴黎分型 | | 描　述 |
|---|---|---|---|
| 隆起型病变 | I p | | 有蒂息肉 |
| | I ps | | 亚蒂息肉 |
| | I s | | 广基息肉 |
| 平坦隆起型病变 | II a | | 黏膜平坦隆起 |
| | II a/ II c | | 黏膜平坦隆起且中央凹陷 |
| 平坦型病变 | II b | | 黏膜平坦改变 |
| | II c | | 黏膜凹陷 |
| | II c/ II a | | 黏膜凹陷且边缘隆起 |

表 41-1B　基于结肠放大色素内镜（HMCC）观察人体结直肠黏膜隐窝
结构并分型的"工藤分类法"改良版

| 分　型 | 特　征 | 放大色素内镜下表现 | 尺寸（mm） |
|---|---|---|---|
| I | 正常圆形腺管开口 | | 0.07 ± 0.02 |
| II | 星芒状或乳头状 | | 0.09 ± 0.02 |
| III s | 管状或圆形开口，但是小于 I 型 | | 0.03 ± 0.01 |
| III L | 正常的管状开口大 | | 0.22 ± 0.09 |
| IV | 沟状、分支或脑回样 | | 0.93 ± 0.32 |
| V（a） | 排列和尺寸不规则的III s、III L 和IV型开口构成 | | 不适用 |

镜检查时通过寻找以下黏膜特征，发现那些不易察觉的病变：①局灶黏膜发白或发红；②点状出血；③皱襞纠集；④黏膜血管网的中断；⑤黏膜不平整或间断的黏膜变形；⑥吸引充气时引起的黏膜变形。

一旦被发现，这些可疑的区域需要被清洗干净并染色，之后使用已知张开宽度的活检钳对病灶大小进行测量，最后使用放大内镜放大观察病灶表面并分型。

### （一）腺管开口形态

腺管开口形态已被证明与其相关的组织病理学诊断密切相关，因此这种分类方法被广泛使用。Ⅰ型和Ⅱ型与正常和增生的黏膜有关。Ⅲs型更常见于凹陷性病变，并与癌变有关。Ⅲ1型在隆起型病变中与腺瘤相关。Ⅳ型和Ⅴ型与具有异型细胞结构的腺瘤有关，而Ⅴ型或腺管开口结构消失则提示腺癌。

表 41-2 中总结了结肠放大色素内镜（high-magnification chromoscopic colonoscopy，HMCC）常用的染料。0.2%～1% 浓度的靛胭脂（indigo carmine，IC）是最常用的试剂。它是一种对比增强剂，可以沉积在凹陷处，帮助观察异常黏膜。由于与组织没有实际反应，它很容易被洗掉，这使得它不适合长时间操作。IC 已被证明足以观察Ⅰ～Ⅳ型腺管开口，但如果需要进一步观察，可使用结晶紫（crystal violet，CV）对黏膜进行染色。这种化合物是一种具有潜在毒性的活性染料，因此仅在怀疑Ⅴ型腺管开口时谨慎使用。亚甲蓝染色时间较长，常用于溃疡性结肠炎相关癌的监测。

有报道指出，当怀疑巴黎分型为Ⅱ型的病变黏膜下浸润时，使用高频"小探头"超声检查可以获得更高的准确性。然而，超声内镜检查需要进一步培训，费用高昂，且可能会延长操作时间。

### （二）结肠放大色素内镜在检测上皮内瘤变和结肠炎相关癌症中的作用

尽管许多儿科胃肠病学家将这一概念视为他们患者的理论概念，但毫无疑问，这一领域的知识是我们对炎性肠病（inflammatory bowel

表 41-2　常用色素内镜染料分类

| 染料分类 | 使用前准备 | 使用方式 | 优　势 | 副作用 |
|---|---|---|---|---|
| 对比剂<br>• 靛胭脂<br>• 最常用<br>• 冰醋酸 | 标准黏膜清洗 | 通过内镜活检孔道或者喷洒管喷洒 | | 无 |
| 反应性<br>• 结晶紫<br>• 鉴别工藤分型中的Ⅴ型<br>• 甲酚紫 | 需使用蛋白酶进行黏膜清洗 | 专门的喷洒管<br>使用后需等到 2～3min 固定 | | 可能有长期毒性 |
| 可吸收<br>• 亚甲蓝 | 标准黏膜清洗 | 通过内镜活检孔道或者喷洒管喷洒 | 支持长时间染色 | 潜在诱变 |

disease，IBD）概念进化的重要推论——尤其是在向那些不重视后续治疗的青少年提供咨询时。举例来说，硫唑嘌呤现在与降低慢性 IBD 患者中结直肠癌的发生率密切相关。慢性溃疡性结肠炎背景下异型增生的处理和临床意义与"正常"人群中散发的异型病变的处理和临床意义完全不同。这些患者患间期癌症的风险增加，尤其是那些长期患病的患者。癌前病变的形态可能是扁平且多灶性的，这使得结肠放大色素内镜成为检测它们的有效辅助手段。目前，异型增生是癌变最可靠的生物标志物，存在于 70% 以上的溃疡性结肠炎相关结直肠癌患者中。

结肠放大色素内镜在鉴别溃疡性结肠炎患者结直肠上皮内瘤变与增生性或黏膜炎症性改变的敏感性和特异性都很好。然而，在存在急性炎症的情况下，黏膜外观模糊，这可能导致组织学诊断模棱两可。因此，我们建议仅在 IBD 静止期使用结肠放大色素内镜进行靶向活检，且活检目标也仅限于那些界限清楚的病灶。

### （三）当前成像技术的局限性

1. 鉴别肿瘤与非肿瘤性病变的敏感性 / 特异性高，但是预测高级别上皮内瘤变的总体敏感性低。

2. 可能会对于黏膜下层浸润癌 /$T_1$ 期癌过度分期。

3. 操作员相关的失误。

4. 仅有黏膜表面成像。

5. 无法对表面 / 表面下淋巴血管结构进行成像，除非使用迄今为止尚未广泛使用的共聚焦内镜检查。

## 二、内镜黏膜切除术

发现早期结直肠癌的益处不仅仅在于提高生存率，许多患者因此可以使用 EMR 等新型切除技术进行治愈性治疗。与传统手术相比，这种操作成本低，相关发病率和死亡率低。如之前所描述，新的内镜成像技术如结肠色素内镜检查和结肠放大色素内镜已经强调了平坦型和凹陷型的非息肉型结直肠病变的临床重要性。

对于有蒂的病变，简单的圈套器切除就足够了。EMR 允许通过黏膜下层纵向切除平坦和无蒂的病变。在结直肠中，除了早期恶性肿瘤外，EMR 还可以治愈性切除平坦和无蒂腺瘤。EMR 有助于对切除病灶进行完整的组织学分析，并可以在水平和垂直切面上精确确定切除的完整性。这使其与诸如氩等离子体凝固和电凝等主要组织消融技术相比具有优势。目前已经有许多如使用安装在内镜近端的透明帽和绝缘刀头切开刀的 EMR 技术的描述。除黏膜下直肠后部肿瘤外，在结直肠中也常规使用的剥离活检术也用于食管和胃病变的切除。

### （一）基本的 EMR 技术

EMR 技术包括 4 个步骤：①诊断和定位病变；②使用结肠放大色素内镜或超声内镜技术评估浸润深度以排除黏膜下深层部病变（即 $T_2$ 期以上）；③切除操作；④术后评估。

直径<20mm 的平坦和无蒂病灶可以通过整块或"单次通过"切除，较大的病灶需要分批切除。将导管针通过结肠镜的活检孔道插入，并在病变和周围黏膜周围注射无菌盐水。分离黏膜下层（具有提高病变的效果）后使用简单的圈套器切除。单次黏膜下注射可用于直径较小的病变

（直径＜10mm），20mm 或更大的病变通常需要多次注射。将肾上腺素（1/100 000）与生理盐水或静脉复苏中的胶体液混合，再将染料（如亚甲蓝）以 1：10 浓度注入黏膜下层，从而抬高病变并创建人工组织平台，便于切除。无论使用何种注射介质，都必须在整个 EMR 中保持足够的黏膜抬举高度，从而将圈套住固有肌层和随后发生穿孔的风险降至最低。

环周标记可以在盐水黏膜下注射之前使用，以在圈套病灶前标记病变周围的正常黏膜边界。这是一种有用的技术，因为在黏膜下层提升时，病变可能会变形并且与周围的正常黏膜不明显。如果病变无法抬起（Uno 的非抬起征）或外观不对称，则应放弃切除，因为这表明与下面的黏膜肌层有关。在这种情况下，可能会发生穿孔和非治愈性切除的风险。

成功进行黏膜下层抬举后，将一个带尖的圈套器放置在病变部位，轻柔吸引下缓慢闭合。这可以使病变在切除前始终保留在圈套器边界内。在最终切割之前（通常使用 25W 凝固电流），应稍微放松圈套器，以使任何被套住的肌层回缩。切除后，使用尖头抓钳或网兜取出病变，然后立即固定在 10% 甲醛溶液中。一些内镜医师会在固定前将病变"钉"到实心软木或聚苯乙烯板上，这样可以防止切除标本收缩使病理医师更容易和更准确的切片。

## （二）切除后管理

切除后，重新评估切缘很重要。尽管内镜医师报告完全切除，仍会有腺瘤复发。因此，如果无法正确评估切缘，则进行 EMR 可能被视为危险操作，因为 EMR 后残留的腺瘤组织将有癌变

的风险。如果进一步的 EMR 不成功，则应对任何残余组织进行氩等离子体凝固术（APC），包括切缘的整个环周。所有病变都应使用印度墨水在相邻的黏膜下标记，以便在后续结肠镜检查中进行定位。

## （三）EMR 的并发症

EMR 的主要并发症是出血、穿孔和狭窄。切除后最初 12h 内描述的术中和早期并发症（占病例的 10%）主要是出血，很少发生穿孔。因此，EMR 将会是一种安全有效的内镜治疗方式，来加强我们目前针对结直肠癌的二级预防策略。在考虑局部腔内切除之前，通过结肠镜检查中进行准确分期是必不可少的。平坦的局灶性黏膜下浸润性癌（局限于黏膜下层上 1/3）可以通过 EMR 进行治疗，因为这种癌脉管浸润和淋巴结转移的风险较低（＜5%）。对于浸润深度超过黏膜下 1/3 或更深的病变（$T_2$ 期），淋巴结病的风险增加到 10%～15%。这一类病变如果进行 EMR 治疗，穿孔风险高、无法达到治愈性切除，无法处理淋巴结，因此对这一类病变推荐手术切除。

## 三、临床建议和总结

结肠色素内镜检查和结肠放大色素内镜已被证明可用于鉴别肿瘤性和非肿瘤性巴黎 0～Ⅱ 结直肠病变。这些技术的应用将帮助决定是使用 EMR 行治疗干预还是进行靶向活检，以此避免不适当的活检或尝试内镜切除无恶性潜能的病变或那些应转诊进行手术切除的病变。详细病例介绍见图 41-1 至图 41-9。

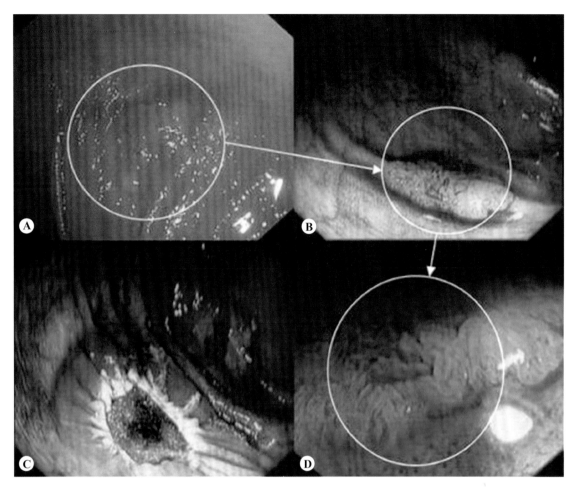

▲ 图 41-1　**A.** 近端升结肠病变的高清白光图像，病变以局灶性红斑和血管网结构丧失为特征；**B.** 使用 **0.4%** 的靛胭脂对病变进行靶向染色后的高清图像，病变现在边界清楚，在没有固定的 **0～Ⅱc** 型成分（中央凹陷）的情况下，可以归类为巴黎 **0～Ⅱa**（平坦升高）病变；**C.** 高倍（**100** 倍）成像显示与病灶相邻的正常工藤Ⅰ型腺管开口形态，在病灶顶端以工藤Ⅲl型腺管开口为主，即上皮内瘤变阳性，提示内镜下切除；**D.** 内镜下黏膜整块切除后图像，可以清楚地看到肌层黏膜，在水平或垂直切除边缘没有明显的肿瘤隐窝结构；病灶已完全切除（内镜下预计为 **R0**）

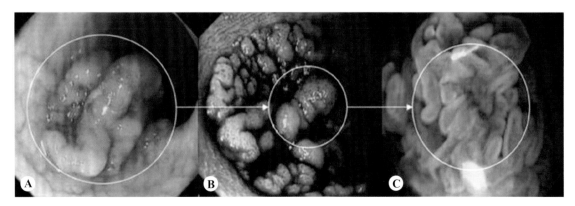

▲ 图 41-2　**A.** 位于直肠乙状结肠交界处的侧向发育型肿瘤（颗粒型）的常规高清白光图像；**B. 0.4%** 的靛胭脂染色后，现在可以完全明确肿瘤边界的腺管开口形态并确定病变的边界；**C.** 最大结节（突出显示）的高放大倍率（**100** 倍）成像显示Ⅳ型腺管开口形态

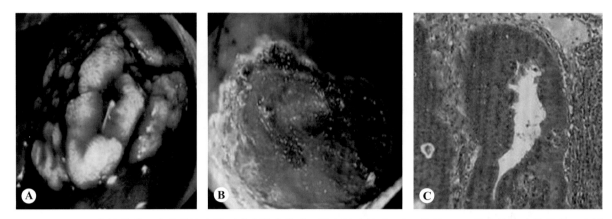

▲ 图 41-3　A. 内镜黏膜切除术前的病灶（肿瘤性非黏膜下浸润性腺管开口），使用 50% 葡萄糖溶液的黏膜下注射抬举病变部位，病变以对称抬起，抬举征阳性提示无黏膜下层深部浸润；B. 内镜黏膜切除后可见黏膜肌层，在垂直解剖平面上有一些突出的血管，这些血管已经用氩等离子体进行了预防性凝固；C. 固定的病理标本使用苏木精伊红进行染色后高倍镜下观察，可见病灶为高级别绒毛状腺瘤且没有出现黏膜下浸润，在这种情况下，内镜下实现了病灶的根治性切除

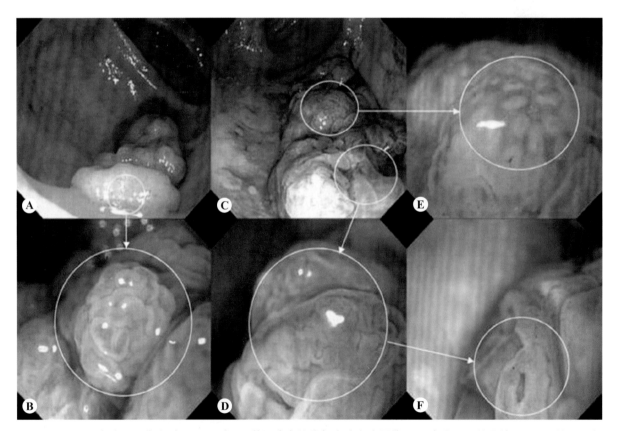

▲ 图 41-4　A. 降结肠巴黎分型 0-Ⅰsp 型（亚蒂）病变的常规高清白光图像；B. 突出显示的是使用 0.4% 靛胭脂色素内镜在 100 倍放大下拍摄的息肉基底部 A 图像；腺管开口形态为肿瘤—非侵袭型（工藤Ⅲl 型）；C. 使用 0.4% 靛胭脂色素内镜拍摄的常规非放大病变图像，突出显示区域为高倍（100 倍）成像的病变部分；E. 高倍（100 倍）突出显示的部位为工藤Ⅱ型腺管开口（非肿瘤性非侵袭型隐窝）；D 和 F. 高倍（100 倍）突出显示的部位可以看到血管网结构扭曲，伴有Ⅱl 型腺管开口，高度提示为锯齿状腺瘤成分，内镜下黏膜切除后显示完全切除（R0）的"混合成分"病变，即具有绒毛状、管状、锯齿状和增生性组分的息肉

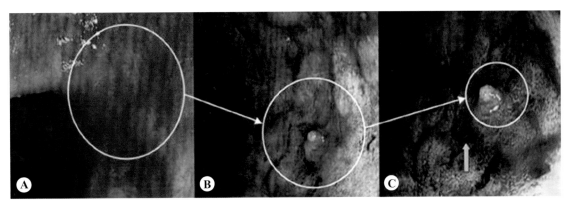

▲ 图 41-5　**A.** 长期溃疡性结肠炎患者远端降结肠常规白光图像，与周围黏膜相比，可见局灶性红斑和血管网结构的细微变化；**B.** 使用 **0.1%** 亚甲蓝色素内镜后，黏膜凹陷区域旁边的一个不规则隆起结节显示更加清晰；**C.** 用蓝箭标记相邻的黏膜凹陷

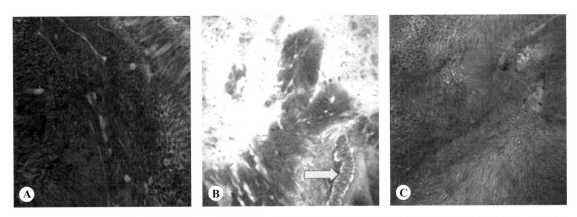

▲ 图 41-6　**A 和 C.** 使用静脉注射 **10%** 荧光素后对邻近病变黏膜进行共聚焦激光扫描显微内镜成像，在 z 轴 **20μm** 和 **80μm** 处（分别为 **A** 和 **C**），有明显的隐窝结构扭曲，提示相邻扁平的异型增生，可见黏蛋白耗竭、规则的隐窝结构消失和出现脊状排列的上皮细胞；**B.** 使用共聚焦显微内镜在 z 轴 **50μm** 处对局限性病变进行成像，可见荧光团明显外渗（白场），中央扩张、扭曲的毛细血管和红细胞"堆积"，即肿瘤的红细胞堆积征象，该病变可在体内表征为异型增生相关的病变肿块，在这种临床情况下，应考虑尽快转诊进行全结肠切除术

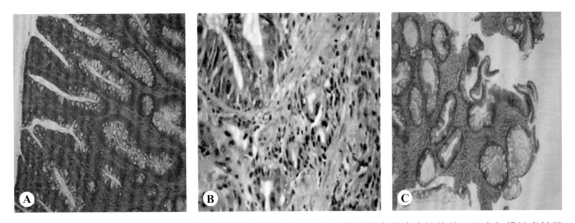

▲ 图 41-7　**A 和 C.** 背景黏膜的高倍苏木精伊红染色显示，除了异型增生的隐窝结构外，还有与慢性炎性肠病相符的异常隐窝结构；**B.** 局限性病变的高倍苏木精伊红染色显示，其具有高级别异型增生的特征并有侵袭性的成分，组织病理学证实该病变为异型增生相关的病变肿块，应考虑结肠切除术作为治疗的选择

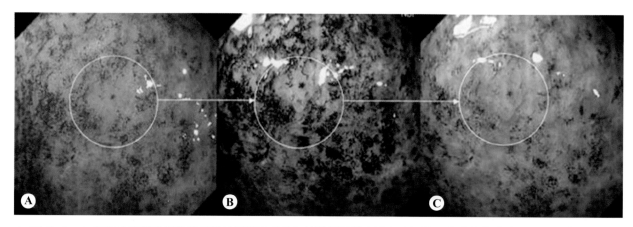

▲ 图 41-8　**A.** 累及全结肠的慢性溃疡性结肠炎患者的乙状结肠远端高清白光图像，在苍白的病变上可见鲜亮的新生血管病变；**B.** 窄带成像（NBI）显示此部分血管结构为棕色扭曲的条纹，在突出显示的部位可以清晰地辨认出病变；**C.** 根据 **SURFACE** 指南，使用 **0.4%** 靛胭脂色素内镜可以清晰显示病变的边界，病变是扁平的新生（de novo）上皮内肿瘤性病变（巴黎分型 **0～Ⅱb 型**）

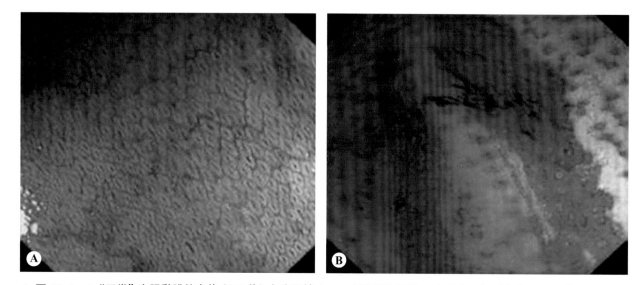

▲ 图 41-9　**A.**"正常"直肠黏膜的高倍（100 倍）色素肠镜（0.4% 靛胭脂）图像，表现为：规则有序的和工藤分类为"蜂窝状"的隐窝结构；**B.** 慢性溃疡性结肠炎的高倍（100 倍）色素肠镜（0.4% 靛胭脂）图像，表现为：隐窝间距明显增大，整体黏膜隐窝密度减少，还有长期溃疡性结肠炎合并严重纤维化的显著线性"轨道样"纤维化脊状特征

# 第42章 息肉综合征的内镜处理
## Endoscopic management of polyposis syndromes

Warren Hyer　Mike Thomson　Thomas Attard　著

朱建伟　刘　枫　译

**要点**

- 胶囊内镜联合小肠镜在息肉综合征治疗过程中必不可少。
- 直肠息肉负荷是判断 FAP 侵袭性表型和进展的最佳指标。
- 在 20—25 岁之前 FAP 的患者不需要接受 EGD 检查，之后可采用侧视镜随访观察以发现壶腹癌。
- FAP 患者行全结肠切除联合回肠直肠吻合术后，残留直肠应每 6 个月复查一次。
- 在 12—14 岁之前，FAP 及幼年性息肉病综合征患者通常并不需要接受内镜筛查。
- 对于错构瘤综合征，患者通常因为临床需要在幼年时就接受内镜检查，例如幼年性息肉病（*PTEN* 和 *BMPR1A* 基因缺陷）。
- 不要忘记对肠外相关疾病的监测。

## 一、概述及分类

儿童的胃肠道息肉病通常表现为直肠出血和由小肠套叠引起的腹痛。其他无症状的儿童患者是在进行家族性遗传性息肉病综合征筛查时行内镜检查发现的。

胃肠道息肉可分为两大类：错构瘤和腺瘤（表 42-1）。表 42-2 归纳总结了内镜检查在息肉病的处理及消化道监测中的作用。在儿童中，孤立性息肉通常是错构瘤，以幼年性息肉为主，且通常为良性。一旦息肉被切除，除非直肠出血复发，否则无须复查肠镜。

## 二、家族性腺瘤性息肉病

家族性腺瘤性息肉病（familial adenomatous

表 42-1 儿童息肉和息肉病综合征及其相关基因突变

| 相关基因 | |
| --- | --- |
| **腺瘤性息肉**<br>• 家族性腺瘤性息肉病 | 位于染色体 5q21 上的 APC 基因 |
| **错构瘤息肉病**<br>• 孤立性幼年性息肉<br>• 幼年性息肉病综合征<br>• PTEN– 错构瘤综合征<br>• Bannayan Riley-Ruvalcaba 综合征<br>• Cowden 综合征 | 无相关基因<br>SMAD4 或 BMPR1A<br>PTEN 10q23.3 |

polyposis，FAP）是一种常染色体显性遗传性疾病，主要由腺瘤性息肉病基因（adenomatous polyposis coli gene，APC）突变所致。30% 的 FAP 病例的基因突变是新生突变（de novo mutations），以结直肠癌为表现，通常在直肠出血的患者或老年人肠镜检查中发现。目前已经发现多种与临床表现相关的基因突变。集中于 1250—1464 位点的密码子突变与 FAP 的严重表型相关，而位于基因两端的突变与衰减型表型及发病年龄较晚有关。患者可能以结肠外表现就诊，包括骨性病变，比如骨瘤、外生骨疣、多生牙，或硬纤维瘤，先天性视网膜色素上皮增生，脑部肿瘤或肝母细胞瘤。

如果已知有家族特异性的基因突变，对于有患病的父亲或母亲的高危儿童基因筛查通常在 12—14 岁进行。若患者出现直肠出血或黏液便等与结肠息肉病相关的症状，应尽早进行基因筛查或结肠镜检查。对基因检测证实有 FAP 的儿童应进行全结肠镜检测。内镜医师应首先仔细检查直肠，发现直径 >2mm 的腺瘤（用活检钳测量），然后检查结肠部分，以确定腺瘤的大小及数量。如未发现腺瘤，则需要用染料喷洒鉴别微腺瘤以

表 42-2 儿童和青少年息肉病综合征内镜随访和筛查策略

| 息肉病综合征 | 内镜随访策略 | 内镜随访目标 |
| --- | --- | --- |
| 家族性腺瘤性息肉病 | • 在高危儿童中，12—14 岁开始全结肠镜检查（如果有症状应更早）<br>• 评价息肉负荷，尤其是直肠息肉<br>• 每 1～3 年复查结肠镜一次<br>• 不需常规行息肉切除术<br>• 如果需要，染料喷洒可提高 <1mm 息肉的可见性<br>• 20 岁之前不需要胃镜检查 | • 如结肠镜检查发现多于 500 个腺瘤或腺瘤直径 >1cm，应立即行结肠切除术<br>• 如果发现息肉较少，则每 1～3 年重复结肠镜检查，并根据社会和教育的需要，在青春期后期适当的时候进行结肠切除术 |
| 幼年性息肉病综合征 | • 在高危儿童中，12—14 岁开始全结肠镜检查，如出现直肠出血应更早<br>• 切除直径 >1cm 的息肉<br>• 每 3～5 年复查一次肠镜，如果出血复发，复查时间应提前<br>• 20 岁之前不需要行常规胃镜检查 | • 切除直径 >1cm 的息肉以防止出血或低白蛋白血症 |
| 波伊茨 – 耶格综合征 | • 在高危儿童中，胃镜、结肠镜及胶囊内镜检查应不晚于 8 岁<br>• 每 3 年复查一次 | • 可采用双气囊小肠镜、腹腔镜或开腹手术切除直径 >15mm 的小肠息肉，以避免小肠套叠 |
| 孤立性幼年性息肉 | • 一旦幼年性息肉被切除，除非有再出血，否则不需要再次行结肠镜检查 | • 如果发现多于 5 个幼年性息肉，则按幼年性息肉综合征处理 |

确定 FAP 表型。一旦发现腺瘤，常规息肉切除的价值不大。相反，应当依据息肉负荷，每 1—3 年复查结肠镜，直到青春期时接受结肠切除术。

依据息肉负荷不同，这些患者普遍会在 20—50 岁出现结直肠癌，而结肠切除术是预防结直肠癌的关键治疗方式。应依据患者的结肠表现决定是否行结肠切除术。对于具有 500 个以上的腺瘤或腺瘤直径＞1cm 的患者应尽早推荐结肠切除术（图 42-1）。对于腺瘤较少的患者，应每 1~3 年复查肠镜，并在青春期，根据社会和教育的需要，适当的时候进行结肠切除术。家庭应在全国或区域性息肉病登记处注册，以便通知他们复查结肠镜。

FAP 手术有两种：结肠切除术联合回直肠吻合术（ileorectal anastomosis，IRA）和结肠切除术联合回肠储袋肛管吻合术（ileal pouch anal anastomosis，IPPA）。手术方式的选择由外科医师依据结直肠息肉负荷、基因型及硬纤维瘤的风险决定。结肠切除联合 IRA 术后，残留直肠应每 6 个月行一次软式乙状结肠镜检查，以发现并切除任何直径＞5mm 的腺瘤，防止后续进展为直肠癌。接受 IPPA 患者也需每年采用内镜评估回肠储袋一次。

尽管 FAP 患者也会并发上消化道疾病，如胃腺瘤、良性息肉和十二指肠壶腹部异型增生，但 20 岁以下并不需要接受常规胃镜检查。十二指肠疾病发生较晚，因此在 25 岁以后才需要侧视镜检查。

化学性预防在延缓或避免 FAP 患者结肠切除术方面并没有作用。

## 三、幼年性息肉病综合征

幼年性息肉病综合征（juvenile polyposis

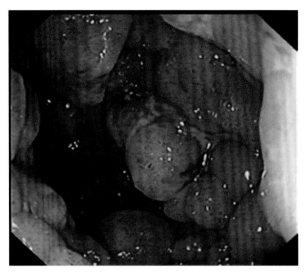

▲ 图 42-1 结肠镜检查中发现多发的直径＞1cm 腺瘤性息肉应行结肠切除术

syndrome，JPS）是一种具有常染色体显性遗传倾向的结直肠和胃息肉病。大多数患者存在 18q21 染色体上的 SMAD4 基因突变或 10q23.2 染色体上的 BMPR1A 基因突变。该综合征诊断标准为：结肠多发幼年性息肉（＞5 个），胃幼年性息肉或任意数目的幼年性息肉伴 JPS 阳性家族史。一般来说，拥有 SMAD4 突变的个体通常表现出一种更具侵袭性的表型，且伴有与遗传性出血性毛细血管扩张症（hereditary hemorrhagic telangiectasia，HHT）相关的动静脉畸形。

无论有无基因突变，存在家族史的高危个体通常从 12—14 岁开始进行结肠镜筛查。筛查的目的是发现幼年性息肉，并且依据上述标准诊断幼年性息肉综合征。之后应每年复查一次肠镜直至息肉消失，然后依据肠道息肉负荷及症状复发情况，每 1~5 年复查一次肠镜。复查肠镜的目的是摘除包含异形性组织学改变的或者与出血及梗阻风险相关的较大的息肉。

操作涉及的设备和器械的准备是至关重要的。JPS 患者的结肠镜检查过程中经常需要切除包括右半结肠在内的多发息肉。在可能的情况下，这些操作应在做好术前准备的情况下，由有经验的团队在全身麻醉下进行。术前应准备好各种的止血设备和器械（包括内镜夹）。虽然术后出血并不常见，但是穿孔导致的腹膜炎比常规的非治疗性操作更多。需要告知患者及家属观察并发症的症状及迹象，并制订清晰的流程来解决问题。

结肠息肉较大（直径＞2cm）是 JPS 的特征，并且可以安全地摘除（图 42-2）。有些小息肉呈分叶状或簇状聚集在同一个蒂上。切除这些息肉时，应套住蒂根部向上 1/4 的位置。控制息肉的位置，以消除（或最大限度地减少）电弧灼伤。夹闭残端以防止息肉切除术后大出血。有些时候，大息肉或簇状聚集的息肉很难触及蒂，这时候就需要分片切除息肉。只要有可能，操作过程中分片切除的息肉组织应当被复原并进行组织学检查，虽然结肠息肉切除术后再次进镜风险很高，并且部分组织学样本可能会损失。

婴幼儿幼年性息肉病（juvenile polyposis of infancy，JPI）是幼年性息肉病更严重的表型，且与 BMPR1A 和 PTEN 基因连续缺失有关。考虑到这种综合征的罕见性，且治疗指南尚不清楚，定期、密切、多脏器监测，包括早期的上消化道及下消化道内镜检查，似乎是合理的。

## 四、波伊茨 – 耶格综合征

波伊茨 – 耶格综合征（Peutz-Jeghers syndrome，PJS）是一种遗传易感性息肉病，以多处内脏上皮恶性病变为特征，尤其以胃肠道多见。患儿具有典型的皮肤黏膜和嘴唇色素沉着。多数患者具有 19p13 号染色体上的 STK11（LKB1）基因突变。小儿 PJS 的诊断标准为：小肠息肉病导致肠梗阻，肠内弥漫性的大息肉导致贫血和结肠息肉远期具有异型增生的风险。肠套叠导致的小肠梗阻通常需要手术切除及重建，在一些患者中会导致短肠综合征的发生。

高危人群开始胃肠道筛查应不晚于 8 岁，而胃肠道监测通常每 1～3 年进行一次，通过"全面清扫"的方式来减少小肠息肉负荷，并监测较大结肠息肉的异型增生风险（图 42-3）。

虽然在很多病例中，物品器械准备具有一定的困难，但胃镜、结肠镜、常规无线胶囊内镜（WCE）+/- 双气囊小肠镜（DBE）联合息肉切除

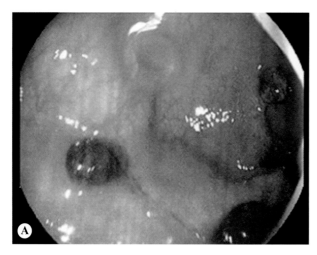
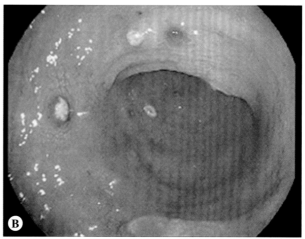

▲ 图 42-2　**A.** 一名表现为出血的 **6 岁女性 JPS** 患者，肠镜检查提示多发带蒂息肉；**B.** 息肉切除术后

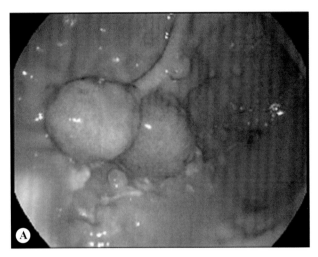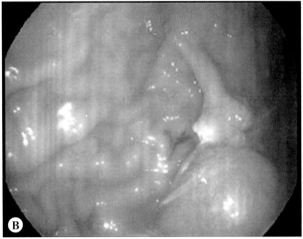

▲ 图 42-3　**A.** 一名表现为重度贫血的 **15** 岁波伊茨 – 耶格综合征，胃镜检查提示多发的较大息肉；**B.** 息肉部分切除术后

术为延缓 PJS 的自然病程提供了一种合理的手段。在实际工作中，序贯或同时行 WCE、上消化道和下消化道内镜检查可以减少重复的术前准备和入院次数。当较大 PJS 息肉蒂部累及黏膜肌层时，息肉切除可能伴随着较高的穿孔风险。

在实际工作中，我们面临的挑战是在个体基础上确定早期筛查的年龄，以减少肠套叠及肠梗阻的风险，从而降低手术率及术后引起的肠粘连，进而影响到后期 DBE 复查的成功率。减少患者和家庭的医源性伤害和不必要的心理社会经济压力也同样应谨慎考虑在内。由于这些疾病的医疗决策复杂、治疗难度大、专业技术强，这就需要将这部分患者推荐到具有专门儿童息肉病管理项目的医疗中心，来进行综合管理。

# 第43章 经鼻胃肠内镜
## Transnasal gastrointestinal endoscopy

Sara Koo  Kristina Leinwand  Simon Panter  Joel A. Friedlander  著
邓朝晖  译

要点

- 支气管镜可用于青少年 TNE 检查，以获得食管病理。
- 充分的鼻咽部麻醉准备很重要。
- 青少年可以半卧位姿势坐在特殊椅子上，同时被视频或 3D 虚拟耳机分散注意力。
- 年龄大的青少年会接受专门设计的 TNE 检查，可以获得胃和十二指肠的病理。
- 偶发性鼻出血是唯一观察到的不良事件。

随着超细内镜的出现，1994 年 Shaker 等首次报道了经鼻胃肠内镜（transnasal gastrointestinal endoscopy，TNE）[1]。从那以后，在全球范围内，经 TNE 完成的成人胃镜检查术（esophagogastro-duodenoscopy，EGD）、食管镜检查例数不断增加[2, 3]。TNE 的运用主要在日本等远东国家，西方国家也在运用，但采用率较低（主要在法国和加拿大）。据报道，TNE 在日本医院操作中占比 9%，而在世界范围内仅占 1%[4-8]。Friedlander 等在 2016 年报道了 TNE 在 21 例 8 到 17 岁儿童中的运用，该技术具有良好的耐受性[9]。据同一中心未发表的报告显示，5—21 岁儿童的 TNE 使用已增加到每年 100～140 例（占操作的 4%～5%）。

与传统胃镜的最小尺寸 8.6mm 相比，用于成人 TNE/EGD 和儿童经口 EGD 的超细内镜要细更多，为 4.9～5.9mm（取决于制造商和内镜尖端的机械 / 光学性能）（表 43-1）[3, 10]。需要注意的是，由于尺寸变窄，器械和吸引通道要更小（2.0～2.4mm），从而限制了吸引时的流速及其治疗用途。然而，近年来已经设计了多种设备来适应这种通道，包括抓钳（如 Olympus、Boston Scientific）、APC 探针（如 ERBE）和网（如 US Endoscopy）。由于通道较小，活检钳的直径只有 1.8mm，导致获得的样本更小。尽管如此，一项涉及 1000 多份使用 TNE 内镜获得的样本的大型

表 43-1 目前的超薄内镜

| | Olympus GIF-XP260NS | Olympus GIF-XP290N | Olympus BF-XP160/190 | Olympus BF-MP160F/P190 | Fujinon EG-530NW | Fujinon EG-580NW2 | Fujinon EG-530NP | Vision Sciences TNE-5000 |
|---|---|---|---|---|---|---|---|---|
| 视野 | 120° | 140° | 90°/110° | 120°/110° | 120° | 140° | 120° | 120° |
| 远端外径 | 5.4mm | 5.4mm | 2.8mm/3.1mm | 4.0mm/4.2mm | 5.9mm | 5.8mm | 4.9mm | 4.7mm/5.4mm/5.8mm |
| 可用长度 | 1100mm | 1100mm | 600mm | 600mm | 1100mm | 1100mm | 1100mm | 650mm |
| 仪器通道 | 2.0mm | 2.2mm | 1.2mm | 2.0mm | 2.0mm | 2.4mm | 2.0mm | 没有仪器通道/1.5mm/2.1mm |
| 角度 | 上 210° 下 90° 右 100° 左 100° | 上 210° 下 90° 右 100° 左 100° | 上 180°/210° 下 130°/130° 旋转 120° | 上 180°/210° 下 130°/130° 旋转 120° | 上 210° 下 90° 右 100° 左 100° | 上 210° 下 90° 右 100° 左 100° | 上 210° 下 120° | 上 140° 下 215° |

研究表明，其活检标本的诊断率与使用传统胃镜和活检钳获得的标本相当[11]。最近在儿科和成人中进行的研究也证明了在某些情况下（例如，嗜酸性食管炎和巴雷特食管）样本量是足够的[9, 11-13]。组织的较深区域（例如，固有层）在标准活检样本和较小样本之间似乎有所不同[12]，还有其他小型队列研究表明组织样本可能有所不足，但较大的研究似乎与此相矛盾[11, 14]。

儿童 TNE 研究没有使用成人 TNE 内镜，因为它们不能通过大多数儿童狭窄的鼻道[9]。Aerodigestive Program 分别使用了钳道为 1.2mm、2mm 的肺支气管镜（外径 2.8～4.0mm）进行研究，这项研究表明在年幼儿童中进行 TNE 可以获得足够的样本[9]。遗憾的是，在本研究中，由于支气管镜较短，无法进入到十二指肠。

表 43-1 列出了用于儿童研究的成人超细内镜和儿童支气管镜，外径（OD）为 2.8～4.2mm，通道直径为 1.2～2mm，具有双向尖端弯曲（two-way tip deflection）。

TNE 的主要优势是能够在不使用镇静剂的情况下进行内镜检查，避免了镇静带来的风险、并发症、高成本，以及患者和护理人员的大量时间消耗。在一项成人研究中，内镜检查中与镇静相关的心肺风险为 0.6%，儿童研究中也发现了类似情况[15-17]。此外，在儿科，麻醉对发育中的大脑有进一步的潜在风险[18]。与成人常用的程序性镇静相比，儿童内镜检查通常需要全身麻醉。有关儿童全身麻醉的问题在文献中继续得到解决[18, 19]。

此外，与不使用镇静的经口内镜相比，TNE 不接触舌头，导致的咽部刺激和呕吐反射减少，从而使患者更舒适[20]。

目前，除了标准的经口内镜检查，尚没有指南规定 TNE 的适应证或禁忌证。对于存在 TNE 相对禁忌证如有明显凝血功能障碍或复发性和明显鼻出血 [ 特别是 TNE 的绝对禁忌证遗传性出血性毛细血管扩张症（HHT）] 的成人或儿童患者来说，优选标准 EGD（sEGD）[3]。

## 一、内镜前准备

在儿科中，为 TNE 做准备至关重要，因为成功取决于孩子是否合作。作者建议为需行 TNE 检查的家庭提供视频介绍 TNE 技术并提供相关咨询。这可以通过电话或面对面完成。焦虑并不是禁忌证，因为未发表的数据表明接受了焦虑治疗的儿童通常表现良好。如果孩子因惊恐 / 焦虑发作而变得紧张或无法忍受操作，建议预先咨询专门研究焦虑的顾问，这可以使孩子轻松地接受非镇静 TNE 检查，且没有并发症。对于第一次接受 TNE 检查的普通儿童，建议儿童生活专家或在儿童焦虑和抗压方面具有专长的医师与孩子一起了解 TNE。

上述研究小组也报道了他们成功使用了各种视频护目镜。他们还指出，在某些情况下，孩子们也可以像成人一样不戴护目镜完成检查。可在 www.pediatricendoscopy.com 上查看该技术在儿科中的演示。在进行沟通并征得家人同意后，可以进行操作（图 43-1）。

鼻腔准备旨在便于鼻咽部的麻醉，并使用局部减充血药缩小鼻甲，便于内镜插入。在一项随机研究中，55.8% 接受非镇静 TNE 的患者在内镜插入过程中最疼痛的部位是鼻腔，这进一步强调了需要充分的鼻腔准备[21]。最近的一项研究报道，这一比例低于 20%[6]。鼻腔准备包括用涂有利多卡因的棉签和纱布填塞鼻腔，用含有局部麻醉药和减充血药（例如，5% 利多卡因和 0.5% 盐酸去甲肾上腺素）的雾化喷雾剂吸入[10]。大多数进行 TNE 的中心提倡使用含有局部咽部麻醉

图 43-2 所示为通过鼻道的最佳途径，避开下鼻甲，然后像标准内镜检查一样从中央插入食管（图 43-3）。

## 二、视图和图像质量

有人担心第一代超细内镜获取的图像质量，但最新的型号具有了更亮的光源和改进的物镜光学系统，从而改善了视野。一名经验丰富的内镜医师进行了一项随机对照试验，该试验比较了 TNE（Fujinon EG-530N）和常规内镜，发现在食管、胃和十二指肠获得的视图没有差异[22]。正如预期的那样，较之常规内镜，TNE 对于食管附近包括下咽部和环咽部的视野更有优势[22]。作者还发现 TNE 可以很容易地进行幽门插管[22]。Crews 等评估了 TNE（TNE-5000，Vision Sciences）和传统内镜获得的视图质量，发现两者获取的视频质量没有统计学差异[23]。

使用支气管镜的儿科 TNE 根据内镜的生成

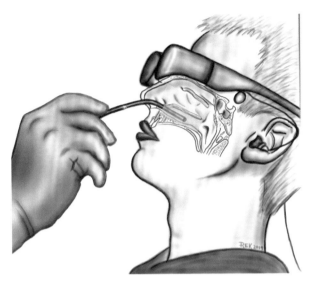

▲ 图 43-1　插入通道：下鼻甲下方（绿色），备用的插入通道：下鼻甲上方、中鼻甲下方（黄色），如果下鼻甲水平存在肿胀或部分鼻塞，则建议使用备用通道，或者使用较小外径的内镜

药和减充血药的雾化喷雾剂。对于进行 TNE 的儿童，在擤鼻涕后使用 4% 的利多卡因雾化剂，每位患者每个鼻孔喷 3 次，口服 1 次（总剂量 0.3～0.4ml）。儿科组没有发现减充血药有帮助。

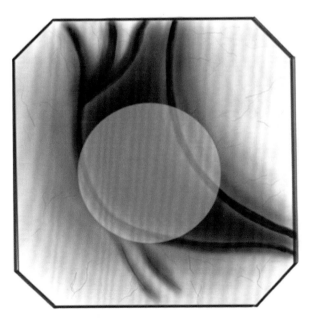

▲ 图 43-2　建议经鼻内镜插入后通过的最佳区域，位置在下鼻甲的外下方

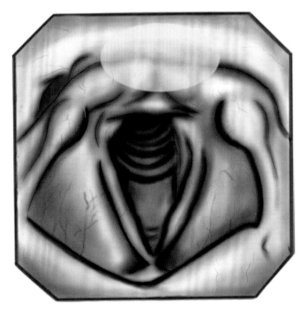

▲ 图 43-3　建议经鼻内镜在从咽部进入食管时从中线区域通过

[视频图形阵列（VGA）与高清晰度（HD）] 和空气注入的使用而具有不同的图像质量。超细支气管镜被设计成不具有连续的气流注入功能，如果使用的话，会在食管中产生更多的呃逆。当间歇地使用空气注入时，可以获得最佳的视图，但是当空气流出时，组织会塌陷。用于胃肠道的最新超细支气管镜具有与标准胃镜相似的高清光学性能。

## 三、操作时间

一项英国随机试验比较了 TNE 和 sEGD，发现 TNE 的平均准备时间更长（5.5min vs 4.6min，$P < 0.001$）[24]。就操作时间而言，一些研究报道称，与 sEGD 相比，非镇静下的 TNE 持续时间明显更长，但有一项研究并没有得出这个结论 [21, 22, 25]。然而，实际上两者之间的差别只有 1min 左右；一项研究报道称，TNE 和 sEGD 的持续时间分别为（8.4 ± 3.2）min 和（7.7 ± 3.4）min（$P = 0.02$）[22]。在同一项研究中，对两组患者进行了术后 1h 的观察，但 80% 的患者更希望能缩短术后观察时间（20min）。更重要的是，TNE 的恢复时间明显短于 sEGD（5.0min vs 10.0min，$P < 0.001$）[24]。

在 Friedlander 等的单中心报告中，TNE 的平均操作时间为 8.6min，总花费时间为 60~90min[9]。从较新的未公布数据来看，该中心报告首次 TNE 的平均花费时间为 60min，后续再次 TNE 花费时间为 45min，TNE 完成食管镜 / 胃镜检查的平均时间已降至 6min 以下。

## 四、成功率

成人非镇静下的 TNE 成功率很高。一项 Meta 分析报告的结果为 94%[95%CI 91.6%~95.8%]，而非镇静下的超细经口 EGD 为 97.8%，TNE 与非镇静下的超细经口 EGD 相比时，其表现稍差（RD 2.0%，CI 4.0%~1.0%）[26]。当使用直径 <5.9mm 的超细内镜时，获得了与超细经口 EGD 相似的成功率 [26]。不成功的原因主要是鼻腔疼痛、狭窄的鼻腔通道或解剖结构的改变 [27]。儿科 TNE 的成功率也很高，截至本书出版，使用 TNE 小组已经进行了 264 次 TNE 操作，无一失败。不过有 6 名儿童拟进行 TNE，但由于好动或焦虑，他们无法安静地坐着开始手术（如果包括这些儿童，成功率为 97.8%）。

## 五、患者舒适度和偏好

一项 Meta 分析报告称，当患者可以自由选择 TNE 或超细经口 EGD 进行内镜检查时，很大一部分患者选择了非镇静 TNE（RD 63%，CI 49%~76%），85.2% 的患者愿意将来再次接受非镇静 TNE[26]。接受过非镇静 TNE 的患者发现它比非镇静超细经口 EGD 更舒适（舒适评分 TNE：7 ± 2.3 vs EGD：5.4 ± 2.78，$P < 0.001$）[22]。在同一项研究中，TNE 组报告呕吐的患者数量明显较低（77% vs 26%，$P < 0.001$）[22]。

单中心儿科研究报告称，年龄在 8—17 岁且先前接受过超细经口 EGD 的儿童家庭中，100% 的家庭将再次选择 TNE，而 74% 的儿童愿意再次进行 TNE[9]；84% 的家庭和 53% 的孩子更喜欢 TNE 而不是超细经口 EGD[9]。

## 六、并发症和安全性

胃镜检查术与心率和收缩压增加的心肺应激相关 [22, 28]，但 TNE 没有这种影响，接受 TNE 的患者心率和收缩压一致[22, 29]。此外，它也不会引起氧饱和度的下降[21, 22]。

最近的一项 Meta 分析评估了与 TNE 相关的不良事件，鼻出血是唯一值得注意的事件，占所有病例的 2%[26]，出血基本上都是自限的[21]。在患有慢性肝病或肝硬化的患者中，TNE 也被认为是安全的，自限性鼻出血的发生率同样较低（4%～6%）[30, 31]。仅有 1 例报道了食管穿孔[32]。另有 2 例与 TNE 相关的晕厥前发作的报道（一项研究中 95 名患者中有 2 名）[33]。

使用来自进行食管镜而不是 EGD 的儿科 TNE 中心的未公布数据，5.2% 的受试者经历短暂且有限的吐口水或呕吐发作，2.6% 的受试者有不伴有鼻出血的鼻刺激，0.9% 的受试者有晕厥前症状，0.5% 的受试者有焦虑发作，0.4% 的受试者有恶心。

## 七、治疗用途

主要的常用治疗方法是插入鼻肠管。TNE 辅助插入（通过导丝辅助或活检钳的牵引方法）是安全的，与透视下插入相当[34, 35]。发现它对严重虚弱的患者是安全的[35]。总的来说，TNE 的治疗用途是有限的。

## 八、前景

为什么 TNE 使用没有人们预期的那么广泛，TNE 的培训可能是一个限制因素。应进一步考虑对独立和见习内镜医师进行正式的培训。一些文献记载了经验丰富的内镜操作人员的自我培训[36]。

报道非镇静 TNE 的儿科中心已经实施了一项针对 TNE 内镜医师的培训计划。他们报道了

应用 3D 打印模型进行的课程。到目前为止，他们已经完成了对一名独立研究员的培训，并且正在对另外两名胃肠病科的主治医师进行培训。由于美国医疗法律许可和医疗事故问题，许多其他中心已经参观了基本培训，但不是实践培训。

就像耳鼻咽喉科专家对于喉镜的应用，TNE 在临床环境中的潜在用途值得研究。这项研究目前在日本进行，由儿科中心在他们的研究中完成[6, 9]。大多数内镜检查服务都是在操作室中进行的。也许随着进一步的培训、TNE 的实施，以及成人和儿童诊断性 TNE 内镜技术的改进，诊断性 TNE 有可能在床边完成。

这种技术具有巨大的潜力，可以将儿科胃肠病学的实践从一种避免内镜检查的方法（由于风险）转变为一种内镜参与的模式，有助于更明智地治疗决策。有了这样的工具，应该仔细考虑谁真正需要内镜检查，以防止过度使用。尽管 TNE 安全、有效、耐受性好，但它仍然存在成本、不适和潜在风险。

## 结论

在儿科，使用支气管镜的经鼻食管镜检查被报道是安全有效的。无论在成人还是儿科，它都有很好的耐受性，是大多数患者的首选。根据目前可用的技术，小儿经鼻 EGD 仅限于能够耐受更长更宽的成人超细内镜的受试者。由于可以在没有镇静作用的情况下使用，TNE 降低了潜在的镇静相关风险。然而，由于其直径较小且非麻醉状态，其治疗用途有限。随着技术的进步，超细内镜视图和成像的质量不断提高，TNE 将成为接受上消化道检查的成人和儿科患者有吸引力的替代方案。

# 参考文献

[1] Shaker R. Unsedated trans-nasal pharyngoesophagogastr oduodenoscopy (T-EGD): technique. *Gastrointest Endosc* 1994, **40**, 346-348.

[2] Amin MR, Postma GN, Setzen M, *et al*. Transnasal esophagoscopy: a position statement from the American Bronchoesophagological Association (ABEA). *Otolaryngol Head Neck Surg* 2008, **138**, 411-414.

[3] Rodriguez SA, Banerjee S, Desilets D, *et al*. Ultrathin endoscopes. *Gastrointest Endosc* 2010, **71**, 893-898.

[4] Aviv JE. Transnasal esophagoscopy: state of the art. *Otolaryngol Head Neck Surg* 2006, **135**, 616-619.

[5] Aviv JE, Takoudes TG, Ma G, *et al*. Officebased esophagoscopy: a preliminary report. *Otolaryngol Head Neck Surg* 2001, **125**, 170-175.

[6] Tanuma T, Morita Y, Doyama H. Current status of transnasal endoscopy worldwide using ultrathin videoscope for upper gastrointestinal tract. *Dig Endosc* 2016, **28**, 25-31.

[7] Dumortier J, Napoleon B, Hedelius F, *et al*. Unsedated transnasal EGD in daily practice: results with 1100 consecutive patients. *Gastrointest Endosc* 2003, **57**, 198-204.

[8] Cho S, Arya N, Swan K, *et al*. Unsedated transnasal endoscopy: a Canadian experience in daily practice. *Can J Gastroenterol* 2008, **22**, 243-246.

[9] Friedlander JA, DeBoer EM, Soden JS, *et al*. Unsedated transnasal esophagoscopy for monitoring therapy in pediatric eosinophilic esophagitis. *Gastrointest Endosc* 2016, **83**, 299-306 e1.

[10] Parker C, Alexandridis E, Plevris J, *et al*. Transnasal endoscopy: no gagging no panic! *Frontline Gastroenterol* 2016, **7**, 246-256.

[11] Walter T, Chesnay AL, Dumortier J, *et al*. Biopsy specimens obtained with small-caliber endoscopes have comparable diagnostic performances than those obtained with conventional endoscopes: a prospective study on 1335 specimens. *J Clin Gastroenterol* 2010, **44**, 12-17.

[12] Philpott H, Nandurkar S, Royce SG, *et al*. Ultrathin unsedated transnasal gastroscopy in monitoring eosinophilic esophagitis. *J Gastroenterol Hepatol* 2016, **31**, 590-594.

[13] Saeian K, Staff DM, Vasilopoulos S, *et al*. Unsedated transnasal endoscopy accurately detects Barrett's metaplasia and dysplasia. *Gastrointest Endosc* 2002, **56**, 472-478.

[14] Halum SL, Postma GN, Bates DD, *et al*. Incongruence between histologic and endoscopic diagnoses of Barrett's esophagus using transnasal esophagoscopy. *Laryngoscope* 2006, **116**, 303-306.

[15] Sharma VK, Nguyen CC, Crowell MD, *et al*. A national study of cardiopulmonary unplanned events after GI endoscopy. *Gastrointest Endosc* 2007, **66**, 27-34.

[16] Thakkar K, El-Serag HB, Mattek N, *et al*. Complications of pediatric EGD: a 4-year experience in PEDS-CORI. *Gastrointest Endosc* 2007, **65**, 213-221.

[17] Gilger MA, Gold BD. Pediatric endoscopy: new information from the PEDS-CORI project. *Curr Gastroenterol Rep* 2005, **7**, 234-239.

[18] Aker J, Block RI, Biddle C. Anesthesia and the developing brain. *AANA J* 2015, **83**, 139-147.

[19] Miller TL, Park R, Sun LS. Report on the Fifth PANDA Symposium on "Anesthesia and Neurodevelopment in Children". *J Neurosurg Anesthesiol* 2016, **28**, 350-355.

[20] Preiss C, Charton JP, Schumacher B, *et al*. A randomized trial of unsedated transnasal small-caliber esophagogastroduodenoscopy (EGD) versus peroral small-caliber EGD versus conventional EGD. *Endoscopy* 2003, **35**, 641-646.

[21] Watanabe H, Watanabe N, Ogura R, *et al*. A randomized prospective trial comparing unsedated endoscopy via transnasal and transoral routes using 5.5-mm video endoscopy. *Dig Dis Sci* 2009, **54**, 2155-2160.

[22] Alexandridis E, Inglis S, McAvoy NC, *et al*. Randomised clinical study: comparison of acceptability, patient tolerance, cardiac stress and endoscopic views in transnasal and transoral endoscopy under local anaesthetic. *Aliment Pharmacol Ther* 2014, **40**, 467-476.

[23] Crews NR, Gorospe EC, Johnson ML, *et al*. Comparative quality assessment of esophageal examination with transnasal and sedated endoscopy. *Endosc Int Open* 2017, **5**, E340-E344.

[24] Despott EH, Baulf M, Bromley J, *et al*. OC-059 Scent: final report of the first UK prospective, randomised, head-to-head trial of transnasal vs oral upper gastrointestinal endoscopy. *Gut* 2010, **59**, A24.

[25] Uchiyama K, Ishikawa T, Sakamoto N, *et al*. Analysis of cardiopulmonary stress during endoscopy: is unsedated transnasal esophagogastroduodenoscopy appropriate for elderly patients? *Can J Gastroenterol Hepatol* 2014, **28**, 31-34.

[26] Sami SS, Subramanian V, Ortiz-Fernandez-Sordo J, *et al*. Performance characteristics of unsedated ultrathin video endoscopy in the assessment of the upper GI tract: systematic review and meta-analysis. *Gastrointest Endosc* 2015, **82**, 782-792.

[27] Birkner B, Fritz N, Schatke W, *et al*. A prospective randomized comparison of unsedated ultrathin versus standard esophagogastroduodenoscopy in routine outpatient gastroenterology practice: does it work better through the nose? *Endoscopy* 2003, **35**, 647-651.

[28] Yuki M, Amano Y, Komazawa Y, *et al*. Unsedated transnasal small-caliber esophagogastroduodenoscopy in elderly and bedridden patients. *World J Gastroenterol* 2009, **15**, 5586-

5591.

[29] Ai ZL, Lan CH, Fan LL, *et al*. Unsedated transnasal upper gastrointestinal endoscopy has favorable diagnostic effectiveness, cardiopulmonary safety, and patient satisfaction compared with conventional or sedated endoscopy. *Surg Endosc* 2012, **26**, 3565-3572.

[30] de Faria AA, Dias CAF, Dias Moetzsohn L, *et al*. Feasibility of transnasal endoscopy in screening for esophageal and gastric varices in patients with chronic liver disease. *Endosc Int Open* 2017, **5**, E646-E651.

[31] Choe WH, Kim JH, Ko SY, *et al*. Comparison of transnasal small-caliber vs. peroral conventional esophagogastroduodenoscopy for evaluating varices in unsedated cirrhotic patients. *Endoscopy* 2011, **43**, 649-656.

[32] Zaman A, Hahn M, Hapke R, *et al*. A randomized trial of peroral versus transnasal unsedated endoscopy using an ultrathin videoendoscope. *Gastrointest Endosc* 1999, **49**, 279-284.

[33] Shariff MK, Bird-Lieberman EL, O'Donovan M, *et al*. Randomized crossover study comparing efficacy of transnasal endoscopy with that of standard endoscopy to detect Barrett's esophagus. *Gastrointest Endosc* 2012, **75**, 954-961.

[34] Qin H, Lu XY, Zhao Q, *et al*. Evaluation of a new method for placing nasojejunal feeding tubes. *World J Gastroenterol* 2012, **18**, 5295-5299.

[35] Zhihui T, Wenkui Y, Weiqin L, *et al*. A randomised clinical trial of transnasal endoscopy versus fluoroscopy for the placement of nasojejunal feeding tubes in patients with severe acute pancreatitis. *Postgrad Med J* 2009, **85**, 59-63.

[36] Maffei M, Dumortier J, Dumonceau JM. Self-training in unsedated transnasal EGD by endoscopists competent in standard peroral EGD: prospective assessment of the learning curve. *Gastrointest Endosc* 2008, **67**, 410-418.

# 第 44 章　内镜减重治疗

## Endoscopic bariatric approaches

Mike Thomson　Matjaz Homan　著

王　东　译

---

**要点**

- 减重气囊可以暂时减轻体重，但初期通常会引起恶心，移除后体重减轻会逆转。
- 旁路套管有望投入使用，但有非常罕见的肝周脓肿的记录，因此这项技术仍在评审中。
- 由于套管的固定锚附着黏膜，有十二指肠球部假息肉的报道。
- 多种胃折叠术可供选择，但不是普遍推广的疗法。

---

在过去 40 年中，发达国家儿童人群中肥胖症的患病率大幅上升。儿童早期肥胖症的高发病率导致严重健康并发症的高发，例如糖尿病、高血压和非酒精性脂肪肝。除了有医学并发症，肥胖症儿童还可能有严重的社会心理问题。不幸的是，很大比例的肥胖症儿童会变成肥胖的成年人。各种并发症和社会心理问题会显著降低生活质量，因此最佳的治疗方式应该在生命早期就开始。

肥胖症及其相关代谢疾病的治疗需要多学科方法，包括充分的营养干预、生活方式的改变和体育锻炼。然而，只有一小部分青少年能够长期遵守饮食和运动。此外，用于治疗儿童肥胖症的药物安全性和有效性的可用数据有限。与饮食、体育锻炼或药物相比，手术干预可以更持久地减轻体重。对于病态肥胖的成年人，Roux-en-Y 胃旁路术、袖状胃切除术和腹腔镜环扎术是公认的减重方法。由于能显著改善肥胖症和肥胖症相关疾病，该手术方法在青少年中也越来越受欢迎。

最常用的手术方法是 Roux-en-Y 胃旁路术。然而，由于以下几个原因，减重手术并不是治疗肥胖儿童的最佳选择：手术的不可逆性、可能的严重不良反应、长期疗效的不确定性，以及与青少年同意减重手术相关的伦理考虑。作为替代方案，治疗病态肥胖青少年的侵入性较小的方法是通过软式内镜进行的非手术腔内干预。内镜减重技术（EBT）比目前的手术方法更安全、更具成本效益。在成人代谢性肥胖病领域，已经描述了几种不同的内镜方法，例如内镜胃成形术、胃内球囊置入、内镜置管抽吸疗法、腔内吸收不良减重手术和胃电刺激。占据胃容量、限制胃容量和减少摄入食物的吸收是 EBT 减重的潜在机制。

本章的其余部分将只关注那些已经在儿童中研究和报道的 EBT。

## 一、胃内气囊

胃内气囊的置入包括一个标准的上消化道内镜和一根通过内镜插入的导管，导管中系有一个气囊。到达预定位置后，气囊外护套被抽出，对气囊充入含有亚甲蓝的液体。此时，注入 500ml 液体，气囊从导管弹出到胃中。将气囊放置 6 个月，然后再使用内镜技术取出，通过抓钳或针刺穿气囊，抽出液体并使其收缩，所有的液体被抽出后，气囊就可以经口取出。

我们的经验是，体重减轻的中位数约为体重的 10%，但在放置气囊 6 个月后，体重会再次增加。然而，这个过程可能会让患者体验减重的感觉，这可能会激励他们朝着目标前进（图 44-1）。

## 二、十二指肠空肠旁路套管

十二指肠空肠旁路套管（DJBL）（胃肠道旁路套管，GI Dynamics，Lexington，MA）是一种经内镜放置并可移除的肠道旁路。DJBL 导致小肠近端的营养物质机械性不吸收，类似于最流行的减重手术方法——Roux-en-Y 胃旁路术。

该装置由 61cm 长的聚合物套管和头端固定的自膨胀镍钛锚冠组成（图 44-2）。初始状态和放置过程中，锚冠和套管以折叠形式包装在一个保护性的白色胶囊中（图 44-2）。在手术前三天，

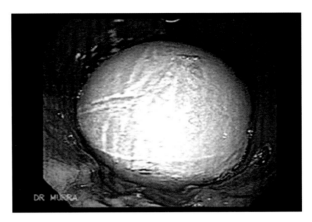

▲ 图 44-1　胃内气囊

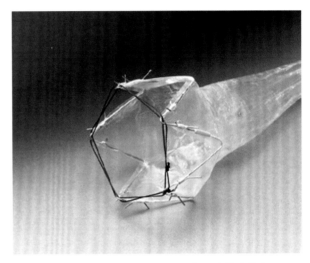

▲ 图 44-2　固定在不透水聚合物长套管上的锚冠
引自 GI Dynamics, Inc.

应开始质子泵抑制药（PPI）治疗。此外，在手术前需要预防性使用抗生素。DJBL 的操作过程平均需要半小时。

内镜放置通常在手术室中进行，患者处于全麻状态。需要两名儿科胃肠病专家来进行手术操作。第一位进行内镜检查，第二位协助 DJBL 附件定位和释放 DJBL（图 44-3）。在 X 线透视引导下导丝进入十二指肠。封装在胶囊中的设备经导丝引导推进（图 44-4）。然后将旁路套管放置在近端小肠中（图 44-5）。当旁路套管在气囊、造影剂和空气的帮助下完全展开，当把锚冠推送

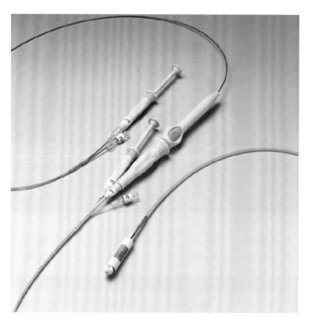

▲ 图 44-3　旁路套管的递送装置
引自 GI Dynamics, Inc.

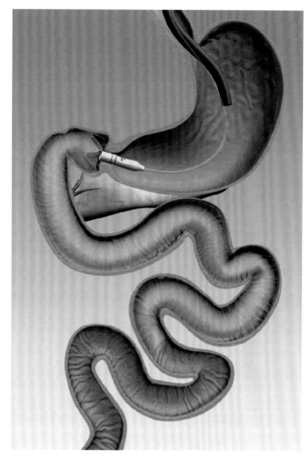

▲ 图 44-5　设备的释放
引自 GI Dynamics, Inc.

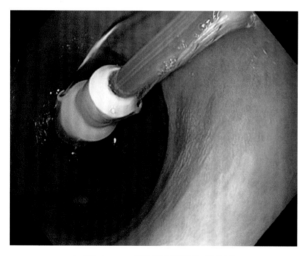

▲ 图 44-4　通过导丝引入的设备

至十二指肠球部远端幽门时，自膨胀锚冠从胶囊中脱出展开。放置过程及位置由内镜全程观察。在放置结束时再次仔细检查锚冠的位置，可纠正锚冠与内镜的交叉或错位（图 44-6）。

通常，最初几天要应用止痛药和止吐药来防止呕吐和锚冠移位。出于同样的原因，建议在放置后的两周内流质饮食。该装置通常放置时间为 12 个月。术后患者应定期接受质子泵抑制药治疗

1 年，以防止十二指肠溃疡和出血，并避免任何接触性运动，以防止可能的装置移位。建议患者多喝水，细嚼慢咽，饮食中避免进食大块水果蔬菜，以防止机械性阻塞。

旁路套管（DJBL）移除是在全麻下进行的。在内镜的先端安装一个特殊的异物罩。带异物罩的内镜先端进入十二指肠球部，旁路套管锚冠顶部的回收线被拉入异物罩，从而将锚冠收缩到异物罩中。通过 X 线透视确保异物罩内所有倒钩均处于安全位置后，可以将 DJBL 从十二指肠拉入胃腔。在完全移除旁路套管后，应重复进行内镜检查，以观察锚冠附着十二指肠黏膜的部位是否有出血可能。通常可以在十二指肠球部看到假息肉（图 44-7）。移除套管两周后停止质子泵抑

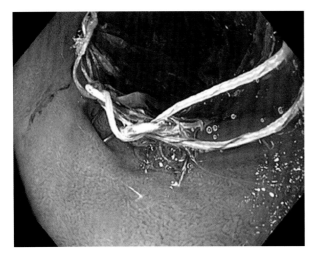

▲ 图 44-6 附着在十二指肠黏膜上的锚冠

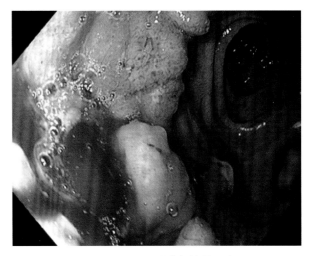

▲ 图 44-7 锚冠附着部位的假息肉

制药治疗。在几个月后，该患者可以重新置入旁路套管。

Rodriguez-Grunert 等于 2008 年首次发表了在成人中放置 DJBL 装置的报道，并已成功用于治疗伴有并发症的病态肥胖症。美国胃肠内镜学会最近发表了一份成人 DJBL 的 Meta 分析。在 135 篇引文中，有 11 篇完整的文章符合严格的纳入标准。三项包含 105 名接受 12 个月治疗的患者的试验表明，35.3% 的患者达到了体重减轻指数（%EWL）[95%CI 24.6%～46.1%]。在四项随机对照试验中，对治疗 12～24 周后的 DJBL 组和对照组患者进行比较，两组患者的平均 EWL 百分比差异为 9.4%（95%CI 8.26%～10.65%）。并研究了对肥胖相关并发症的影响，例如糖化血红蛋白（HbA1c）在旁路套管（DJBL）置入 12、24 和 52 周后有了显著的改善，分别为：-0.7（95%CI -1.76～0.2；$P$=0.16），-1.7（95%CI -2.5～-0.86；$P$<0.001），以及 -1.5（95%CI -2.2～-0.78；$P$<0.01）。

在一项安全性分析中，纳入了 271 名放置 DJBL 的患者。报告的严重不良事件包括套管迁移（4.9%）、胃肠道出血（3.86%）、套管阻塞（3.4%）、肝脓肿（0.13%）、胆管炎（0.13%）、急性胆囊炎（0.13%）和食管穿孔（0.13%）。在其他不良事件中，58.7% 有疼痛，39.4% 有恶心和呕吐。有 18.4% 的患者因不良事件而提前移除该装置。总的来说，DJBL 的安全性被认为是可以接受的，但在美国的多中心试验中有一个例外，在该试验中，报告了高于预期的肝脓肿发生率，并且暂时停止了新患者的登记。

我们的研究小组首次在儿童中评估了 DJBL 的疗效和安全性及其对体重减轻、代谢和心血管参数的影响。在 17 名接受该手术的青少年中，有 14 名患有病态肥胖的患者成功放置了该装置 [10 名女性，平均年龄 17.7 岁（15.0—19.2 岁）；平均体重 124.3kg（93.2～158.8kg）]。纳入标准为体重指数 ≥ $35kg/m^2$，伴有高血压、糖尿病前期或 2 型糖尿病等肥胖并发症。在 0、3、6、9 和 12 个月时测量体重指数（$kg/m^2$），结果显示在所有时间段都有所下降 [ 分别为 42.3（36.7～48.8）、38.0（34.1～44.5）、37.7（33.3～44.8）、37.5（33.1～45.5）和 36.7（32.4～45.9）]。此外，葡萄糖代谢显著改善：研究开始时的平均 HOMA-IR（胰岛素抵抗指数）水平为 5.6 ± 2.2，并在放置后 6 个月和 12 个月降低（分别为 3.8 ± 1.6 和 2.7 ± 0.9）。最常见的不良事件来自胃肠道，主要发生在放置后的前两周：14 例患者中有 6 例出现恶心，14 例儿童中有 8 例出现腹痛，14 例青少年中有 2 例出现腹泻，与成人数据相当。除 1 例术后 3 个月出现急性胆囊炎外，没有出现与成人类似的严重手术或术后相关并发症。对青少年进行了 12 个月的随访，大多数青少年受试者体重显著减轻，所有受试者的糖代谢均得到改善。目前这项研究仍在进行中。

## 结论

肥胖是一种全球流行病，与多种并发症有关。它对健康和生活质量有着巨大的影响，这种影响从儿童时期就开始了，在以后的生活中更是如此。因此，在早期成功地治疗肥胖症对预防未来并发症具有重要意义。饮食、生活方式改变和药物对减重的作用微乎其微。减重手术等侵入性方法已被证明更有效，但很少用于儿童。EBT 可能是儿童更好的选择。使用占据空间的胃内气囊可以实现可逆的体重管理，这已经被证明比改变饮食和生活方式更有效。DJBL 的新技术类似于 Roux-en-Y 胃旁路术，甚至比减重手术更有效、更安全，但还需要更多关于在儿童人群中使用的数据。

肥胖的新内镜疗法将在未来不断发展，但重要的是只有那些符合严格适应证的儿童才能考虑接受内镜治疗手术。

## 拓展阅读

[1] Abu Dayyeh BK, Kumar N, Edmundowicz SA, *et al*. ASGE Bariatric Endoscopy Task Force systematic review and meta-analysis assessing the ASGE PIVI thresholds for adopting endoscopic bariatric therapies. *Gastrointest Endosc* 2015, **82**, 425-438.

[2] Ells LJ, Hancock C, Copley VR, *et al*. Prevalence of severe childhood obesity in England: 2006-2013. *Arch Dis Child* 2015, **100**, 631-636.

[3] Fried M, Yumuk V, Oppert JM, *et al*. Interdisciplinary European guidelines on metabolic and bariatric surgery. *Obes Facts* 2013, **6**, 449-468.

[4] Homan M, Battelino T, Kotnik P, Orel R. Duodenaljejunal bypass liner- primary experience in morbidly obese adolescents, safety and efficacy. *J Pediatr Gastroenterol Nutr* 2016, **62**, 273.

[5] Kotnik P, Homan M, Orel R, Battelino T. Efficacy and safety of duodenal-jejunal bypass liner in morbidly obese adolescents-1 year experience. *Hormone Res Paediatr* 2016, **86**, 61.

[6] Nobili V, Vajro P, Dezsofi A, *et al*. Indications and limitations of bariatric intervention in severely obese children and adolescents with and without nonalcoholic steatohepatitis: ESPGHAN Hepatology Committee position statement. *J Pediatr Gastroenterol Nutr* 2015, **60**, 550-561.

[7] Rodriguez-Grunert L, Galvao Neto MP, Alamo M, Ramos AC, Baez PB, Tarnoff M. First human experience with endoscopically delivered and retrieved duodenal-jejunal bypass sleeve. *Surg Obes Relat Dis* 2008, **4**, 55-59.

# 第45章 OTSC 及全层切除装置

## Over-the-scope clip and full-thickness resection device

Mike Thomson 著

徐佳昕　周平红 译

要点

- 目前 OTSC 已成功应用于成人，并在较小的范围内应用于儿童的内镜治疗。

- 实践中，应用于上消化道时，OTSC 因其大小而受到限制，应由有经验的儿科内镜专家用于体重超过 15～20kg 的儿童。

- 胃肠道出血病变、穿孔和瘘管闭合（包括经内镜下胃造口术后封闭）是 OTSC 的适应证。

- 在结肠镜检查中如吻合口出血时，可选择性使用 OTSC。

- 基于 OTSC 的原理改进的全层切除设备（FTRD），可获得消化道全层活检标本，如应用于先天性巨结肠患儿中。

近年来越来越多的证据表明，OTSC（over-the-scope clip）可用于关闭对于金属夹缝合而言较大的消化道穿孔。同时，OTSC 也可用于止血，如应用于有明确出血点的损伤。也可应用于下消化道全层的活检。不同适应证有特定的配件支持。

设备安装在内镜先端部，并由连接于内镜镜身的外通道控制。使用中央钳来抓取所选择的组织，然后吸引，直到满视野——类似于静脉曲张的套扎，通常维持 5s，然后释放 OTSC。它们具有形状记忆功能，可以像钳子一样对合，当手柄在患者体外转动时被释放，它们可以回到原先闭合的状态（图 45-1）。迄今为止，OTSC 已经成功地用于一些儿童穿孔的闭合，最近在笔者中心，成功地应用于 1 例明确出血点的消化道止血中。类似的情况见图 45-2。

OTSC 各种尺寸可供选择，12mm 的型号适合大多数儿童。对于缝合穿孔，OTSC 的钳口更为锋利，而用于止血的钳口则较为圆钝（图 45-3）。该技术的应用表明，在一些疾病如先天性巨结肠中，可以通过经肛门入路获得全层活检（图 45-4）。

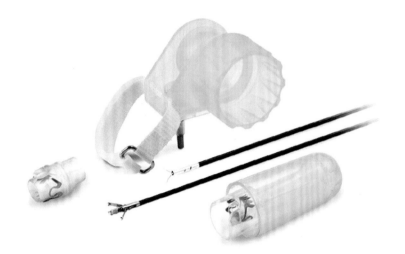

◀ 图 45-1　完整的设备组件

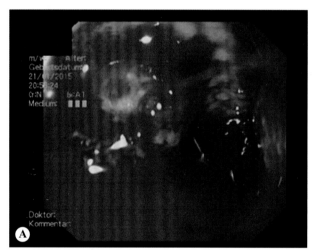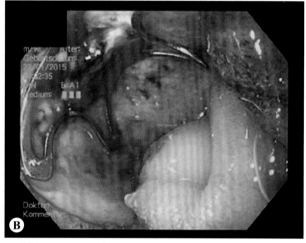

▲ 图 45-2　明确出血点的消化道止血治疗
A. 术前；B. 治疗 2 天后

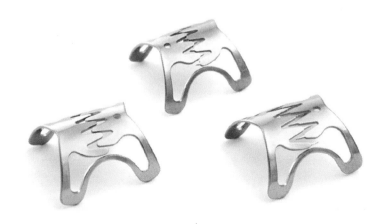

◀ 图 45-3　不同型号的 OTSC

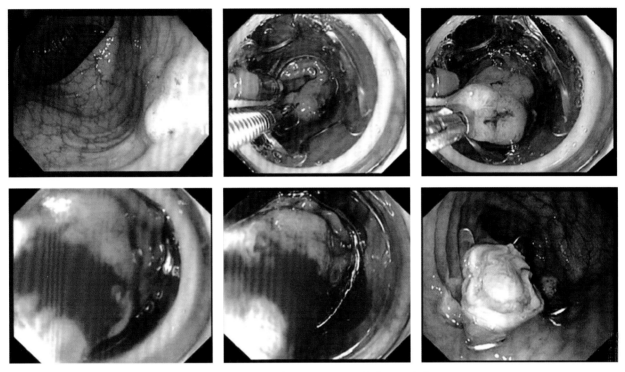

▲ 图 45-4　基于 OTSC 原理的全层切除术

# 拓展阅读

[1] Okada Y, Yokoyama K, Yano T, *et al*. A boy with duodenocolic fistula mimicking functional gastrointestinal disorder. *Clin J Gastroenterol* 2019, **12**, 566-570.

[2] Tran P, Carroll J, Barth BA, Channabasappa N, Troendle DM. Over the scope clips for treatment of acute nonvariceal gastrointestinal bleeding in children are safe and effective. *J Pediatr Gastroenterol Nutr* 2018, **67**, 458-463.

[3] Wedi E, Fischer A, Hochberger J, Jung C, Orkut S, Richter-Schrag HJ. Multicenter evaluation of first-line endoscopic treatment with the OTSC in acute non-variceal upper gastrointestinal bleeding and comparison with the Rockall cohort: the FLETRock study. *Surg Endosc* 2018, **32**, 307-314.

[4] Wedi E, Gonzalez S, Menke D, Kruse E, Matthes K, Hochberger J. One hundred and one over-the-scope-clip applications for severe gastrointestinal bleeding, leaks and fistulas. *World J Gastroenterol* 2016, **22**, 1844-1853.

[5] Weiland T, Rohrer S, Schmidt A, *et al*. Efficacy of the OTSC System in the treatment of GI bleeding and wall defects: a PMCF metaanalysis. *Minim Invasive Ther Allied Technol* 2020, **29**, 121-139.

# 第 46 章　胃肠道结石的内镜治疗

## Endoscopic treatment of gastrointestinal bezoars

Andreia Nita　Mike Thomson　著

汪　星　刘海峰　译

要点

- 大多数位于胃和十二指肠近端的结石都是可以透过 X 线的，在大多数病例中，内镜治疗和取出是可行的。
- 在试图去除结石之前，了解结石的成分是非常重要的。
- 除了毛发结石外，其他类型结石可以通过内镜下的酶溶解或化学降解的方式进行治疗。
- 对于毛发结石，可以使用多种内镜设备（包括息肉圈套器、钩刀和氩等离子体凝固）将其碎裂，然后使用鼠齿钳、网兜和息肉圈套器将碎块取出。

结石根据其成分组成可分为毛石（图 46-1）、乳酸石（牛奶）、医源性结石（药物或化学物质）及植物性结石（植物成分）（图 46-2）。虽然绝大多数结石可以通过酶的溶解（含蛋白水解酶或 Coca-Cola™ 碳酸饮料）进行治疗，但毛发结石的治疗对于内镜医师可能是一个挑战。

内镜检查是诊断结石的金标准，治疗结石的方法为内镜手术或外科干预。在过去，外科手术是治疗结石的首选方法，但随着内镜的发展，报道显示有 66%～77% 的结石更偏向于采用内镜治疗 [1, 2]。如果毛石的形状和尺寸大小适合内镜的抓取，内镜移石无疑侵袭性更小，而且更有性价比。有时，由于毛石尾部延伸到小肠、尺寸过大甚至嵌入胃黏膜中，可导致内镜治疗失败。

内镜干预通常包括两个步骤：碎石和去除碎块。整个过程往往需要反复多次，耗时 3～4h（图 46-3）。

毛石可以使用不同的内镜设备进行碎石，包括息肉圈套器、钩刀和氩等离子体凝固；然后使用鼠齿钳和息肉圈套器将碎片取出（图 46-4）。

已经有多项关于内镜取出胃内毛石的报道 [3-8]。最早可追溯到 1989 年，有学者首次尝

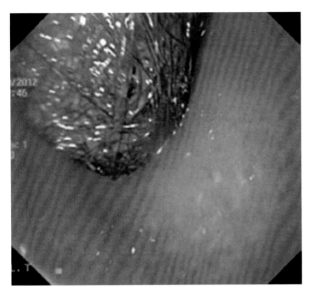

▲ 图 46-1　毛发结石

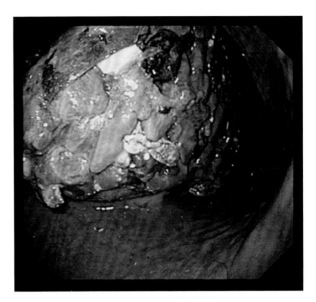

▲ 图 46-2　植物性结石

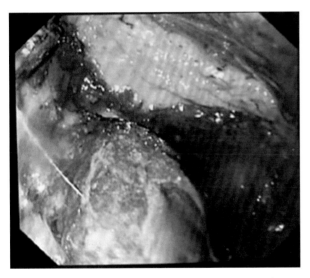

▲ 图 46-3　毛石的内镜干预通常包括两个步骤：碎石和去除碎块

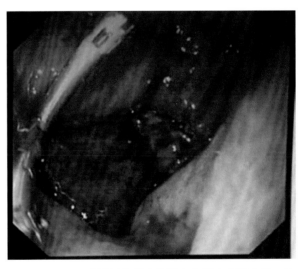

▲ 图 46-4　可以使用多种内镜设备包括息肉圈套器、钩刀和氩等离子体凝固；然后使用鼠齿钳、网兜和息肉圈套器将碎石取出

试使用 Nd:YAG 激光和体外冲击波术在多次内镜治疗下碎石，随着技术的进步，还尝试了其他方法，例如使用双通道内镜和过度管，将毛石作为一个整体移除。电灼法是一种治疗毛发石碎裂新的替代方法（如氩等离子体凝固和息肉圈套器）。

最近报道了一种使用腹腔镜辅助碎裂毛石（通过 1cm 胃切口使用腹腔镜剪刀）和内镜取出碎石的联合方法[9]。重要的是，因为结石的成分是有机的，而不是化学性的，因此，电灼术不会产生化学反应，从而不会对胃肠道黏膜产生潜在的局部腐蚀作用。

## 参考文献

[1] Park SE, Ahn JY, Jung HY, *et al*. Clinical outcomes associated with treatment modalities for gastrointestinal bezoars. *Gut Liver* 2014, **8**, 400-407.

[2] Lee SJ, Cheon GJ, Oh WS, *et al*. Clinical characteristics of gastric bezoars. *Korean J Helicobacter Up Gastrointest Res* 2010, **10**, 49-54.

[3] Van Gossum A, Delhaye M, Cremer M. Failure of nonsurgical procedures to treat gastric trichobezoar. *Endoscopy* 1989, **21**, 113.

[4] Soehendra N. Endoscopic removal of a trichobezoar. *Endoscopy* 1989, **21**, 201.

[5] Saeed ZA, Ramirez FC, Hepps KS, *et al*. A method for the endoscopic retrieval of trichobezoars. *Gastrointest Endosc* 1993, **39**, 698-700.

[6] Konuma H, Fu K, Morimoto T, *et al*. Endoscopic retrieval of a gastric trichobezoar. *World J Gastrointest Endosc* 2011, **3**, 20-22.

[7] Aybar A, Safta AM. Endoscopic removal of a gastric trichobezoar in a pediatric patient. *Gastrointest Endosc* 2011, **74**, 435-437.

[8] Benatta MA. Endoscopic retrieval of gastric trichobezoar after fragmentation with electrocautery using polypectomy snare and argon plasma coagulation in a pediatrci patient. *Gastroenterol Rep (Oxf)* 2016, **4**, 251-253.

[9] Kanetaka K, Azuma T, Ito S, *et al*. Twochannel method for retrieval of gastric trichobezoar: report of a case. *J Pediatr Surg* 2003, **38**, e7.

# 第 47 章　经自然腔道内镜手术

## Natural orifice transendoluminal surgery

Mike Thomson　著

徐佳昕　周平红　译

要点

- 经自然腔道内镜手术（NOTES）是将以往仅在标准腹腔镜，或剖腹手术中的操作由经腔外转向经自然腔道进行。
- 器官切除的动物模型已经在成人身上得到证实，但尚未在儿童身上得到证实。
- 其发展仍受限，如缺乏三角定位能力、感染和特定配件的发展。
- 在某种程度上，将这项技术在儿童中的应用仍在探索中，因为小切口和单孔腹腔镜已是成熟的、安全的技术。然而，将来一旦解决上述的限制条件，这项技术可能在儿童中得到飞速的发展。

2004 年，Kalloo 第一次使用内镜通过胃切开术进入腹腔。人们预期腹腔镜或者剖腹手术的模式会发生转变，类似于从开放手术到微创手术的模式。然而由于一些原因，这种转变并没有像人们希望的那样迅速或广泛地发生。

在儿童中，在某些应用领域，这仍是一个可能的优于单孔腹腔镜方法。有人可能会把这本书中详细描述的一些内镜治疗方法归类为在技术上满足经自然腔道内镜手术的定义，例如经口无切口胃底折叠术（TIF）、经口内镜肌切开术（POEM）、十二指肠蹼分割术等。但是，真正的NOTES 手术应该在消化道腔外进行，也就是腹腔内。

潜在的好处显而易见，NOTES 可以做到真正的无瘢痕，缓解患者代谢压力，减少术后不适，这或可使住院时间缩短。

另一方面，该领域瞬息万变，对于专注于NOTES 的研究人员来说，挑战依然严峻。第一个挑战是败血症。第二个挑战是缺乏三角测量方法，尤其是只使用一个内镜时。当采用经双自然腔道，可以从不同角度使用两个内镜时，这一点可以得到缓解。第三个挑战是缺乏完善的内镜手术器械箱，尽管近几年来不断研发和更新，如针筒和内镜剪刀等，但仍未发展成熟。第四个挑战是自然腔道的关闭问题。同样也涉及设备的研发，目前已经投入使用的 OTSC、可旋转的金属夹（可以多次手动开合）、尼龙绳等几乎已经解决了这个问题。最后，如氩等离子体烧灼、单极或双极烧灼、热活检钳烧灼和止血夹等标准止血的方法基本可以有效地止血。随着止血喷雾（Hemospray®）等方法的出现，出血可能更容易得到控制。

与成人不同，儿童 NOTES 存在更多的挑战，包括不同的解剖结构，如胃腔更水平、腹内膀胱和脏器相对较大（如肝和脾）这些因素可能限制了儿童腹腔内内镜医师的工作空间。现在许多中心的内镜检查都需要注入二氧化碳，使用二氧化碳的内镜或腹腔镜检查似乎不会造成高碳酸血症。

验证 NOTES 技术的动物模型有许多入路，包括口腔、肛门、阴道和多个联合。在动物模型中，已经完成的手术包括胃空肠吻合术、胆囊切除术、子宫切除术、直视下肝活检术、脾切除术、阑尾切除术，还有输卵管结扎术。

已发表的成人经胃、经结肠或经阴道为进入腹腔位置的研究包括阑尾切除术、胆囊切除术、子宫切除术、肠肠吻合术、病变活检等。

现实中，内镜医师和腹腔镜医师之间的界限将越来越模糊，事实上，在许多具有双重治疗方式的中心已经存在更为密切的合作关系，如经皮腹腔镜辅助下空肠造口术。在更大的中心，具有这两种技术的专家正在进一步培养。一个成功的模式可能需要多学科的联合，包括内镜医师和腹腔镜医师，以及放射科医师来提供实时成像，正如目前在磁共振引导下的神经外科手术和未来机器人的应用。

有人担心，NOTES 可能会过早地应用于儿童，但大量在成人中的应用表明，目前已经具备一定的条件在儿科领域有针对性地应用这项技术。毫无疑问，为了让这些技术能更好地发展和应用，避免被传统的从业者诋毁，对安全性和有效性的严密审查将成为我们专业发展的重中之重。